Barbara Kircher-Storch,
Michaela Hahner & Claudia Kircher

Hausbuch der Heilpflanzenverarbeitung

45 Methoden

Hochwertige Heilmittel in der eigenen Küche herstellen

Dieses Buch widmen wir

unseren Kindern und Enkeln
Anna Elisabeth und Justus Jonah, Benjamin Josef Alfred, Isabella Maria Barbara

unseren Patenkindern
Markus, Katharina und Karolin, Magdalena und Carlotta Anna, Julia, Miley und Luisa

Wir bedanken uns bei unseren vielen Lehrern und Lehrerinnen die mit ihrer Weisheit uns ins Reich der Heilpflanzen, Wildkräuter und deren Verarbeitungsmethoden eingeführt haben. Unseren Männern, Alfred Anton, Otmar und Sebastian, die uns immer Zeit und Raum für unsere grünen Freunde und Ideen lassen.Dem Freya Verlag der mit viel Liebe, Wohlwollen und Know-how unser Buch veröffentlich hat.,

READ GLOBAL BUY LOCAL

ISBN: 978-3-99025-417-2

2. überarbeitete Auflage
Layout: freya_art, Alyssa Kamoun und Regina Raml-Moldovan
Lektorat: Mag. Dorothea Forster
Fotos: Barbara Kircher-Storch und Michaela Hahner, Henning Bredenbeck (Seite 297), mit freundlicher Genehmigung der Dr. Budwig-Stiftung (S. 177), Sabine Ortmaier/Obertrum (S. 130 r. o.), weitere siehe S. 299

printed by GPS Group

FSC www.fsc.org MIX Papier | Fördert gute Waldnutzung FSC® C118234

Hinweis: Die Angaben in diesem Buch sind von den Autorinnen sorgfältig geprüft worden, dennoch sind sie ohne Gewähr. Die beschriebenen Heilwirkungen und medizinischen Anwendungen von Pflanzen haben lediglich informativen Charakter. Eine Durchführung der Heilanwendungen findet vom Leser eigenverantwortlich statt. Dies gilt insbesondere bei ernsthafte gesundheitlichen Problemen. Eine Haftung der Autorinnen, des Verlags oder seiner Beauftrag ten ist ausgeschlossen.

Barbara Kircher-Storch
Michaela Hahner
Claudia Kircher

Hausbuch *der* Heilpflanzen-verarbeitung

45 Methoden

Hochwertige Heilmittel in der eigenen Küche herstellen

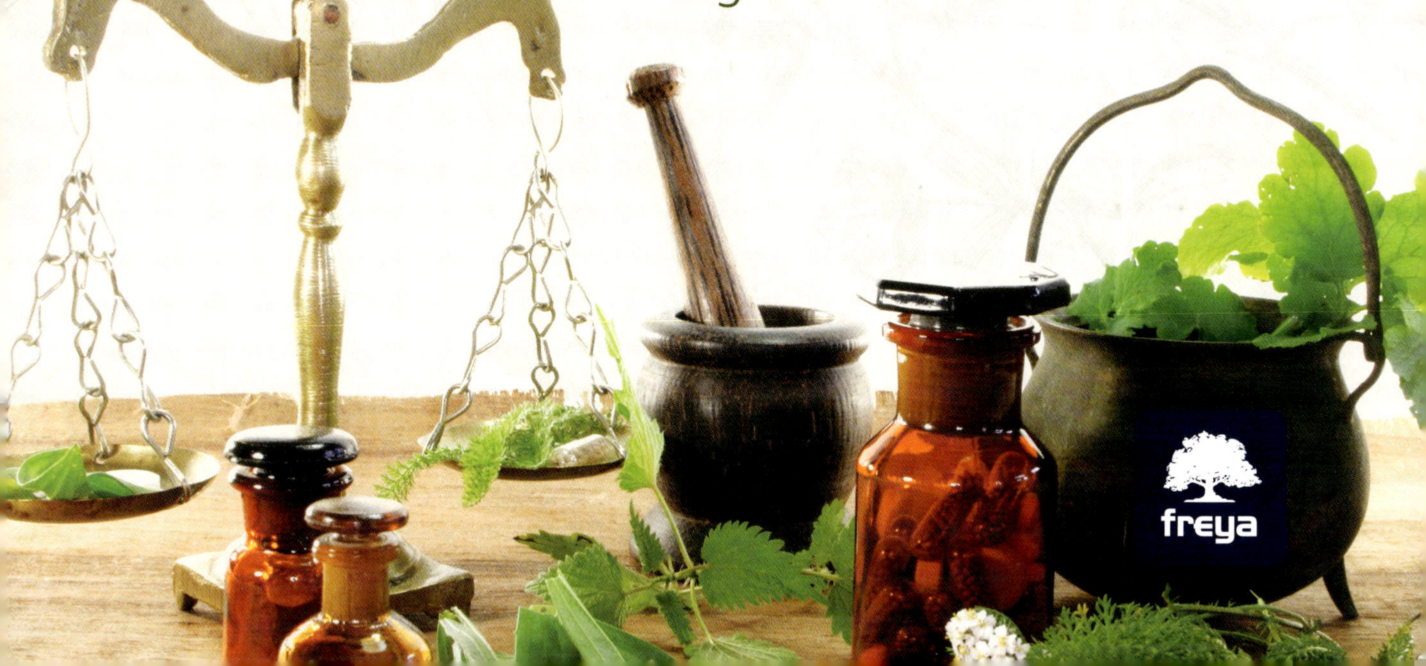

freya

Inhalt

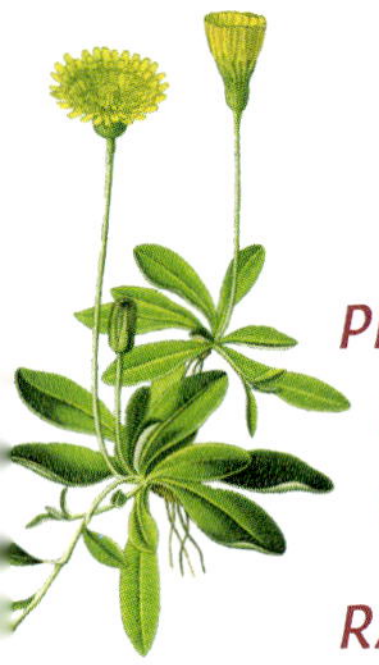

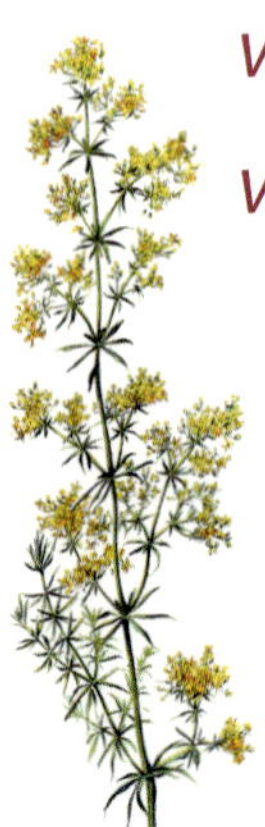

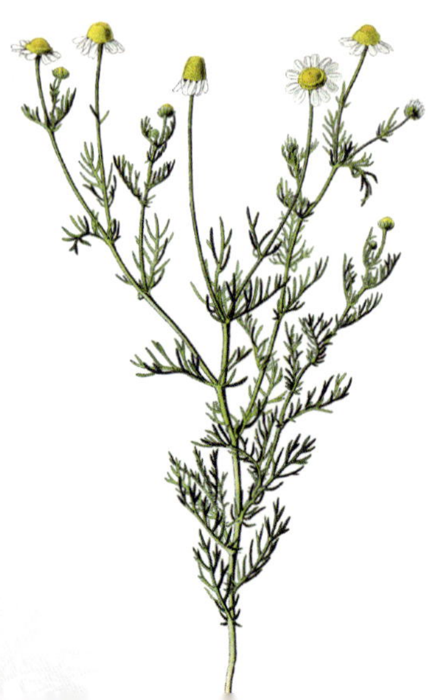

Vorwort

Zu manchem braucht es Mut, Mut und Erfindergeist und Lust auf Kreativität. Das hatten und haben die drei Schreiberlinge, von denen ich Barbara und Michaela persönlich kenne, schätze und mag. Den Mut, etwas Neues zu tun, etwas zu wagen außerhalb des gesicherten bestehenden Pfades.

Oft werden Heilpflanzenzubereitungen aus der *Küche* belächelt, für wertlos gehalten, für naja, ganz nett ... Aber wer sorgfältig arbeitet, mit der gebotenen Zuwendung und Achtung, dem zugehörigen Wissen, der Fachkompetenz und ja, der Liebe – der kann durchaus *Hochwertiges* zustande bringen zum Gesundbleiben und wieder-gesund-werden. Dieses Buch macht Mut dazu.

„Es gibt nichts Gutes, außer man tut es", sagte Erich Kästner und er hat Recht; seine Worte gehören zu meinen Leitgedanken. Barbara und Michaela haben ihre Gedanken, ihre Freude am Tun und ihre praktischen Fähigkeiten in die Tat umgesetzt und reichlich von ihrer Kenntnis und Liebe zu den Pflanzen in das Buch hineinfließen lassen. Ich beziehe mich beispielsweise auf den genialen *Hydrolati*, den ich selbst kennen gelernt, gekauft und in Gebrauch habe: er ist klasse! Etwas Neues zu entwickeln, das es eigentlich schon gibt, das aber zweckmäßiger werden soll, lebenspraktischer und dennoch *hochwertig, hygienisch einwandfrei, zum oft auch flott und zeitnah verarbeiten können* wie sie selbst schreiben – das ist es.

Ich glaube, als Hebamme braucht frau einfach die Kraft, auch ungewöhnliche Dinge anzupacken, denn es muss „flott" etwas geschehen, das einfach funktioniert. So wie Barbara aus ihrer genialen Idee den Hydrolati mit viel Ideenreichtum, Nachhaken, Bessermachen und erneutem Testen entwickeln ließ zu einer Glasdestille, die nach einem Einführungskurs (ohne diesen gibt sie das Gerät nicht ab) wirklich jedermann und jedefrau bedienen kann, solange nur sorgfältig gearbeitet wird.

Holen Sie, liebe Leserin und lieber Leser, sich die Lust und die Fachkompetenz, lassen Sie sich motivieren und gehen Sie in die Praxis – mit diesem Buch wie mit einer Freundin an Ihrer Seite. Die drei Autorinnen werden Sie dabei begleiten. Dem Buch wünsche ich ein gedeihliches Wachsen und Gebrauchtwerden wie für die Pflanzen selbst – und Ihnen gute Gesundheit und Freude an und mit den *Grünen Freundinnen*.

Ihre Ursel Bühring

Einleitende Worte

Nur der Mensch versteht gezielt Heilpflanzen zu sammeln und zu verarbeiten, um sie dann als wertvolle Medizin einzusetzen, denn eine **Heilpflanze ist noch kein Heilmittel** und ein medizinischer **Wirkstoff ist noch keine Arznei.**

Du wirst genauso freudig erstaunt, sprachlos und unendlich dankbar sein, so viele Varianten der **Heilpflanzenverarbeitung** für deine Gesunderhaltung nutzen zu können, wie wir beim Schreiben des Buches waren.

Indem wir hinausgehen in die freie Natur, unsere Heilpflanzenplätze aufsuchen, uns mit den Pflanzen und Bäumen verbinden, haben wir eine Möglichkeit, mit der Natur in Kontakt zu treten. Wir achten darauf, dass wir nur in dem Maße die Pflanzen sammeln, wie es der Standort hergibt, damit noch genug zum Versamen und für das Überleben der Vögel bereitsteht.

Die Anfertigung, Berechnung und Beschreibung der Herstellung von medizinischen Verabreichungen in Medikamentenform geht auf den im zweiten Jahrhundert geborenen Gladiatorenarzt Galenos von Pergamon zurück. Galen verstand es, durch seine große Erfahrung und das Erkennen von Zusammenhängen gezielt wirksame Arzneimittel für die verletzten Gladiatoren zu entwickeln, herzustellen und einzusetzen, und deshalb nennt man die Herstellung von Arzneimittel **Galenik.**

Die Ärzte waren zu Lehrzwecken zu dieser Zeit ständig auf Wanderschaft. Galen war unter anderem auch Leibarzt des römischen Kaisers, denn die Oberschicht hatte auch so ihre Wehwehchen.

So steht in der Vita von Paracelsus geschrieben, dass er durch Thüringen gezogen war, um Rezepturen von den Laboranten zu erfahren, die von den Fürstinnen Katharina und Juliane von Nassau-Dillenburg-Schwarzburg einst begründet worden waren und unterstützt wurden. Dadurch entstand das sogenannte Olitätengewerbe. Diese Olitätenhändler zogen durch ganz Europa und vertrieben ihre Heilmittelverarbeitungen. Sogar Kaiserin Maria Theresia von Österreich schätze diese kostbaren Arzneien.

In dieser Zeit entstanden viele medizinische Lehrbücher, die erst heute durch das Öffnen der Archive und alten Bibliotheken nach Rezepturen durchforstet werden. So hat sich etwa die Forschergruppe der Klostermedizin in Würzburg zur Aufgabe gesetzt, dieses historische Wissen zu erforschen, zu bewahren und für die heutige Zeit nutzbar zu machen.

Schon viele Jahre gehen wir der Frage nach, ob wir galenische Verfahren und Methoden, in unserem Fall die Verarbeitung von Wildkräutern und Heilpflanzen, auch im eigenen Heim, am Küchenherd und Tisch, optimal durchführen können.

Durch die Beobachtung der Pflanze erkennen wir den optimalen Erntezeitpunkt. Zur Verarbeitung brauchen wir entsprechende Gegenstände, mit denen wir sammeln, zerkleinern, pressen, destillieren, sieben, filtern, trocknen, mischen, verkapseln und erhitzen etc. können. Konnte sich eine Pflanze am richtigen Platz voll entfalten, wurde sie zur richtigen Zeit gesammelt und korrekt verarbeitet, hält sie viele wichtige Inhaltsstoffe für uns bereit. Diese können mit der entsprechenden Zubereitung als wertvolle Bausteine im Körper eingesetzt werden.

Durch den Besuch einer Heilpflanzenschule, durch Kräutergänge oder durch Selbststudium kann man die Wildkräuter und Heilpflanzen erlernen und studieren. Die Betrachtung der Signatur führt zum Erkennen des Wesens der Heilpflanze, also zum Code einer Pflanze. Auch wenn uns die Inhaltsstoffe einer Pflanze bekannt sind und ihre Wirkung auf die entsprechenden Organe und Organsysteme, steht die richtige Verarbeitung der Heilpflanze noch aus.

Durch diese Verarbeitung zu wertvollen und optimalen Heilmitteln eröffnet sich uns eine Welt voller Inspiration und Verantwortung, dem Wesen der Pflanze und den anderen Wesen auf der Erde gegenüber, denn alles ist eins.

Wir möchten in der vertrauten eigenen Küche zeigen, wie Heilpflanzen in häuslicher Umgebung hochwertig, hygienisch einwandfrei, oft auch flott und zeitnah verarbeitet werden können.

Über die Jahre ist es uns gelungen, viele Informationen über Gegenstände und Verarbeitungsmethoden zu sammeln. Es lohnt sich diese bekannt zu machen und optimiert anzuwenden.

Die Vorsehung hält für uns alles bereit, was wir wirklich brauchen.

„Euer Vater weiß, was ihr braucht, noch ehe ihr ihn bittet“ ,Matthäus 6,8, steht in der Bibel geschrieben.

Machen wir uns auf, Wildkräuter und Heilpflanzen vor unserer Haustür und in der näheren Umgebung zu sammeln, zu verarbeiten und zu konservieren, zur Gesunderhaltung und zur Mithilfe des Gesundwerdens im Krankheitsfall.

Es wird uns warm ums Herz wegen der Vielfalt der Pflanzen, die der Schöpfer uns zum Erkunden und Verarbeiten bereitgestellt hat. Wir laden Euch ein, alte und neue Wege gemeinsam mit uns zu gehen, auch um sie unseren Kindern und Kindeskindern aufzuzeigen und zu erhalten.

Eure
Barbara, Michaela
und Claudia

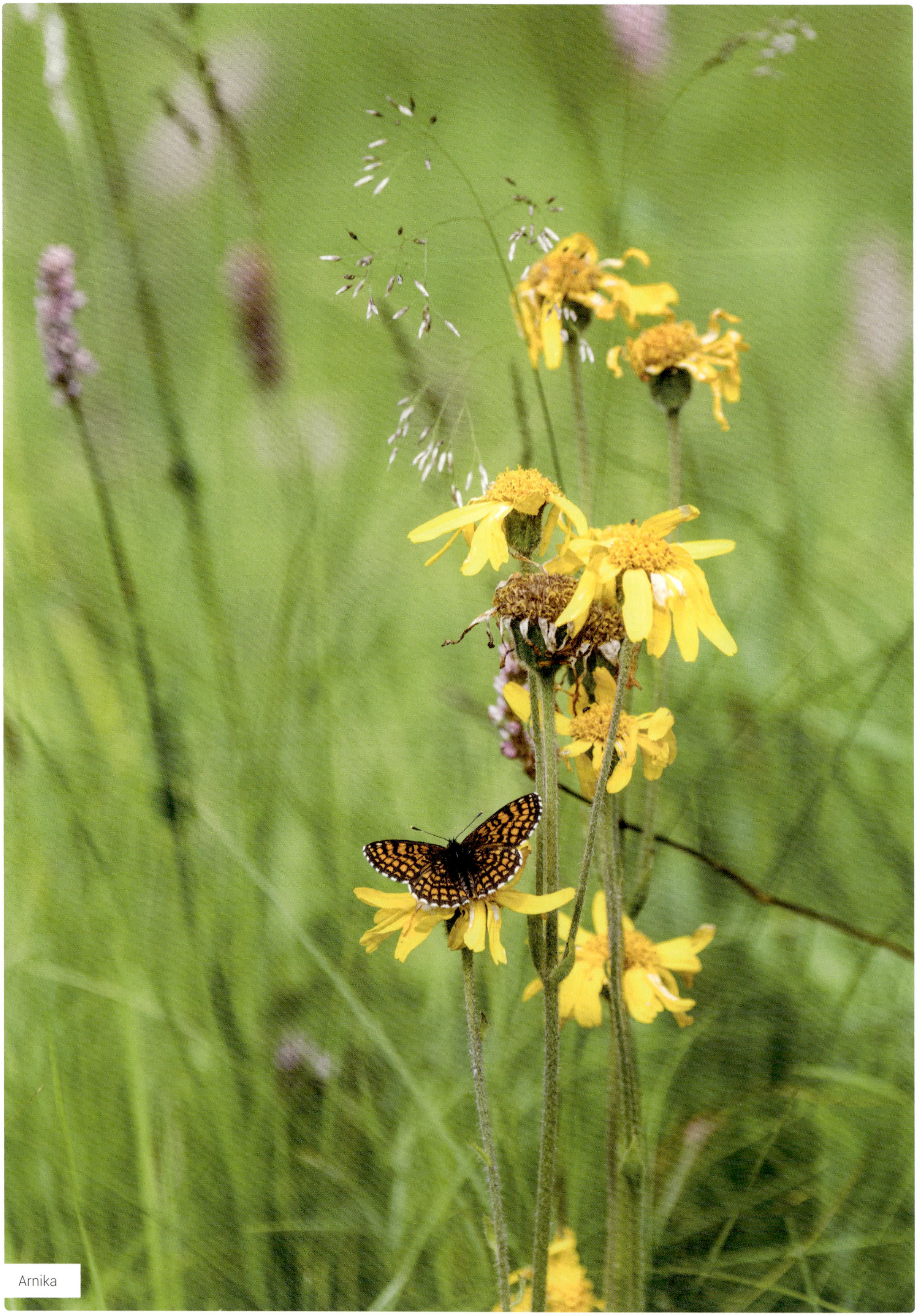

Arnika

Auflagen – Kompressen – Wickel

Wickel / Umschläge / Auflagen / Kompressen / Kataplasmen gehören seit alters her zu den bewährten und traditionell eingesetzten Hausmitteln. Sie sind klassische Naturheilverfahren mit einer sanften und effektiven Wirkung.

Bei meiner Großmutter Aloysia sah ich oft, wenn es ihr nicht gut ging, eine Kompresse, meist mit Arnika-Tinktur, auf dem Kopf. Durch diesen vertrauten Umgang sind auch für mich Kompressen ein wichtiger Bestandteil, um bei Schmerzen und Unwohlsein Linderung zu erfahren.

Wickel und Co. haben einen großen Vorteil, denn diese Therapieformen vereinen viele wichtige Faktoren, die den Heilungsvorgang fördern: Zuwendung, Zur-Ruhe-Kommen, Unterstützung durch die sanfte Kraft der unterschiedlichen Temperaturen, Feuchtigkeit und den aufgetragenen Wirkstoff.

Durch das Auflegen von Wickeln, Umschlägen, Auflagen und Kompressen werden die körpereigenen Selbstheilungskräfte aktiviert. Sie können den Heilungsvorgang unterstützen und andere Behandlungsmaßnahmen sinnvoll ergänzen. Die Anwendungsgebiete sind vielfältig.

Aus Hygienegründen sind die Tücher nach Gebrauch mit 60–90 °C zu waschen.

Benutzte Auflagen und Wickelrückstände nicht ins Tierfutter geben, da sie Krankheitserreger und Abbauprodukte enthalten. Bitte auf den Kompost werfen.

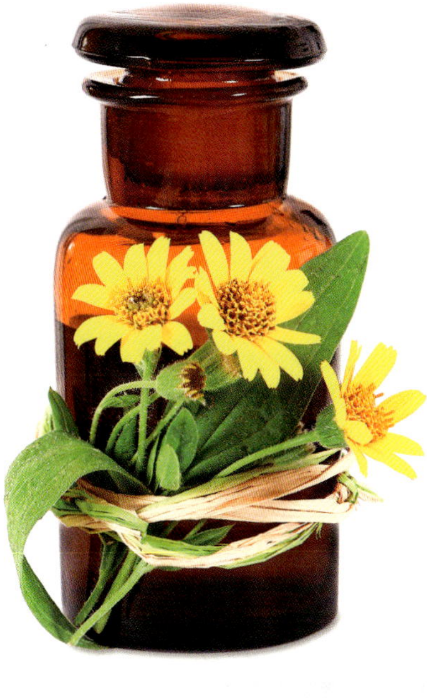

WADENWICKEL ZUR FIEBERSENKUNG

Vor dem Anbringen der Wadenwickel sollte man wissen, dass eine erhöhte Körpertemperatur eine wichtige Funktion erfüllt. Dadurch wird die Stollwechselaktivität gesteigert und dem Körper geholfen, Krankheitserreger zu bekämpfen. In den meisten Fällen ist es nicht notwendig, fiebersenkende Maßnahmen zu ergreifen.

Wadenwickel werden nur durchgeführt, wenn die Füße warm sind. Ansonsten ist für warme Füße zu sorgen! Sind die Füße kalt, ist es ein Anzeichen, dass eine Zentralisierung des Kreislaufs vorliegt. Das bedeutet, dass zugunsten der Blutversorgung der inneren Organe die Arme und Beine weniger durchblutet werden. Dann sollten Wadenwickel auf keinen Fall angewendet werden.

Die Temperatur des Wassers sollte nur 2 °C unter der Fiebertemperatur liegen (also eher lauwarm sein), damit der Kreislauf nicht unnötig belastet und die Temperatur nicht so schnell gesenkt wird. ***Dem Wasser kann man auch folgende Zusätze beifügen:*** *Zitronensaft, Holunderblüten- mit Lindenblütentee zu gleichen Teilen, Thymiantee oder auch ätherisches Lavendelöl und andere äth. Öle (siehe Verdünnungstabelle äth. Öle, Seite 149), die man mit 1–2 TL Salz emulgiert ins Wasser gibt. Feine Erkältungsmischungen sind auch im Handel erhältlich.*

Zubereitung:

Man benötigt ein großes Badetuch oder ein Wolltuch und zwei einzelne Handtücher, für jedes Bein ein eigenes. • Als Erstes werden diese ins Bett gelegt und dienen als Durchweichschutz. • Nun kommt für jedes Bein ein trockenes Zwischentuch darüber. • Erst jetzt wird für jedes Bein ein Leinentuch oder eine große Stoffwindel bzw. ein Geschirrtuch in das Wadenwickelwasser eingetaucht, gut ausgewrungen, um das erste Bein straff gewickelt und sofort mit den trockenen Tüchern wieder straff eingewickelt. • Dann folgt das zweite Bein mit dem straffen, kühlen, also nicht eiskalten Wadenwickel. Auch dieses gut einwickeln und eine Decke darüber. Gegebenenfalls sind rote warme Bettsöckchen angenehm. Bei über 40 Grad sollte auch an in Essig getauchte und ausgedrückte Socken gedacht werden. Eine zu lockere Wicklung ist unangenehm für den Fiebernden.

Immer in der Nähe des Patienten bleiben und ihn aufmerksam beobachten. Kreislauf-, Puls- und Augenkontrolle durchführen und zu trinken anbieten!

KAMILLEN-DAMPF-AUFLAGE

bei Ohrenschmerzen, Stirn- und Kiefernhöhlenentzündungen, Regelbeschwerden, Zahnschmerzen u. v. m.

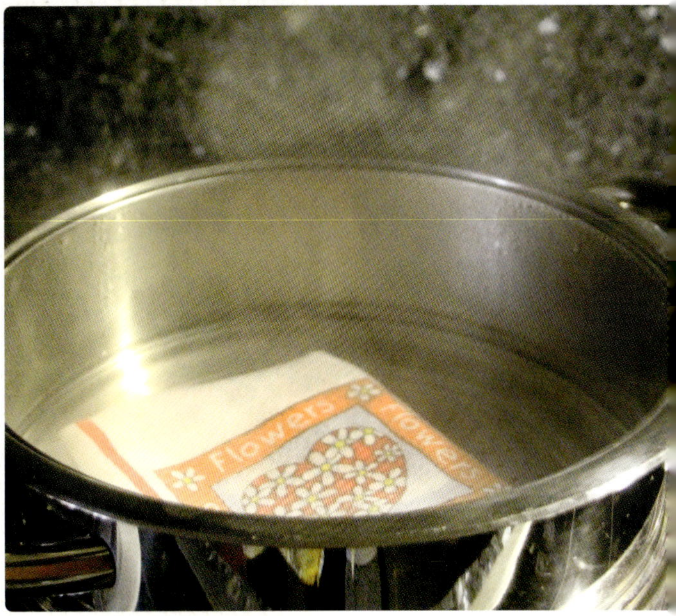

Zubereitung:
In einem Topf etwas Wasser zum Kochen bringen. • Nun ein Sieb hineinhängen, das nicht mit dem Wasser in Berührung kommt. • In dieses Sieb wird ein Kamillensäckchen gehängt, das ganz mit dem aufsteigenden Dampf durchströmt wird. • Ist das Säckchen gut durchdampft, wird es unter Berücksichtigung des Hitzegrades aufgelegt, da wo es gebraucht wird.

ESSIG-AUFLAGE

In den Aufzeichnungen von Pfarrer Künzle ist schon die Wirkung des Essigs beschrieben. Hier wird berichtet, wie ein Wirt Essig unters Bett gestellt und dadurch die Lungen seiner großen Familie gestärkt hat.

Bei Nasenbluten: Hier wird eine kühle Essigwasser-Auflage auf den Nacken aufgelegt.
Beim Wadenwickel kann auch ein Schuss Essig mit in das Wasser gegeben werden, zur Fiebersenkung.

FEUCHTWARME FÜSSLINGE

bei Blähungen der Babys

Zubereitung:
Einen entblähenden Tee (Fenchel, Dill, Koriander, Kümmel, Anis) überbrühen. • Baby-Söckchen in den noch gut warmen Tee tauchen, ausdrücken und über die Füßchen des Babys ziehen. • Sofort trockene Söckchen darüber und Füßchen warm einwickeln. • Danach wird das Baby ins Bett gelegt und nicht herumgetragen.

ZWIEBELWICKEL AUF DIE OHREN

bei Ohrenschmerzen

Zubereitung:
Zwiebeln klein schneiden und in ein Baumwolltuch / Taschentuch / Käseleinentuch einwickeln, zwischen zwei Wärmflaschen leicht erwärmen und auf dem Ohr mit einem Kopflappen / Geschirrtuch / Stoffwindel fixieren.

ZWIEBELAUFLAGEN IN STRÜMPFEN

wohltuend bei verstopfter Nase,
um den Nasenschleim zu verflüssigen.

Zubereitung:
Zwiebelringe schneiden und anwärmen • In gut sitzende Strümpfe geben und anziehen. • Füße zudecken und warmhalten. • Sie können über Nacht liegen bleiben. Vorsicht beim Verlassen des Bettes, denn es besteht Ausrutschgefahr durch die schleimige Konsistenz der Zwiebel!

BRUSTWICKEL MIT ZWIEBELN

bei festsitzendem Husten und Schnupfen wirkt der Brustwickel entkrampfend, schleimverflüssigend und hustenstillend.

Zubereitung:
Zwiebeln schneiden, in ein Baumwolltuch / Käseleinentuch einwickeln, leicht mit einer Wärmeflasche anwärmen und auf die Brust auflegen. Solange es guttut, liegen lassen.

Bei allen Anwendungen vom Arzt begleiten und die Lunge abhören lassen. Bei Kleinkindern, alten Menschen und Menschen mit einem schwachen Immunsystem ist der Weg von einer Bronchitis zur Lungenentzündung kurz!

QUARK- ODER ZITRONENWICKEL

bei Halsschmerzen

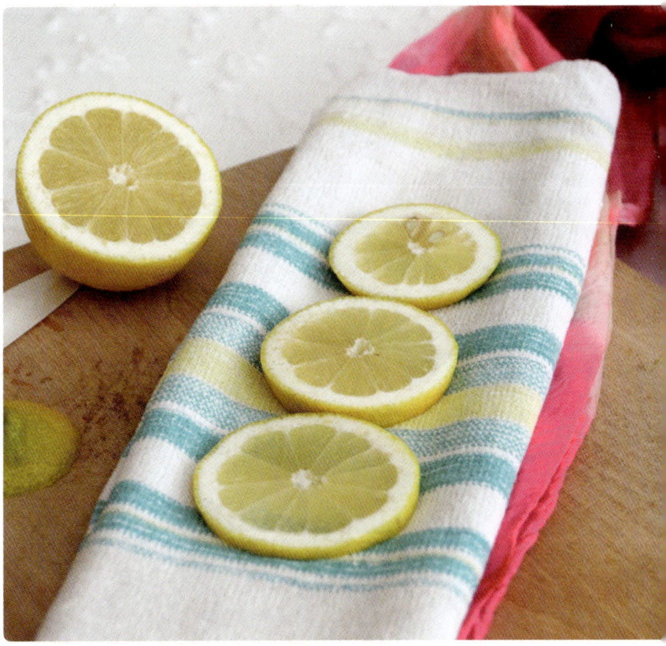

Das ist ein halber Wickel, der nur um den vorderen Hals aufgelegt wird.

Zubereitung:
Quark auf einem Küchentuch / Stofftaschentuch / Geschirrtuch auftragen, breit streichen und einwickeln. • Danach auf dem Hals mit Kopflappen / Geschirrtuch / Stoffwindel fixieren.

Zitronenscheiben auf ein Küchentuch / Taschentuch / Geschirrtuch legen und mit einem Kopftuch / Geschirrtuch / Stoffwindel am Hals fixieren. • Die Zitronenscheiben liegen am Hals an.

KARTOFFELWICKEL, *BAUERNFANGO*

bei Halsschmerzen, trockenem Husten sowie bei Muskelschmerzen, Kreuzschmerzen, Nackenverspannung durch Büroarbeiten oder Zugluft, Kopfschmerzen durch Verspannung

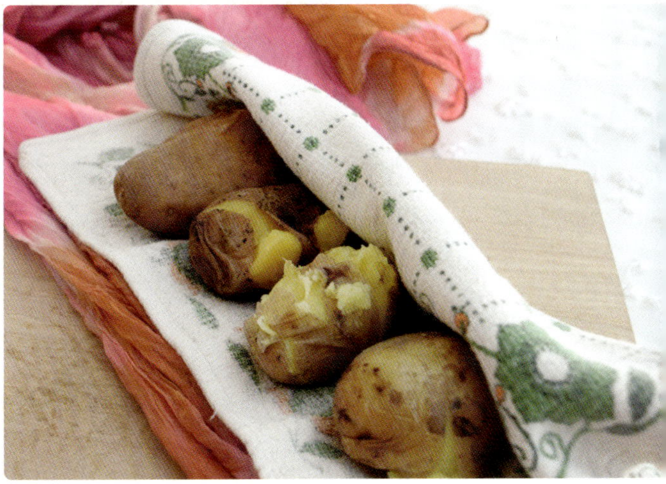

Zubereitung:
Pellkartoffeln kochen, etwas abkühlen lassen und leicht andrücken. • Nun werden sie auf ein Tuch gelegt, eingeschlagen und auf die behandelnde Körperstelle aufgelegt. • Bei Kreuzschmerzen legt man sich auf den Kartoffelwickel.

Vorbehandlung:
evtl. heiße Rolle (siehe Seite 198), Salbe / Balsam (siehe Seite 46), äth. Ölmischung (siehe Seite 199), Franzbrandwein (siehe Seite 256).

Vorsicht, das Innere der Kartoffel ist sehr heiß! Kartoffeln nach Gebrauch bitte auf den Kompost werfen.

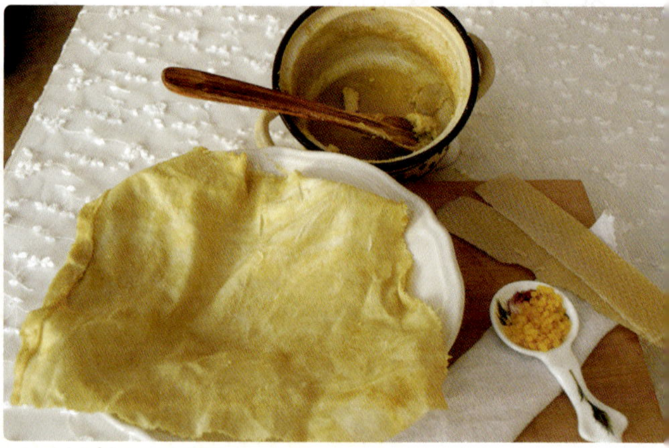

BIENENWACHS-WICKEL / AUFLAGEN

zum Lindern von Erkältungen, Husten, Halsschmerzen, Muskelschmerzen, Gelenkschmerzen, löst Verspannungen und Muskelkater

Der biegsam gewordene Wachswickel gibt seine Wärme in die oberen Hautschichten ab. Durch die Bienenwachsauflage entsteht in Wechselwirkung mit der eigenen Körperwärme eine tiefe und lang anhaltende Wärme, die entspannen und die Durchblutung anregen soll.

Zubereitung:
Baumwoll- oder Leinentuch passend zuschneiden, in das flüssig erwärmte Bienenwachs 2–3 Mal eintauchen und immer wieder erkalten lassen. • Mit dem Föhn erhitzt oder zwischen zwei Backpapieren sowie zwei Wärmflaschen erwärmt, wird es auf die zu behandelnde Stelle gelegt. • Vorher kann man diese noch mit einer zum Krankheitsbild passenden Salbe einreiben. • Mit einem Tuch fixieren. Der Wickel kann bleiben, solange er angenehm ist. Die Auflage kann einige Male wiederverwendet werden. Vorher auf Verträglichkeit testen.

QUARKWICKEL UND KOHLWICKEL

bei Milchstau und Brustdrüsenentzündungen, Husten, Reizhusten, Bronchitis, verschleimten Bronchien

Zubereitung:

* ***Quark*** auf ein Küchentuch / Geschirrtuch auftragen, breitstreichen, einschlagen, auf die Stillbrust bzw. die Stelle, wo der Milchstau ist, auflegen und mit einer/m Stillwindel / Geschirrtuch im nicht zu engen Still-BH fixieren. • Brustwarze aussparen.
* Bei ***Bronchitis*** auf die Brust auflegen und mit einem Handtuch auf der Brust fixieren.
* Beim ***Brust-Kohlwickel*** wird der Kohl mit einem Wellholz oder einer Flasche gewalkt, bis Saft austritt, und mit einem Handtuch auf der Brust fixiert. • So lange liegen lassen, wie die Wickel guttun.

Wickelrückstände bitte auf den Kompost werfen.

EISENKRAUT-BREIUMSCHLAG

bei wunden Brustwarzen

Gute Erfahrungen habe ich mit in Leinensäckchen eingenähtem Eisenkraut gemacht, welches kurz überbrüht, ausgedrückt und lauwarm auf wunde Brustwarzen gelegt wird.

KOHL-WIRSING-WICKEL

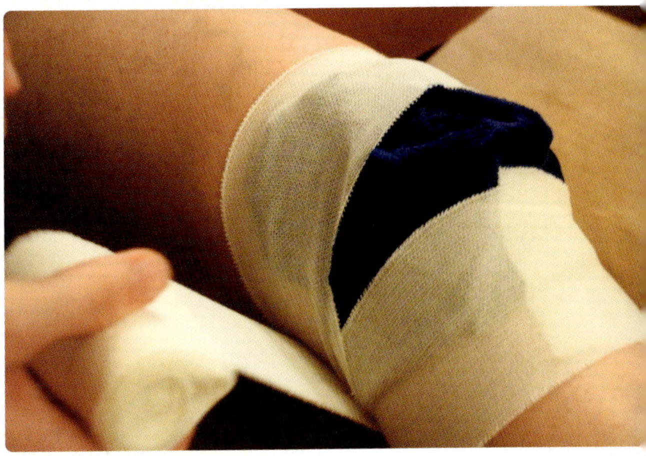

bei (Knie-)Gelenkschmerzen

Zubereitung:
Kohlblätter gut walken, bis der Saft austritt. • Vorher evtl. Mittelrippe, wenn sie drückt, entfernen und die Blätter dachziegelartig mit einer elastischen Binde auf dem Gelenk fixieren. Tüchtig gewalzte und dadurch weiche, lappige saftaustretende Wirsingauflagen wirken besser als genauso behandelter Weißkohl.

Laut Carstens-Stiftung: wenn jeden Tag 4 Wochen lang ein Kohlwickel aufgelegt wird, hat dies die Wirkung eines Schmerzgels mit Diclofenac.

QUENDEL-UMSCHLAG

gegen Rheuma- und Ischiasbeschwerden nach dem großen französischen *Heilpflanzenpapst* M. Mességué (1921–2017).

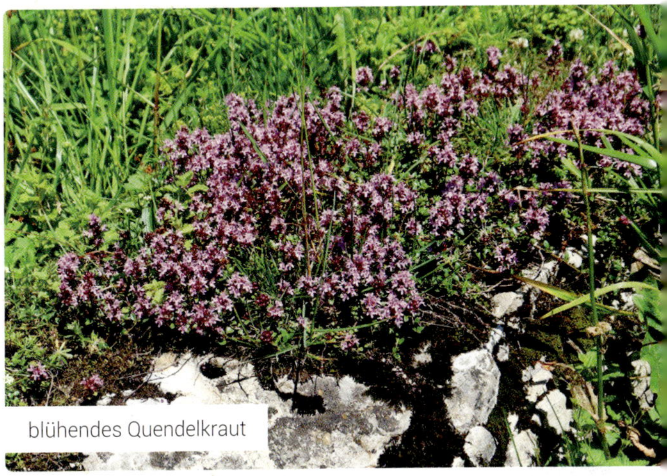

blühendes Quendelkraut

Zubereitung:
Das blühende Quendelkraut wird mit etwas warmem Wasser in einem Mörser zu Brei verrieben. • Der frisch gemörserte Quendelbrei wird in ein Tuch gegeben, eingepackt und zwischen 2 Backpapieren sowie zwei Wärmflaschen auf die gewünschte Temperatur erhitzt. • Die günstigste Temperatur liegt bei diesem Breiumschlag bei 45 °C. Warm auflegen und fixieren, damit die Wärme sich gut hält.

LAVENDELKOMPRESSE

bei Unruhe, Nervosität, zur Hustenlinderung auf die Brust als 10-%-Ölauflage auflegen.

Zubereitung:
1 ml Bio-Lavendelöl (ca. 25 Tropfen) mit 15 ml Bio-Olivenöl (1 EL oder 2 TL Öl) mischen und auf eine Kompresse/Mullläppchen träufeln. • Diese Kompresse zwischen zwei Butterbrotpapiere legen und von jeder Seite mit einer Wärmflasche erwärmen. • Danach wird sie warm aufgelegt.

LEINSAMENAUFLAGE / KOMPRESSE

bei Schmierauge und auch zum Auflösen eines Furunkels, egal wo dieser sich gebildet hat.

Zubereitung:
Den ganzen Leinsamen kochen, sofort absieben und warm in einem Leinentüchlein verpackt auflegen, solange er guttut. • Leinsamen danach auf den Kompost geben.

MEERRETTICH-AUFLAGEN

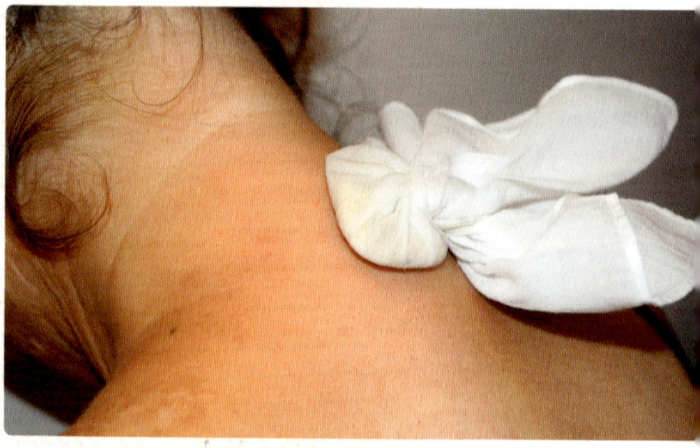

gegen Stirnhöhlenbeschwerden

Zubereitung:
Frischen Meerrettich reiben, 1–2 TL voll, in eine Kompresse / Mullläppchen / Käseleinentuch einschlagen. • Nun wird diese Auflage auf den 7. Halswirbel kurz aufgelegt. • Wenn es zu brennen beginnt, nach 1–5 Minuten, wird die Auflage entfernt und die Stelle mit Johanniskrautöl eingerieben. So kann sich die Haut wieder beruhigen und wird vom Brennen befreit.

Wirkt oft durchschlagend, also probieren.

EUKALYPTUSKOMPRESSE

bei Blasenentzündung, Blasenreizung oder Harninfektion als ca. 10-%-Ölauflage auf die Blasengegend bei Beschwerden legen.

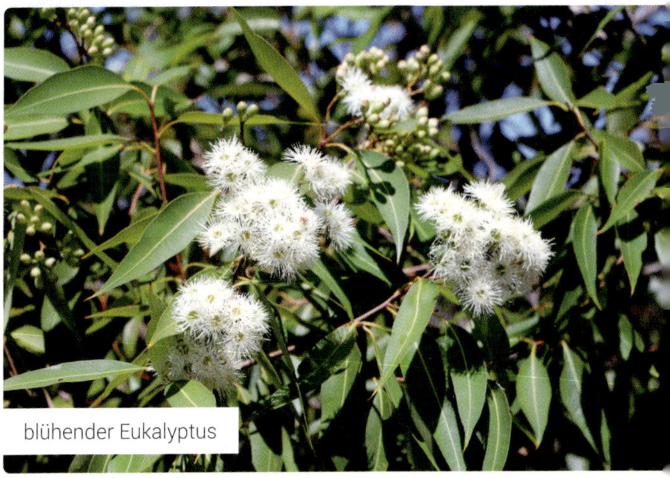
blühender Eukalyptus

Zubereitung:
1 ml Bio-Eukalyptusöl (ca. 25 Tropfen) mit 15 ml Bio-Olivenöl (1 EL oder 2 TL Öl) mischen. • Diese Kompresse zwischen zwei Butterbrotpapiere legen und mit zwei Wärmflaschen von jeder Seite erwärmen. • Danach wird sie warm aufgelegt.

ROSMARIN-KOMPRESSEN

gegen geschwollene Tränensäcke

In einen Teeaufguss die Kompressen tauchen und nicht zu heiß auflegen. • *Die Zubereitung wird in dem Kapitel „Teezubereitungen" erklärt.*

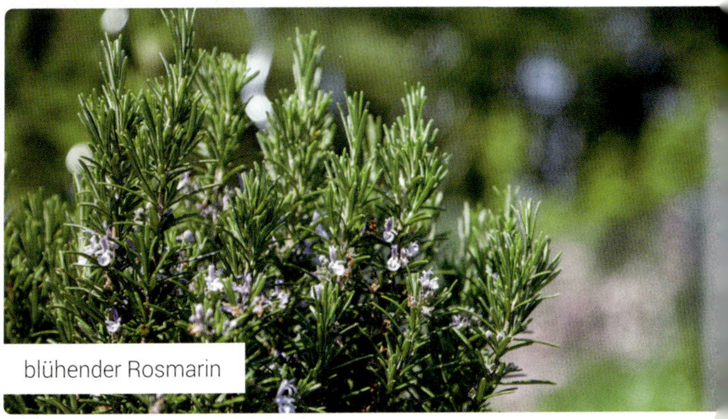
blühender Rosmarin

AUFLAGETÜCHLEIN

mit 15 %igen Tinkturen

Tinktur in der Apotheke kaufen, siehe Beispiele aus den Tabellen Seite 21 und 65 oder nach unserem Tinkturen-Rezept herstellen.

Ich gebe die getränkten Tüchlein / Baby-Baumwoll-Waschlappen / Molton-Flanell-Waschlappen mit einer Tinktur, die auf 15 % runterverdünnt wurde, in einen Zippbeutel und verschließe ihn. • Je nach Indikation erwärme ich die Tüchlein, indem ich den Zippbeutel zwischen zwei Wärmflaschen lege oder im Kühlschrank kühle. Dann das Stofftüchlein auflegen• Mit einem Tuch oder Schal werden die Tüchlein fixiert.

BAUCHWICKEL – MEIN LIEBLINGSWICKEL

Immer wieder werde ich beim ersten Einsetzen der Regel nach der Geburt gefragt, was kann ich gegen diese Bauchkrämpfe machen.

Es wird benötigt:

* 1 Wärmflasche mit Bezug, befüllt mit warmem Wasser
* 1 mit warmem Wasser befeuchtetes und ausgerungenes Gästehandtuch
* 1 großes trockenes Handtuch.

Zubereitung:

Als Erstes wird die Wärmflasche mit warmem Wasser befüllt, in ein Tuch eingewickelt und zusammen mit dem großen Handtuch an den Platz gelegt, wo sich Frau nachher hinlegen möchte. • Nun befeuchtet man das Gästehandtuch mit warmem Wasser und wringt es aus. Es darf auch kühl sein. • Nachdem man sich hingelegt hat, wird das feuchte Gästehandtuch auf den Bauch drapiert. Das große trockene Handtuch darüber und in eine der ersten Lagen die warme Wärmflasche.

Sehr schnell bemerkt man, wie die Wärmflasche die Wärme über das feuchte Handtuch in den Unterleib abgibt. Nach wenigen Minuten entspannt sich oft schon die Gebärmutter. So lange liegen bleiben, wie die Wärme guttut.

Natürlich kann auch das kleine Handtuch in Schafgarben -, Frauenmantel-, Hirtentäschel- und Gänsefingerkrauttee getränkt und ausgewrungen auf den Bauch gelegt werden.

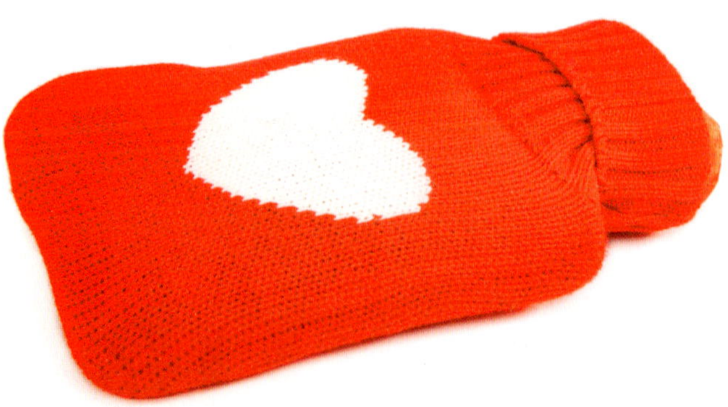

HIER EIN PAAR HEILPFLANZEN UND IHRE ANWENDUNGSGEBIETE:

Arnika	Erste Hilfe bei Prellungen, Quetschungen, Verstauchungen, Zerrungen, Blutergüssen, Gelenkergüssen, Herz-Attacken, nach Knochenbrüchen, bei Muskelkater, Muskelverletzungen, Ischialgien sowie Zerschlagenheitsgefühl
Eisenkraut	bei Kopfschmerzen und Überanstrengung
Goldrute	Auflagen auf die Blasen- und Nierengegend sowie auf die Haare
Johanniskraut	Verletzungen der Nervenendungen, die den ganzen Körper durchziehen, Stich-und Schnittverletzungen, Wirbelsäulenbeschwerden, nach Sonnenbrand
Lavendel	zur Beruhigung, Linderung von Juckreiz, Infekt-Prophylaxe, zur Erholung, zum Runterkommen
Rosmarin	zur Kreislaufstabilisierung, zur Anregung des Haarwuchses, bei Frauenbeschwerden, Blase, Blutdruck ausgleichend
Rosskastanien	bei Venenproblemen, schweren Beinen, Krampfadern und Hämorrhoiden
Schachtelhalm	stabilisiert Haut-, Haar-, Nägel-, Gefäße- und Knochenstrukturen und gibt Elastizität, stärkt die Wirbelsäule bei Bänderschwäche, Lymphstauung
Schafgarbe	bei der Frühjahrskur auf die Lebergegend, überhaupt für die Leber, nach Narkosen
Spitzwegerich	Auflagen bei Insektenstichen
Thymian	für den Nasen- und Lungenbereich, bei Bronchitis, Mandelentzündung
Vogelmiere	hilft bei Hautkrankheiten, stark juckenden und brennenden Ekzemen, bei trockenen und hartnäckigen Ekzemen, Schuppenflechte, Kinderekzem, bei leichtem Sonnenbrand

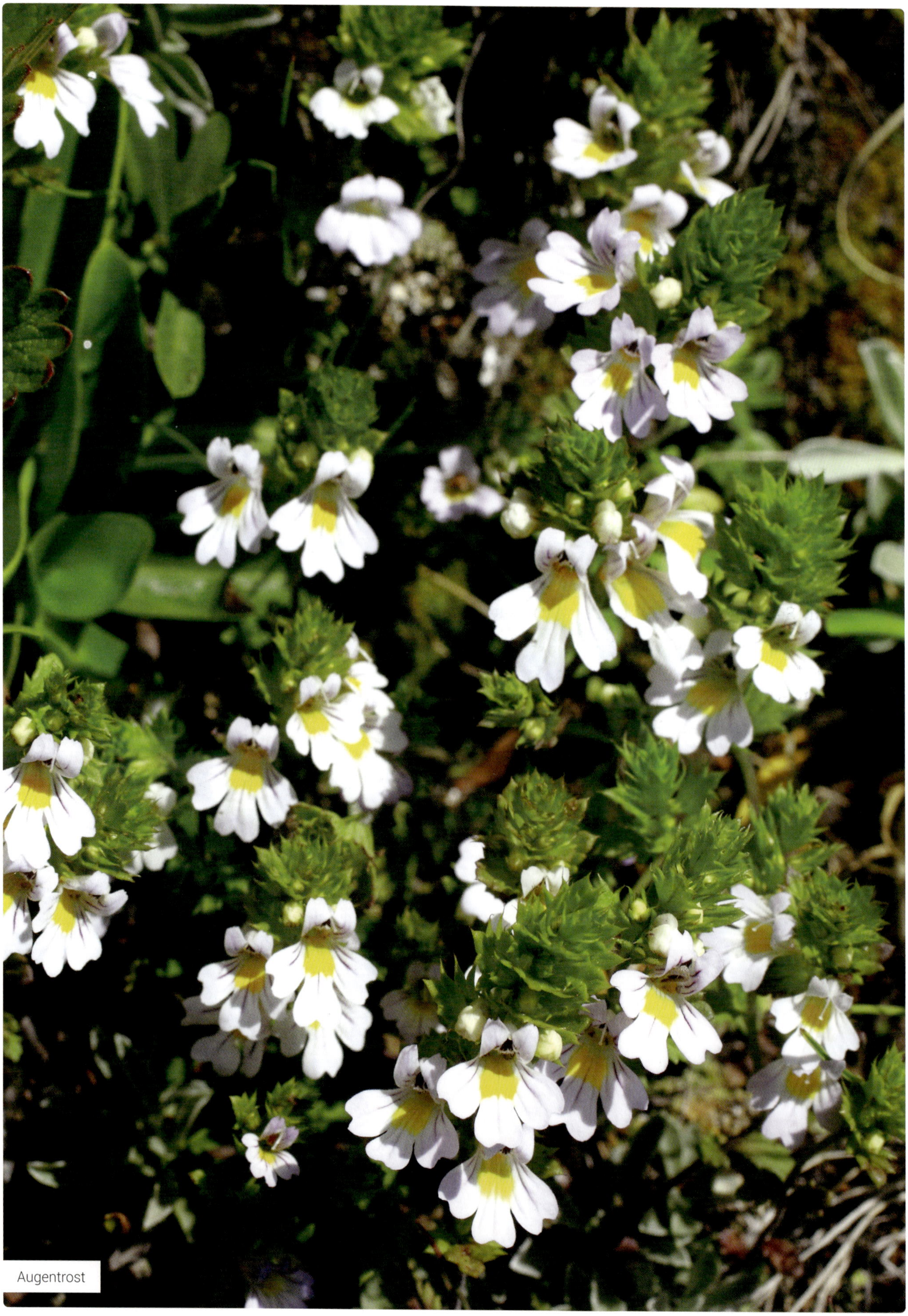

Augentrost

Augenbäder

Unsere Augen gehören zu unseren fünf Sinnen und ermöglichen uns das Sichtbarmachen des Schönen in der Welt. Das Erhalten unserer Sehkraft bedeutet, ich kann Blumen und Blüten einer Sommerwiese und wunderschöne Sonnenauf- und Sonnenuntergänge sehen, Bücher lesen, Gemälde betrachten und den Menschen in die Augen sehen.

Die blaue Farbe ist die Farbe des Himmels und des Meeres, beruhigt und kühlt unser Auge, wirkt positiv bei Entzündungen und verhilft zu gutem Schlaf.

Mit unserem Augenbadeglas kannst du *eine Fahrt ins Blaue* machen, es steht für Sehnsucht, für Ferne und vermittelt ein Gefühl von Harmonie und Zufriedenheit.

Schon in alter Zeit wurden Augenbadegläser aus blauem Glas gefertigt und da wir alte Heil- und Therapiemethoden wieder aufleben lassen wollen, haben wir uns entschieden, ein blaues Augenbadeglas fertigen zu lassen.

Anwendung für den Einsatz des Augenbadeglases:

* Zur Stärkung und Erhaltung der Sehkraft
* bei überanstrengten Augen (Schule und Computerarbeit)
* bei trockenen Augen durch Heizungsluft und Klimaanlage
* wenn Staub ins Auge gelangt ist
* Augenreizungen durch Sonne und Wind
* Heuschnupfen
* bei Altersaugen, um die Sehkraft lange zu erhalten
* Augeninfektionen / Bindehautentzündung

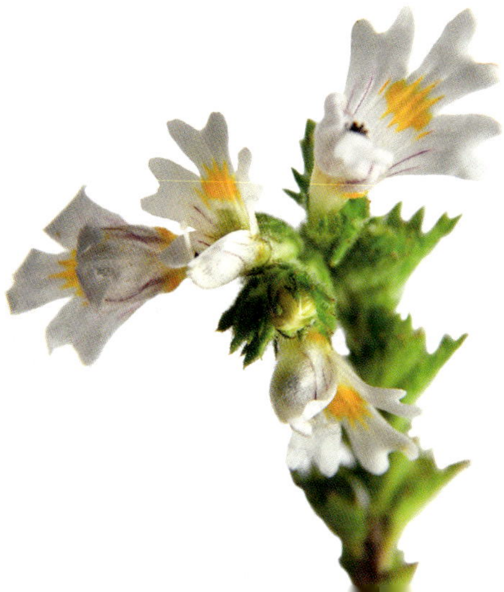

ANLEITUNG ZUR DURCHFÜHRUNG EINES AUGENBADES

*Man kann einen **Tee** oder ein **Hydrolat** mit folgenden Pflanzen verwenden:*

* Augentrost
* Fenchelsamen – bei verklebten Lidrändern, steht schon im Papyrus Eber
* Eibischwurzel
* Habichtskraut
* Kornblume
* Lindensplint – junges Holz unter der Lindenrinde (nach Maurice Mességué)
* Sommer-Lindenblätter
* Rosenblüten (Bio-Rosenhydrolat gekauft, oder selbst hergestellt mit unserem Hydrolati – Eigenkreation)

Die Hydrolate können zu einer 1-%-Salzlösung weiterverarbeitet werden.

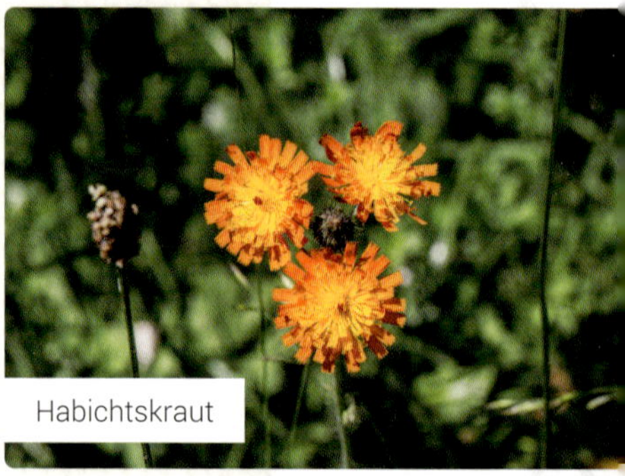

Habichtskraut

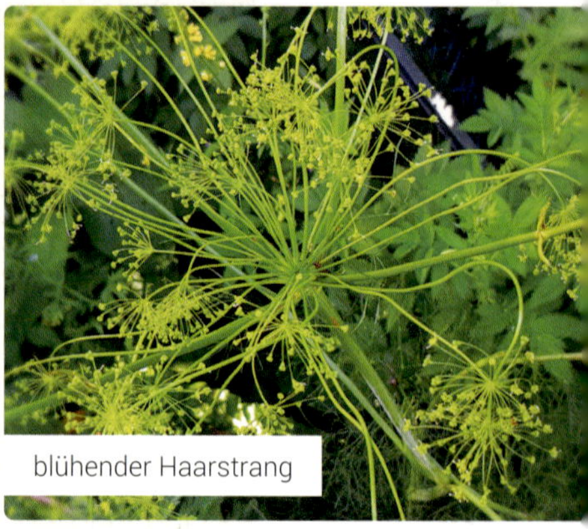

blühender Haarstrang

Bei Tabernaemontanus steht geschrieben: *„Seuwfenchel (Haarstrang) ist ein nützliche Artzeney wider die Nachtblindheit"* (bei Nachtblindheit auch mal an das Essen von Heidelbeeren denken).

Zubereitung:

1. Tee frisch zubereiten. 1 TL Kraut mit 150–200 ml kochendem Wasser übergießen und zugedeckt 3–7 Minuten ziehen lassen, dann abseihen.
2. Aus Tee oder Hydrolat und Kristallsalz eine 1-%-ige Salzlösung zubereiten. Naturbelassenes Salz ohne Rieselhilfen und Trennmittel zur Herstellung benützen.
   Eine 1-%-Salzlösung erhält man, wenn man 1 g Kristallsalz, mit 100 ml lauwarmem Tee oder Hydrolat vermischt. Diese Konzentration entspricht der Salzkonzentration unserer Tränenflüssigkeit. Schon die Salzlösung allein ist eine einfache und effektive Therapie bei trockenen oder überanstrengten Augen. Durch die Einlagerung des Salzes in die Augenschleimhaut bindet diese dort die Feuchtigkeit und tut dem Auge gut.

3. Die Wimpern und Augenlider von Make-up sanft, aber gründlich reinigen. Kontaktlinsen sind unbedingt vorher zu entfernen.
4. Den 37 °C warmen Tee oder Hydrolat in das Augenbadeglas füllen. Jetzt wird der Kopf etwas nach vorne gebeugt, das befüllte Augenbadeglas fest an das geöffnete Auge gedrückt. Dann wird der Kopf langsam in den Nacken gelegt.
5. Unter ständigem Kreisen des geöffneten Auges umspült sich nun der gesamte Augapfel. Die Wimpern werden einige Male auf- und zugeschlagen, damit die Tee- oder Hydrolat-Sole-Mischung das ganze Auge benetzt.
6. Wird die Bademischung kalt, kann eine neue Mischung benutzt werden. Es hat sich eine Badezeit von 3–10 Minuten bewährt. Augenbäder 2–3 Mal täglich durchführen.

Nach Gebrauch das Glas reinigen, eventuell mit 70 % Alkohol desinfizieren. Trocken und bruchsicher aufbewahren.

Take care –
sei vorsichtig, es ist und bleibt Glas!

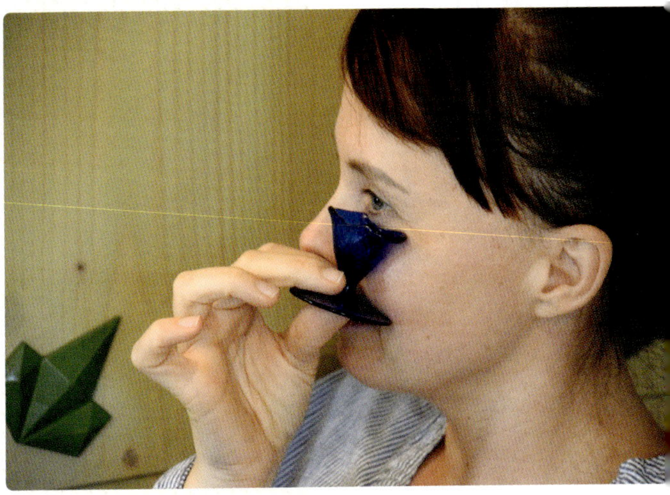

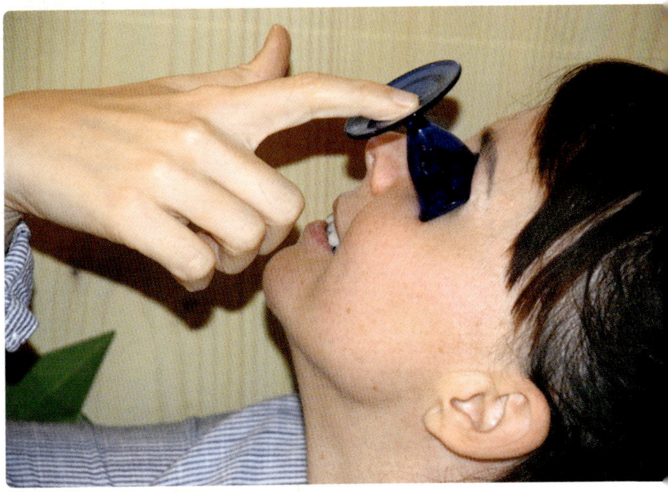

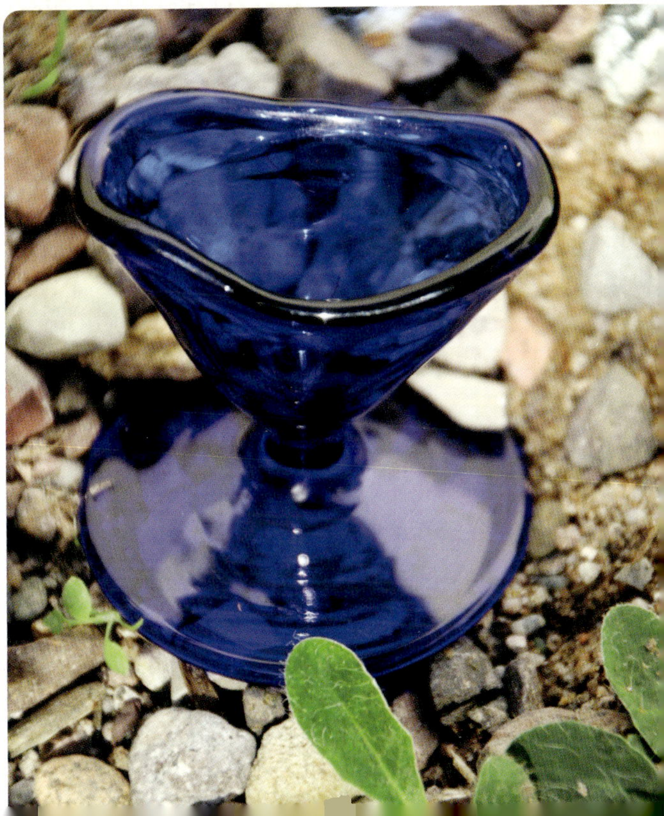

AUGENBAD ZUR STÄRKUNG DER SEHKRAFT

nach einem TCM-Rezept von R. Travernier

Zutaten:

* 1 Teil – Kalmuswurzel – Calami rhiz.
* 1 Teil – Weinrautenkraut – Hb. Rutae
* 1 Teil – Baldrianwurzel – Rad. Valerianae
* 1 Teil – Augentrostkraut – Hb. Euphrasiae

Zubereitung:

1 gestr. TL dieser Mischung mit ½ Tasse Wasser aufkochen • 15 Minuten ziehen lassen, fein filtern durch einen Kaffee- oder Teefilter • 2 Mal täglich vor dem Mittagsschlaf und vor dem Zu-Bett-Gehen Augen spülen oder Auflagen machen.

KEINE AUGENBÄDER

* Bei Überempfindlichkeiten gegen einen der Inhaltsstoffe
* Nach frischen Augenoperationen
* Bei Augenverletzungen, bei denen der Augapfelmantel perforiert (durchschnitten oder durchstochen) wurde.

Bei Unklarheiten Arzt oder Heilpraktiker um Rat fragen.

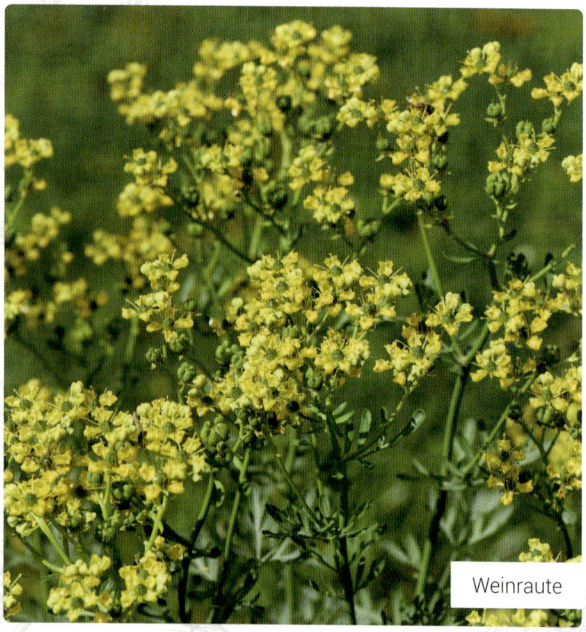

Weinraute

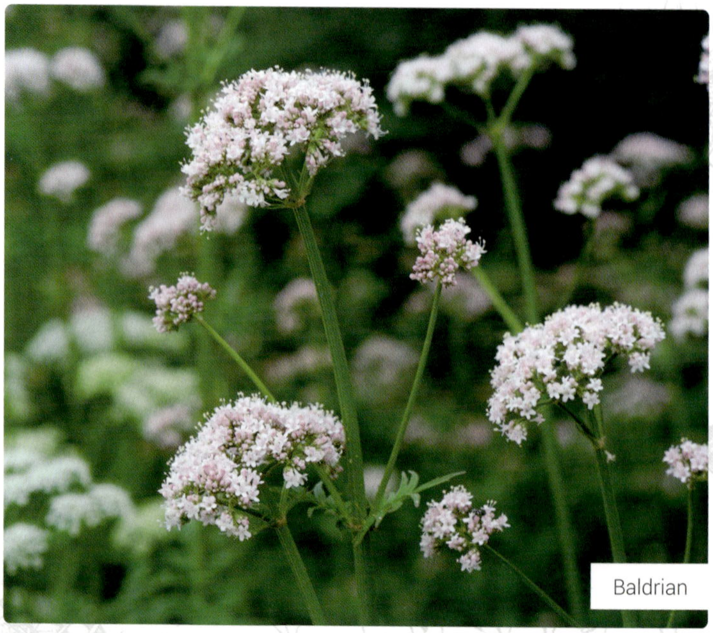

Baldrian

Ausschwitzungen

Eine Ausschwitzung ist eine der weniger bekannten Heilpflanzenverarbeitungs-Methoden.

Stellt man an sonnigen Tagen in einem klaren Glas mit Deckel Königskerzenblüten in die Sonne, so sammelt sich am Grund des Glases ein Ausschwitzungswasser, das abgesaugt und eingefroren zur Wundbehandlung und bei Ohrenschmerzen zum Einsatz kommt. Eine weitere Variante ist das *Wunderblättchenöl*, eine Ausschwitzung aus Gundelrebenblättern, aus dem Buch: Medizin der Erde, von Susanne Fischer-Rizzi. Benutzt wird dieses Öl gegen schlecht heilende Wunden und bei Verbrennungen.

Ich stelle meine Ausschwitzungen aus Königskerzenblüten und Gundelrebenblätter her.

HERSTELLUNG EINER AUSSCHWITZUNG

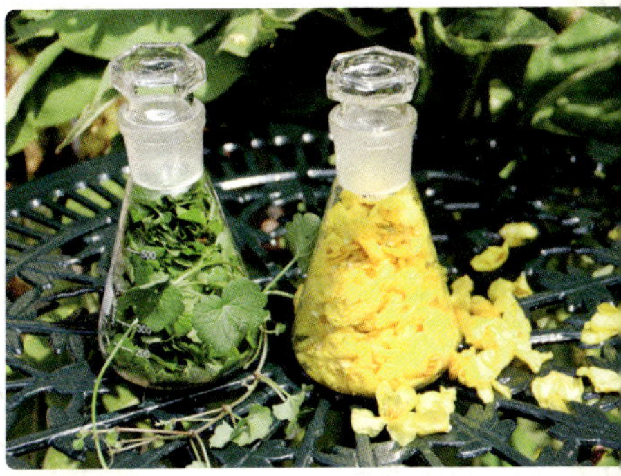

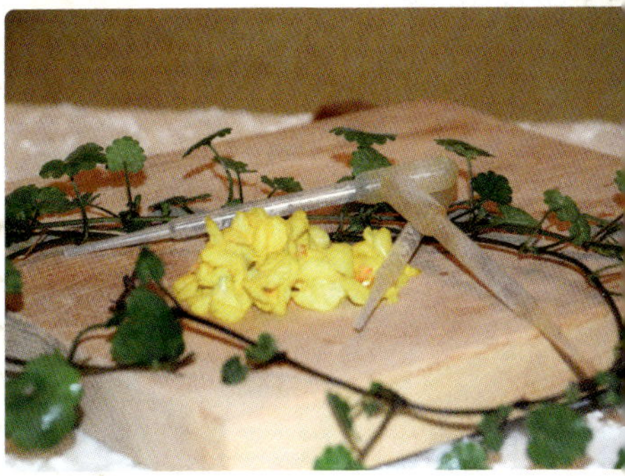

1. Man benötigt ein Schraubglas oder ein helles durchsichtiges Apothekerglas mit Glasstopfen. Das sauber gespülte und trockene Glas stellt man 15 Minuten in einen auf 120 °C vorgeheizten Backofen zum Entkeimen.
2. Nur die frisch aufgeblühten Blüten der Königskerze bzw. die Blätter der Gundelrebe an einem sonnigen Tag morgens sammeln.
3. Sie werden in das Glas gelegt, ¾ mit den Pflanzen gefüllt und der Sonne ausgesetzt. (Die schwarzen Käferchen vorher gut entfernen.)
4. Das Glas wird beobachtet und nach einiger Zeit erkennt man auf dem Boden des Glases eine kleine Menge Flüssigkeit. Dieser Auszug kann bis zu zwei Tage dauern.
5. Die Blüten fallen zusammen und geben ihr Pflanzenwasser frei, das mit einer Plastikpipette abgesaugt werden kann. Dann kann die Ausschwitzung in Tropfenform gut aus der Pipette heraus angewendet werden (z. B. als Ohrentropfen).

Durch das Einfrieren der Pipette kann die Flüssigkeit für einen späteren Gebrauch konserviert werden.

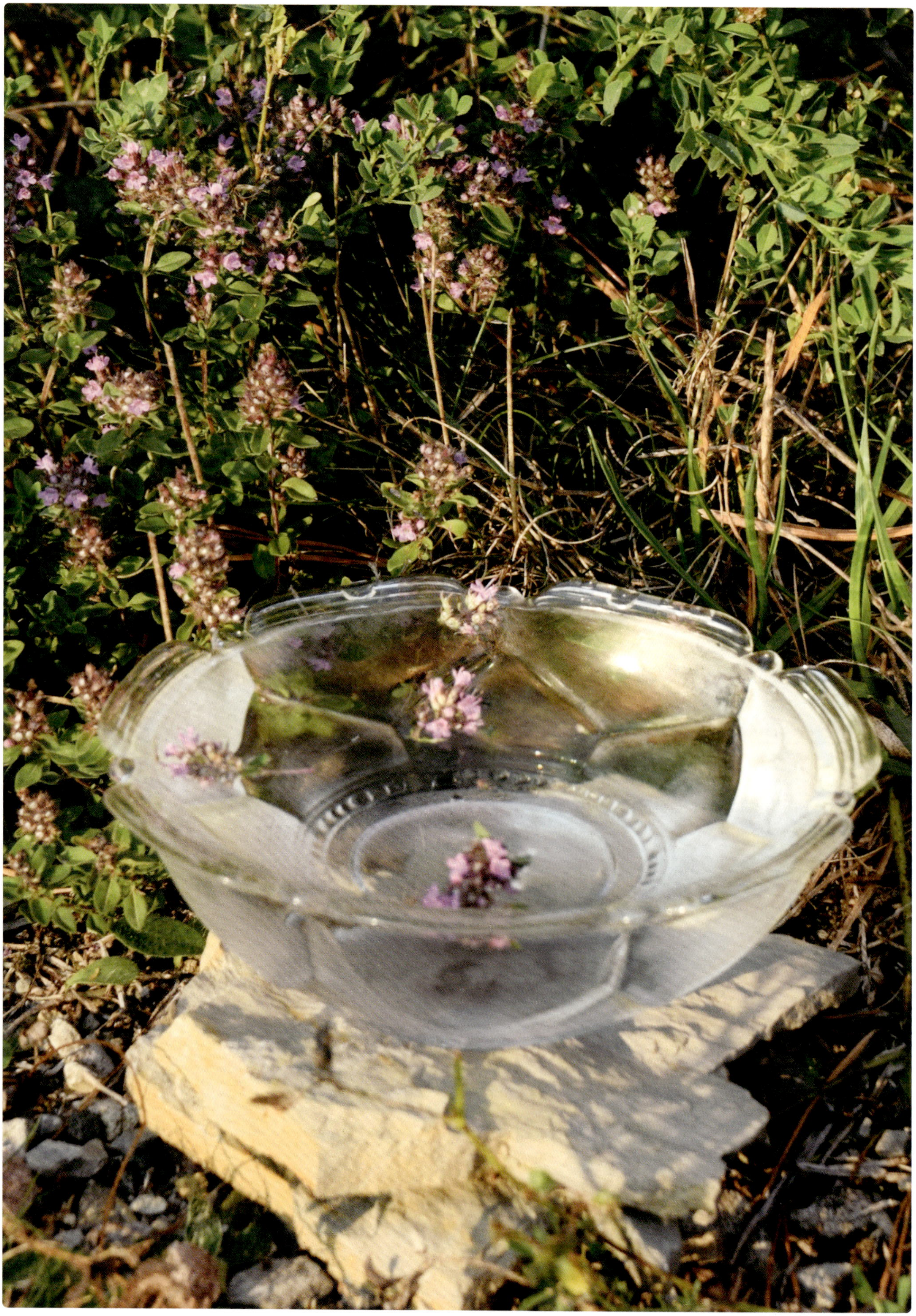

Bachblüten – Sonnenauszüge

Der Arzt Dr. Edward Bach (1886–1936) begründete in England die Bachblütentherapie und die sogenannten Bach-Rescue®-Notfalltropfen werden in vielen Familien eingesetzt. Blütenessenzen, sogenannte Sonnentees, können aus vielen Blüten hergestellt werden. Die Blüten werden zur höchsten Blütezeit an ausgesuchten guten Plätzen gesammelt, in Quellwasser gelegt und der Sonne bei wolkenlosem Himmel ausgesetzt. Dadurch überträgt sich die Energie der Blüten auf das Wasser. Das Wasser wird später mit Alkohol haltbar gemacht und kann dann verdünnt eingesetzt werden.

In der Zwischenzeit gibt es Blütenessenzen aus vielen Ländern und es werden immer mehr, wie:

* Noraia – Blütenessenzen aus Österreich, entwickelt von der Hebamme Erika Pichler
* Kalifornische Blütenessenzen
* Australische Blütenessenzen – Love Remedies Buschblüten
* Horus – Blütenessenzen aus Deutschland, entwickelt vom Blütenessenzforscher Dirk Albrodt
* Allgäuer Blütenessenzen werden als Raum- oder Auraspray angewendet

HERSTELLUNG EINER BLÜTENESSENZ NACH DER SONNENMETHODE

Lange habe ich nach einer passenden flachen Glasschale gesucht und eine schöne mit Blütenmuster im Glasboden gefunden.

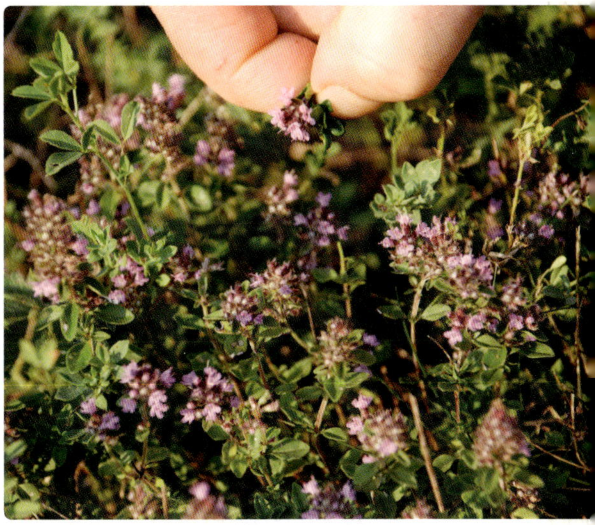

1. An einem wolkenfreien Tag sammle ich behutsam die Blüten ein, ohne die Pflanzen stark zu verletzen, mit einem liebevollen *Danke* im Herzen.
2. Da ich viele Pflanzen in meinem Kräutergarten habe, geht das sehr einfach. Wenn ich aus der freien Natur Blüten brauche, richte ich mich auf einen längeren Aufenthalt draußen ein und nehme alles Nötige mit.
3. Die Blüten werden so gegen 9 Uhr vormittags gesammelt und sie sollten möglichst nicht mit den Fingern berührt werden. Gut wäre, wenn es möglich ist, ein Blatt von der Pflanze zwischen

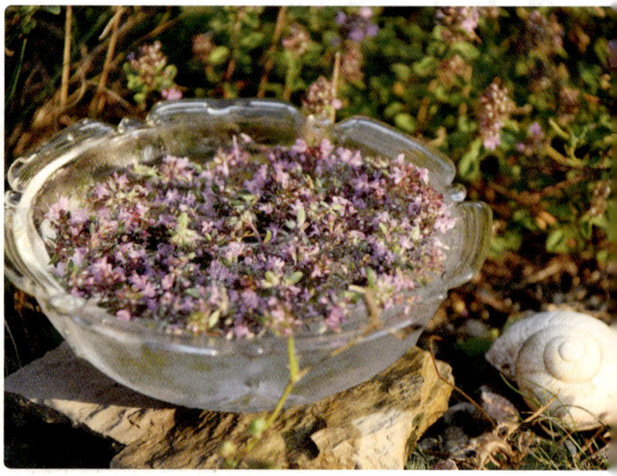

Daumen und Zeigefinger zu nehmen, um damit die Blüten sehr vorsichtig abzuzupfen. Hierfür muss man richtig viel Zeit in Anspruch nehmen.

4. Die so gesammelten Blüten lege ich in eine Schale, die mit frischem, klarem Wasser / Quellwasser gefüllt ist.
5. Die gesamte Oberfläche der Schale wird auf diese Weise am Fundort der Blüten mit den gesammelten Blüten bedeckt.
6. Zu beachten ist, dass in jedem Fall so wenig Zeit wie möglich zwischen der Ernte und Zubereitung der Essenz vergehen sollte.
7. Die Schale stelle ich nun an einem gut gewählten Platz in die volle Sonne.
8. Dort bleibt sie für etwa drei Stunden, bis mittags, stehen.
9. Dass die Schwingung der Blüten auf das Quellwasser übertragen wurden, erkenne ich dadurch, dass die Blüten durchgeweicht aussehen oder an Farbe verlieren.
10. Sobald die Blüten zu welken beginnen, entferne ich sie mit einem kleinen Ästchen oder Holzstäbchen, oder ich filtere sie ab, wenn sich Schwebeteilchen im Wasser befinden. Dabei immer so wenig wie möglich berühren.
11. Bleiben die Schwebeteilchen in der Flasche, verringert sich die Haltbarkeit.
12. Ich nutze dazu Bio-Teefilter. Ebenso lässt sich unbehandelte Bio-Watte als Feinpartikel-Filter verwenden.
13. Mit einem Glastrichter befüllt man die Hälfte einer kleinen Glasflasche mit dem Sonnenauszug, die andere Hälfte wird mit Cognac zur Konservierung aufgefüllt und so haltbar gemacht.
14. Mischung gut verschütteln.
15. Das ist die fertige Mutteressenz.
16. Die Flasche/Stock Bottle – so nannte Dr. Bach sie – etikettieren und an einem dunklen Ort aufbewahren.

Die Stock Bottle ist unbegrenzt haltbar (darauf achten, dass die Lagerung nicht in der Nähe von Elektroleitungen, Steckdosen, Handy etc. erfolgt).

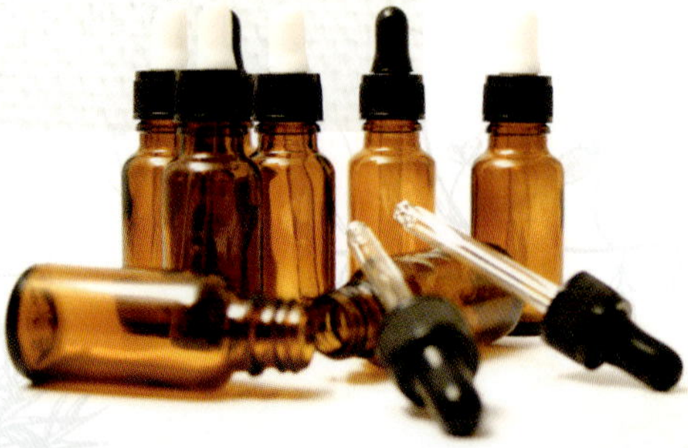

WEITERE VERDÜNNUNG DER STOCK BOTTLE ZUR THERAPIE

Zur Herstellung einer Therapie-Stock-Bottle gibt man 2–4 Tropfen der Mutteressenz in eine kleine Flasche, die ¾ mit Quellwasser oder stillem Wasser und ¼ mit Cognac gefüllt wird. • Gut schütteln, damit sich die Tropfen der Mutteressenz mit dem Inhalt der Flasche vermischen. • In dieser Konzentration wird die Blütenessenz nach Therapiebeschreibung oder nach der eigenen Wahrnehmung 2–4 Mal täglich eingenommen und eingesetzt.

Für Kinder gibt man 2–4 Tropfen der Mutteressenz in verdünntes Bio-Essigwasser, um auf Alkohol zu verzichten.

Die Verwendung von Bachblüten ersetzt bei Erkrankungen und besonders bei Notfällen nicht den Arzt! Sie tun aber der Seele gut, wirken auf der psychischen Ebene und sind *Seelenpflege*.

Auch wenn sich bei wissenschaftlichen Studien keine Wirksamkeit der Blütenessenzen gezeigt haben, sind viele Menschen davon überzeugt, dass ihnen Blütenessenzen ein Wohlbefinden verschaffen, denn wie sagt man *Das Tun ist schon das Heilsame*.

Um mehr über die Wirkung der einheimischen Blütenessenzen zu erfahren, hat Dirk Albrodt ein sehr ausführliches Buch dazu veröffentlicht, in dem über die Wirkungsweise der einheimischen Blüten ausführlich berichtet wird.

HIER NUN EIN PAAR BEISPIELE VON PFLANZEN, DIE IN MEINER UMGEBUNG WACHSEN, NACH DIRK ALBRODT:

Sonnenröschen hilfreich bei extremer Angst, Panik, Horror, bei Angst um das eigene Leben

Quendel Leiden an der Ungerechtigkeit der Welt, Selbstmitleid, Verlassenheit, *Warum ich?*

Ringelblume Schwierigkeit sich verbal auszudrücken, mangelnde Ausdauer im Zuhören, mangelndes Verstehen

Rose Sprachlosigkeit vor Entrüstung, Gram und Kränkung, Unversöhnlichkeit, dadurch entstandener Unmut

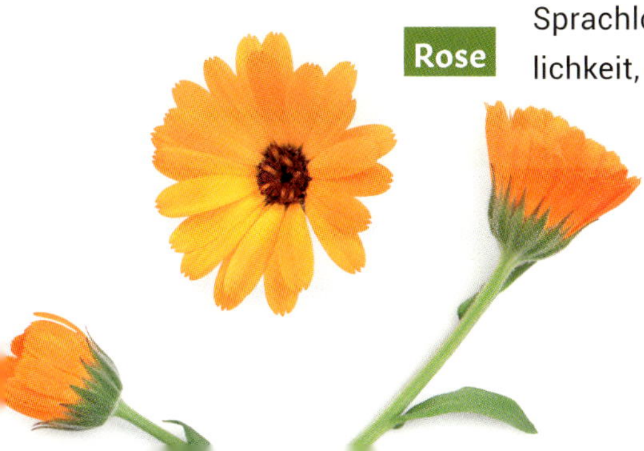

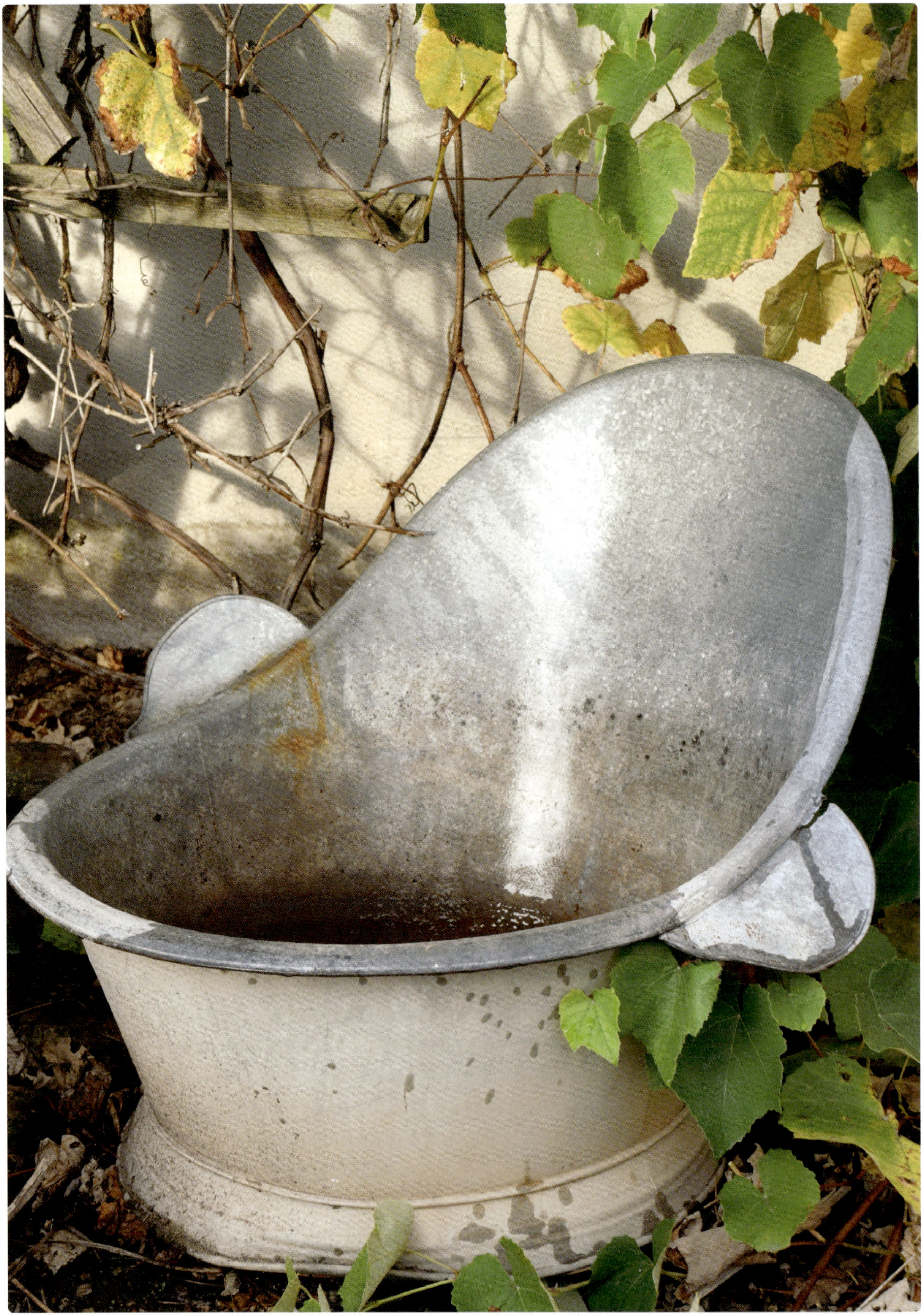

Bäder

Baden ist ein Vergnügen für Leib und Seele und eine der Lieblingsbeschäftigungen der Menschen. In alter Zeit gab es eine recht ausgeprägte Badekultur, die in der Zwischenzeit eine Wiederbelebung erfährt. Im häuslichen Umfeld werden Wannenbäder zur Entspannung und zur Erkältungsabwehr durchgeführt.

Werden Bäder mit 100 % naturreinen ätherischen Ölen durchgeführt, werden die Öle vorher emulgiert, da sie sich nicht mit dem Wasser in der Badewanne verbinden und als Fettfilm auf dem Wasser schwimmen. Man gibt in ein Schälchen den Emulgator, das heißt, man vermengt ätherisches Öl entweder mit Salz – Totes Meersalz ist zum guten Schlafen –, Honig, Eigelb, Milch oder Milchpulver, Molke, Sahne, Sojamilch oder Basenpulver. Das Gemisch gibt man ins fließende Wasser. In den Emulgator gibt man für ein Vollbad ca. 5–10 Tropfen vom ätherischen Öl oder ein fertig gemischtes ätherisches Öl.

Nur kurz möchten wir auch auf die Junge-Öldispersionsbäder eingehen. Der Bademeister Werner Junge entwickelte 1937 einen Apparat, der eine über Stunden anhaltende Verbindung von Wasser mit ätherischen Ölen und fettem Öl, ohne chemische Zusätze oder Emulgatoren stabil halten kann. In diesem Apparat, der Wasser fein vernebelt und Öl ansaugt, legt sich das Öl um die einzelnen Wassertröpfchen, sodass eine relativ stabile Verbindung entsteht.

Der *Internationale Verein der Öldispersionsbadetherapie nach W. Junge e.V.* empfiehlt das Bad für:

* Ulzeröse Hautdefekte, Neurodermitis, Psoriasis und Hautallergien
* Stoffwechselerkrankungen
* Entzündungen
* Erkrankungen oder Beeinträchtigungen der Stützgewebe: Arthrosen, Weichteilrheumatismus (Fibromyalgie-Syndrom), Minderungen der Beweglichkeit, der Mobilität wie z. B. bei neurodegenerativen Erkrankungen und Versagen der Muskelaktivität (erhöhter Tonus und/oder Lähmungen)
* vegetative Funktionsstörungen des Kreislaufs und der Atmung wie z.B. Asthma bronchiale oder Herzrhythmusstörungen
* Erschöpfungszustände und Rehabilitation
* Gemütserkrankungen: Depressionen, Unruhe- und Angstzustände
* Anpassungsstörungen, posttraumatische Belastungsreaktionen u. a.

Während der Öldispersionsbadetherapie bekommt der Badegast eine sanfte, ruhige Bürstenmassage, die noch zusätzlich zur Ruhe und Entspannung beiträgt.

Natürlich kennen viele Menschen auch ein warmes Fußbad. Dieses ist nicht nur wohltuend, sondern man kann damit auch eine aufziehende Erkältung abwehren. Ein Fußbad wärmt den Körper gut auf und ist effektiver, als warme Strümpfe im Bett zu tragen. Da die Durchblutung gut angeregt wird, wirkt es sich bis in die Schleimhäute der Nase aus.

Ein Fußbad mit ätherischen Ölen (z. B. Bergamotte, Lavendel oder einer feinen ätherischen Ölmischung), dazu noch einen duftenden Kräutertee trinken, ist pure Entspannung und man kann die Seele baumeln lassen. Natürlich kann man für ein Fußbad auch selbst gemachte Bade-Taps benutzen.

Das aufsteigende Fußbad

Was bewirkt ein aufsteigendes Fußbad, das am besten kurz vor dem Zu-Bett-Gehen durchgeführt wird:

* Hilfreich bei chronisch kalten Füßen und durchwärmt den Körper gut.
* Gleich zu Beginn einer Erkältung angewendet, bei den ersten Anzeichen wie Frieren, Kratzen im Hals, Niesen, kann eine Erkältung abgewehrt werden.
* Hilfreich bei Nasenneben- und Stirnhöhlenentzündung.
* Die Blutgefäße erweitern sich, dadurch verstärkt sich die Durchblutung und der Kreislauf wird angeregt.
* Der Stoffwechsel wird angeregt.
* Entspannt die Gefäße und lindert Krämpfe.
* Wirkt sich positiv auf die Unterleibsorgane aus.
* Hilft Geburtswehen erträglich zu gestalten, Frauen mit kalten Füßen bekommen selten gute Kontraktionen.
* Es erleichtert das Einschlafen.
* Beruhigend wirken Baldrian, Lavendel und viele ätherische Öle, aber auch Totes Meersalz wegen seinen Bromiden, die entspannend sind.
* Erfrischend wie ein doppelter Espresso wirken Rosmarin-Anwendungen.

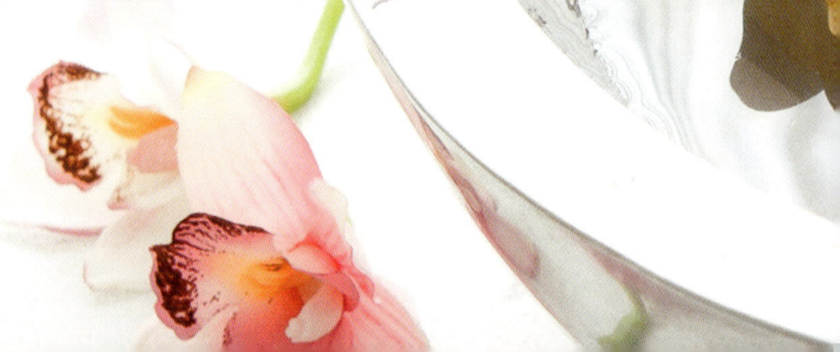

Zubereitung:

1. Gut ist, wenn du dir schon ein entsprechendes Wännchen besorgt hast, in das ein großer Teil der Unterschenkel hineinreicht.
2. Ein Thermometer, Handtücher zum Abtrocknen, eventuell Totes Meersalz und ätherische Öle vorbereiten.
3. Heißes Wasser in einem gesonderten Gefäß oder Wasserkocher herrichten.
4. In das Wännchen füllt man 38–40 °C warmes Wasser.
5. Die Füße werden vorsichtig hineingegeben und man beginnt immer wieder wärmeres Wasser aus dem gesonderten Gefäß dazuzuschütten, vorsichtig, ohne sich zu verbrennen.
6. Ist das heiße Wasser aufgebraucht, bleiben die Füße noch so lange im Wasser, wie es guttut.
7. Danach wenig abtrocknen, eher nur abtupfen, warme Strümpfe darüber und sich ins Bett legen.
8. Rote Strümpfe überziehen, durch ihre rote Farbe wärmen sie die Füße, wusste schon Geheimrat Goethe.

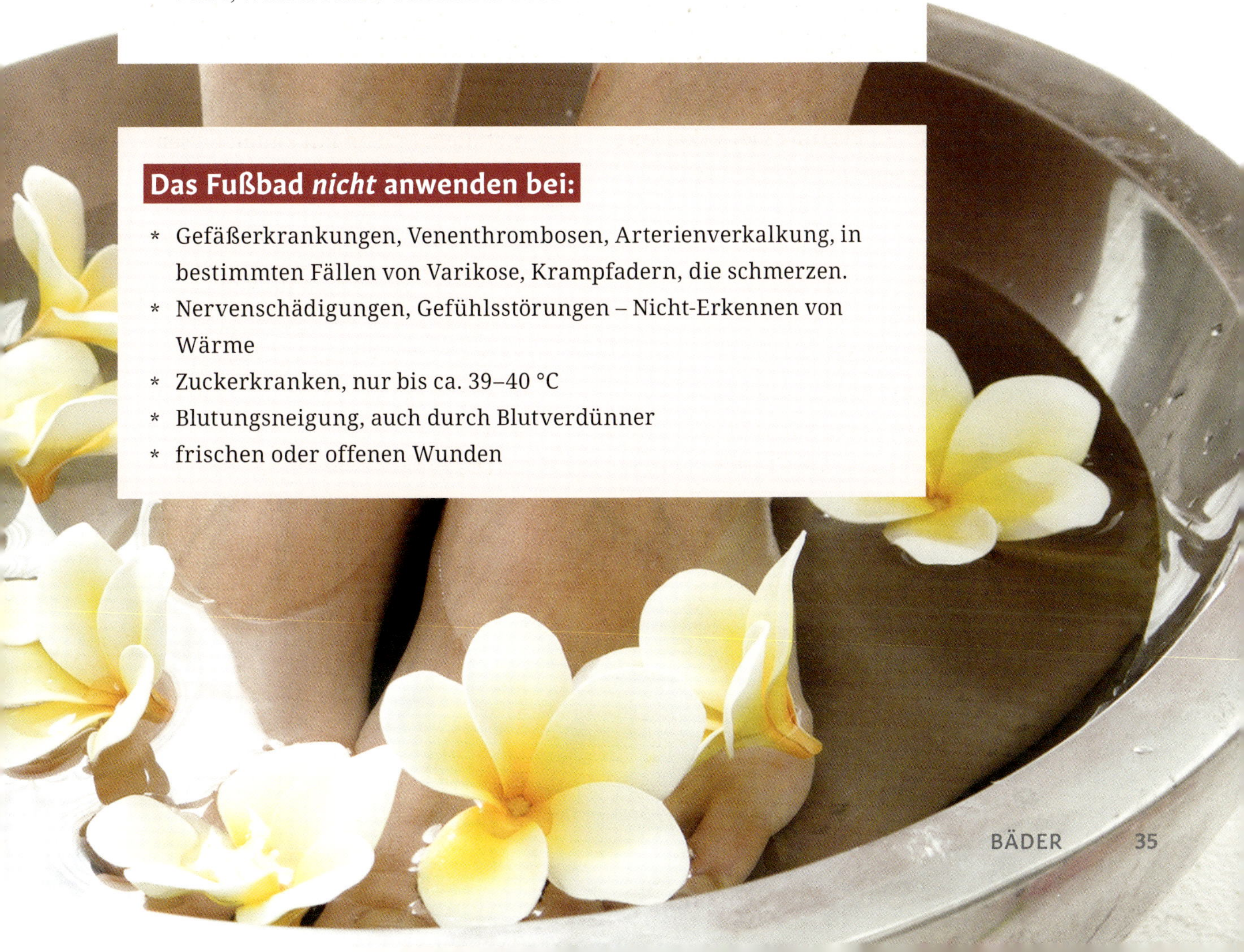

Das Fußbad *nicht* anwenden bei:

* Gefäßerkrankungen, Venenthrombosen, Arterienverkalkung, in bestimmten Fällen von Varikose, Krampfadern, die schmerzen.
* Nervenschädigungen, Gefühlsstörungen – Nicht-Erkennen von Wärme
* Zuckerkranken, nur bis ca. 39–40 °C
* Blutungsneigung, auch durch Blutverdünner
* frischen oder offenen Wunden

SITZBAD FÜR FRAUEN

hier eine Rezeptidee von Frau Prof. Dr. Gerhard / Univ. Heidelberg

Dieses Sitzbad hilft die Scheidenschleimhaut zu stabilisieren, zu stärken und Entzündungen vorzubeugen.

Zutaten:

* 50 g Hamamelisblätter
* 20 g Hamamelisrinde
* 20 g Eichenrinde
* 10 g Ringelblumen

(Wahlweise setze ich es auch mit Kamillenblüten, Schafgarbe oder Schachtelhalm ein.)

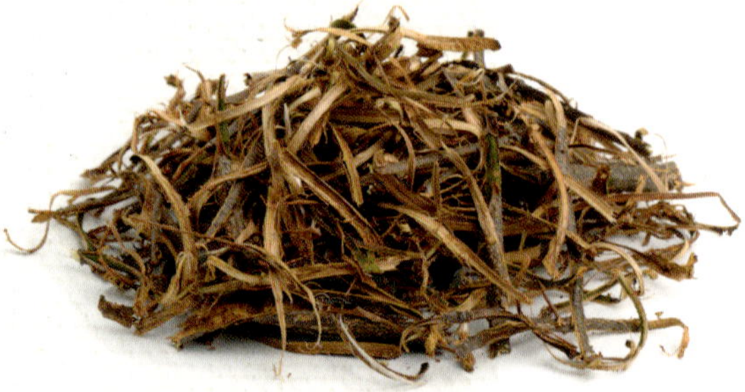

Eichenrinde

Zubereitung:

2 EL Tee-Mischung mit 200 ml kochendem Wasser übergießen, auf kleiner Flamme 10 Minuten leicht köcheln lassen, abseihen und diese Mischung dem Sitzbad zufügen. • *2 Mal täglich durchführen.*

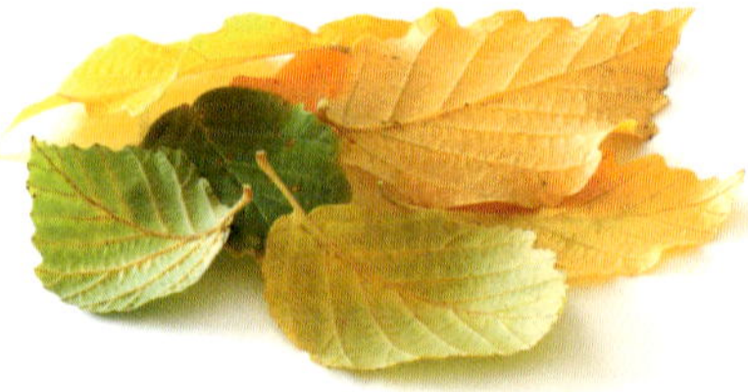

Hamamelisblätter

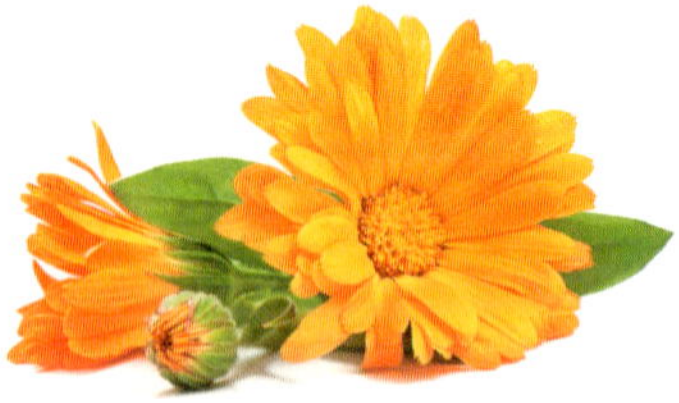

Ringelblumen

SITZBAD ALLGEMEIN

Zubereitung:

Ca. 50 g zerkleinerte Teedroge mit 500 ml kochendem Wasser übergießen, 10 Minuten ziehen lassen und abfiltern. • In eine Wanne mit ausreichend warmem Wasser geben, z. B. in eine echte große Sitzbadewanne, ein Bidet- oder einen WC-Einsatz, der in die Toilette gehängt wird, eine große Waschschüssel oder ein Duschbecken mit Stöpsel, um das Wasser zu halten.

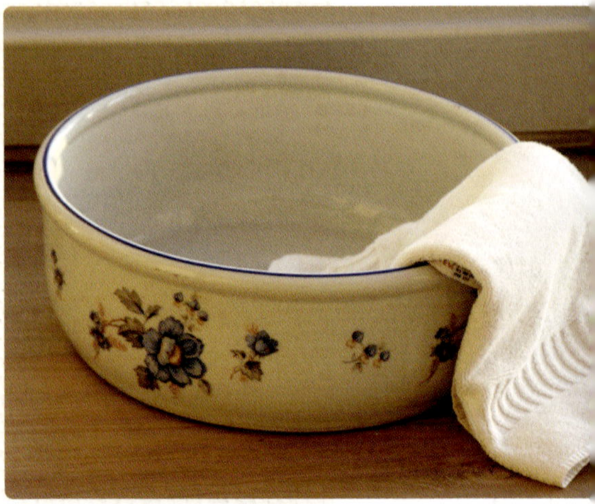

So lange sitzbaden, wie es warm und angenehm ist.

REIBESITZBAD NACH LOUIS KUHNE

Das Reibesitzbad wurde den Frauen mit Kinderwunsch vorgeschlagen, um die Geschlechtsorgane zu stärken und abzuhärten, um die Durchblutung im Beckenbereich und den Geschlechtsteilen anzuregen.

Zubereitung:
Als Erstes für warme Füße sorgen, rote Socken anziehen, sie machen durch die Farbe schon warm. Das Reibesitzbad in einem warmen Raum durchführen:

1. Über einen Eimer/Gefäß mit kaltem Wasser setzen, Louis Kuhne empfahl einen Eimer mit einem darübergelegten Brett.
2. Dann entweder mit der hohlen Hand oder mit einem Waschlappen und ca. 10–19 °C kühlem Wasser, so wie es angenehm ist, mit sanften reibenden Bewegungen den gesamten Genitalbereich waschen, *nicht die inneren Geschlechtsorgane*, nur die äußeren.
3. Ebenso die Innenseite der Oberschenkel.
4. Von der Leiste bis zur Schamhaargrenze, bis zum After ca. 10–20 Minuten lang waschen.

Es sollte reichlich Wasser zur Verfügung stehen, dann trocknet man sich ab, packt sich warm ein und ruht nach. Das Wärmegefühl, das sich recht schnell einstellt, genießen.

SALBEI-VOLLBAD

für genesende, blutarme Kinder oder Rheumatiker nach Maurice Mességué

Eine Handvoll im Frühjahr geernteten Salbei mit einem Liter kochendem Wasser überbrühen, zugedeckt ziehen lassen, danach in das Vollbad geben und ca. 20 Minuten darin baden.

Merke: Das Teewasser wird heruntergekühlt auf 80 °C, damit die ätherischen Öle des Salbeis beim Überbrühen nicht verfliegen.

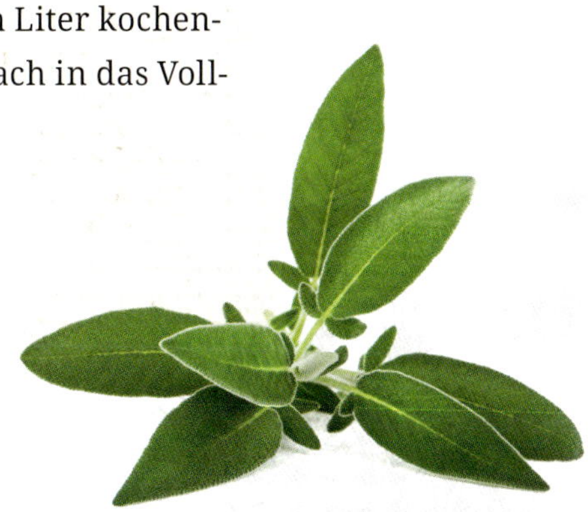

BADETABS FÜR EINEN SPRUDELNDEN BADESPASS

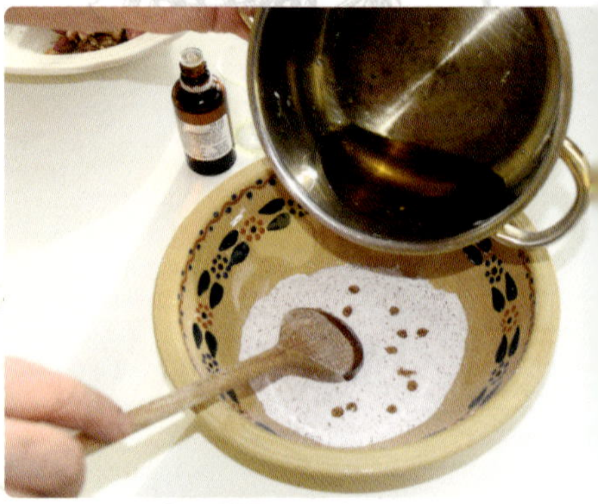

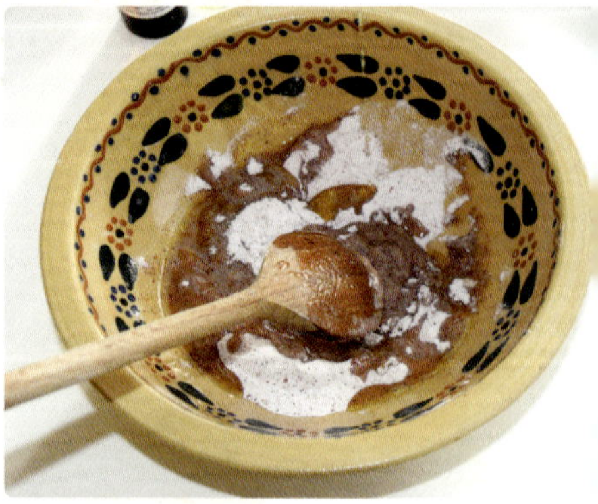

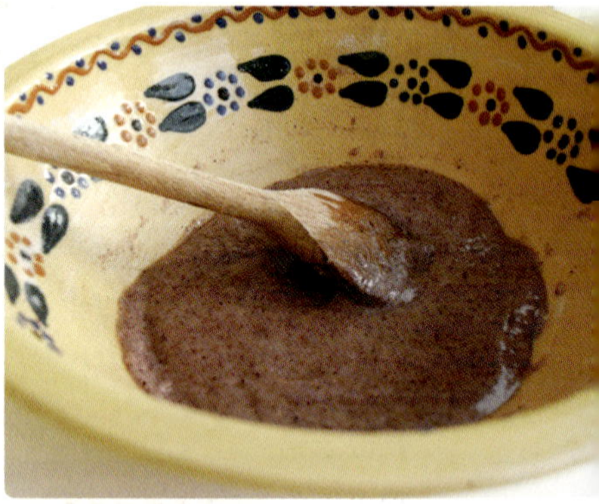

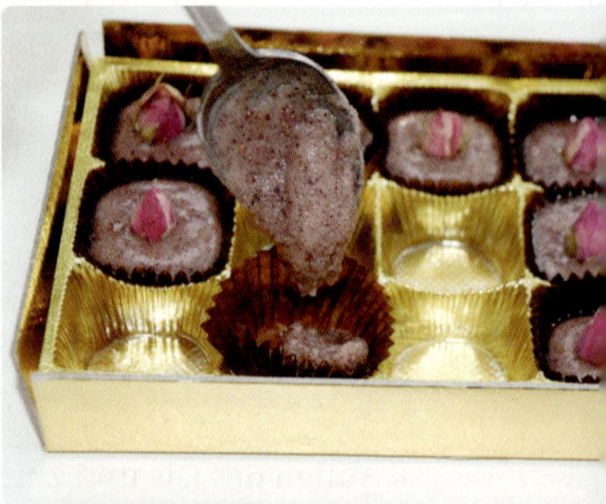

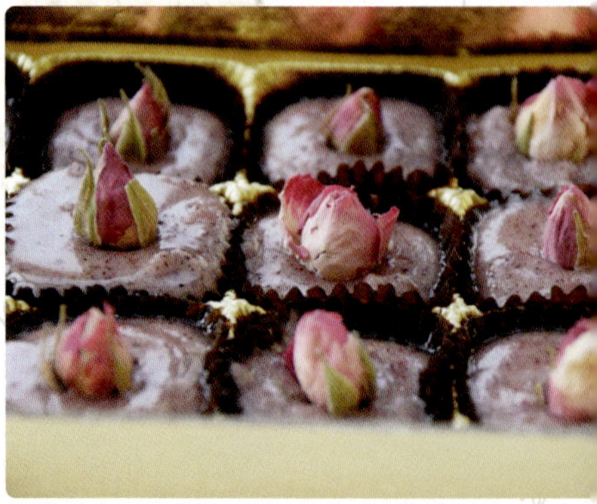

Zutaten:

* 50 g Natron und 50 g Zitronensäure
* 25 g Maisstärke
* 50 g Kakaobutter
* etwas Rosenblütenpulver zur Farbgebung oder
* zum Färben Bio-Lebensmittelfarbe. Keine flüssige Farbe verwenden, da sonst das Natron vorzeitig zu sprudeln beginnt.
* 50 Tropfen ätherisches Öl
* Rosenblütenknospen zum Verzieren

Zubereitung:

1. Natron, Zitronensäure, Rosenblüten und die Stärke gut mit einem Kochlöffel verrühren.
2. Kakaobutter in eine Schüssel geben, diese in einem Topf im Wasserbad schmelzen, bis sie flüssig ist *(nicht zu heiß werden lassen, schmilzt schon bei 37 °C).*
3. Die geschmolzene Kakaobutter über die Pulvermischung geben und gründlich verrühren, bis es eine geschmeidige Teigmasse gibt. Nun den ausgewählten Duft dazugeben und gut verrühren.
4. Masse zu kleinen Bällchen formen oder die noch zähflüssige Masse in eine Pralinenschachtel geben.
5. Zum Verzieren eine Rosenblüte in die Masse drücken.
6. In eine gut verschließbare Dose geben, damit die ätherischen Öle nicht so schnell verfliegen.
7. Ist die Masse im Kühlschrank gut ausgehärtet, kann sie dekorativ verpackt werden. Ein schönes, duftendes Badegeschenk.
8. Bitte darauf vermerken: ***Nicht zum Essen!***

Es sprudelt nur gut in warmem Wasser, ist das Wasser zu kalt, gibt es diesen Effekt nicht.

Nach diesem Bad muss man sich nicht mehr zusätzlich eincremen, da die Kakaobutter die Haut gut pflegt.

Cremes – Balsame – Salben

Eine **Creme** ist eine 2-Phasen-Emulsion aus Öl oder Fett und einem Wasser / Tee / Hydrolat-Gemisch mit ätherischen Ölen und Bienenwachs oder einem anderen Festigungsmittel. Diese Zutaten werden meist zu Haut- und oder Wundheilsalben, aber auch zu kosmetischen Tages- und Feuchtigkeitscremes verarbeitet.

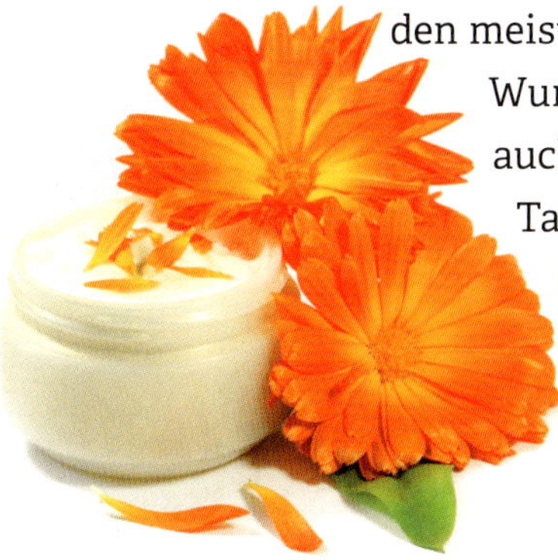

Ein **Balsam** ist ein Gemisch aus Harzen / fettem Öl / Bienenwachs und ätherischen Ölen, die zu einer zähflüssigen Substanz verarbeitet werden, zur Linderung von Schmerzen und Erkältungen.

Die **Salbenherstellung** ist uralt und enthält im wesentlichen Fett / Schmalz. Bei Hildegard von Bingen gibt es auch Rezepturen mit ranzigem Fett / Öl, Bienenwachs, Kräutern und in neuerer Zeit ätherischen Ölen. Eine Salbe ist praktisch wasserfrei.

Drei Varianten der Creme-, Balsam-, Salbenzubereitung

Vorbereitung zum Salbenkochen

Im Kapitel „Was, wird wann, wie, wo, gesammelt“ kann man nachlesen, um sich an günstigen Tagen auf das Heilpflanzensammeln vorzubereiten.

Meine Utensilien zum Salbenkochen

* Schneidbrett aus Holz
* Keramikmesser
* Schüssel zum Aufbewahren der geschnittenen Pflanzenteile
* Topf für den Wasserbadauszug
* Glas oder Erlenmeyerkolben zum Einfüllen des Öls und zum Ausziehen der Pflanzen sowie passenden Schraubverschluss
* Holzlöffel oder Glasspatel zum Rühren der Salbe
* Wärmeplatte, Stövchen – unser Räuchergefäß ist als Wärmequelle für den Gebrauch des Erlenmeyerkolbens bestens geeignet
* Zwei Thermometer
* Glas-Tiegel und Deckel zum Abfüllen, die mit 70 % Alkohol desinfiziert werden (70 % Alkohol – ein sehr gutes Desinfektionsmittel). * siehe Seite 40

* fette Öle, mit denen die Salbe zubereitet wird
* gereinigtes Lanolin, pestizidfreies Wollwachs sorgt für das Eindringen der Salbe in tiefere Hautschichten
* Bio-Bienenwachs, am besten von einem Imker der Region
* eventuell ätherische Öle zum Einarbeiten

Und noch:

* Ganz bei sich sein, nur, wenn ich einen guten Tag habe, wird Salbe gekocht.
* Beim Kochen singen.
* Wenn möglich auf einem Holz-Feuer (kann der Grill sein, ein Holzherd oder Stövchen) (Hildegard von Bingen schwört auf Ulmenholz). Die Salbe bekommt durch das Kochen auf Holzfeuer eine andere Dimension. Man sagt, sie wird heilkräftiger!

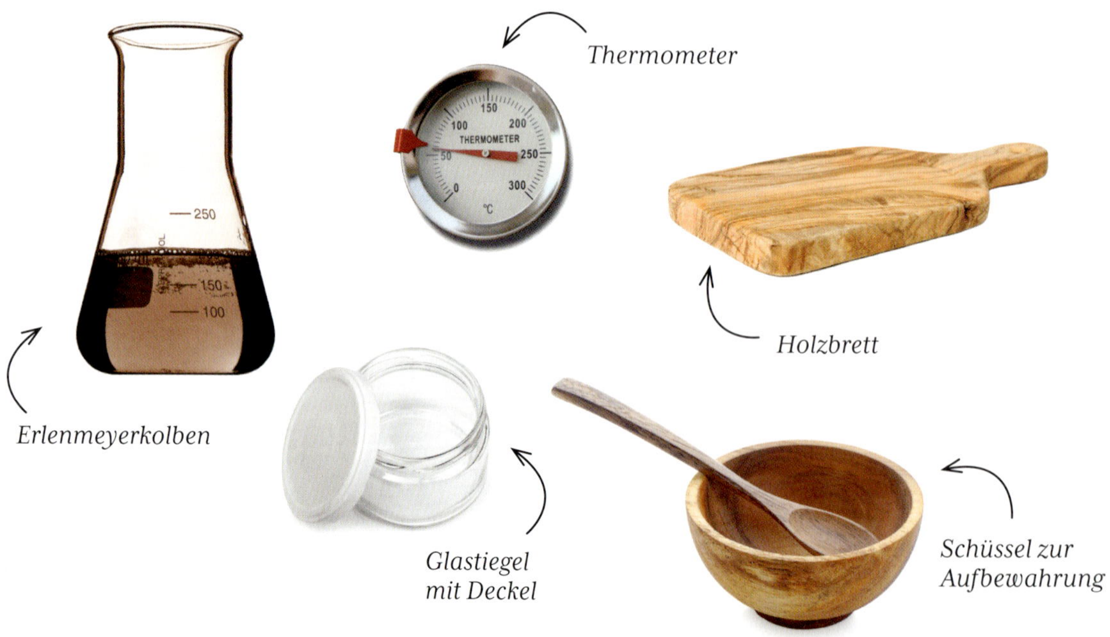

** Das beigemischte Wasser bewirkt, dass der Alkohol die Bakterien-Zellwand durchdringen kann. Im Inneren der Bakterienzelle veranlasst der Alkohol eine unspezifische Fällung der Proteine. Lebenswichtige Funktionen innerhalb der Zelle können so nicht mehr ablaufen, als Folge sterben die Mikroorganismen ab. Aufgrund seiner unspezifischen Proteinfällung wirkt Alkohol gegen alle Arten von Bakterien, aber auch Hefen. Bakteriensporen werden dadurch allerdings nicht geschädigt. Reiner Alkohol (100 %) hingegen ist nicht wirksam, da er gar nicht erst ins Zellinnere aufgenommen wird. (Lessing Berufskolleg, Düsseldorf)*

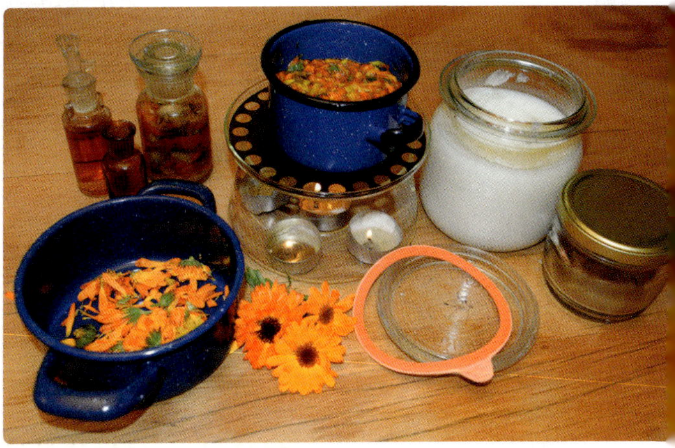

AUF GANZ EINFACHE ART SALBEN KOCHEN

mit Schmalz und der Heilpflanze

Hildegard von Bingen nimmt oft auch altes Fett, das schon ranzig ist, es hat dadurch eine andere chemische Zusammensetzung.

Zubereitung:

1. Pflanze an einem sonnigen Tag ernten, klein schneiden und im Bio-Schweineschmalz ausziehen lassen/langsam köcheln, man sollte am besten mit einem Thermometer arbeiten, damit die Temperatur von 60 °C nicht überschritten wird, vielleicht auch im Wasserbad. Wenn die Pflanze zusammengefallen ist, absieben, ausdrücken und in Glas-Tiegel füllen.
2. Ich ziehe gern die Pflanzen 2 Stunden im Wasserbad aus (einen Topf mit etwas Wasser füllen, aufpassen, dass nicht zu viel Wasser im Topf ist, sonst fällt das Glas mit den Zutaten um und die Salbe wird verunreinigt). Dann stelle ich alles über Nacht auf die Seite und lasse es ruhen. Am nächsten Tag erwärme ich es nochmals, siebe es ab, fülle die Salbe in Glas-Tiegel, die nach dem Erkalten verschlossen werden, damit es nicht zur Schimmelbildung kommt.
3. Etikettieren mit Datum und Inhaltsstoffen. *Haltbarkeit 1 Jahr*

SALBENHERSTELLUNG MIT ÖL UND BIENENWACHS

Paracelsus wechselte das Pflanzengut immer an einem Sonntag und ließ es erneut ausziehen / mazerieren.

1. Heilpflanzen zum richtigen Zeitpunkt und nur trockene Pflanzen sammeln.
2. Pflanzen geben ihre Inhaltsstoffe besser ab, wenn sie gut klein geschnitten werden.
3. In ein gutes Öl / Olivenöl = Baumöl einlegen und je nach Rezept und Muße 4–6 Wochen ausziehen / mazerieren lassen.
4. Das Glasgefäß etwa 3–5 Tage mit einem Tuch abgedeckt, vor Regnen geschützt, abstellen, damit das Pflanzenwasser entweichen kann und es nicht zu Schimmelbildung kommt. Danach wird es verschlossen. Täglich das Pflanzengut leicht hin und her bewegen, evtl. vorsichtig schütteln.

Drei Varianten der Mazeration

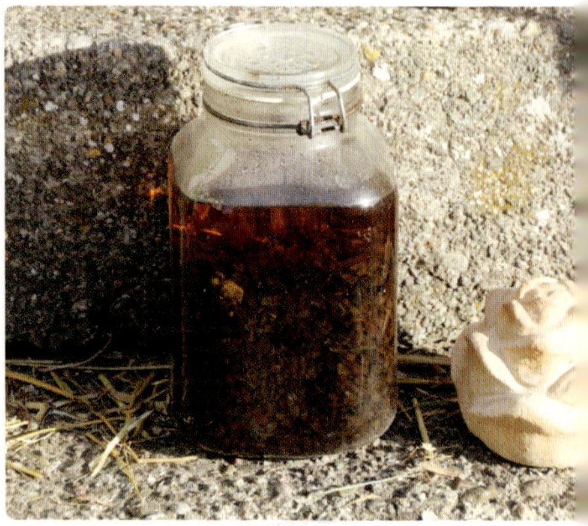

* **In der Sonne mazeriert werden Sonnenpflanzen** wie Johanniskraut, Arnika, Ringelblume, Königskerze
* **Andere Pflanzen werden absonnig/nicht in der direkten Mittagssonne**, sondern am besten an einem westlichen Standort mazeriert, z. B. verliert die Rose die schöne Farbe an einem zu sonnigen Standort.
* **Im Wasserbad mazeriert werden Pflanzen, bei denen es zur schnellen Schimmelbildung kommen kann,** z. B. beim Beinwell, Klettenwurzel u.v.m.

  Das Glas mit den Pflanzen und dem Öl in einen Topf mit Wasser stellen und langsam köcheln lassen = simmern, 2–4 Stunden auf kleiner Flamme unter gelegentlichem Rühren mazerieren.

Klettenwurzel

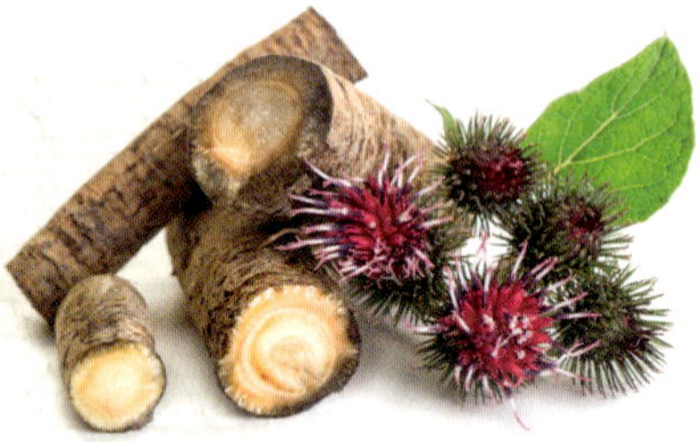

Zubereitung:

1. Bei allen drei Varianten ist es empfehlenswert, einen Thermometer zu benutzen, da die Temperatur bei der Mazeration nicht 60 °C überschreiten sollte.
2. Den Wassertopf mit dem Pflanzenglas von der Heizfläche schieben, abkühlen lassen und am nächsten Tag nochmals erwärmen. Die Pflanzen durch ein Tuch abfiltern und gut ausdrücken.
3. Grobe Faustregel: 30–40 g Bienenwachs sehr fein schneiden, in 200 ml Öl ohne Pflanzen geben, ausgehen lassen und mit der *Marmeladen-Methode* wird die Festigkeit der Salbe geprüft und festgelegt. Die *Marmeladen-Methode* bedeutet, dass etwas von der fertigen Salbe auf einen sauberen Teller getropft wird, was durch die geringe Menge sofort erkaltet, und man erkennt die Konsistenz. Sollte die Konsistenz zu weich sein, kann man noch Bienenwachs hinzugeben, ist sie zu fest, kann noch etwas Öl dazugegeben werden.
4. In bereitgestellte, mit der 70-%-Alkohol-Lösung desinfizierte Glas-Tiegel abfüllen, Deckel erst wieder daraufschrauben, wenn die Salbe erkaltet ist.
5. Etikettieren mit Inhaltsstoffen und Datum.

EXTRA FEINE ZWEI-PHASEN-CREME

eine ganz besondere Creme

Diese Creme, da sie ohne Konservierungsstoffe ist, in recht kleinen Chargen herstellen oder einfrieren zum späteren Gebrauch.

* Es werden zwei Thermometer und zwei Schraubgläser, eines mit Deckel gebraucht.
* Auf 100 ml fettes Öl kommen 10 ml Wasser-Hydrolat / Tinktur / Bachblüten und 15–20 g Bienenwachs

Zubereitung:

1. Phase: die Öl-Phase

1. Heilpflanzen in ein fettes Öl geben, das die Heilwirkung noch unterstützt, am häufigsten in Olivenöl = Baumöl einlegen und je nach Muße 4–6 Wochen in der Sonne oder absonnig, keine direkte Mittagssonne, ausziehen lassen. Es kann auch die *Wasserbad-Methode* angewendet werden, also das Glas mit den Pflanzen und dem Öl in einen Topf mit Wasser stellen und langsam, 2–4 Stunden auf kleiner Flamme köcheln = simmen/mazerieren lassen.
2. Den Topf mit dem Glas im Wasserbad von der Flamme schieben, abkühlen lassen und am nächsten Tag nochmals erwärmen, Pflanzen herausfiltern und durch ein Tuch gut ausdrücken.
3. Nun wird das Pflanzenöl in einem offenen Schraubglas im Wasserbad wieder bis maximal 60 °C erwärmt. Einen mit 70 % Alkohol desinfizierter Deckel für dieses Schraubglas bereitlegen.
4. Das sehr fein geschnittene Bienenwachs in ca. 100 ml Öl geben, ausgehen lassen und mit der *Marmeladen-Methode* (siehe vorherige Seite) die Festigkeit der Salbe festlegen.
5. Wird eine Wundheilsalbe hergestellt, ist zu überlegen, ob noch gereinigtes, pestizidfreies Wollwachs mit aufgelöst werden soll. Natürlich kann auch Lärchenterpentin, beides zur Unterstützung der Wundheilung, beigegeben werden.

   Wichtig: Salben mit Lärchenterpentin sollten nicht auf Verbrennungswunden aufgetragen werden.
6. Die Temperatur der Ölmischung sollte nun bis auf 50 °C herunterkühlen und wird dann auf 50 °C gehalten. Dafür benötigt man ein Thermometer.

2. Phase: die Wasser-/Hydrolat- oder Tinktur-Phase

1. In ein zweites Glas gibt man eine Tinktur und/oder Hydrolat und/oder Ampulle und/oder Bachblüte, oder ein heiliges Wasser, das auf 50 °C im Wasserbad erwärmt wird. Dafür wird das zweite Thermometer gebraucht, damit die Temperatur von 50 °C auch hier konstant gehalten werden kann
2. Endlich kommt der besondere Moment, wenn beide Phasen die gleiche Temperatur von 50 °C erreicht haben. Mit höchster Konzentration wird die Wasserphase blitzschnell in die Öl-Phase geschüttet, zugeschraubt, in ein Handtuch gegeben, damit man das heiße Glas nicht fallen lässt.
3. Dann wird das Glas ganz heftig 2–5 Minuten geschüttelt, bis eine Emulgation sichtbar wird. Dann ist es geschafft.
4. Anschließend können nach dem Öffnen der noch warmen Salbe die ätherischen Öle dazugegeben und nochmals alles gut durchgeschüttelt werden.
5. Soll noch eine industriell gefertigte Salbe aus der Apotheke mit eingearbeitet werden, wird diese Salbengrundlage auf 30 °C heruntergekühlt und mit einem Rührgerät oder Holzschneebesen gut vermischt, bis eine homogene, kompakte Creme entstanden ist.
6. Jetzt wird die Salbe noch in keimfreie Glas-Tiegel abgefüllt und wenn alles erkaltet ist, diese zugeschraubt und etikettiert.

Dabei singt ein Heillied und reicht das Glas, wenn ihr eine Gruppe seid, von Person zu Person weiter, unter ständigem Schütteln und Singen.

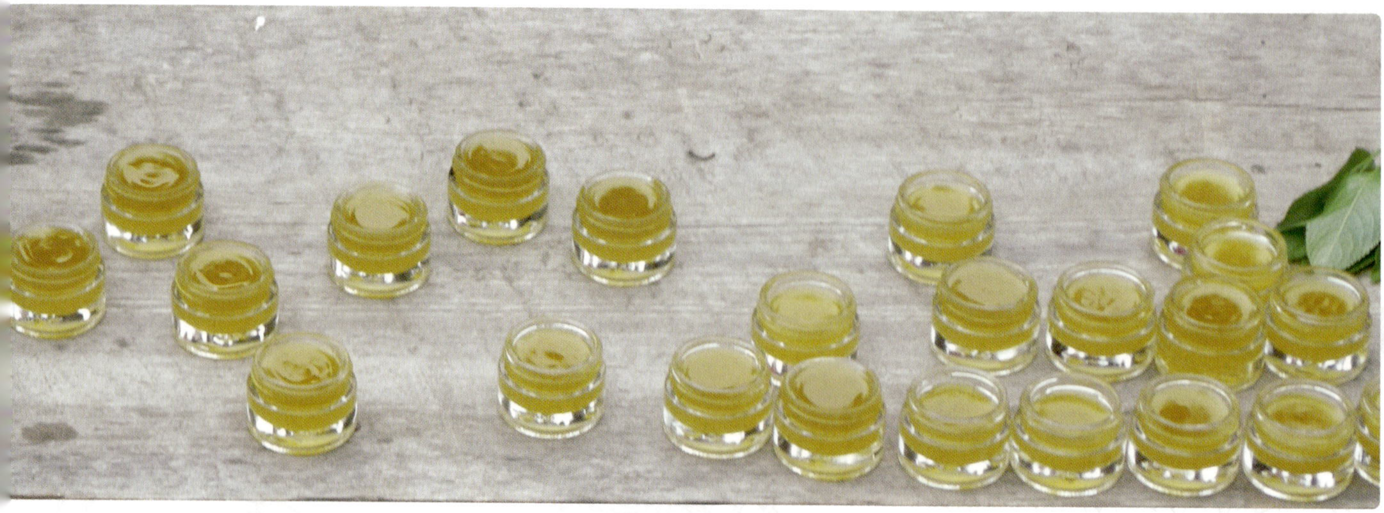

EXTRA FEINE RINGELBLUMEN-SALBE

nach Ursel Bühring

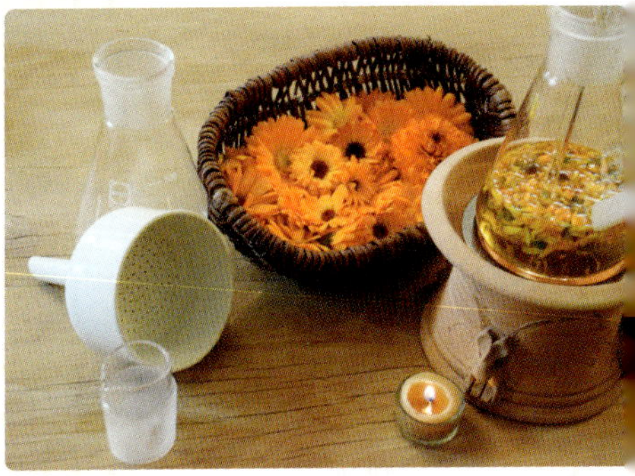

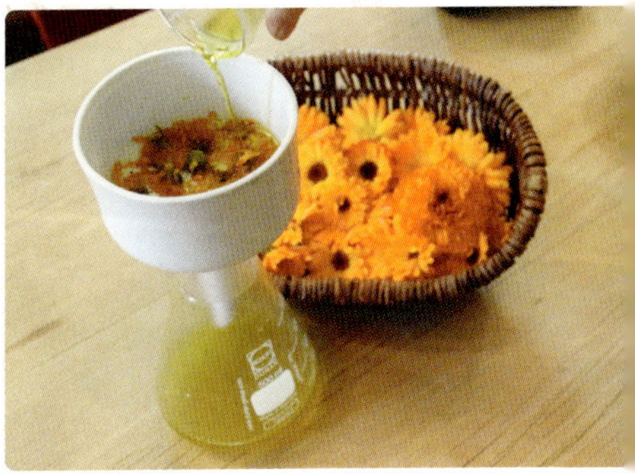

* 30 g Ringelblumen-Blüten
* 270 ml Ringelblumen-Öl
* 20 ml Ringelblumen-Tinktur
* 10 ml Propolis – Unverträglichkeiten beachten
* 30 g Bienenwachs

Die *Zubereitung* erfolgt nach dem Rezept der Zwei-Phasen-Salbe.

Anwendung: Bei Wunden und oberflächlichen Entzündungen, auch bei verzögerter Wundheilung und Neigung zu Eiterung.

Dosierung: 2–3 Mal täglich auf die betroffene Hautstelle dünn auftragen.

MELISSEN-SALBE

* 25 g frische Melissenblätter
* 200 g Johanniskrautöl oder Ringelblumenöl
* 20 g Bienenwachs
* 2 Tropfen Teebaumöl
* 1 Tropfen Melissenöl
* 20 ml Echinacea-Tinktur

Die *Zubereitung* erfolgt nach dem Rezept der Zwei-Phasen-Salbe.

Anwendung: Sie wirkt antibakteriell, virushemmend, beruhigend für Haut und Seele, entspannend, krampflösend bei Regelschmerzen und schmerzstillend.

Dosierung: 2–3 Mal täglich auf die betroffene Hautstelle dünn auftragen.

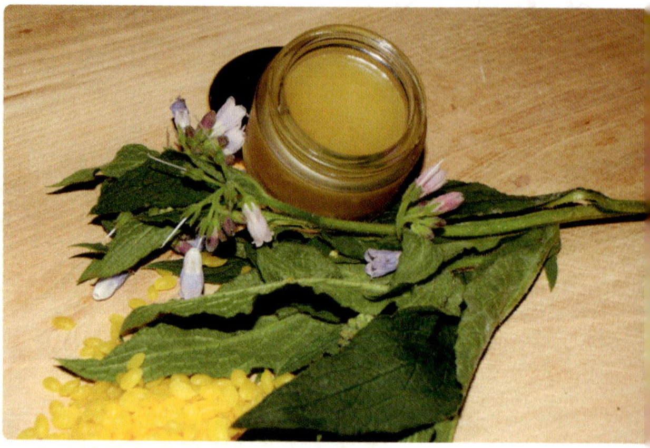

BEINWELL-SALBE

* 500 g frische Beinwellwurzeln
* ¼ l Ringelblumenöl
* ¼ l Arnikaöl und/oder Johanniskrautöl
* 70 g pestizidfreies Lanolin
* 2 TL, ca. 30 g Bienenwachs
* ätherische Öle

Zubereitung:
Die Beinwellwurzeln in den Ölen im Wasserbad 2 Stunden mazerieren, absieben und gut ausdrücken. • Lanolin, das in die tiefen Schichten der Haut eindringt, dazugeben. • Propolis (Unverträglichkeit beachten), Bienenwachs (Marmeladen-Methode) und ätherische Öle hinzu. • Bei Zugabe von Beinwelltinktur kann die 2-Phasen-Methode angewendet werden.

Anwendung: Bei Knochenbrüchen zur Kallus-Bildung, Tennisarm, Verstauchungen, Wachstumsschmerzen, schlecht heilenden Wunden, *Zum Wohl der Gebeine*

Dosierung: 2–3 Mal täglich auf die betroffene Hautstelle dünn auftragen.

LÄRCHEN-HARZ-BALSAM – EINE SONNENMEDIZIN

Lärchenharz, auch Terpentin genannt, verhindert nicht nur das Faulen des Holzes, sondern dient zugleich als starkes antiseptisches Heilmittel. Schon Paracelsus hat es oft als Wund- und Geschwürpflaster verwendet: Mit Terpentin wird jedes Geschwür geheilt.

Das Extrakt des Harzes aus Larix decidua – Terebinthina (T.) laricina – erhielt am 5.12.1984 durch die Kommission E eine Positivmonographie, das heißt, die therapeutische Wirkung konnte bewiesen werden.

Alte Dokumente beschreiben medizinische Anwendungen bei Ohrenschmerzen, Rheuma, Neuralgien, Infekten der Haut oder Zahnweh. Beschrieben wird bei der Harzsalbe die kräftige Anregung der Abwehrkräfte, ähnlich der Ichthyolsalbe (Zugsalbe). Auch die innerliche Anwendung wird beschrieben bei Gonorrhoe. Doch kann die innerliche Anwendung mit Nebenwirkungen einhergehen, wie Nierenreizung, Durchfall und Allergien.

* Terpentin wird meist in 1–2 %iger Verdünnung eingesetzt:
    - schmerzlindernde Einreibung
    - mit Johanniskrautöl-Mazerat als Balsam für die Sehnen,
    - mit Engelwurzsamenöl-Mazerat als Balsam gegen Rückenschmerzen und Erkältungen,
    - mit Königskerzenöl-Mazerat als Salbengrundlage bei Sehnen- und Bänderschmerzen
    - evtl. mit Wollwachs/Lanolin

Zubereitung:

1. 30 g Harz, gemischt mit klein geschnittenen Nadeln von Fichte, Tanne, Lärche, Kiefer, Wacholder und Ähnlichem (nur Bäume verwenden, die man kennt, nicht die giftige Eibe)
2. In 100 ml kalt gepresstem Olivenöl ca. 1–2 Stunden simmen / *ausziehen* / mazerieren lassen.
3. Danach durch ein Leinentuch, einen Filter oder einen Seidenstrumpf abseihen.
4. Das Auszugs-Öl wieder in das Gefäß zurückgeben und erwärmen.
5. Nun die 30 g Bienenwachs einrühren und schmelzen lassen. Nach der Marmeladen-Methode die Festigkeit / Konsistenz bestimmen.
6. Den Topf vom Feuer nehmen und kalt rühren, dann abfüllen und etikettieren.
7. Eine 2-Phasen-Salbe ist auch möglich bei der Zugabe von entsprechender Tinktur.
8. Auch ätherische Öle können eingebracht werden: Ich tropfe die ätherischen Öle in die desinfizierten Glas-Tiegel. In einen 30-ml-Glas-Tiegel werden 20 Tropfen der folgenden Mischung* gegeben:
    * 50 Tropfen Cajeput
    * 50 Tropfen Litsea
    * 50 Tropfen Lavendel
    * 20 Tropfen Weihrauch
    * 10 Tropfen Tonka
    * 10 Tropfen Sandelholz
    * 10 Tropfen Rosenholz
    * 5 Tropfen Rose

Anwendung: Einreibungen bei Hüftschmerz, Gicht oder Rheuma, Nabelkolik, Schwindsucht, zur Nierenstärkung, bei Beinbrüchen, zur Behandlung von Wunden und Geschwüren, als schweißtreibendes Fiebermittel, bei Durchfällen (Reizdarm) für Einreibungen auf dem Bauch, als Zugpflaster (Paracelsus)

** Ätherische Ölmischungen können einige Jahre an einem dunklen Ort gelagert werden – nicht im Kühlschrank. Besonders gut entwickelt sich diese Mischung, wenn sie bereits fertig gemischt ein paar Tage reifen kann.*

Das Harz der Nadelbäume setzt einen starken Heilreiz und wirkt bei:

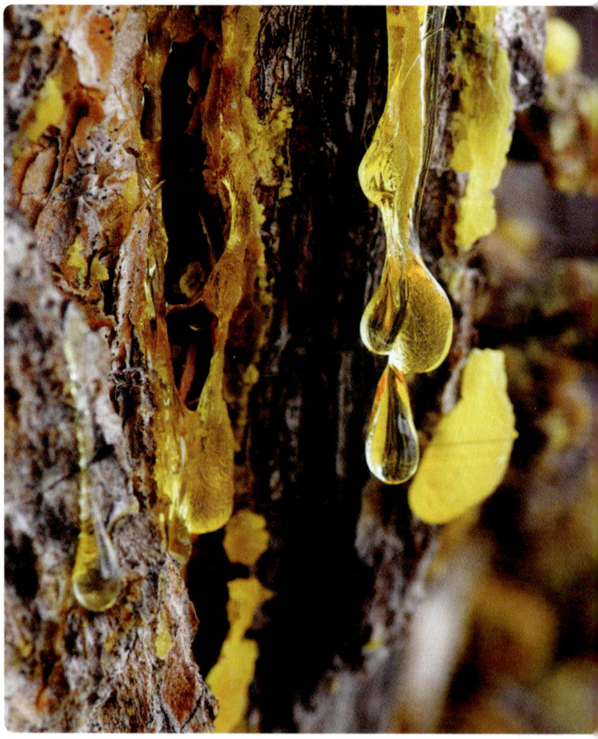

* Bronchitis
* rheumatischen Beschwerden
* Gicht
* mobilisiert die Abwehrkräfte, um einer sich ausbreitenden Wundinfektion vorzubeugen
* zieht Splitter aus der Wunde
* wirkt eiterziehend bei einem Panaritium/Nagelgeschwür oder Umlauf und desinfiziert die Wunden
* Arthrose und Arthritis
* schützt vor Bakterien, Viren und Pilzen
* hemmt Entzündungen

Vorsicht, trägt man pures Harz auf eine Wunde auf, zieht sich diese evtl. so schnell zusammen, dass sie sich zu früh verschließt, dadurch kann es z. B. zu Eiterbildung und Wundbrand kommen.

PAPPELKNOSPEN-BALSAM

Galenos benutze schon die Salbe und beschrieb sie unter Unguentum popouleum. Die Soldaten der römischen Legionen nutzen diese Salbe auf ihren langen Kriegszügen gegen wundgeriebene Haut und andere Blessuren. Galenos setzte sie bei nahezu jeder Wundversorgung ein. Durch ihre Inhaltsstoffe wirkt sie entzündungshemmend, abschwellend, fördert die Wundheilung und wirkt hautregenerierend.

Nicht bei Menschen mit einer Pappel-Allergie anwenden!

* 1 EL Schwarzpappel-Knospen (beim Pflanzen einer Balsampappel den Flug der Wolle bedenken)
* 100 ml Olivenöl
* 15–20 g Bienenwachs (je nach gewünschter Konsistenz)

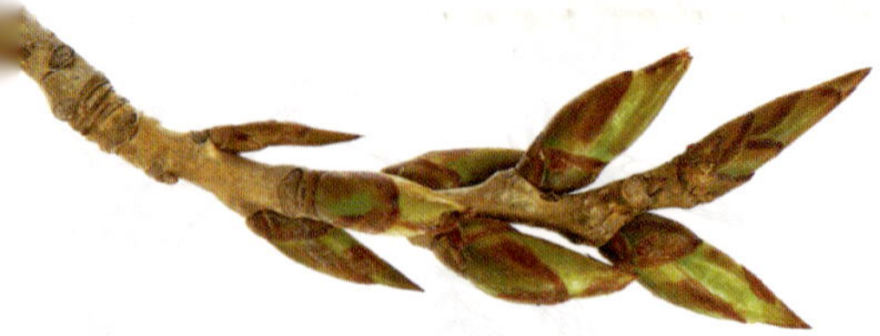

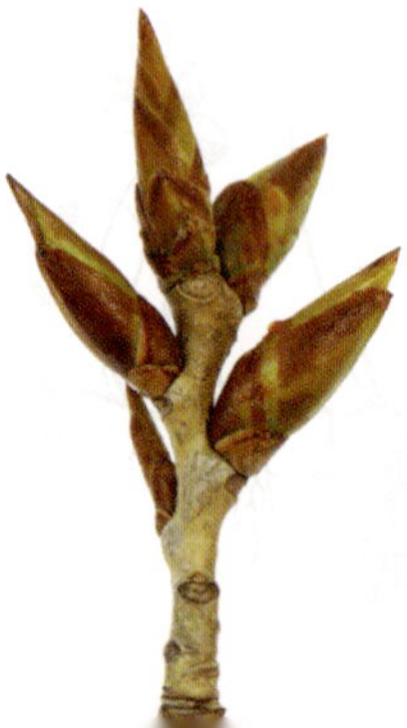

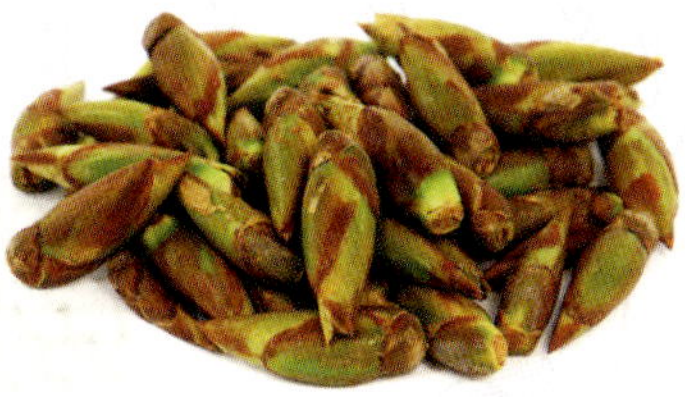

Zubereitung:

1. Die Pappelknospen klein schneiden, in Öl kurz aufwallen lassen, dann sofort vom Herd nehmen und eine Stunde ruhen lassen.
2. Das fertig mazerierte Öl filtrieren und zusammen mit dem Bienenwachs noch einmal erwärmen, bis das Wachs geschmolzen ist. Mit der Marmeladen-Methode kann man entscheiden, ob man eine weiche oder feste Salbe bevorzugt.
3. In desinfizierte Glas-Tiegel füllen, erkalten lassen, verschließen und etikettieren.

Achtung: Zum Pappelknospenkochen einen alten Topf oder ein Gefäß aus feuerfestem Glas benutzen. Wenn die Pappelknospen kochen, bildet sich ein Belag im Topf, der nur schwer bzw. nur mit hochprozentigem Alkohol zu entfernen ist.

VOGELMIEREN-CREME

nach Elisabeth Worm/Oberweißenbach

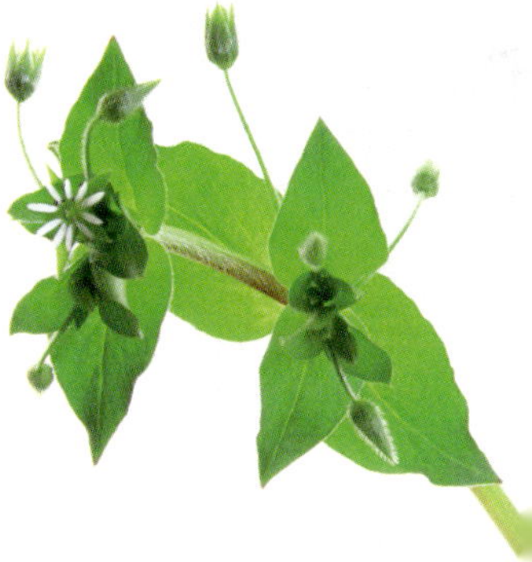

* 2 Handvoll frische Vogelmiere (gesäubert und klein geschnitten)
* 125 g pestizidfreies, wasserfreies Lanolin=Wollwachs
* 500 ml Olivenöl
* 40 g Bienenwachs
* 20 ml Vogelmieren-Tinktur oder Fluidextrakt auch 1:1 Vogelmiere/Spitzwegerich
* 10 ml Hamamelis-Hydrolat
* 10 Tropfen Lavendel (auch Cistrose, Immortelle, röm. Kamille)

Die *Zubereitung* erfolgt nach dem Rezept der Zwei-Phasen-Salbe.

Anwendung: Zur Pflege von empfindlicher und trockener Haut, bei Quetschungen, Geschwüren, Insektenstichen und vielem mehr, hilft bei Hautkrankheiten, stark juckenden und brennenden Ekzemen, bei trockenen und hartnäckigen Ekzemen, Schuppenflechte, Kinderekzem, bei leichtem Sonnenbrand, ein Allrounder.

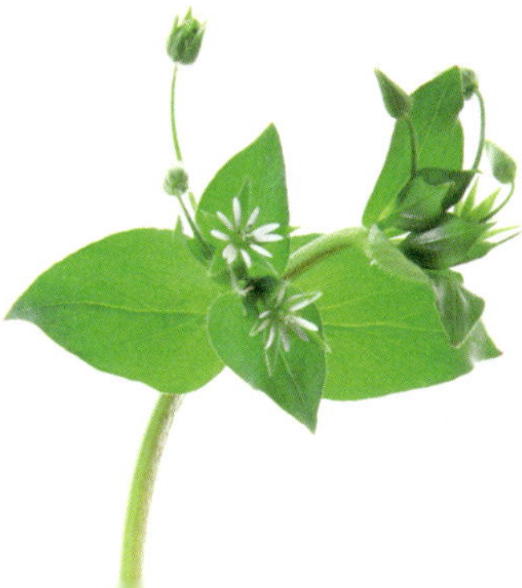

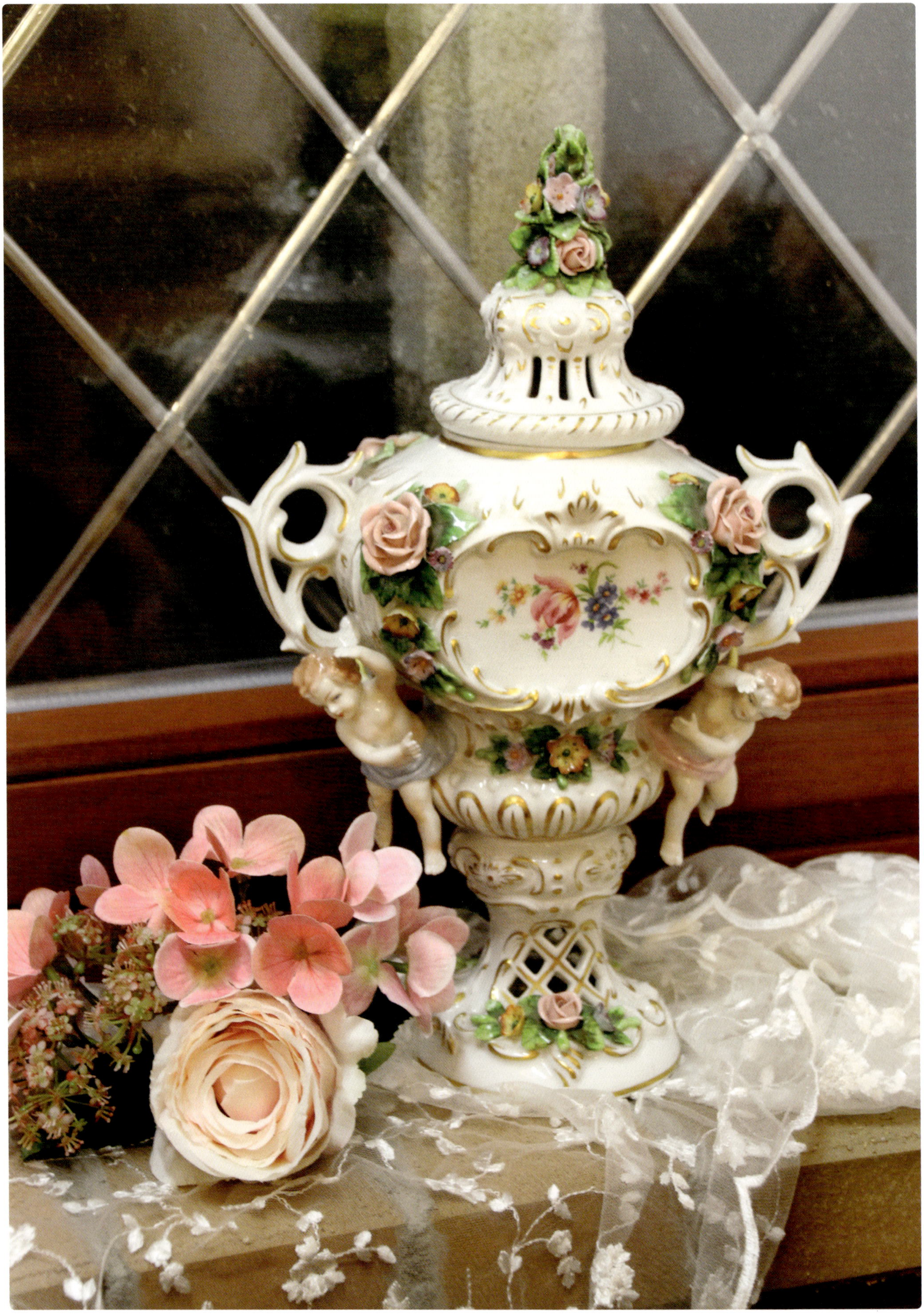

Duft-Potpourri

Als *Potpourri* werden verschiedene wohlriechende Pflanzenteile bezeichnet, die in einem Gefäß aufbewahrt werden. Aus der Musik kennt man *ein Potpourri von bekannten Melodien* für ein zusammengestelltes Musikstück. Ursprünglich wurde der Begriff der Küche entlehnt, der besagt, dass verschiedene Gemüse zu einem Eintopf mit Fleisch gemischt werden und eigentlich einen *verdorbenen Topf* darstellen. Erst im 18. Jahrhundert benannte man die Mischung aus Blumen, Kräutern und Gewürzen, die im Haus einen angenehmen Duft verströmten, *Potpourri*.

Die Kunst, duftende Kräuter so zu mischen, dass sie als Wohlgeruch empfunden werden, kannten schon die Pharaonen und Römer. Von Kaiser Nero wird berichtet, dass er Rosenblüten und Rosenöl von der Decke auf seine Gäste rieseln ließ und man mit Rosen aromatisierter Wein trank. Ja, selbst kniehoch sollten duftende Rosen bei Kleopatra ausgelegt worden sein, wenn sie ihren Geliebten empfangen hat.

Seit gut 20 Jahren duftet in meiner Praxis ein wunderbares Potpourri aus der schönsten Apotheke der Welt, der Apotheke Santa Maria Novella in Florenz. Ganz in der Nähe des Bahnhofs, hinter einem eher unscheinbaren Portal befindet sich das Officium der Apotheke. Das Officina Profumo Farmaceutica di Santa Maria Novella, wie es richtig heißt, ist einen Besuch wert, hier kann man in den *alten Räumen* immer noch feine Sachen kaufen und den Flair und die Düfte des alten Officiums genießen.

Natürlich muss man nicht nach Florenz fahren, um ein Potpourri zu kaufen. Alle fein duftenden Pflanzen, von Blüten bis Wurzel können zu einem duftenden Potpourri zusammengestellt werden. Gegebenenfalls können wir es mit ätherischen Öl-Kompositionen noch verfeinern, um den Duft länger zu halten.

Es macht Spaß, die Düfte und die Farbenpracht des Sommers einzufangen, um dann in der dunklen, Pflanzenduft freien Zeit, wie es schon Shakespeare schreibt, den Sommer einzufangen und sich daran zu erfreuen.

In alter Zeit fand man die französische Sprache als vornehm und so wurden Kräuterkissen als *Sachet* bezeichnet, was so viel wie Säckchen bedeutet. In diese wurden getrocknete duftende Kräuter gegeben, die gegen Schlafstörungen, Nervosität oder Rheuma helfen sollten.

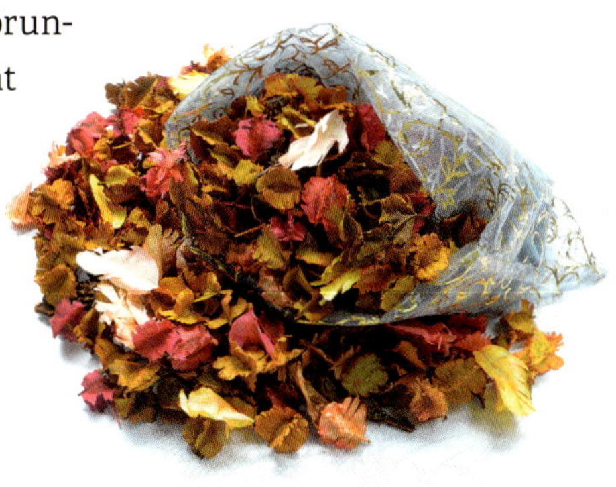

Bewährt haben sich Lavendel, Melisse, Thymian, Majoran, Hopfen, Minzen und auch Kamille.

Wir haben gute Erfahrungen damit gemacht, wenn die getrockneten Kräuter in Schafwolle gewickelt in das Kissen gegeben und danach vernäht werden. Ist der Duft nicht mehr intensiv genug, wird das Kissen geöffnet und neu befüllt, dazu kann die Schafwolle einfach ausgeschüttelt und mit duftenden Kräutern wieder befüllt werden. Noch immer benutze ich gern ein mit duftenden Kräutern und mit Schafwolle gefülltes Sachet, wenn mich mal die Füße von der Gartenarbeit schmerzen. Ich finde, sie kommen dadurch gut zur Ruhe.

Es gibt **trockene und feuchte Potpourris**, die in großen Gefäßen aus Steingut, Porzellan oder Glas aufbewahrt werden. Diese Gefäße haben oft ein sehr schönes Aussehen.

Trockene Potpourris werden genau wie Sachets zubereitet. Für Potpourris lässt man die getrockneten Blüten ganz und gibt den Fixateur (siehe nächste Seite) nach ein paar Tagen dazu, wenn die zerstoßenen Gewürze und die trockenen Blütenblätter sich im Duft verbunden haben. Ist alles gut vermischt, verschließt man das Gefäß luftdicht und lässt es 5–6 Wochen stehen. Ab und zu wird alles geschüttelt, damit kein Schimmel entsteht. Danach wird das Potpourri in kleinere Gefäße umgefüllt. Hier sind die schön durchlöcherten Potpourrivasen angebracht, damit der Duft sich sanft im Raum entfalten kann.

Feuchte Potpourris stammen vom *Verrotteten Topf*. Halbtrockene Blütenblätter, hier bevorzugt Rosenblätter und Zitrusschalen, werden auf eine 1–2 cm dicke Schicht grobes Salz gelegt. Darauf wieder eine Schicht Blütenblätter usw., bis das Gefäß randvoll gefüllt ist. Nun werden mit einem Kartoffelstampfer (hierzu keinen Metallstampfer benutzen) die Schichten gnadenlos zusammengestampft. Das Gefäß, gut verschlossen, ruht 2–3 Wochen. Danach wird die Salz-Blütenmasse herausgenommen. Sie wird mit Zimtrinde, geriebener Muskatnuss, gequetschten Nelken und gemörsertem Kardamom vermischt. Ist der Duft noch zu schwach, können ein paar Tropfen eines passenden ätherischen Öls oder eine Ölmischung dazugegeben und gut 2 Wochen ruhen gelassen werden.

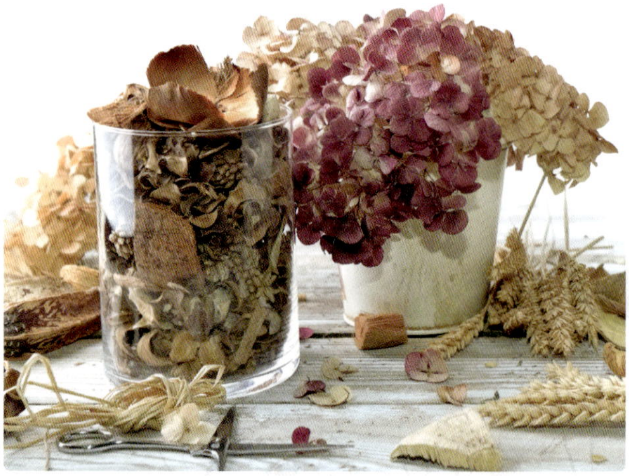

Auf ein **trockenes / feuchtes Potpourri** gibt man auf 5 Tassen Blütenblätter ungefähr 1 Esslöffel Fixateur aus Salz oder ein pflanzliches Fixiermittel, wie Harze, Hölzer, Fruchtschalen.

Als **Kopfnote** für den Geist können alle wohlriechenden Blüten, wie Apfel-, Kirschblüten, Rosen, Mimosen, Pfingstrose usw., genommen werden. Probiert es aus.

Die **Herznote** für die Seele wird unterstützt mit ätherischen Kräutern wie Basilikum, Engelwurz, Majoran, Dost, Oregano, Pfefferminze und mit Gewürzen wie Anis, Fenchel, Nelke, Muskatnuss, Kardamom, Koriander, Zimt.

Bewährt als **Fixateure** oder **Basisnote** für den Körper, auch als Basisgeruch bezeichnet, haben sich Iriswurzel, Benzoeharz, Galbanum, Kalmuswurzel, Zitrusschalen, Mastix, Patschuli, Sandelholz, Storax, Vetiver.

Die **wichtigsten Bestandteile** für selbst gemachte Potpourris sind Blüten, Blütenblätter, Kräuter, Gewürze, Früchte, Samenkapseln, duftende Holzarten, Zapfen, Wurzeln und Rinden. Wichtig ist, dass der Duft eines Potpourris stabil ist. Um das zu erreichen, gibt man eines der oben genannten Fixiermittel dazu, wie z. B. Iriswurzel, die als Veilchenwurzel im Fachhandel erhältlich ist. Es können auch immer gute biologische ätherische Öle dazugegeben werden.

Wichtig ist für ein Potpourri, dass es schön präsentiert wird. Dazu eignet sich eine Porzellan- oder Glasschale, Tontopf, Holzkörbchen und vieles mehr. Es gibt auch hängende Potpourris und auch Füllungen in Duftsäckchen/Sachets, die geeignet sind, die Duftmoleküle in die Umluft abzugeben. Am bekanntesten ist hier das Lavendelsäckchen.

Eine weitere Variante für ein Potpourri ist, wenn vom Frühjahr an, Blumen und Kräuter getrocknet werden, die schön aussehen wie: Narzissen, Stiefmütterchen, Osterglocken, Tulpen, Vergissmeinnicht, Pfingstrosenblütenblätter, Jasmin, Rosen, Flieder, Kornblumen, Lavendel, Lilien, Nelken, Ringelblumen, Rittersporn, Wicke, Malve, Eibisch, Petunie und Duftgeranien. Auch von der Pfefferminze die Blüten, Ysop, Thymian, Salbei, Muskatellersalbei, Eberraute, angetrockneter Waldmeister, Labkraut, etwas Mutterkraut, Kamille, Steinklee und noch viele mehr.

Oft behalten diese Pflanzen besser ihre Farbe als Blüten. Die Blüten können auch recht bunt gemischt werden. Zum Trocknen und Öfteren-Wenden legen wir die Blüten auf ein Tuch aus oder auf ein Trocknungssieb. Sind sie gut durchgetrocknet, werden sie vorsichtig in einem großen Glas oder in einer Papiertüte aufbewahrt.

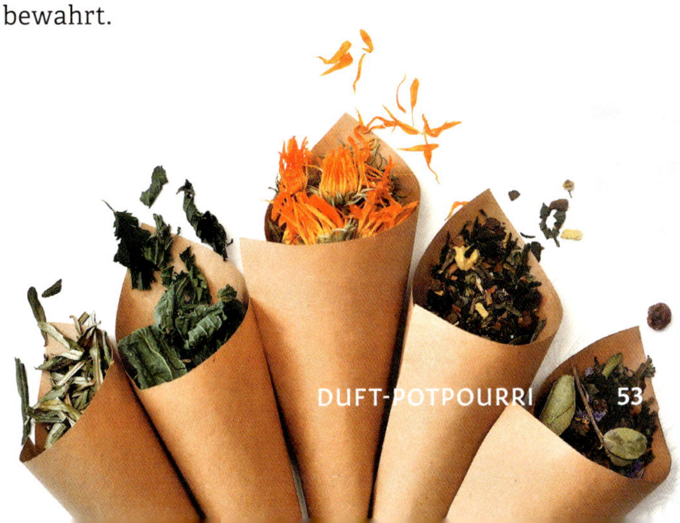

So verfahren wir weiter:

Macht man ein Potpourri von seinen getrockneten Pflanzen, können gut ½ Liter Rosenblüten mit einem ½ Liter Gartenblumen, 1 Handvoll Lavendel und 50–70 g gemischten aromatischen Kräutern vorsichtig vermischt werden. 30 g gut zerkleinerte Veilchenwurzel / Iriswurzel oder einen anderen Fixateur dazugeben.

In ein großes Glasgefäß gibt man nun einige Tropfen einer ätherischen Ölmischung, dreht das Glas, bis das ätherische Öl gut über der Glaswand verteilt ist, und gibt nun die Pflanzen-Mischung in das große Schraubglas. Man verschließt das Glas und lässt es noch für ca. 1–2 Wochen absonnig durchziehen. Nach Wunsch und Jahreszeit geben wir noch Zimtrinde, Sternanis, Nelkenknospen, getrocknete Orangen- oder Zitronenschalen dazu. Auch unsere gesammelten Wildblumenblüten- und Kräutermischungen, getrocknetes Harz, Wildfrüchte und vieles mehr können dazugegeben werden. Ist es gut durchzogen, füllt man es in ein entsprechendes Gefäß und obendrauf kann man schöne, ganze Blüten für eine gute Optik legen.

Nun kann unser Duftsinn sich an den Wohlgerüchen erfreuen.

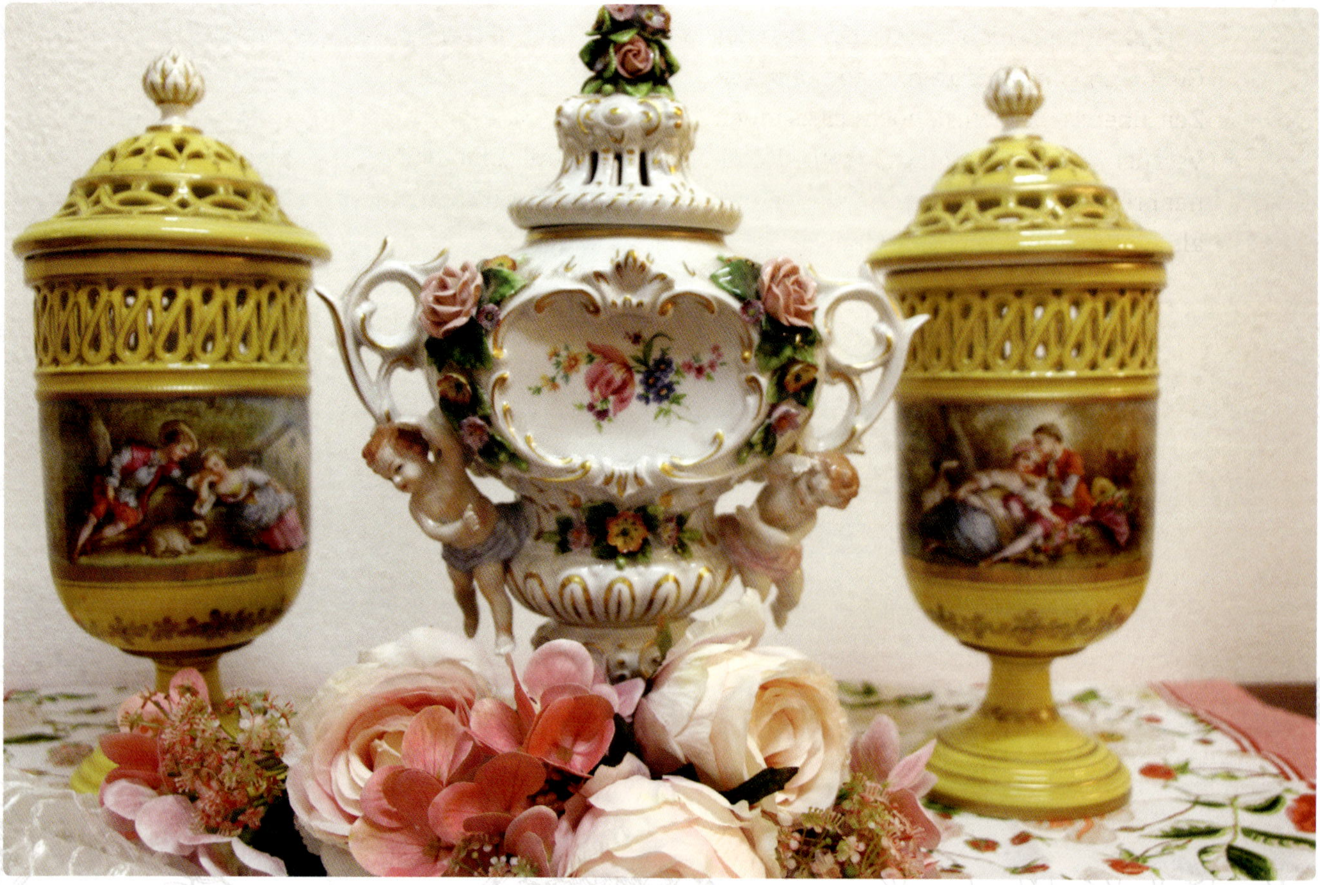

Einläufe und Klistiere

Bei den Einläufen und Klistieren wird eine Flüssigkeit über den After in den Darm mit einem speziellen Gerät eingebracht, dem Irrigator oder Klistierball.

Hippokrates und Galen beschreiben in ihren Schriften Klistierverabreichungen. Im 15. und 16. Jahrhundert war die Gabe eines Klistiers eine Selbstverständlichkeit und wurde als Allheilmittel von Leibärzten verordnet. Durch Fastenkuren wissen viele Menschen, dass ein Heiltee auch über einen Einlauf oder in Klistierform in den Körper gebracht werden kann.

Ich kann mir nicht vorstellen, dass der Gebrauch von Einläufen in der heutigen Zeit übertrieben wird, doch ist es einen Versuch wert, diese Methode wieder einer breiten Leserschaft vorzustellen und als Therapieform zu beachten.

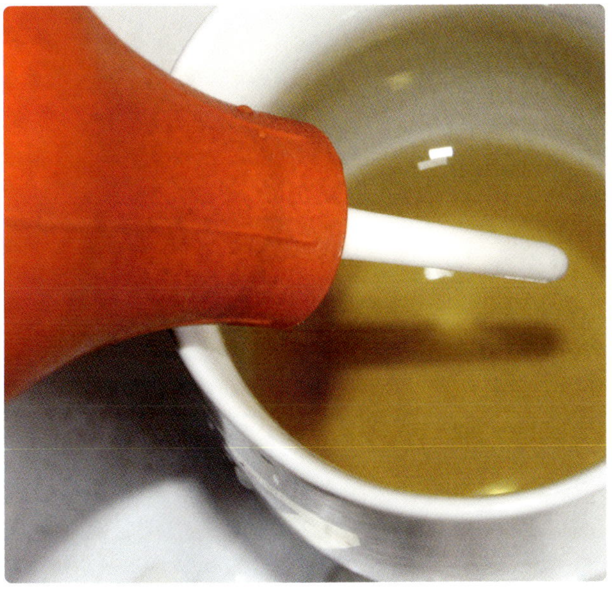

Der Mastdarm (*Rectum*) ist nicht gänzlich an das Pfortader-System angeschlossen, sondern von einem besonderen Venengeflecht (*Plexus venosus rectalis*) umgeben, das dafür sorgt, dass die Wirkstoffe eines Heiltees in die Pfortader **als auch** in das Hohlvenensystem abgegeben werden (First-Pass-Effekt, die Umwandlung eines Arzneimittels durch die erste Passage). So können mit den entsprechenden Irrigator- und Klistiergeräten akkurat zubereitete Heiltees (siehe Seite 257), die Leber teilweise umgehen, schneller in die Blutbahn / Kreislauf gelangen und besser und länger wirken, z. B. bei:

* Durchfall (Diarrhoe)
* Verstopfung (Obstipation)
* Fastenkur
* Kopfschmerzen
* Infektionsabwehr / Fieber
* Husten
* Vor der Geburt, zur Wehen-Anregung durch die Darmbewegung und die Wärme

Zubereitung:

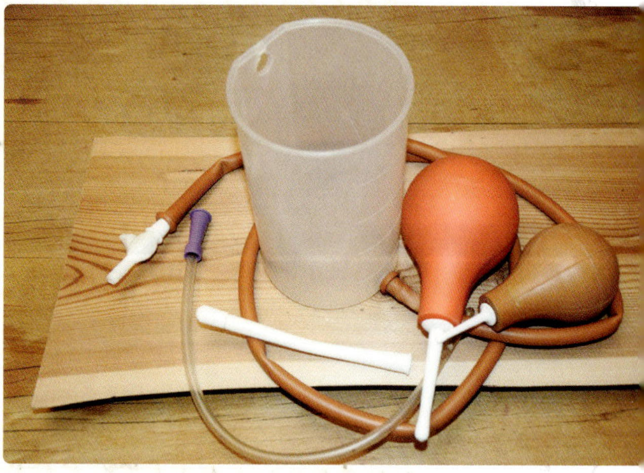

1. Der entsprechende Heiltee (z. B. Kamillentee mit Blutwurz-Pulver bei Durchfall oder Mutterkraut bei Migräne) wird nach Rezept zubereitet, auf Körpertemperatur abgekühlt und in den **zugedrehten** Irrigator-Behälter/Klistier gegeben.
2. Der Verschluss am Schlauch ist zugedreht und das an der Spitze eingefettete Darmrohr wird aufgesteckt.
3. Der Irrigator wird in Toilettennähe aufgehängt. Für jede Person steht ein eigenes unbenutztes Darmrohr zur Verfügung, das vorher gekennzeichnet wird.
4. Vorsichtig wird das Darmrohr in den After eingeführt. Gut wäre, wenn man sich auf die rechte Seite legen könnte, damit die Teezubereitung, alle Teile des Dickdarms gut erreichen/umspülen kann.
5. Wenn das Darmrohr gut platziert ist, also tief genug im Dickdarm liegt, wird die Schlauchklemme geöffnet und der Tee beginnt zu fließen.
6. Unter Mitwirkung des Beckenbodens wird der Tee (ca. 1 Liter) angehalten, damit sich die Teemoleküle eine gewisse Zeit im Darm ausbreiten können. Gut wäre, wenn die Teezubereitung ca. 15 Minuten die Darmwände umspülen könnte, um dann in die Toilette abgelassen zu werden.
7. Das Darmrohr wird nach Gebrauch gründlich unter fließendem Wasser abgebürstet und anschließend in einem eigens dafür bereitgestellten Topf ausgekocht, das heißt keimfrei gemacht.
8. Getrocknet wird der Irrigator verstaut.

Für einen Therapie-Erfolg können Einläufe auch einige Male am Tag durchgeführt werden. Bei Kleinkindern empfiehlt sich die Anwendung mit dem Klistierball Nr. 4, bei größeren Kinder kann man Größe Nr. 6 verwenden. Zur Fiebersenkung kann ein langsam durchgeführter Einlauf mit 25 bis 30 Grad warmem Wasser oder Kamillentee plus einer Prise naturbelassenem Salz zum Einsatz kommen. Hier werden zwischen 50 bis 150 ml, bei älteren Kindern durchaus auch mehr, verabreicht.

Tinkturen – Fluidextrakte – Solen

KURZÜBERBLICK

Essig-Tinktur

* Abgekochter (verringert die Schimmelbildung) und erkalteter Apfelessig wird über die Heilpflanze im Verhältnis 1:3 oder 1:5 gegeben.
* An einem warmen und hellen Ort ausziehen lassen.
* Hat man die Essig-Tinktur im Glas angesetzt, wird geschüttelt.
* Um den Geschmack zu lindern, gibt man die Tropfen in ein Wasserglas, bei Bedarf 3 Mal 5–20 Tropfen
* Doch eine Tinktur ist eine Tinktur, ein Heilpflanzen-Essigauszug ist ein Heilpflanzen-Essigauszug.
* Essigauszüge waren schon immer eine mögliche Alternative zu den alkoholischen Auszügen, den Tinkturen und gut zur Therapie bei Kindern.

Fluidextrakte

Eine erschöpfende Extraktion der Droge erreicht man nur bei einem Mazerationsverfahren durch Perkolation (siehe Seite 62).

* Sind ein 1:1-Auszug, also Pflanzenmaterial und Alkohol halten sich hier die Waage.
* Das gelingt nur, wenn das Konzentrationsgefälle zwischen dem Zellinneren und der Extraktionsflüssigkeit permanent aufrechterhalten wird.
* haben eine noch stärkere Wirkung, da die Heilpflanze in eine Röhre gestopft und mit relativ wenig hochprozentigem Alkohol übergossen wird.
* Beim Ausziehen hilft hier die Erdanziehungskraft mit, die nach unten zieht und so beim Ablaufen noch mehr, fast 93 % der Inhaltsstoffe einer Pflanze mit herauszieht.
* Es reicht eine sehr geringe Tropfenzahl 3 Mal tgl. 3–5 Tropfen zur Therapie.
* Die ätherischen Öle sind noch mit enthalten.
* Ein Fluidextrakt hat die stärkste Wirkstoffkonzentration.

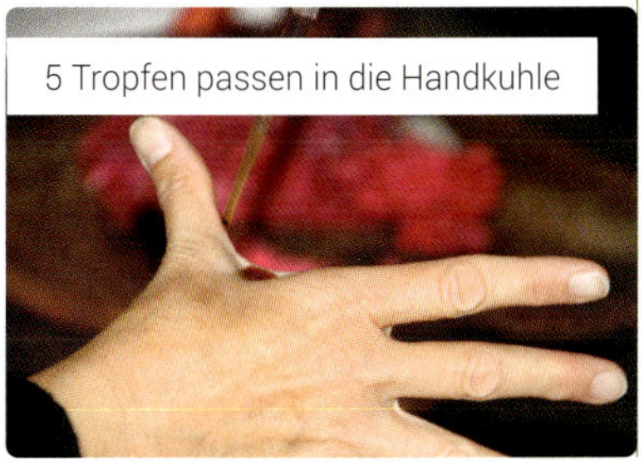
5 Tropfen passen in die Handkuhle

Glycerin-Tinktur

* Glycerin ist ein Zuckeralkohol.
* Als BIO- – pflanzliches – und als tierisches Glyzerin ist es in der Apotheke erhältlich.
* Man vermischt 3 Teile BIO-pflanzliches Glycerin mit 1 Teil destilliertem Wasser.
* Als Bonus kann der süße Geschmack gewertet werden, der die Tinkturen sehr schmackhaft macht. Außerdem sind sie gut zu konservieren.
* Hier gibt man, um den Auszug stärker zu machen, nach dem Abgießen noch einmal neues Pflanzenmaterial zu der schon ausgezogenen Flüssigkeit.
* Die Auszüge in einem Schraubglas sollten 1 Mal täglich geschüttelt / bewegt werden.
* Die Ausziehzeit im Glas beträgt 14 Tage bis 4 Wochen. Abfiltern und dunkel aufbewahren.
* Ich stelle Glycerin-Tinkturen auch im Perkolator her, denn ich bin der Meinung, sie gewinnen an Stärke.
* Einnahme 3 Mal tgl. 10–20 Tropfen.

Sauerhonig / Oxymel

„Wir geben Oxymel den Patienten als Medikament, nicht als Nahrungsmittel“, schrieb der griechische Arzt Galenus von Pergamon (129–199) und rühmte so seine große Kraft.

* Oxymel oder Sauerhonig ist ein vergessenes Rezept aus alter Zeit. Es ist eine süße Tinktur.
* Honig (3 Teile) und Essig (1 Teil) werden in einem Verhältnis 3:1 als Auszugmittel für die Wirkstoffe der Pflanzen verwendet. Dickflüssige Honigarten werden noch mit 1 Teil abgekochtem, kühlem Wasser verdünnt.
* Besonders bei Fieber, zur besseren Verdauung und Vitalisierung des geschwächten Immunsystems.
* Die Haltbarkeit gleicht der alkoholischer Auszüge.
* Bitte regionalen und naturbelassenen Honig verwenden und vielleicht selbst angesetzten Essig.
* Einnahme 3 Mal tgl. 10–20 Tropfen, auch verdünnt im Wasser.

Sole-Tinkturen

Ein weiterer guter Katalysator für Extraktionen pflanzlicher Wirkstoffe ist Salz.

* Salz wirkt antibakteriell und konservierend.

Sole-Tinkturen

* Bitte auch hier nur naturbelassene, ungereinigte, unjodierte, einheimische Salze (z. B. Sanisal®) benutzen.
* In einer gesättigten 30%-Salzlösung bleibt ein Teil des Salzes als Bodenbelag unaufgelöst. Diese Überkonzentration sichert die Haltbarkeit der Sole-Lösung bei der Extraktion.
* Es werden 3 Teile Wasser / Quellwasser / Osterwasser oder Mineralwasser und 1 Teil Salz verwendet.
* 1–2 Monate ausziehen lassen, fein abfiltern, in Flaschen füllen und dunkel aufbewahren.

Tinktur

* wird aus getrockneten oder frischen Heilpflanzen hergestellt.
* Beim Trocknen der frischen Pflanze gehen einige Wirkstoffe verloren.
* Auszugsmittel Alkohol
* Mischverhältnis 1:2, 1:5, 1:10, also 1 Teil Pflanze auf 2, 5 oder 10 Teile Alkohol
* hat eine größere Heilwirkung als Tee.

Urtinktur

Hierzu werden ausschließlich Frischpflanzen verwendet.

* Auszugmittel ist Alkohol.
* Hat noch stärkere Wirkung als Tee und Tinktur, weil sie aus Frischpflanzen hergestellt wird. In diesen sind viel mehr Wirkstoffe enthalten als in der getrockneten Pflanze.
* Auch die ätherischen Öle sind noch vorhanden.
* Wenn wir zeitnah frisch gesammelte Pflanzen zu einer Urtinktur verarbeiten, bleiben die meisten Wirkstoffe erhalten und lösen sich als Essenz in dieser Alkohollösung.
* Alle wichtigen Wirkstoffe werden durch den Alkohol ausgezogen.
* Ist ein Medikament mit einer starken Wirkstoffkonzentration.
* Wird auch hergestellt als *planta tota* = ganze Pflanze mit Wurzel wird dabei verwendet.
* Homöopathische Urtinkturen werden immer aus Frischpflanzen hergestellt.
* Dosierung: 3 Mal tgl. 5–20 Tropfen einnehmen

TINKTUREN-HERSTELLUNG

Durch das Verwenden von Frischpflanzen ist der fertige Auszug eine Art Urtinktur. Bei der Verwendung von getrockneten Pflanzen spricht man von einer Tinktur. Hier ist die Alkohol-Konzentration niedriger zu wählen.

Tinktur stammt aus dem lat. tinctura und bedeutet ***Auszug*** *oder* ***Extrakt aus pflanzlichen oder tierischen Rohstoffen****. Im 16. Jahrhundert taucht bei Paracelsus und dessen Zeitgenossen das erste Mal der Begriff Tinktur (lat. tingere=färben, eintauchen, tränken) auf.*

Zubereitung:

* Getrocknete oder frische Kräuter werden in höherprozentigem Alkohol ausgezogen, doch nicht zu hoch, sonst bekommen die Pflanzen einen Schock. Siehe Tabelle Seite 71–72.
* Natürlich kann man wie in der Homöopathie, auch Frischpflanzen-Auszüge herstellen, die sich in Geruch, Farbe und Geschmack gegenüber getrockneten Pflanzenauszügen unterscheiden, denn die *Grünkraft* der Pflanze ist in jedem Fall noch spürbar. Diese Mischung zieht über einen gewissen Zeitraum, mind. 5 Tage bis zu 4–5 Wochen. So hat sie eine sehr starke Heilwirkung. Während dieser Zeit wird sie wiederholt geschüttelt.
* Danach wird die Flüssigkeit durch ein sehr feines Seihtuch / Koliertuch / Käsetuch abgeseiht und der Rückstand ausgepresst.
* Nun kann die Tinktur nachruhen wie ein guter Wein.

Dosierung: 3 Mal tgl. 20 Tropfen. Nach Bedarf wird sie tropfenweise eingenommen oder mit etwas Wasser verdünnt.

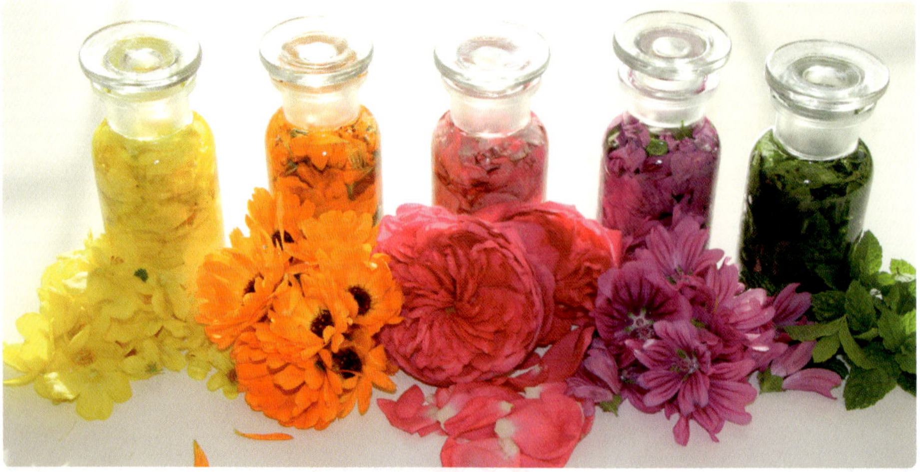

DAS FLUIDEXTRAKT DURCH PERKOLATION

Im Alchemilla-Buch/Goldmann Verlag 2000, Seite 325–326, von Margret Madejsky steht über Fluidextrakte geschrieben: *Fluidextrakte sind hoch konzentrierte Alkoholauszüge aus getrocknetem Pflanzenmaterial, die auf einen bestimmten Wirkstoffgehalt eingestellt sind.*

„Die Herstellung erfolgt durch Perkolation (von lat. *percolare* – durchsickern). Hierbei füllt man ein spezielles Glasrohr mit Watte (= Filter) und mit geschnittenem oder pulverisiertem Kraut. Dann gibt man das Lösungsmittel von oben zu, als Lösungsmittel dient ein Alkohol-Wasser-Gemisch, wobei das Verhältnis meist 1 Teil Kraut und 1–2 Teile Lösungsmittel beträgt (1:1 oder 1:2). Wenn es unten aus der Öffnung tropft, verschließt man die Öffnung und lässt das Ganze mindestens 2 Stunden lang abgedeckt stehen.

Nachteil des Verfahrens ist die Verwendung von maschinell und schnell getrocknetem Pflanzenmaterial, dabei geht ein Teil der wasserlöslichen Wirkstoffe verloren (z. B. ätherische Öle, Gerbstoffe). Man könnte sagen, dass dieses Verfahren dem feinstofflichen Pflanzenwesen nicht ganz gerecht wird“, soweit Margret Madejsky.

Wenn man einen so großen Pflanzengarten wie ich hat, ist es leicht, frische Pflanzen herzunehmen, um Tinkturen und Auszüge zu machen. Hat man das alles nicht, ist man froh, in Apotheken und Kräuterläden gut verarbeitete Drogen zu erhalten. Diese Trockenware ist die ursprünglichere Verarbeitungsweise der Pflanzen.

Ich habe mich vor langer Zeit entschieden, ausschließlich Frischpflanzen zur Perkolation zu nehmen, mit unglaublichen Ergebnissen. Probiert es aus und lasst euch vom Ergebnis überraschen.

Wir ahmen mit der Perkolation das Durchsickern des Regens in die unteren Gesteinsschichten nach. Auch hier werden wertvolle Mineralien mit dem Wasser ausgewaschen und gelangen so in das Grundwasser. Wenn es besonders wertvolle Zusammensetzungen sind, die dabei entstehen, formiert sich ein heilsames Wasser, das dann abgepumpt und in Flaschen abgefüllt wird.

Bei der Destillation ahmen wir noch einmal die Erde nach, indem Wasser verdunstet, nach oben steigt und als Regen wieder auf die Erde fällt, so wie die Tropfen unseres Hydrolats.

Fluidextrakte sind konzentrierte, auf einen bestimmten Wirkstoffgehalt eingestellte Zubereitungen aus Heilpflanzen.

Es handelt sich um einen 1:1- oder 1:2-Auszug, das heißt das Auszugsmedium Alkohol und das Pflanzenmaterial halten sich in ersterem Fall die Waage.

Nur bei einem Mazerationsverfahren durch Perkolation erreicht man eine erschöpfende Extraktion und kommt so an die meisten Inhaltsstoffe der Pflanze.

Ein gutes Gelingen hat man nur dadurch, dass in der Röhre das Konzentrationsgefälle zwischen dem Zellinneren und der Extraktionsflüssigkeit permanent aufrechterhalten wird.

Zubereitung:

1. **Zuerst wird gesäubert**: Öffne durch Drehbewegungen den Auslaufhahn des Fluidextraktors und lege die Teile in ein bereitgestelltes Schlüsselchen, um sie vor dem Zerbrechen zu schützen. Diese Teile sind klein und teuer. Merke dir, in welcher Reihenfolge du die Teile abgeschraubt hast, denn zum Zusammenbauen ist die Reihenfolge wichtig, um eine dichte Röhre zu erreichen.

   Nun spüle den Fluidextraktor mit reichlich heißem Wasser durch und reinige den Auslaufhahn mit einem sehr feinen Bürstchen.
2. **Aufhängen**: Bewusst haben wir uns für das Aufhängen des Fluidextraktors entschieden, da es im Haushalt genug Hängevorrichtungen gibt. Unser Fluidextraktor ist so gearbeitet, dass er mit zwei Ösen gefertigt ist, durch die eine kräftige Schnur gezogen und verknotet wird. Natürlich kann auch ein Stativ zum Befestigen des Fluidextraktors benutzt werden. Um keine unnötigen Kosten zu verursachen, haben wir uns für die Glas-Ösen zum Aufhängen entschieden.

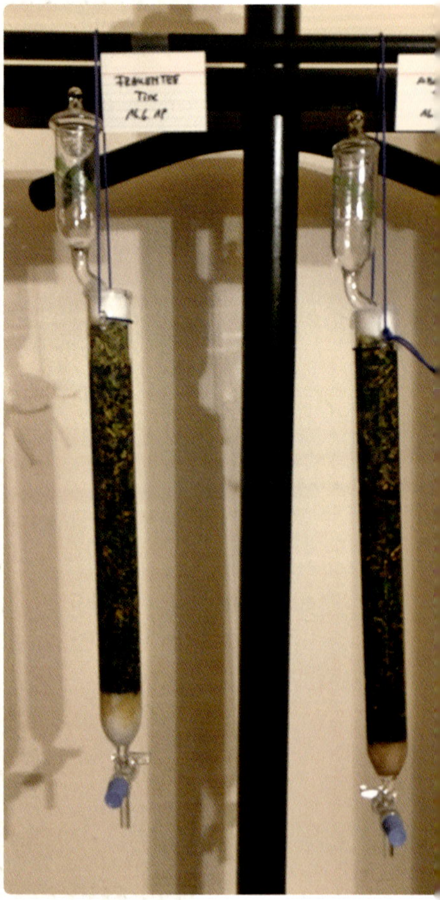

3. Nach der Säuberung baue nun den Auslaufhahn in der richtigen Reihenfolge zusammen.
4. **Als Nächstes wird der Hahn geschlossen**. Drehe den blauen Hahn am Fluidi zu, bitte nicht zu fest. Wenn du noch nicht mit dem Fluidi gearbeitet hast, ist es vielleicht ratsam, sich lebensmittelechtes

Schliff-Fett zu besorgen, zum besseren Drehen des Auslaufhahns. Ich habe noch nie welches verwendet, manche halten es für sicherer, bevor sich der Hahn nicht mehr drehen lässt und dann durch die Kraft, die du anwendest, kaputtgeht. (Lebensmittelechtes Schliff-Fett heißt: ALSIROL-Rotationsschliff-Fett und Hahn Fett, von der Firma J.P. Pöllath/ www.poellath-labor.de)

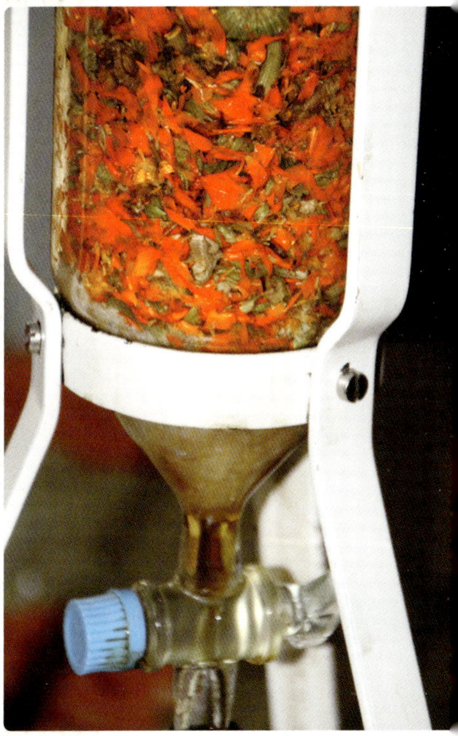

5. **Nun kann das Befüllen beginnen.**
   Zum Stopfen wird benötigt: ca. 2 cm Bio-Watte oder Heilwolle, die als Erstes hineingegeben und mit einem langen Rührlöffel nach unten gedrückt wird. Nun ca. 4 cm fein geschnittenes und angemörsertes Pflanzengut (frisch oder getrocknet) hineingeben und leicht mit einem großen Holzrührlöffel anstopfen.
6. Verwende für ein sehr gehaltvolles Fluidextrakt zum Schneiden der Heilpflanzen ein Keramikmesser (*sine ferrum* – ohne Eisen) und mörsere mit einem guten Porzellan-Mörser.
7. Die Pflanzen werden relativ fest gestopft, aber nicht zu fest, denn der Alkohol muss noch durchlaufen können.
8. Der Fluidextraktor ist immer vollzustopfen mit Pflanzengut und wird auch immer mit dem Alkohol-Wasser-Gemisch vollgefüllt. Zum Mischen mit dem Alkohol sollte ein gutes Quellwasser oder Osterwasser verwendet oder überhaupt ein fertiges Alkoholgemisch aus der Apotheke benutzt werden.
9. Das Mischen des Alkohols mit Wasser wird immer in einem separaten Gefäß vorgenommen und dann die gemischte Flüssigkeit über das Pflanzengut im Fluidextraktor gegossen. Es gibt guten Bio-Alkohol. Den Alkohol höherprozentig wählen (siehe Tabelle Seite 71).
10. Vorsichtig bei Harzen, sie könnten den Austropfhahn verstopfen.
11. Es handelt sich hier um eine hochkonzentrierte Urtinktur, die nicht geschüttelt wird, doch müssen die Pflanzenteile im Alkohol liegen.
12. Die unter dem Fluidextraktor platzierte Auffangflasche kann nun etikettiert werden. Ist das Befüllen mit dem Alkoholgemisch abgeschlossen, öffnet man den Auslaufhahn und das Fluid kann in die entsprechende bereitgestellte und desinfizierte Flasche tropfen.

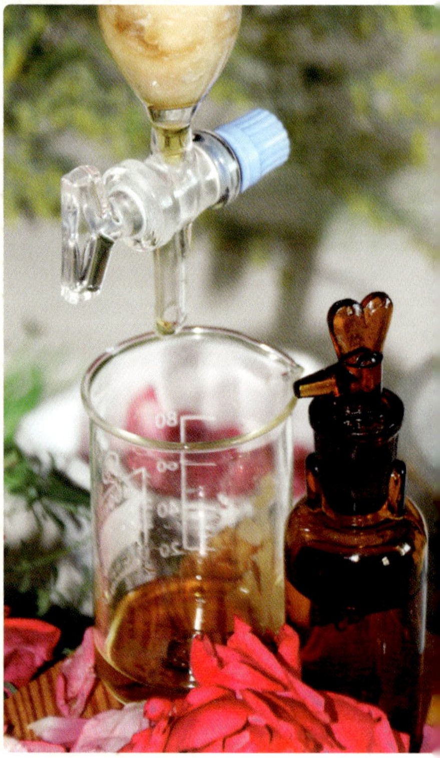

13. Verwende zum Auffangen und Aufbewahren ein Braunglas. Dieses kann man in jeder Apotheke oder in speziellen Flaschenversandhäusern bekommen.
14. Wenn man das Fluid nicht sofort benötigt, kann man das Pflanzen-Alkoholgemisch mit den Pflanzen zur Vormazeration 24 Stunden stehen lassen.
15. Den Glasdeckel kann man auf den Perkolator setzen, damit die Essigfliegen nicht naschen.
16. Der Perkolationsprozess wird gestartet und die Tropfgeschwindigkeit eingestellt.
17. Das Filtrat lässt du mit einer Geschwindigkeit von ca. 5 Tropfen pro Minute ab. In einem alten Apothekerbuch habe ich gelesen, man sollte zwischen den Tropfen ein *Vater unser* beten können.
18. Wenn du der Meinung bist, dass aus dem Pflanzenmaterial noch nicht alles herausgezogen wurde, gieße das erste Filtrat wieder hinein und lass noch einmal abtropfen.
19. Da es dein Fluidextrakt ist, verlasse dich auf dein Herz und deinen Verstand. Mache viele Experimente und Erfahrungen, wie lange du das Pflanzengut im Alkohol ruhen lassen möchtest, bis du es abtropfen lässt.
20. Abschließend ruht der Pflanzenrückstand etwa 2 Tage in der Restflüssigkeit, wird dann ausgepresst und diese aufgefangene Flüssigkeit wird mit dem Perkolat vereinigt.
21. Nach weiteren 5 Tagen wird filtriert, um die Schwebteilchen abzutrennen, auch hier entscheidest du, ob der Fluidextrakt gefiltert werden muss.
22. Nun ist unser Fluidextrakt fertig.

Wegen der hohen Wirkstoffkonzentration genügen meist 3 bis höchstens 10 Tropfen als Einzeldosis, bei Bedarf bis zu 3 Mal pro Tag.

Angelehnt an die Herstellung von homöopathischen Urtinkturen (Zeichen für Urtinktur: Ø), die besonders gehaltvoll sind, habe ich mich für dieses Verfahren entschieden. Die Tinkturen ruhen nun noch nach wie ein guter Wein.

TINKTUREN / FLUIDEXTRAKTE FÜR DIE HAUSAPOTHEKE

Blutwurz	stopfend, desinfizierend, wundheilend
Eibisch	Hustenreiz lindernd, schleimlösend
Engelwurz	blutreinigend, blähungswidrig, auswurffördernd, nervenstärkend, krampflösend, appetitanregend, keimhemmend, gallenflussfördernd, etwas antidepressiv, kann lichtempfindlich machen
Fenchelkraut Fenchelfrüchte	appetitanregend, verdauungsfördernd, entblähend, krampflösend, beruhigend, antibakteriell, milchbildend
Holunderblüte	schweißtreibend, entzündungshemmend, am Erkältungsbeginn anwenden
Kamille	sollte in keiner Familie fehlen, entzündungshemmend, antiseptisch, schmerzstillend, beruhigend, magenstärkend, Cortison ähnlich, wundheilungsfördernd
Lindenblüten	*machen alles gelinde*, reizlindernd, schweißtreibend, beruhigend
Melisse / *Zitronenmelisse*	beruhigend bei nervösen Magen-, Darm- und Herzbeschwerden, nervenstärkend, entblähend, gegen Unruhe, angstlindernd, antiviral
Pfefferminze	appetitanregend, entblähend, krampflösend, kopfschmerzlindernd, gallenflussfördernd, kühlend, brechreizlindernd, Milchfluss hemmend
Rose	entspannend, beruhigend und wohltuend, balsamisch fürs Herz, stärkt die Gebärmutter, bei depressiver Verstimmung, umhüllend bei Schwangerschaft, Geburt und Wochenbett
Salbei	bei entzündetem Hals, bei Grippe, wundheilend, zusammenziehend, antibakteriell, entzündungshemmend, hemmt Schweiß und Fußschweiß, bei Verdauungsbeschwerden, verdauungsfördernd, milchbildungshemmend – zum Abstillen, östrogenartig

Schafgarbe	entzündungshemmend, antiseptisch, krampflösend, blutstillend, blähungswidrig, verdauungsfördernd, appetitanregend, bei Übersäuerung des Magens, menstruationsregulierend
Tausendgüldenkraut	appetitanregend; verdauungsfördernd, tonisierend, regt Gallensaft und Magensaft an
Thymian	hustenreizlindernd, gegen Bronchitis, kräftigend, nervenstärkend, antiseptisch, antibakteriell, desinfizierend, für Auflagen bei Wundbehandlungen, antiviral, kräftigend, gegen chronische Erkrankung der Atemwege, verdauungsfördernd
Weidenrinde	fieberhafte Erkrankungen (Europäische Fieberrinde)
Wermut	bekannt durch Hildegard von Bingen, großes Allround-Heilmittel in der Hildegardmedizin, verdauungsfördernd

MELISSENGEIST

Zutaten:

* 40 g frische Melissenblätter
* 5 g Angelikawurzel
* 3 g Zimtrinde
* 3 g Muskatnuss, gerieben
* 10 Pomeranzenschalen
* 3 Gewürznelken
* 15 g frische Zitronenschale
* 1 g Koriander
* 1 l Schnaps 50–60 %

Zubereitung:

14 Tage ziehen lassen

Anwendung: 1–2 TL auf Zucker oder Honig oder auch als Franzbranntwein zur Einreibung verwenden.

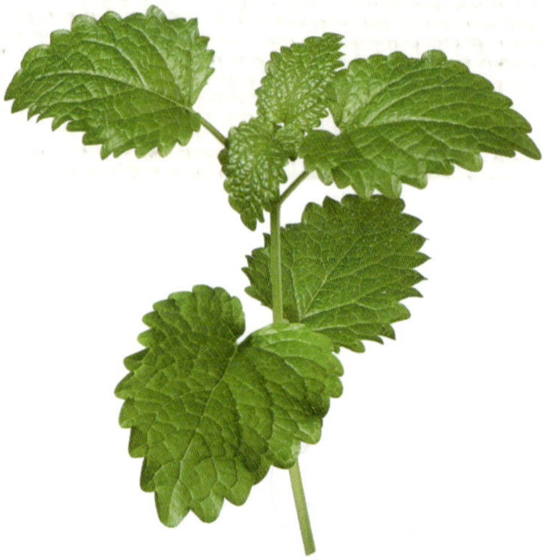

Melisse

WAS MUSS ICH ÜBER DIE MAZERATION VON HEILPFLANZEN MIT ALKOHOL WISSEN?

Alkohol zieht die Wirkstoffe aus der Pflanze heraus.

Das kann man sehr schön an der Farbe der Urtinktur sehen. Die braune Flüssigkeit des Alkoholauszuges zeigt, dass viele Wirkstoffe aus der Pflanze in den Alkohol übergegangen sind.

Vergleichen wir die Farbe eines Tees mit der Urtinktur, dann sehen wir, dass viel mehr Wirkstoffe in der Urtinktur gelöst sind = Mazeration (heißt: Kräuter in eine bestimmte Alkohollösung legen und über eine bestimmte Zeit ausziehen lassen)

Alkohol hat hier drei Funktionen

1. **Konserviert** die Wirkstoffe der Pflanze
2. Löst die Wirkstoffe aus der Pflanze heraus = ein **Lösungsmittel**
   Die Wirkstoffe lösen sich im Alkohol, ohne dass es dabei zu einer chemischen Reaktion mit dem Alkohol kommt, welche die Wirkstoffe verändern würden. Der Alkohol lockert die Zellmembran und dringt in die Zelle ein, wo sich die Wirkstoffe und die Farbstoffe befinden. Er zerstört die Zellmembranen, es kommt so zu offenen Stellen, an denen die Wirkstoffe austreten können, also in die Tinktur übertreten. Wird das Pflanzengut vor dem Einlegen in die Tinktur oder das Fluidextrakt angemörsert, hat man so schon die Zellmembran brüchig gemacht und die Wirkstoffe können noch besser in die Tinktur übergehen. Deshalb ist es immer ratsam die Pflanzen mit einem Keramikmesser (*sine ferrum* – ohne Eisen) auf einem Holzbrettchen gut zu zerkleinern, anschließend zu mörsern und dann erst in die Auszugsgefäße (Glas mit Deckel oder in den Fluidextraktor) zu geben.
3. Er erhöht die **Durchlässigkeit** der Hautlipide, so dass die Heilwirkstoffe intensiver durch die Haut eindringen können. Deshalb wird Alkohol sehr gern in der Kosmetikindustrie, in Pflegeprodukten, in Cremes angewendet, aber auch in einem guten Franzbranntwein, den wir selbstverständlich auch herstellen können.

WELCHEN ALKOHOL NEHMEN WIR?

Es gibt Alkohol = **Trinkalkohol**, der als Lebens- und Genussmittel verwendet wird und gut für Arzneien ist.

Und es gibt Alkohol für **chemische Zwecke**, für Reinigungsmittel und um in Kosmetikprodukten weiter verarbeitet zu werden. Dieser ist nicht für Arzneiherstellung geeignet, er ist vergällt, das heißt, er ist ungenießbar gemacht und giftig.

Beides ist Ethanol 96 %

Deshalb ist beim Alkoholkauf sehr darauf zu achten, dass der Alkohol für arzneiliche Zwecke verwendet werden kann. Der Alkohol, den wir verwenden, darf **nicht vergällt** sein.

Der übliche Alkohol, der für die arzneiliche Verwendung angeboten wird, ist der sogenannte Trinkalkohol, der hoch versteuert (Branntweinsteuer) und dadurch sehr teuer ist.

Trinkalkohol = der für Lebensmittel und Arzneimittel zu gebrauchen ist

- Weingeist
- Ethanol
- Ethylalkohol
- Ethanol unvergällt
- Alkohol unvergällt
- Trinkspiritus
- In der Apotheke kann auch der Alkohol auf unseren Verdünnungsfaktor verdünnt werden, z. B. auf 63 % oder 75 % usw.
- Preisgünstigere Alternativen als das teure Ethanol aus der Apotheke: Schnaps aus dem Supermarkt, Doppelkorn, Wodka, Grappa, Primasprit
- Alle Spirituosen ab 38 % können für Kräuterauszüge verwendet werden

Giftiger Alkohol, auf keinen Fall für Tinkturen verwenden – UNGENIESSBAR

- Alkohol vergällt
- Ethanol vergällt
- Ethanol denaturiert
- Brennspiritus (vergällter Alkohol)
- Methanol, welches als Nebenprodukt des Maischens entsteht, IST HOCHGIFTIG und wird für die Herstellung von Formaldehyd, Ameisensäure, Essigsäuren verwendet, kann von einer Erblindung bis zum Tod führen
- Ist viel billiger und man bekommt ihn in jeder Drogerie, Supermarkt oder Baumarkt
- Ist enthalten in Rasierwasser, Putzmitteln, Desinfektionsmitteln, Parfüms usw.

Trinkalkohol = der für Lebensmittel und Arzneimittel zu gebrauchen ist

* Wenn Alkohol mit geringerem Alkoholgehalt verwendet wird, kann der Kräuterauszug verderben.
* Wird das Ethanol aus der Apotheke gekauft, kann es mit einem guten Brunnenwasser, Osterwasser, Heilquellenwasser verdünnt werden.

Giftiger Alkohol, auf keinen Fall für Tinkturen verwenden – UNGENIESSBAR

* Damit die Produkte von der hohen Steuer entlastet werden können, muss der Alkohol ungenießbar gemacht werden. Hierfür werden dem Alkohol verschiedene Substanzen beigemischt, die ihn ungenießbar machen. = Vergällung, der Alkohol wird so denaturiert, dadurch wird der Geschmack verdorben und der Alkohol ungenießbar und giftig.

WIE BERECHNE ICH GANZ UNKOMPLIZIERT DEN ALKOHOLGEHALT MEINER TINKTUR?

Beispiele:

1. Ich brauche eine 70-Vol.-%-Tinktur für meinen Auszug und habe mir dafür 96 Vol.-% Alkohol gekauft. Ich benötige davon 100 ml.

Rechnung: 100 dividiert durch 96 = 1,041666666
1,041666666 mal 70 = 72,91, aufgerundet 73 ml

Das heißt, um eine 70-%-Alkohollösung herzustellen, benötigen wir 73 ml vom 96-%-Alkohol und noch 27 ml Wasser. Nun haben wir eine 70-%-Ethanol-Lösung für unsere 100 ml Tinktur.

2. Für die Herstellung von 55-Vol.-%-Alkohol für eine Tinktur habe ich 96 Vol.-%-Alkohol gekauft und ich brauche davon 50 ml.

Rechnung: 50 ml dividiert durch 96 = 0,5208333333333333
0,5208333333333333 mal 55 = 28,64 aufgerundet 29 ml

Das heißt, um eine 55-%-Alkohollösung herzustellen, benötigen wir 29 ml vom 96-%-Alkohol und noch 21 ml Wasser, nun haben wir eine 55-%-Ethanol Lösung für unsere 50 ml Tinktur.

3. Für die Herstellung von 45-Vol.-%-Alkohol für eine Tinktur habe ich 70-Vol.-%-Alkohol gekauft und ich brauche davon 50 ml.

Rechnung: 50 ml dividiert durch 70 = 0,833333333
0,833333333 mal 45 = 32 ml

Das heißt, um eine 45-%-Alkohollösung herzustellen, benötigen wir 32 ml vom 70-%-Alkohol und noch 18 ml Wasser. Nun haben wir eine 45-%Ethanol-Lösung für unsere 50 ml Tinktur.

LAGERUNG

Wo lagert man die Tinktur zum Ausziehen?

Pflanzen bei Raumtemperatur ausziehen. Höhere Temperaturen fördern enzymatische und oxidative Zersetzungsprozesse. Deshalb sollten Tinkturen und Fluidextrakte absonnig, nicht in der puren Sonne ausgezogen werden. Auch das UV-Licht würde einen Teil der Inhaltsstoffe zerstören. In einem Ostfenster haben sie einen guten Standort. Sie werden 3–4 Wochen ausgezogen.

Die Lagerung der Tinkturen und Fluidextrakte:

Unsere abgefüllten Fluidextrakte und Tinkturen werden in lichtgeschützten Glasflaschen an einem dunklen, kühlen Ort aufbewahrt.

Ordnungsgemäß hergestellte Auszüge sind durchaus 2–3 Jahre und länger haltbar. Sie gewinnen durch eine gewisse Lagerungszeit an Qualität. Die optimale Reifungszeit beträgt 3–6 Monate, manche Hersteller lassen ihre Tinkturen bis zum Abfüllen 2 Jahre reifen.

Gut beschriftet, mit Datum und Namen der Pflanze, zudem noch kindersicher verwahrt, wartet die Tinktur auf ihren Einsatz.

MIT WELCHER ALKOHOLKONZENTRATION WERDEN FRISCH-PFLANZEN-TINKTUREN AUSGEZOGEN?

Urtinkturen, auch homöopathische Urtinkturen, **werden nach HAB** aus Frischpflanzen-Presssaft gewonnen und im Verhältnis 1:1 mit hochprozentigem, 86 % Alkohol ausgezogen.

Als gewöhnliche Faustregel für eine Tinktur gilt: In ein durchsichtiges Glas werden 50–100 g gut zerkleinerte, angemörserte frische Pflanzen gegeben und mit ca. 500 ml eines 40–45 %igen Alkohols (Grappa, Wodka) aufgefüllt. Täglich wird das Glas gut geschüttelt und steht an einem warmen Platz am Ostfenster. Nicht in die pralle Sonne stellen. Nach der Auszugszeit von 3–4 Wochen wird abgefiltert, in Braunflaschen abgefüllt und beschriftet.

Fluidextrakte werden immer mit der höheren Alkoholkonzentration ausgezogen, im Verhältnis 1:1.

PFLANZENTEILE	ALKOHOL IN %
Blüten und weiche saftige Teile	18 bis 55 %
Wurzeln und harte Teile	55 bis 70%
Harze	70 bis 96%

Orientiert man sich nach den Wirkstoffen, wird beim folgendem Alkoholgehalt der Auszug hergestellt:

WIRKSTOFFE	ALKOHOL IN %
Alkaloidpflanzen wie Erdrauch, Schlafmohn, Schöllkraut und viele Giftpflanzen	18 bis 45 %
Ätherische Ölpflanzen wie Thymian, Melisse, Pfefferminze, Rosmarin, Anis, Fenchel, Koriander, Schafgarbe, Salbei	50 bis 70 %

WIRKSTOFFE	ALKOHOL IN %
Bitterstoffe wie Andorn, Tausendgüldenkraut, Schafgarbe, Löwenzahn, Beifuß, Wegwarte, Wasserdost, Wermut, Engelwurz, Edelgamander, Salbeiblättriger Gamander, Herzgespann, Hopfen, Ingwer, Kalmus, Weißdorn	35 bis 50 %
Cumarine wie Steinklee, Tonkabohne, Mariengras, Waldmeister	30 bis 50 %
Flavonoide wie Goldrute, Johanniskraut, Kamille, schwarzer Holunder, Königskerze, Linde, Ringelblume, Schachtelhalm, Walnussblätter, Weißdorn	35 bis 50 %
Gerbstoffe wie Eichenrinde, Blutwurz, Hamamelis, Gänsefingerkraut, Himbeere, Rose, Odermennig, Frauenmantel, Heidelbeere, Stinkender Storchschnabel, Salbei, Gundermann, Heilziest / Betonika, Pfefferminze, Augentrost, Walnussblätter	35 bis 65 %
Glykoside wie Echinacea	20 bis 50 %
Saponine wie Goldrute, Königskerze, Schlüsselblume, Gänseblümchen, Quecke, Sanikel, Stiefmütterchen, Veilchen, Vogelmiere, Wundklee	20 bis 35 %
Schleimstoffe wie Malvenblüten, Eibischwurzel, Spitzwegerich, Breitwegerich, Quitte, Lungenkraut, Huflattich, Königskerze, Ringelblume, Weiße Taubnessel, Lindenblüten	20 bis 35 %
Scharfstoffe wie Ingwer	35 bis 50 %
Mineralienpflanzen wie Schachtelhalm	45 bis 70 %
„Die ***Hex'*** macht den Trank aus Wein"	12 bis 22 %

Gemmotherapie

In den 50er-Jahren hat der belgische Arzt Dr. Pol Henry begonnen, im embryonalen Gewebe eine heilkräftige Wirkung zu erkennen und somit die Knospentherapie zu erforschen.

Knospentherapie ist etwas ganz Besonderes. Etwas Filigranes, fast Zerbrechliches, denn hier werden die feinen kleinen Knospen der entsprechenden Pflanze gesammelt und weiterverarbeitet.

Wir haben gelernt, dass die Knospen der schwarzen Johannisbeere noch besser wirken als Echinacea, daher haben wir zur Pflanzzeit gleich ein paar Sträucher in den Garten gesetzt, um eine kleine Menge der Wunder-Knospen zu ernten.

- Eine Knospe ist ein sehr junger Spross, der noch nicht eigenständig und für sich lebensfähig ist (Knospe lat. *gemma*= Auge, Knopf, Knospe am Weinstock).
- Die Knospe wird von geschlossenen Schutzblättern umhüllt.
- Sie besteht aus teilungsfähigem Gewebe, das als Auge bezeichnet wird.
- Die Knospe ist sozusagen ein angelegter ganzer Baum / Strauch. Sie wird zum Baum / Strauch und bildet aus sich heraus immer neue Knospen und vergrößert so den Baum / Strauch Jahr für Jahr.
- Es gibt 2 Arten von Knospen:
  - *Schlafende Knospen* / Augen werden schon in der Jugend des Baumes / Strauches gebildet und sind sozusagen die Vorsorge für Notzeiten. Wird der Baum / Strauch verletzt, wird das Wachstum der schlafenden Knospen angeregt, und er kann sich aus diesen heraus wieder regenerieren.
  - Die *hinzugekommenen Knospen* (Adventivknospen) wachsen aus teilungsfähigem Gewebe an den verwundeten Stellen. Sie sind eine Schnellversorgung des Baumes, z. B. nach Verletzungen. Durch sie kann sich der Baum / Strauch nach überraschenden Verlusten, wie Tierabbissen, Erfrierungen oder Schnitten, selbst heilen.
- Knospen sind in 3 Varianten zu unterteilen:
  - Groß und rund sind die Blätterknospen
  - Die kleinen, schmalen und spitzen sind die Blütenknospen
  - Gemischte Knospen können sowohl Blätter als auch Blüten tragen

Knospen sind Sinnesorgane der Bäume / Sträucher und werden daher zu Recht als Augen bezeichnet.

Knospen enthalten Pflanzenhormone / Phytohormone, sie dienen der Pflanze zum Austausch mit anderen Pflanzen, was als Pflanzensprache interpretiert wird. Diese zeigen Abwehrmechanismen. Die Pflanzen kommunizieren über die Proteine / Eiweiße, z. B. mit ätherischem Öl gegen Fraßfeinde.

Ebenso enthalten sie Phytoproteine = Proteine, die vor Fehlteilung schützen, deshalb enthält eine Knospe Aminosäuren.

Knospen enthalten Wachstumshormone und Enzyme, alle genetischen Bausteine der Bäume und Sträucher sind hier angelegt. Enzyme – sind Aminosäuren und bringen bestimmte Abläufe in Gang, sie sind Katalysatoren für chemische Reaktionen.

Wachstumsfördernde Phytohormone finden sich vor allem in Meristem haltigem Gewebe (Bildungsgewebe) der Knospen, Sprossen, Trieb- und Wurzelspitzen und des Kambiums, der lebendigen Wachstumsschicht unter der Rinde des Baumes / Strauches.

Die Knospen sind die Anlagen für die Blüten und Blätter. Das Embryonalgewebe ist jung, gesund und vital und seine Zellen sind in dieser Phase auf Wachstum und auf Zellvermehrung programmiert.

Pflanzliche Stammzellen, die Meristeme, teilen sich aktiv und bilden gesundes Embryonalgewebe. Pflanzliche Stammzellen speichern die gesamte genetische Information (DNA) der Pflanze und geben den kompletten Bauplan an diesen Pflanzenteil ab. Embryonalgewebe hat einen positiven Einfluss auf Menschen. Ihr jugendliches, gesundes und vitales Gewebe wirkt wie ein Jungbrunnen.

Bei der Gemmo-Therapie müssen die Schuppen der Knospen noch dran sein. Trocknen bekommt den Knospen nicht. Ihr jugendliches Gewebe verdorrt.

Die Gemmo-Therapie bewegt sich im stofflichen Bereich. Es ist keine geistige Therapie, wie zum Beispiel Bachblüten, die über die Seele den Körper helfen gesund zu werden. Durch die Gemmo-Präparate wird die Proteinproduktion im Körper angekurbelt. Sie füllen den Protein-Pool des Blutes auf. Die Proteine in unserem Blut sind Albumine und Globuline. Albumine sind die Proteinreserve des Blutes, je höher im Blut, desto besser die Reaktion auf Erreger (Antigene). Wenn Albumine zu niedrig sind, stimmt etwas nicht. Globuline haben verschiedene Aufgaben, sie sind Energielieferanten, Transporter (α- und β-Globuline) und Immunglobuline (Antikörper) IgA, IgD, IgG, IgM, IgE.

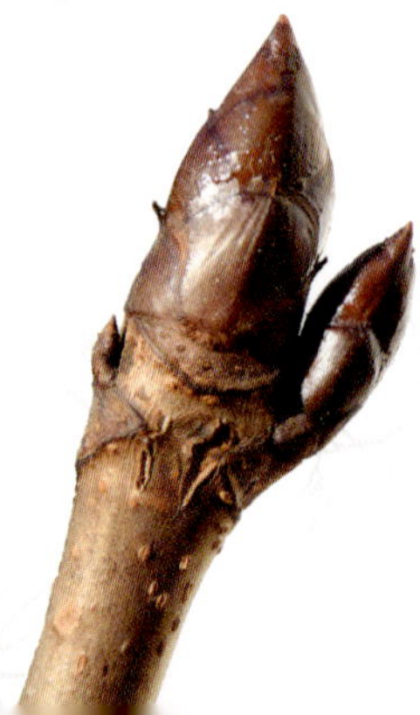

Kastanienknospe, was hier glänzt, schmeckt nach Propolis

GEMMO-PRÄPARAT

Zubereitung:

* 1 g frische Knospen entspricht ca. 50 kleinen Knospen (können auch eingefroren werden, ist allerdings nur eine Notlösung). Getrocknete Knospen werden auf keinen Fall verwendet, wir benötigen neues, teilungsfähiges Embryonalgewebe.
* Die Knospen werden zeitig im Frühjahr mit einem Keramikmesser klein geschnitten und in ein ca. 30-ml-Glasgefäß gegeben.
* **Erster Schritt**: 10 ml pflanzliches Glycerin 85 % immer als Erstes daraufgeben, damit das Meristem-Gewebe nicht zerstört wird.
* **Zweiter Schritt**: 10 ml Ethanol 70 % dazugeben.
* Alles sanft verschütteln, Fläschchen verschließen und beschriften.
* 3 Wochen in einem dunklen Raum mazerieren lassen.
* Nach 3 Wochen die Knospen abseihen, die Flüssigkeit in ein 200-ml-Glas umfüllen.
* Als Nächstes 90 ml pflanzliches Glycerin 85 %ig dazugeben, mit 90 ml Ethanol 70 %ig auffüllen und erneut sanft schütteln und einen Sprühkopf aufschrauben.
* Beim Abfüllen den Rand gut mit Alkohol nachputzen, sonst geht die Flasche nicht mehr richtig zu und könnte auslaufen.

Haltbarkeit 12 Monate

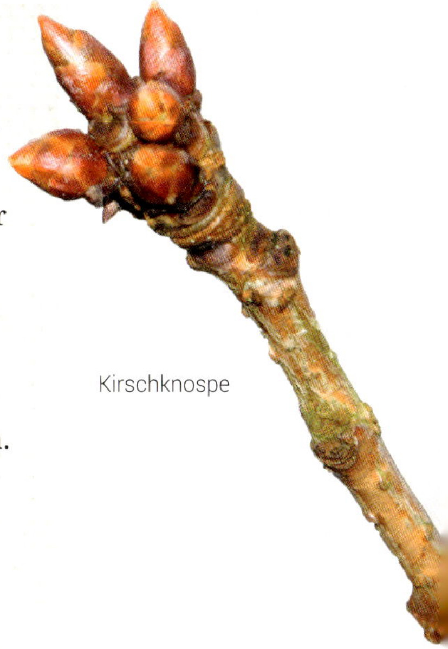

Kirschknospe

Anwendung:

* Zur Therapie wird das Gemmo-Präparat nur in den Mund gesprüht und gut eingespeichelt, da es über Ionenkanälchen der Mundschleimhaut aufgenommen wird.
* Eine Sprühflasche ist besser als eine Tropfflasche, da so ein größerer Teil der Mundschleimhaut erreicht wird. Durch die Aufnahme über den Mund kann die Leber nicht gleich die Proteine abbauen.

Dosierung: 2–3 Mal täglich, 2–3 Sprühstöße pro Gabe

Kinder ab 7 Jahren: 1–2 Sprühstöße pro Gabe immer gut einspeicheln (rechtlich ab 7 Jahren, da es keine Studien für jüngere Kinder gibt).

Bitte beachten: Früchte, z.B. Ananas, Papaya, Mango, Kiwi, die papainhaltig sind, können eine Wechselwirkung mit Gemmo-Präparaten eingehen und ihre Wirkung aufheben. Papain ist ein Enzym, das Proteine spaltet. Deshalb diese Früchte erst 15 Minuten nach der Einnahme essen und dann 2 Stunden warten, bis man wieder sprühen kann.

KNOSPE	THERAPIE-ANSATZ
Ahorn *Acer*	* blutzuckersenkend bei Diabetes mellitus Typ II, erworben im Alter
Birke *Betula pendula* *1 g Knospe sind* *24–26 Knospen*	* Leitidee sind Stoffwechsel und Drüsen * stark blutreinigend und kräftigend * Harmonisierung des Immunsystem * wirkt ausgleichend bei Autoimmunerkrankungen * hat eine antihistaminische Wirkung – Heuschnupfen * ist ein Diuretikum (Aquaretika) – nicht reizendes Diuretikum * steigert den Leberstoffwechsel (das ist nur in der Gemmotherapie möglich) * entgiftet die Haut und die Nieren * entzündungshemmend * auch bei Birken- und Haselpollenallergie * bei Winterdepression, ähnlich wie Johanniskraut * für Leichtigkeit, auch in den Gelenken * zur Mobilisation * bei Erschöpfung * bei Menschen, die wie erstarrt, sprachlos sind * zur besseren Hustenlösung * bei Stimmverlust * bei Kehlkopfentzündung
Brombeere *Rubus fruticosus*	* allgemeine Altersbeschwerden * Knochenbildung –*Beinwell des Alters* * Knorpelbildung * hält Umgebung des Knorpels entzündungsfrei * Lungenfibrose / chronische Entzündung des Lungenbindegewebes * bei COPT (chronisch-obstruktive Lungenerkrankung, schwere chronische und nicht rückgängig zu machende Erkrankung der Lunge) * wirkt noch besser als die Haselnuss-Knospe

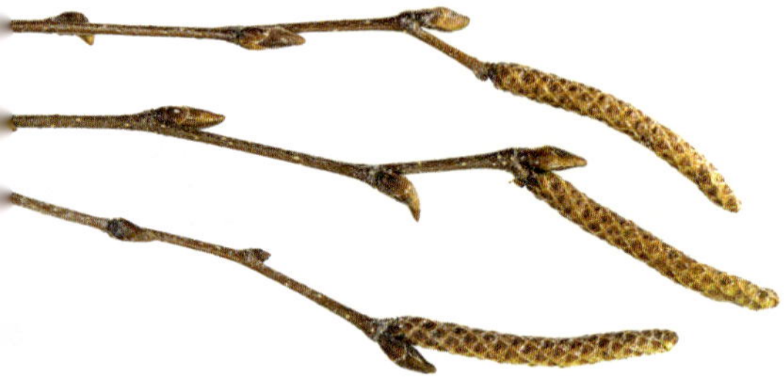

KNOSPE	THERAPIE-ANSATZ
Eiche *Quercus*	* luststeigernd * regt die Produktion des männlichen Sexualhormons, Testosteron, an * bei sexueller Schwäche, ein Männermittel * Müdigkeit * hemmt das Vermehren von Viren * Cortison ähnlich, daher entzündungshemmend * Herpes, Furunkulose, Parodontose und Zahnfleischentzündungen * wundheilend * austrocknend * bei offenen Beinen * Morbus Crohn, Reizdarm
Hainbuche *Carpinus betulus* 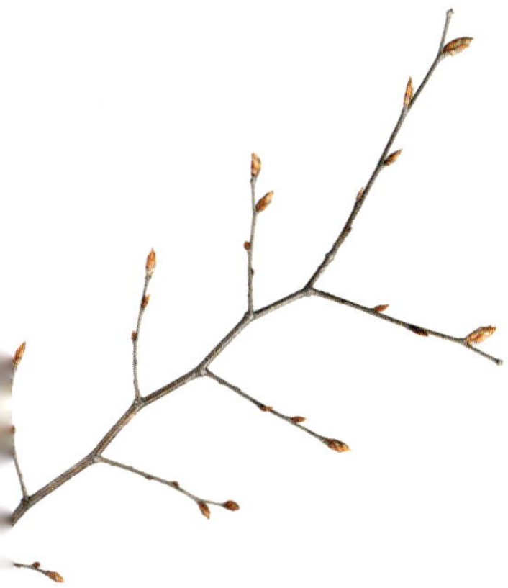	* cholesterinsenkend (HDL – gutes Cholesterin soll hoch sein, damit Ablagerungen wieder ausgeschwemmt werden) * Arteriosklerose * krampflösend * Hustenreiz lindernd bei feuchtem / produktivem Husten * Heuschnupfen * Nasennebenhöhlenentzündung * Asthma * normalisiert die Blutungszeit – wird nach Operationen gegeben, um den Blutverlust zu minimieren, auch für Marcumar-Patienten geeignet * zur besseren Hustenlösung * bei Stimmverlust * bei Kehlkopfentzündung
Himbeere *Rubus idaeus*	* Frauenkrankheiten wie Menstruationsstörungen, Wechseljahrbeschwerden * verfrühte Menopause * Stimmungsschwankungen * die letzten 2 Monaten vor dem Geburtstermin mit Heckenrose im Wechsel

KNOSPE	THERAPIE-ANSATZ
Schwarze Johannisbeere *Ribes nigrum*	* pflanzliches Cortison * großer Entzündungshemmer, gegen Entzündungen aller Art * bei Grippe, Asthma, Heuschnupfen 5–7 Mal sprühen * chronischer Schnupfen und Halsschmerzen * HNO-Entzündungen, chronische Entzündungen, auch bei Bronchitis * rheumatische Beschwerden, Arthrose, Arthritis, Gicht * Akne, Ekzeme, Hautausschläge * Migräne * Gastritis / Magenschleimhautentzündung * Bauchspeicheldrüsenentzündung – ein Basis-Mittel * unterstützt alle anderen Präparate * gehört in die Reiseapotheke
Haselstrauch *Corylus avellana*	* fördert Elastizität des Lungengewebes - bei Bronchialasthma - bei Atembeschwerden - Leberschwäche
Hundsrose *Rosa canina*	* Leitidee – ständig hartnäckige grippale Infekte * bei lymphatischen Kindern * bei Kindern mit chron. Entzündungen * hilft beim Zahnen der Kinder * bei Aphten und Soor (direkt aufsprühen) * gegen Fieberbläschen, sind ein Zeichen schwacher Abwehr * wirkt entzündungshemmend * wirkt bei entzündlichen Erkältungskrankheiten * gegen entzündliches Rheuma * bei Kiefernhöhlenentzündung * bei migräneartigen Kopfschmerzen * wirkt zusammenziehend * wirkt harntreibend * ist mild laxierend

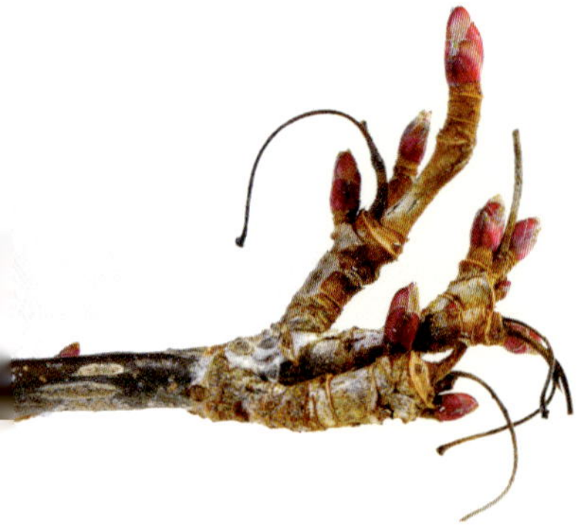

KNOSPE	THERAPIE-ANSATZ
Hundsrose *Rosa canina*	* bei Gürtelrose ausprobieren * bei Wachstumsschmerzen der Knochen * zur Kalzifizierung der Knochen, um Knochensubstanz zu bilden * ist ein pflanzliches Schmerzmittel bei sämtlichen Schmerzen * bei Nervenschmerzen, Neuralgie
Linde *Tilia*	* Leitidee bei Gemütsstörung: *Linde macht alles gelinde* * angstlösend, beruhigend, nervenstärkend * ausgleichend bei Schlafstörungen * stärkt die Psyche und beruhigt die Nerven * speziell geeignet für Kinder mit Unruhe und Alpträumen * fördert Heiterkeit und Zuversicht * schweißtreibend (wer nicht schwitzen kann, ist tumorgefährdet) * Blutdruck-Senkung bei Stress * Magenbeschwerden durch Stress * chronische Gastritis / Magenentzündung * krampflösend * ADHS-Kinder * wenn man keinen Rhythmus findet * macht den Körper warm
Schwarzpappel *Populus nigra*	* wirkt bei Prostata-Hyperplasie * bei chronischer Blasenentzündung im Alter * bei Schwäche des Blasenschließmuskels – Inkontinenz * ist wundheilend * ist durchblutungsfördernd * bei Hämorrhoiden * ist schmerzstillend, entzündungshemmend

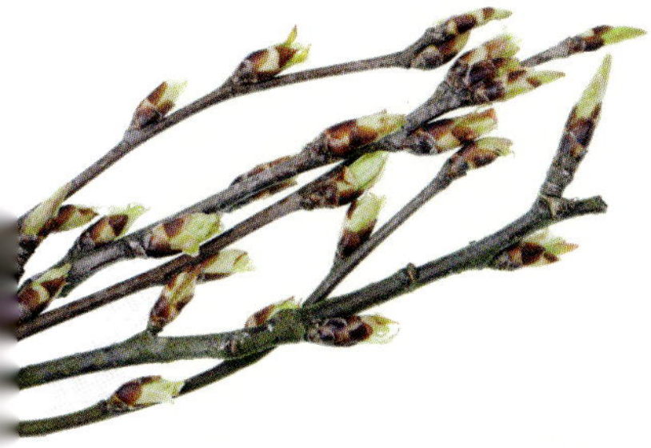

KNOSPE	THERAPIE-ANSATZ
Rosskastanie *Aesculus hipp.*	* *Fluss-Mittel*: auch psychisch, etwas *in Fluss bringen* * durchblutungsfördernd * gewebeentwässernd * entzündungshemmend * nach Strahlenbehandlung bei Mamma-Karzinom, um den Lymphfluss in Gang zu bringen * Rosskastanie hat große Proteine und kann abdichtend auf die Kapillaren wirken * gegen Ödeme, Krampfadern, schwere Beine * Thromboseprophylaxe (bei Reisen, langem Stehen etc.) * Hämorrhoiden
Rotbuche *Fagus sylvatica*	* Leitidee ist die Nierenstärkung * chronische Nierenproblematik * Niereninsuffizienz * erhöhte Harnsäurewerte * Nierengrieß * chronische Blasenentzündung
Steinesche *Fraxinus excelsior* *Zauberstab der Druiden*	* fördert Elastizität des Lungengewebes * bei Bronchialasthma * bei Atembeschwerden * Leberschwäche
Wacholder *Juniperus communis*	* Leberentgiftung * Leberentzündung * Leberzirrhose * Nierenfunktionsstörung
Walnuss *Juglans regia*	* Verbesserung des Tiefschlafs, entzündungshemmend * entgiftend * blähungswidrig * blutzuckersenkend bei Diabetes mellitus * Pankreasinsuffizienz / Funktionsverlust der Bauchspeicheldrüsen * Leber und Galle anregend

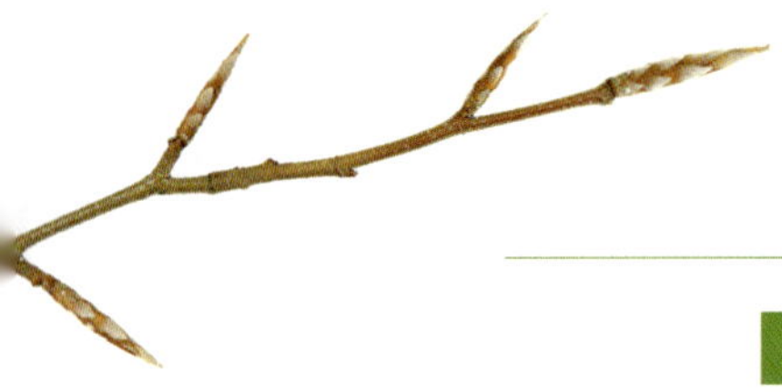

KNOSPE	THERAPIE-ANSATZ
Weißdorn *Crataegus* *„Baldrian des Herzens“*	* Altersherz-Behandlung wird schon über lange Zeit durchgeführt * herz- und kreislaufwirksam, v. a. bei degenerativen Prozessen * Verbesserung der Durchblutung der Herzkranzgefäße * Stärkung der Pumpleistung des Herzens * Minderung der Herzerregbarkeit / Herzrasen * Steigerung des Herzzeitvolumens * Senkung des peripheren Gefäßwiderstandes * bei hohem Blutdruck * bei chronischen Herzbeschwerden * nach Herzinfarkt * bei leichten Herzrhythmusstörungen * Gefäßverkalkung * Verstimmungszuständen

Wann sammelt man Knospen: bevorzugt ab Februar, wenn der Baum aus der Winterruhe erwacht. Im zeitigen Frühjahr, optimal wenn die Knospen prall sind, wenn sie gerade aufgehen möchten.

Immer nur ganz wenig Knospen von einem Ast nehmen!

„Äpfel sammelt man im Eimer, Kräuter im Korb und Knospen im Fingerhut.“

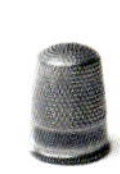

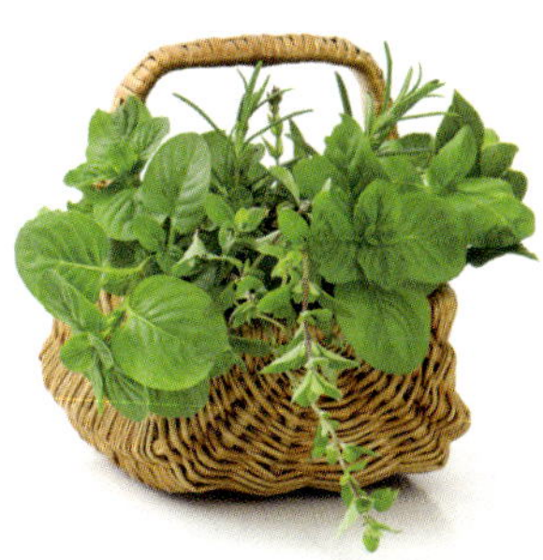

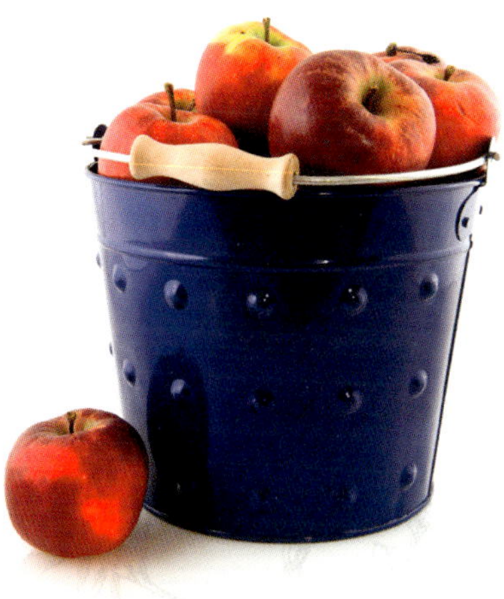

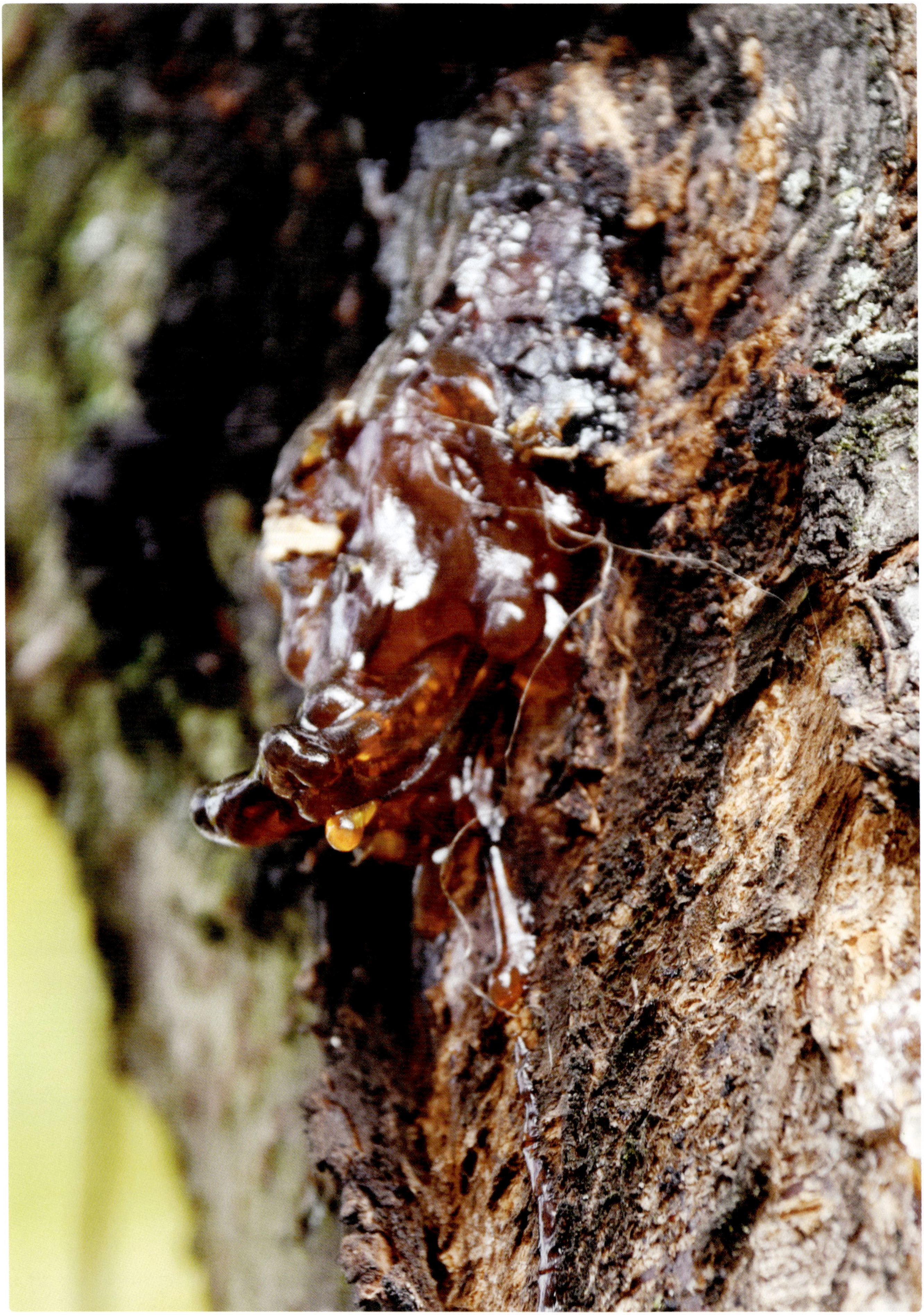

Gummi arabicum & Kirschharz

GUMMI ARABICUM

In alten Arzneibüchern wird Gummi arabicum als arzneiliches Bindemittel, Droge und als galenischer Hilfsstoff aufgeführt. In Künstlerfarben findet Gummi arabicum als Bindemittel für die Pigmentfarben Verwendung. Es erhöht die Untergrundhaftung, verstärkt den Glanz und die Transparenz. Auch führt es zu einer Farbtonvertiefung und zu langer Haftung der Farbe.

Es ist die älteste bekannte Gummi-Art und wird aus einer afrikanischen Akazie, einem tropischen Strauch mit gelben Blüten gewonnen. Dieser Strauch wird in vielen Teilen der Welt angebaut. Der harzige Pflanzensaft tropft spontan, nach der Regenzeit ab November, von Stamm und Ästen und wird als walnussgroßer Tropfen aufgefangen. Es gibt auch Verfahren, die Rinde anzuritzen, damit der Saft heraustreten kann. Nach so einer Prozedur braucht der Baum lange, bis er sich wieder erholt.

Gummi arabicum ist wie Kirschharz wasserlöslich und kann als Emulgator in Cremes eingerührt werden.

Als Lebensmittelzusatzstoff ist Gummi arabicum unter der europäischen Zulassungsnummer E 414, als Füllstoff, Stabilisator, Verdickungsmittel und Aroma-Fixiermittel in Bio-Lebensmitteln zugelassen. Es gibt hierbei keine Höchstmengenangaben.

Gummi arabicum findet Verwendung in:

* Süßigkeiten, Kaugummi und Gummibärchen
* Sahnesteif
* Tortenguss
* Säuglingsnahrung
* Bier, Wein, Schaumwein, hier stabilisiert er die Farbe und verbessert das Mundgefühl, indem er die Gerbstoffe mindert
* Getränkepulver in Säften
* Überzug von Dragees in Medikamenten
* Als Emulgator in Cremes, z. B. in feinen Gesichtscremes

Gummi arabicum wirkt:

* stark adstringierend/zusammenziehend
* als Schutz der Schleimhäute (enthält Gerbstoffe, Schleim und Flavonoide)
* bei Schleimhautentzündungen
* Heiserkeit
* Erkältung
* Durchfall

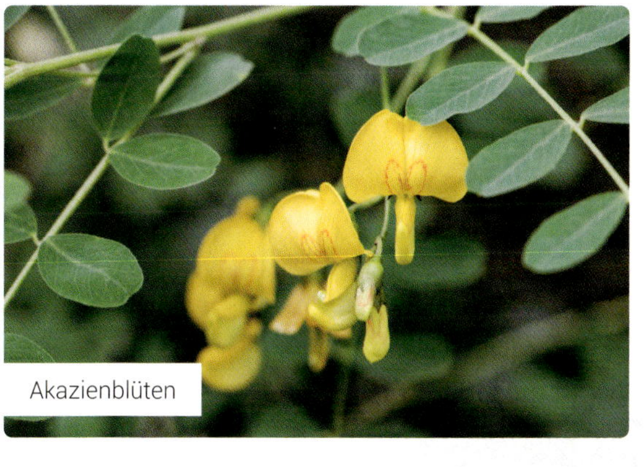
Akazienblüten

KANDIERTE ROSEN

nach Ursel Bühring

Blüten zu kandieren ist eine uralte Tradition der Römer, um den Duft des Sommers einzufangen.

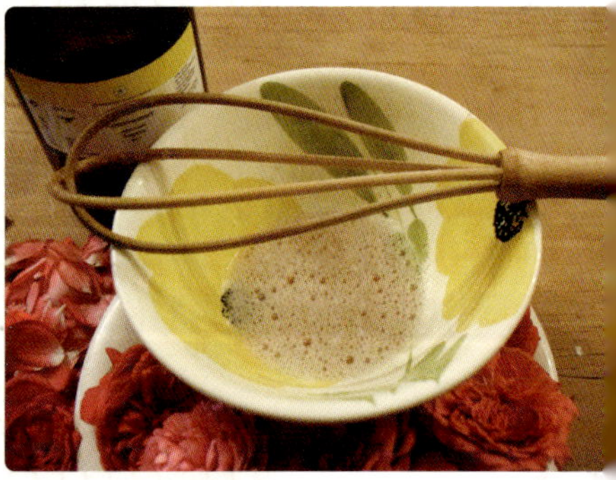

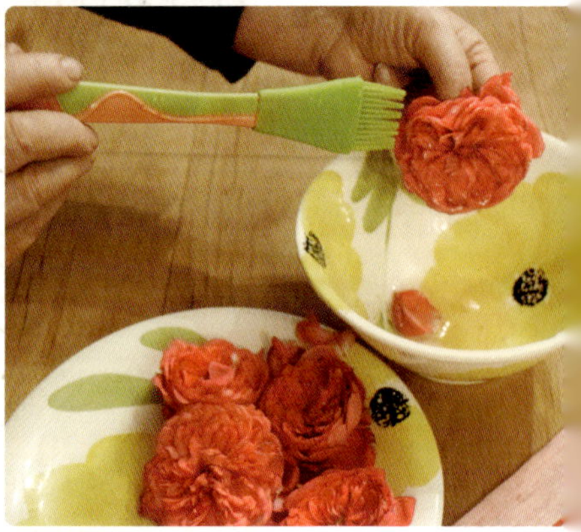

Zubereitung:

1. 2 EL Gummi arabicum (Apotheke) mit
2. 6–8 EL Rosenwasser ganz glatt verrühren
3. Rosenblüten von beiden Seiten dünn mit dieser Lösung bepinseln, mit Kristallzucker bestreuen und auf gezuckertes Pergamentpapier zum Trocknen legen. Wir haben gute Erfahrungen mit der Trocknung der bestrichenen Rosen in einem Dörrautomat gemacht.
4. Wenn die Blüten durchgetrocknet sind, in einer flachen Schachtel aufbewahren.

Diese duftenden Kostbarkeiten werden geknabbert oder zur Dekoration von Kuchen und Nachspeisen verwendet.

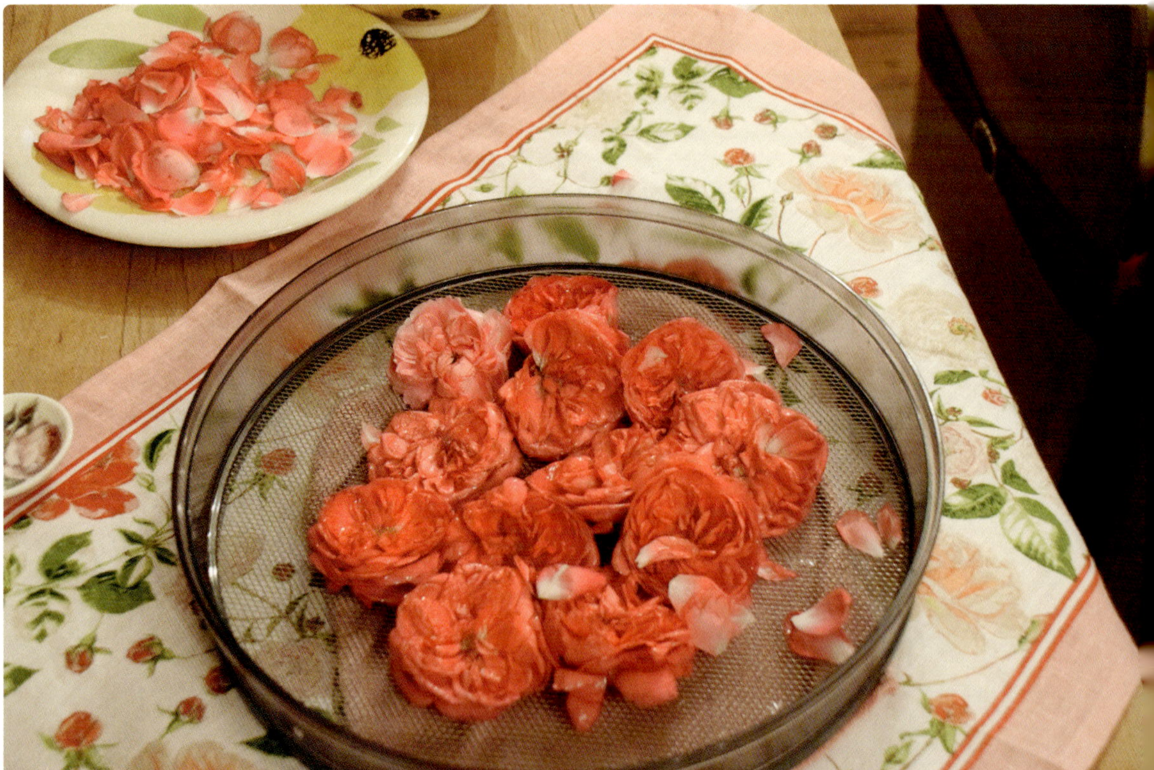

KIRSCHHARZ

In unserem Garten steht ein wilder Kirschbaum, der von Zeit zu Zeit *blutet*. Nachdem ich das Harz geerntet und in eine 96-%-Alkohollösung zum Auflösen gelegt hatte, merkte ich, es löste sich nicht. Nun wurde es Zeit, sich ein bisschen mehr mit den schönen klaren Kirschharztropfen zu befassen. Schnell war mir klar, es handelt sich um einen Baumgummi und ist gut wasser- und hydrolatelöslich.

In alten Schriften fand ich geschrieben, man könne das Kirschharz bei Halsschmerzen lutschen, also habe ich es ausprobiert. Ja, es funktioniert, es ist geschmacklos, gummiartig und kleidet den Rachen aus.

Da es wasserlöslich ist, kann es auch in einem Tee aufgelöst werden.

Nach der Signaturenlehre soll es, in Wein eingelegt, gegen Blasensteine und Husten helfen.

Als farbloser Lackersatz wurde es als Schutzschicht auch auf Leinwandgemälde gestrichen.

Auch wurde damit früher Tinte gefälliger gemacht, zum besseren Schreiben.

Kirschharz hat:

desinfizierende, schleimlösende, hustenreizlindernde, entzündungshemmende Inhaltsstoffe.

ORANGEN-VANILLE-BADEVERGNÜGEN

1. 3 EL Gummi arabicum oder Kirschharz im Orangenschalen-Hydrolat auflösen
2. 6 EL Mandelöl oder ein anderes fettes Öl und 3 Tropfen Sanddornfruchtfleischöl dazugeben.
3. Bio-Orangenschalen mit etwas Vanille-Schote zusammen hydroliert, evtl. ätherisches Vanilleöl 1–2 Tropfen oder 2 Tropfen Benzoe-Siam-Öl dazugeben.
4. Mit 1 Tropfen Sandelholz und 10 Tropfen Lavendel in 1 EL Totem-Meer-Salz auflösen und ins Badewasser einlaufen lassen.

Vanille

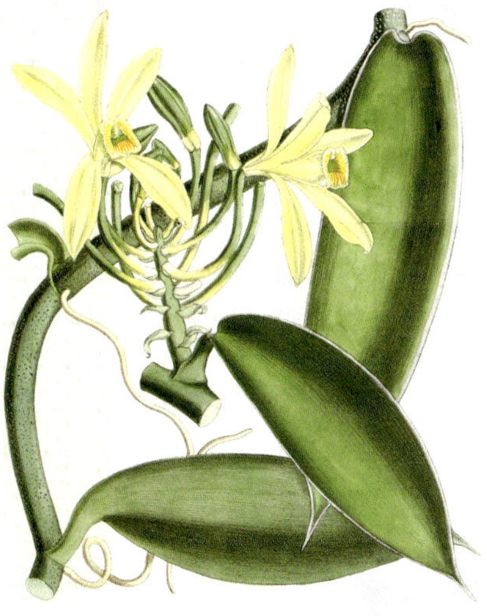

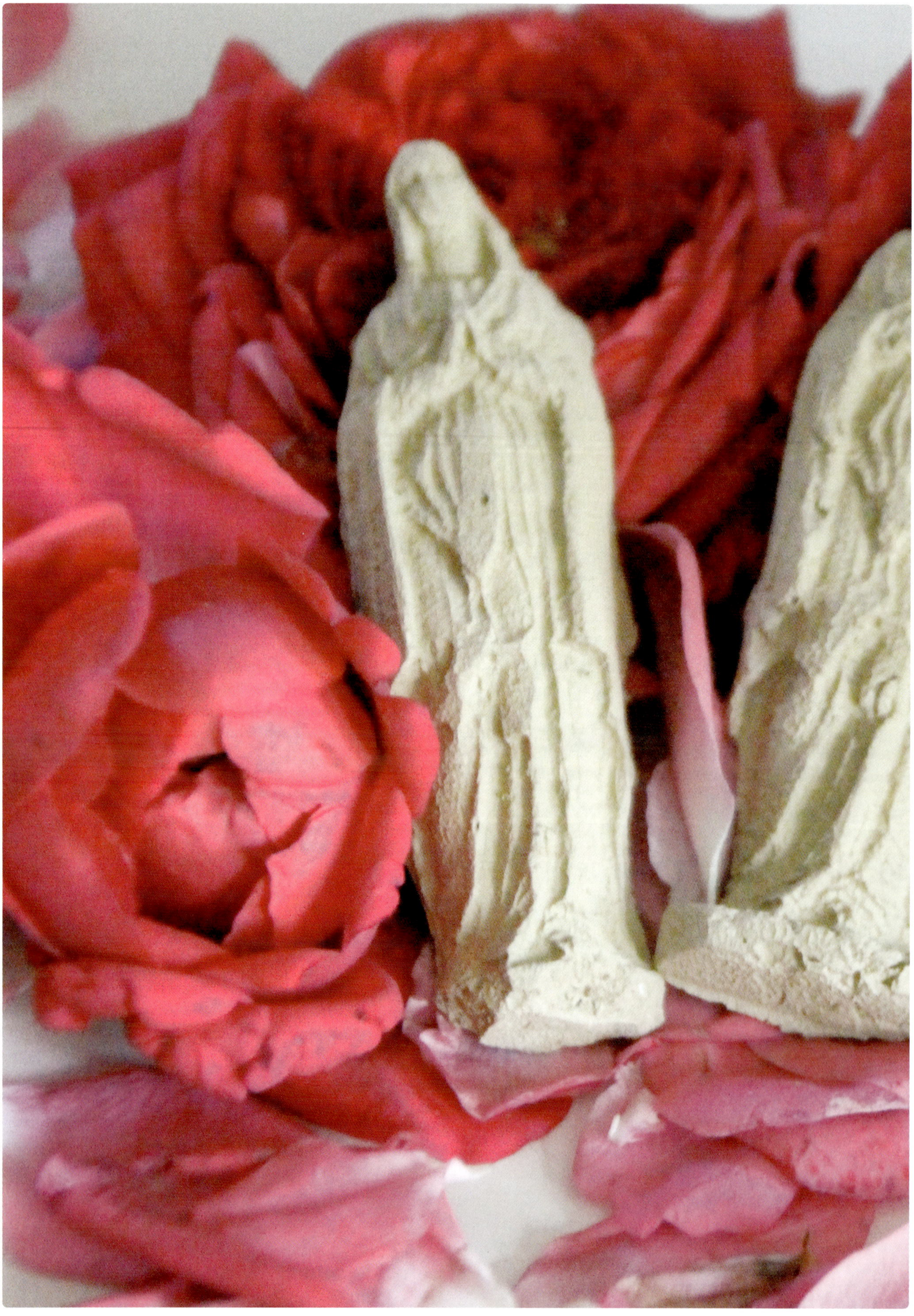

Heilerde & Scharbe-Figürchen

Wir wissen nicht, ob du schon einmal in Wasser eingerührte Heilerde mit den Händen berührt hast. Sanft, ganz sanft, fast samtähnlich weich fühlt sich Heilerde an. Es ist bestimmt der Stoff, der einen empfindlichen, gereizten Magen und Darm auskleiden kann. Die Heilerde sollte unbedingt den Menschen wieder nahegebracht werden, um sie bei entsprechenden Beschwerden einzusetzen.

Es ist viele Jahre her, dass wir das erste Mal in der Toskana eine aus Ton und Heilpflanzen geformte Figur in den Händen hielten, ein Scharbe-Figürchen. Diese gesegneten Figuren werden über das Essen, in Tee, in Bäder usw. abgerieben, um diesen Dingen eine andere Dimension zu geben. Als Segen und Glauben an göttlichen Beistand bei der Heilung.

Wie steht geschrieben: *Dein Glaube hat dir geholfen.* Im Kloster Einsiedeln in der Schweiz, ganz in der Nähe des Geburtsortes von Paracelsus, kann man auch solche Scharbe-Figürchen / Scharbe-Madonnen kaufen.

Zu Hause haben wir dann aus unserer Lehmerde versucht, Figürchen zu modellieren, und haben sie an den Kräuterbuschen zur Weihe am 15. August gehängt. In der Zwischenzeit sind wir im Internet fündig geworden und haben kleine Madonnen-Ausgussformen zum Anfertigen von sehr schönen Scharbe-Madonnen gefunden.

Durch einen Zufall sind wir daraufgekommen, in die Heilerde gemahlenes Pflanzenpulver mit einzumischen, wie zum Beispiel Sanikel, der sehr gut zur Magentherapie passt, oder Schafgarbe und Frauenmantel für die Frauenheilkunde. Wir haben auch Rosenwurz mit der Idee der Nervenstärkung eingearbeitet. Es können alle möglichen Pflanzenteile beigemengt werden.

Das Vermörsern von Heilerde mit Heilpflanzen statt mit Milchzucker haben wir schon viele Male durchgeführt.

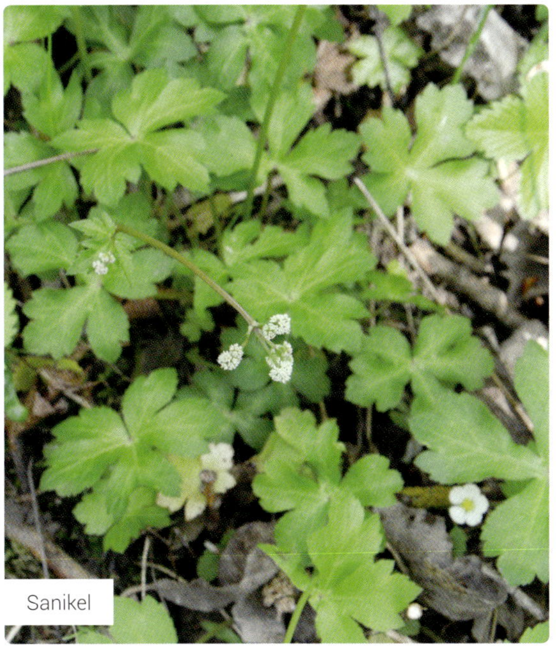

Sanikel

Zubereitung:

1. Pflanzen, die gut zur Heilerdetherapie passen, wie Fenchel, Kümmel, Anis, Kamille, Sanikel, Blutwurz, Frauenmantel, Schafgarbe, Schachtelhalm, Stiefmütterchen u. a., werden mit einem Keramikmesser (*sine ferrum* – ohne Eisen), auf einem Holzbrettchen sehr fein geschnitten.
2. Anschließend werden Heilpflanze und Heilerde zu gleichen Teilen, in einem rauen Mörser für ungefähr eine Stunde gemörsert.
3. Alle 20 Minuten macht man eine kurze Pause, um sich dann dem fast meditativen Mörsern wieder hinzugeben.
4. Danach legt man das noch feuchte Gemisch 3–5 Tage zum Trocknen aus oder man stellt Scharbefigürchen her, durchgetrocknet sind sie problemlos lange haltbar. Mit einer Reibe werden sie zum Gebrauch abgerieben, z. B. über das Essen.
5. Man mörsert es nochmals kurz durch und füllt es in ein Porzellangefäß oder in ein Glas, das man nicht fest verschließt, denn das Pflanzengemisch soll noch atmen.

Die Heilerde oder das Pflanzen-Erde-Gemisch kann in Tee, Bäder, Packungen und über das Essen gestreut werden.

„Erde ist das älteste Heilmittel der Menschheit"

schreibt Dr. Johannes Gottfried Mayer in seinem Buch *Ton-Heilerde/Terra Armena.*

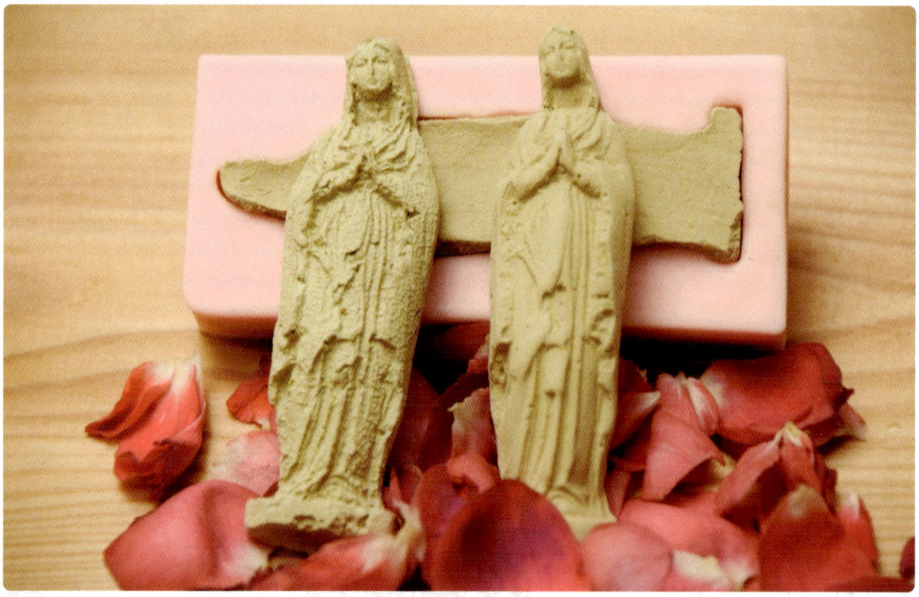

Anwendung:

* Gegen Sodbrennen, Blähungen, Bauchkrämpfe
* bei Mundgeruch
* bei Halsschmerzen, zusammen mit den passenden Heilpflanzen
* bei säurebedingten Magenbeschwerden
* bindet Schadstoffe und Fette aus der Nahrung
* bei Reizdarm und Reizmagen
* bei leichter Diarrhoe
* zur inneren Reinigung beim Heilfasten
* als entgiftender Leberwickel (siehe Kapitel *Auflagen – Kompressen – Wickel*). Heilerde kann mit Tee befeuchtet, auf die Lebergegend aufgebracht und mit einer Folie abgedeckt werden.
* Sie bindet Cholesterin, positive Wirkung auf den Cholesterinspiegel
* ausgleichende Wirkung auf den Säure-Basen-Haushalt
* bei rheumatischen Erkrankungen (als Wickel und Auflagen)
* zur Fiebersenkung/als kühlender Wadenwickel
* als Auflagen bei weiblichen Unterleibserkrankungen und Regelbeschwerden
* bei Arthrose
* hilft bei Akne, unreiner Haut, trockenen Ekzemen und Cellulite, zum Einnehmen oder eingerührt in ein Hydrolat oder Wasser als Gesichtsmaske
* sie *erdet* die Menschen wieder

Welche Sorten an Tonerde gibt es:

* **weiße Tonerde** – für Puderzubereitungen mit ätherischen Ölen, hervorragend als Nabel- und Wundpuder, bei wundem Po
* **roter Ton** – zum Einnehmen, gegen die schon aufgeführten Beschwerden
* Lehm – für Wickel und Auflagen
* **braune Heilerde** – für medizinische Zwecke, z. B. trockene Ekzeme, und zum Herstellen von Scharbe-Figürchen/Scharbe-Madonnen
* **grüne Tonerde** – für Gesichtsmasken
* **Terra Armena Taler**: *Bolus armenicus*, deutsch-armenische Tonheilerde

Tonerde hat eine große Oberfläche und kann so Schlacken, Gifte, Darmgase und Krankheitserreger binden. Deshalb wird sie zu Entschlackung- und Reinigungskuren eingesetzt.

Zu beachten ist, dass Tonerde die zeitnahe Einnahme von Arzneimitteln verzögern kann, deshalb ist ein zeitlicher Abstand von 3 Stunden anzuraten.

Bereits in der Antike war die besondere medizinische Wirkung der *heilenden Erde* bekannt. Aber erst Adolf Just, Begründer der Heilerde-Gesellschaft, entdeckte die Heilerde für die moderne Naturheilkunde wieder.

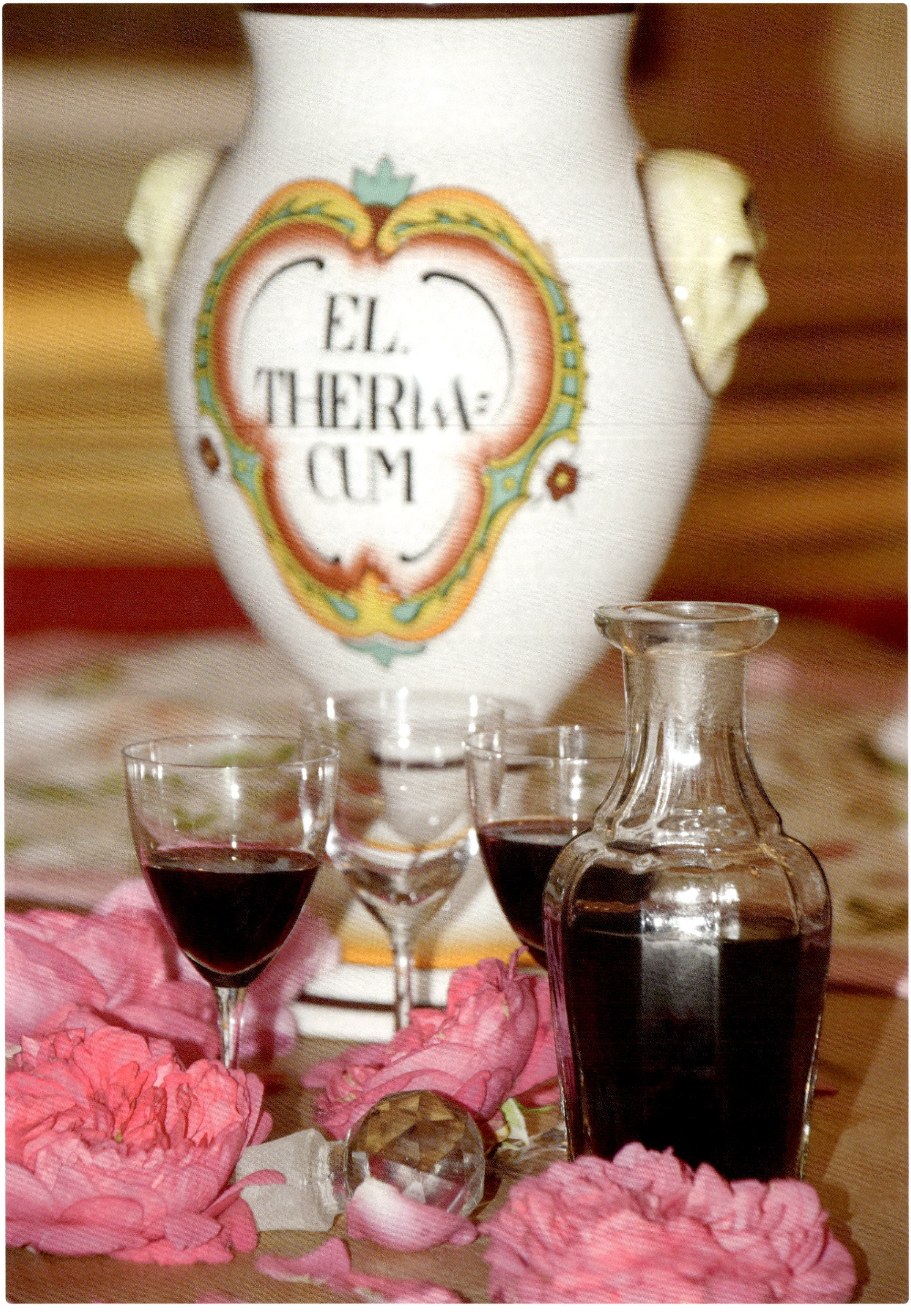
EL.
THERIA=
CUM

Heilliköre, Aqua Vitae & Magenbitter

Schon die Sumerer, Ägypter, Griechen, Germanen und Römer verstanden die Herstellung von Wein und Bier. Das Wort Alkohol stammt aus dem arabischen Sprachraum *al khol* ***und bezeichnet etwas Reines und besonders Feines.***

Durch die Klostermedizin erreichten die Heilliköre und Magenbitter im Mittelalter große Popularität und es sind verschiedene Rezepte von großen Heilkundigen wie Paracelsus erhalten geblieben.

Lebenselixiere, Wasser des Lebens oder *Aqua Vitae*, wie die alten Heilkundigen sagten, klang schon für die Menschen jener Zeit verlockend, denn ein langes Leben war zu jener Zeit nicht selbstverständlich. Bei der Herstellung von Lebenselixieren wird der fertige Alkoholansatz nicht abgefiltert, sondern destilliert.

Die Pflanzenmasse wurde anschließend bei großer Hitze verascht. In der Asche sollten keine Pflanzenteile mehr sichtbar, sondern sie sollte möglichst ganz weiß sein. Anschließend wurden das Destillat und die Pflanzenasche wieder zusammengeführt und reiften noch einige Wochen nach. Durch das lange Reifen vereinigen sich die einzelnen Bestandteile zu einem Elixier von allerhöchster Güte. Leider ist das Abdestillieren im Hausgebrauch zur Zeit in Deutschland (in Österreich darf bis zu 2 Liter Alkohol legal gebrannt werden) nicht möglich, da Alkohol destillieren nicht erlaubt ist.

Den Lebenselixieren wurden damals wie heute vielfältige Eigenschaften zugeschrieben, wie:

* Anregen des Stoffwechsels
* herzstärkende Eigenschaften
* Stärken der Eingeweide
* schlaffördernd
* Lebensfreude vermehrend
* Leben verlängernd
* Sie sollten auf Körper und Seele wirken und wurden deshalb als Wundertränke gehandelt.

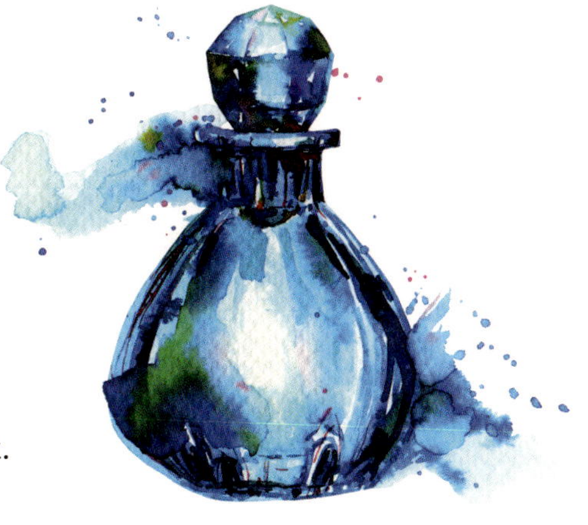

Denn Wundertränke wurden in alten Zeiten die Kräuterauszüge aus Beeren, Wurzeln, Gewürzen und Heilpflanzen genannt. Heilkundige Frauen gerieten oft ihretwegen in große Bedrängnis oder bezahlten sogar ihr Wissen um die Heilkraft mit ihrem Leben. Man wurde vorsichtig und die Kenntnisse um die heilkräftigen Schnapsansätze wurden in Schubladen und Truhen vergessen.

Seit einiger Zeit gibt es eine Rückbesinnung, eine Renaissance ist zu beobachten, denn die Menschen interessieren sich wieder für das alte Heilwissen. Man erinnert sich der Heilkraft der Blumen, Kräuter, Beeren und Wurzeln, die um uns herum wachsen, und macht sie für die eigene Gesundheit wieder nutzbar.

In jeder Hausapotheke sollten ein paar Rezepturen vorrätig sein, zum eigenen Gebrauch und nicht zuletzt zum Verschenken, denn wer kennt nicht das wohltuende Gefühl eines verdauungsfördernden Likörs nach einem guten Essen. Gegen ein edles Tröpfchen für die Gesundheit ist nichts einzuwenden, wie gesagt *Tröpfchen*, wenn man den Hinweis von Paracelsus beherzigt, *Alles ist Gift, nur die Dosis macht's!* und kein Alkoholabusus vorliegt.

Man darf nicht vergessen, dass es sich um Alkoholansätze handelt. Es ist streng darauf zu achten, dass er Kindern nicht in die Hände fällt! Alkohol am Steuer ist für uns tabu und ebenso beim Führen von Maschinen und Arbeitsgeräten.

HERSTELLUNG EINES MEDIZINALWEINES

1. Es werden ca. 30 g frische Kräuter zerkleinert und mit 1 Liter guten Weines übergossen. Es darf gern ein schwerer Wein sein, wie ein Málaga (Süßwein mit einem Alkoholgehalt zwischen 15–20 %) oder Portwein (Alkoholgehalt zwischen 19 und 22 %). *
2. Der angesetzte Wein wird in bauchigen, geschlossenen Glasbehältnissen an einem hellen, warmen Ostfenster für ca. 2–3 Wochen gestellt, gelegentlich geschüttelt, danach abgefüllt, kühl und dunkel gelagert.

Nach Bedarf kann täglich 2–3 Mal ein Pintchen/kleines Schnapsgläschen voll, in Muße genossen werden.

Die Heilschnäpse sollten nicht überlagert werden, denn sie verlieren an Farbe, Aroma und Geschmack.

* *Handelsweine haben einen Alkoholgehalt von 10–12 % und sollten mit Weizenkorn (1 Teil Korn und 10 Teile Wein) auf 20 % aufgewertet werden. Bei jedem Weinansatz kann so verfahren werden. Dadurch erhöht sich die Haltbarkeit auf 1–3 Jahre.*

Die folgenden Rezepturen habe ich erprobt. Sie stammen von meinen Lehrern, der Kräuterfrau und Heilpraktikerin Doris Grappendorf und Dr. Max Amann, Natura Naturans.

VERDAUUNGSFÖRDERNDER WEIN

1. Schafgarbe – blühendes Kraut, Löwenzahnwurzel, Beifußkraut, Ingwerwurzel, Bachbungenkraut, Melissenkraut und Johanniskraut werden mit einem guten Rotwein angesetzt.
2. Alkoholgehalt erhöhen und 7 Tage unter gelegentlichem Bewegen ausziehen, danach abfiltern.

EINFACHES SPAGYRISCHES ELIXIER

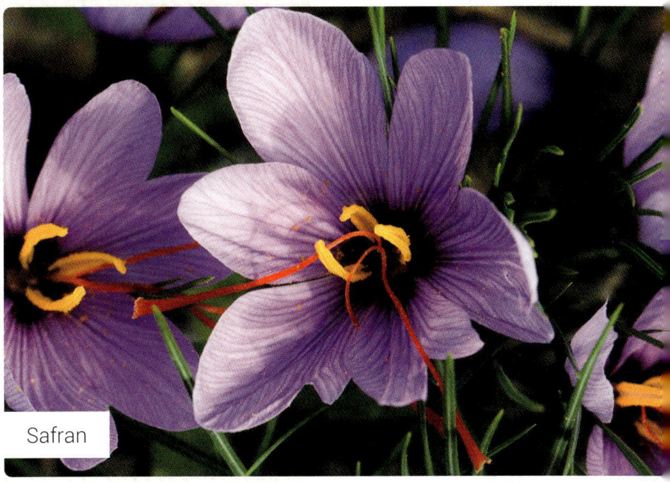

Safran

Zutaten:

* Je 50 g Alantwurzel, Bibernellwurzel, Bohnenkraut, Brennnesselkraut, Eleutherococcus/Taigawurzel, Edel-Gamanderkraut, Kalmuswurzel, Salbeiblätter
* je 20 g Galgant, Muskatblüte/Macis und Zimt
* 5 g Safranfäden (Bitte genau schauen, dass es auch echter Safran ist. Safran ist das teuerste Gewürz der Welt, da eine Safranpflanze nur 3 Fäden hat.)

Zubereitung:

Nun 1 Liter 96 %igen Alkohol mit 1 Liter Brunnenwasser vermischen und mit den Pflanzen in einem großen Ansatzglas für 6 Wochen **nicht** direkt in die Sonne oder, wie es die Alchimisten gemacht haben, im Pferdemist stehen lassen.

Eine bewährte Methode ist die sechswöchige Reifung für ein gutes Elixier, an einem dunklen Ort.

Die beste Methode ist das Ausziehen über Jahre, also lange dunkel stehen lassen.

LEBENSELIXIERS

* 1 l Rotwein
* 2 EL Honig
* 20 ml Aurum metallicum D6 oder echtes Blattgold
* 25 g Johanniskraut
* 12 g Engelwurz
* 12 g Korianderfrüchte
* 10 g Kardamom
* 10 g Ingwer
* 5 g Galgantpulver
* 5 g Ysoppulver
* 5 g Zimt

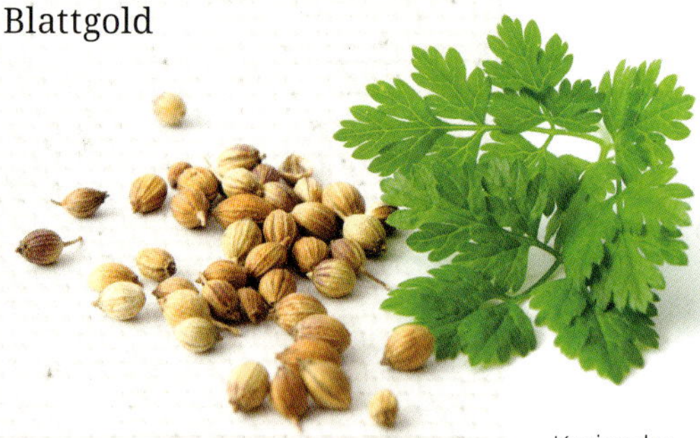

Koriander

Zubereitung:

1. Alle Kräuter im Rotwein 25 Minuten unter geringer Hitze köcheln lassen.
2. Danach die Kräuter abseihen und in den noch warmen Wein den Honig geben und gut umrühren.
3. Den Wein in eine Flasche abfüllen und das homöopathische Aurum D6 oder das Blattgold hinzugeben.

Von diesem „Aqua vita" täglich 1 Likörglas vor dem Essen trinken.

Pflanzen mit goldgelben bis orangefarbenen Blüten, Säften und Wurzeln haben das goldene Sonnenlicht in sich gespeichert und helfen nun Licht und Wärme in unseren Körper zu bringen.

Denn dort wo die goldenen Strahlen der Sonne ihr Licht aussenden, bilden sich keine krankmachenden Eigenschaften.

Ingwer

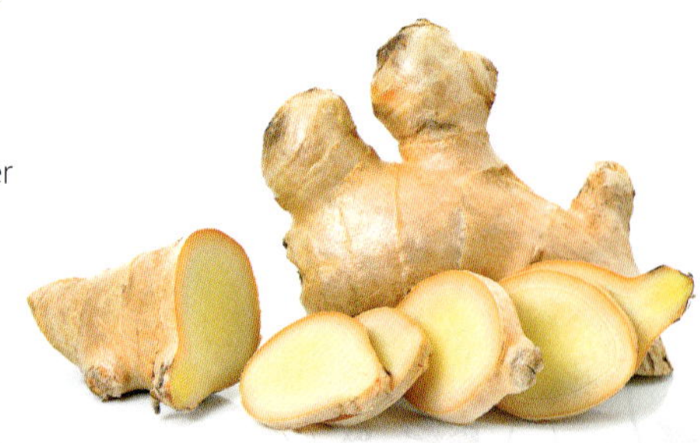

BEI ERSTEN ANZEICHEN KÖRPERLICHER ERSCHÖPFUNG

Oft zeigen sich erste Anzeichen körperlicher Erschöpfung in einer gestörten Verdauung. Pflanzen mit eingefangenem goldglänzendem Licht sind u. a. die **Galgantwurzel**, der **Ingwer** und die **Gelbwurz**. Sie besitzen einen deutlichen Goldbezug und reinigen verschlackte und zu träge Gedärme.

Da sie allerdings sehr kräftige Wirkungen aufzeigen, ist zunächst auf ein eher sparsames Einschleichen dieser Kräuter zu achten. So kann beispielsweise eine Messerspitze täglich von nur einer dieser Wurzeln bereits Anzeichen einer anregenden und in die richtige Bahn führende Verdauung bewirken.

WEIN GEGEN DIE MELANCHOLIE

* 1 EL zerkleinerte Löwenzahnwurzeln
* Je ein 10 cm großes Ästchen blühender Ysop, Melisse, Johanniskraut
* 1 EL Borretsch-Blüten
* 1 Stück Vanille-Schote
* 1 EL Rosinen
* 1 TL Kandis-Zucker

Zubereitung:

1. In eine Flasche geben, fingerdick Korn einfüllen und den Rest der Flasche mit Rotwein auffüllen.
2. 3 Wochen an einem warmen Ort ziehen lassen.

NEUN-KRÄUTER-LIKÖR

Zubereitung:

1. Je 2 10-cm-Ästchen Beifuß, Schafgarbe, Minze, Melisse, Ysop, Dost, Gundelrebe, Thymian, Salbei in eine 1–2-Liter-Flasche geben.
2. Fingerdick mit einem süßen Likör (schwarze Johannisbeere) auffüllen, etwas Kandiszucker oder Honig dazugeben und den Rest der Flasche mit Korn auffüllen.

ERWÄRMENDER MAGENWEIN

Zutaten:

* Je 1 frische Angelikawurzel, Kalmuswurzel
* 1 Liter Rotwein
* 1 gestr. TL Zimt

Zubereitung:

Wurzeln klein schneiden und mit dem Zimt in ein Schraubglas füllen • fingerdick Korn darübergießen und mit Rotwein auffüllen • 2 Wochen ziehen lassen.

BERUHIGENDER WEIN

Zubereitung:

1 Liter Weißwein mit 30 g fein geschnittenen Hopfenblüten, Melissenkraut und Baldrianwurzel mischen. • 2 Wochen bei Zimmertemperatur ziehen lassen, gelegentlich schütteln.

NERVENSTÄRKENDER WEIN

Zubereitung:

Je 1 Handvoll Wegwarten-Blüten, Melissenkraut, Ysop-Blüten, Rosinen und 1 Vanillestange in 2 Liter süßen Rotwein geben. • 1 Woche ziehen lassen, abfiltern.

WEIN GEGEN ERSCHÖPFUNGSZUSTÄNDE

Zubereitung:

1 Liter Weißwein mit 30 g fein geschnittenem Rosmarin mischen (nicht bei hohem Blutdruck). • 2 Wochen bei Zimmertemperatur ziehen lassen, gelegentlich schütteln.

Rosmarin

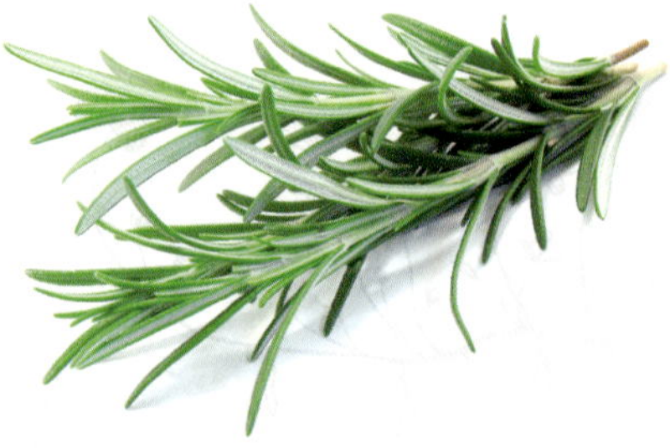

POTENZSTEIGERNDER WEIN

Zubereitung:

Fingerdick Doppel-Korn-Schnaps in ein Gefäß geben. • 1 Liter Weißwein mit zu gleichen Teilen Rosmarin, Bohnenkraut, Basilikum, Brennnesselsamen und -blätter, Meisterwurz, Liebstöckelkraut, Eschensamen, Bärenklau-Wurzel, Kalmus-Wurzel, gelbes Labkraut (antrocknen lassen), Muskatellersalbei – blühendes Kraut, Rosenblätter, im Mai die männlichen Blüten der Eiche (sind gelblichgrün, herabhängend und bis zu 10 cm lang) und Rosinen dazu. • Ein extra Ansatz, nur für die Frau: Weinrautenblätter mit den oben genannten Pflanzen. • 3–4 Wochen ausziehen.

MINZ-LIKÖR

Regt die Magensaftproduktion an, gut für einen Schluck nach dem Essen.

Zubereitung:

5 große Pfefferminzzweige klein schneiden. • Einige Blättchen Melisse, 10 Korianderkörner, 2 Gewürznelken in ein Schraubglas füllen. • Mit Alkohol aufgießen. • 8–10 Wochen dunkel stehen lassen (nicht in der Sonne), etwas Ahornsirup oder Honig dazugeben.

Hat eine herrlich grüne Farbe, duftet betörend und ist total lecker.

MARTINI-WERMUT-APERITIF

Zubereitung:

So viel Wermut (Wermut bis zum 21. 06. ernten, später hat er zu viel Thujon), wie man verträgt, entsaften (bewährt haben sich ca. 30-40 ml Wermut-Presssaft auf 1 l Alkohol). • Die abgeriebene Schale von einer unbehandelten Bio-Bitterorange und Bio-Orange in einen Obstler (Obstschnaps) geben, oder Weinbrand. • 3 Wochen stehen lassen. • Danach eine Curcuma-Wurzel klein schneiden und Granatapfelsirup je nach Geschmack dazugeben.

WALNUSS-LIKÖR-MAGENBITTER

Zubereitung:

Eine Flasche halb voll mit klein geschnittenen grünen Walnüssen füllen. • 1 Nelke und etwas Tonkabohnen-Abrieb dazugeben. • Flasche mit Korn auffüllen und 4 Wochen bei Zimmertemperatur ziehen lassen, gelegentlich schütteln.

WURZELWEIN ZUR STÄRKUNG

Zutaten:

* Je ¼ TL Löwenzahnwurzel, Wegwartenwurzel, Angelikawurzel oder Ingwerwurzel oder Kalmus oder Galgant oder Enzian, kann auch ganz individuell zusammengemischt werden.

Zubereitung:

Alle Wurzeln sehr klein schneiden, in eine Flasche geben und mit Portwein oder Málaga- bzw. Muskatellerwein (der Name für eine sehr alte Rebsorte) auffüllen. • 7 Tage stehen lassen und gelegentlich schütteln.

3 Mal täglich 2–3 EL vor den Mahlzeiten einnehmen.

WEIN GEGEN ARTERIENVERKALKUNG / ARTERIOSKLEROSE

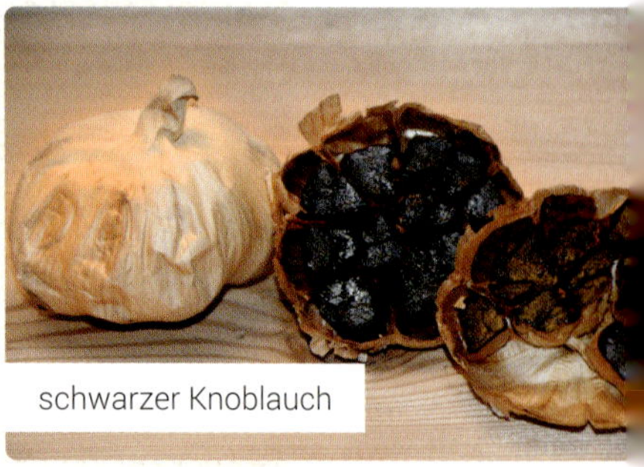

schwarzer Knoblauch

Zubereitung:

1. 2 ganze Knoblauchknollen (12–17 Knoblauchzehen) zerschneiden. Es kann auch schwarzer Knoblauch *Ajo negro* genommen werden, der verhindert den Knoblauch-typischen intensiven Mundgeruch und schmeckt köstlich.
2. Man gibt etwas klein geschnittenen Ingwer hinein, er verhindert ebenso den Knoblauchgeruch.
3. Zusammen mit 1 l Weißwein kurz aufsimmen lassen.
4. Diesen Ansatz einige Tage ziehen lassen und danach absieben.

2–3 Mal täglich 1 Likörglas voll trinken und den schwarzen Knoblauch mitessen.

WEISSDORN-HERZWEIN

„Ein kleines Herzmittel ist of ein gutes Schlafmittel“

Zubereitung:

1. 30 g Weißdornblätter und -blüten absieben und im Herbst die Früchte noch mit dazugeben.
2. 30 g Melissen-Kraut (wirkt unter anderem beruhigend und aufmunternd)
3. 30 g Waldziest (nach Pfarrer Künzle, besitzt der Waldziest so viele herzstärkende Kräfte wie der giftige Fingerhut, ohne dessen Nachteile)
4. 15 g Ysop, erleichtert das Durchhalten in schwierigen Situationen, es ist ein aromatisches Kraut aus dem Kräutergarten, das auch in der Küche verwendet wird.
5. Fülle dies in ein Glas – es sollte etwa zu ¾ voll sein.
6. Dann fülle das Glas mit einem guten Süßwein auf und stelle es für 3 Wochen an einen absonnigen Platz.
7. Danach abseihen und abfüllen.

Den Herzwein likörglasweise genießen, so bringt man die Süße des Lebens in den Alltag zurück.

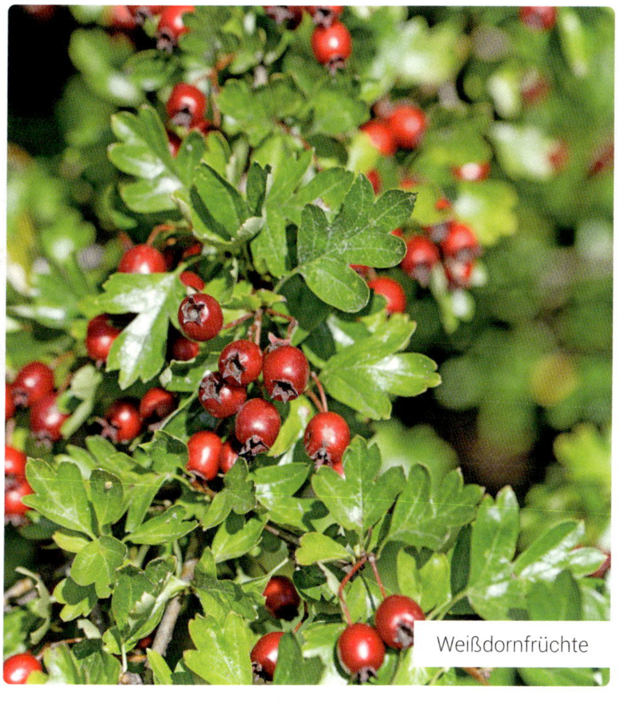

Weißdornfrüchte

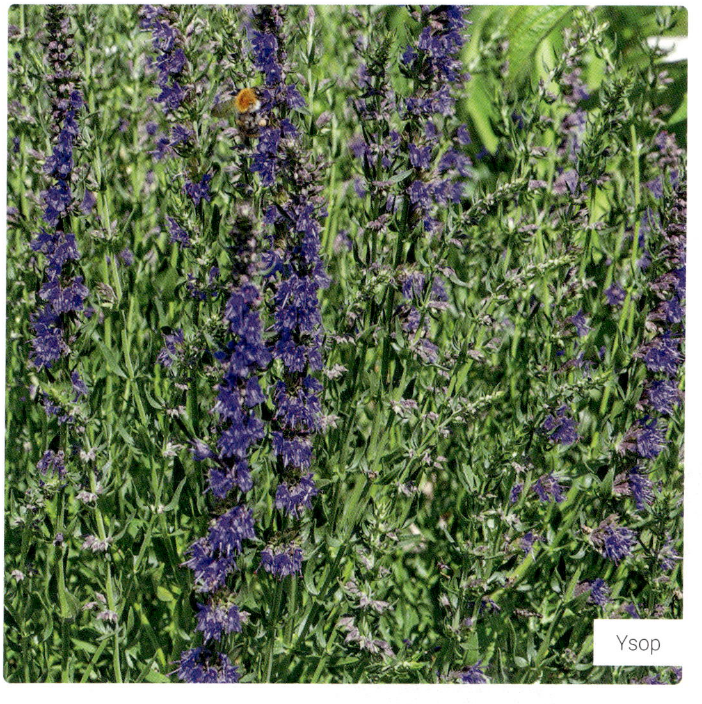

Ysop

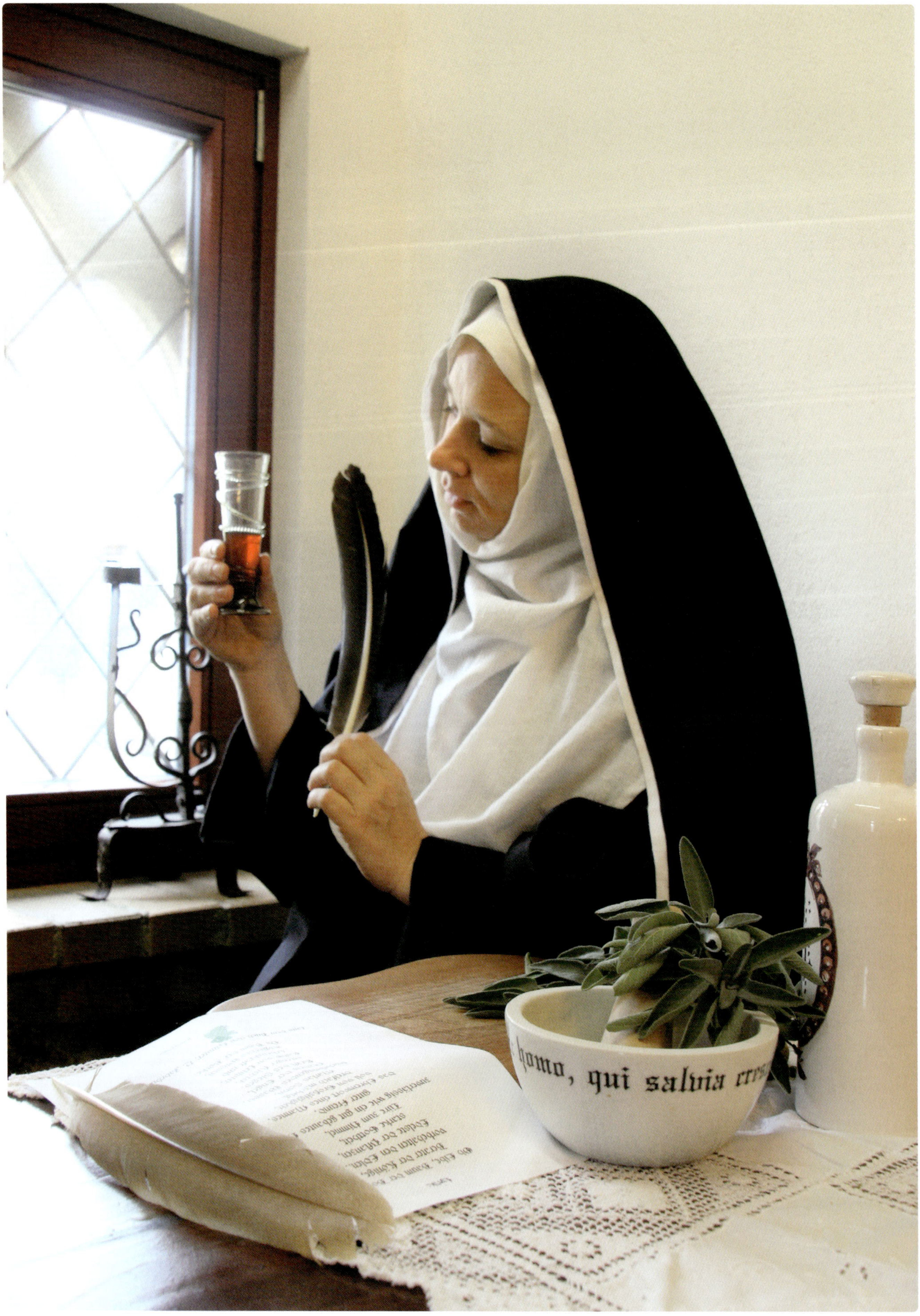
homo, qui salvia

Hildegard-Medizin

Die Vita der Hildegard von Bingen ist gut belegt, auch durch ihre vielen Briefe. Diese Briefe sind hoch interessant und noch immer in Buchform im Handel.

DIE SECHS LEBENSREGELN DER HILDEGARD VON BINGEN

Eine kleine Zusammenfassung

Lebensenergie schöpfen aus den vier Weltelementen, Feuer, Wasser, Luft und Erde.

Hildegard erkennt, dass alle Lebewesen ihre Lebensenergie aus den vier Elementen schöpfen. Wir sollten die vier Elemente achten. In meinen Garten, ja selbst auf dem Balkon, kann ich für das Element Wasser eine Wasserstelle, einen Teich, einen Springbrunnen einrichten. Für das Element Feuer einen Feuerplatz oder eine Kerze aufstellen, etwas Wehendes, eine Fahne, ein Windspiel für die Luft und einige Kräutertöpfe oder ein Beet anlegen für die Erde. Die Menschen werden durch die brutale Zerstörung der Schöpfung krank. Aus einer intakten Schöpfung ziehen die Menschen viel Lebenskraft.

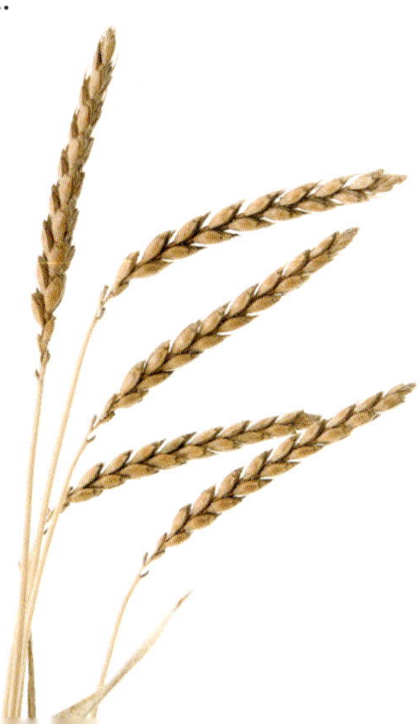

Beim Essen und Trinken auf die Subtilität der Lebensmittel achten.

Die Hildegard-Ernährung basiert auf dem Begriff *Veriditas*, der sogenannten Grünkraft. Sie gibt genaue Essensregeln für gesunde und kranke Tage. Wir sollen aus der Natur unsere Lebensenergie ziehen und so empfiehlt sie Dinkel als das beste Getreide. Ein wohlschmeckendes Frühstück ist ihr *Habermus*. Bei Hildegard sollten Lauch, Pflaumen, Erdbeeren und Pfirsiche nicht gegessen werden. Sie gelten als Küchengifte.

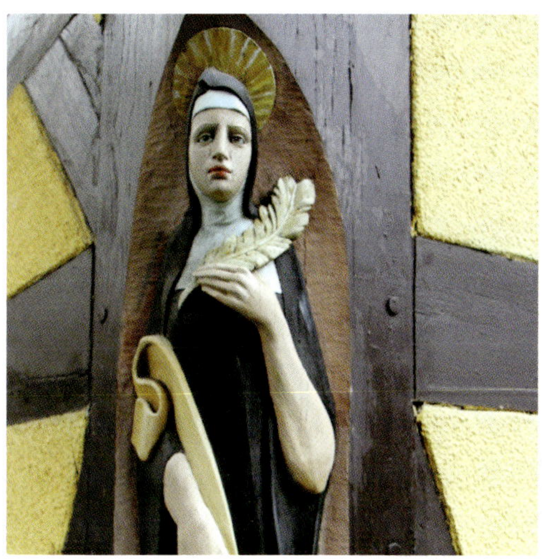

Bewegung und Ruhe in ein Gleichgewicht bringen. Für das richtige Maß an Spannung und Entspannung sorgen.

Ora et labora, heißt die Regel der Mönche und Nonnen, bete und arbeite. Bewegung und Ruhe, oder Arbeit und Freizeit. Wir sollen genügend Freizeit haben, damit die über den Tag aufgestauten Emotionen abgebaut werden und uns nicht krankmachen können. *Schöpfungsschau* nennt das Hildegard, sich hinsetzten und die Natur betrachten und genießen.

Schlafen und Wachen regulieren

„Wenn der Mensch schläft, erholt sich sein (Nerven) Mark“, sagt Hildegard. Sie ist auch der Meinung, wer gut schlafen will, muss sich auf den Schlaf vorbereiten. Seitdem ich folgen Ausspruch von Hildegard kenne, ärgere ich mich nicht mehr über eine etwas schlaflose Nacht: „Aber, wenn der Mensch viel wach und öfters wieder einschläft, werden sein Nervenmark und Glieder in angenehmer Weise gestärkt und neu belebt, wie ein Säugling, der oft saugt und wieder aufhört und zwischendurch seine Kräfte zu seiner Erholung sammelt.“ Nach Hildegard ist nächtliches Aufwachen sogar gesund!

Ausleitung von Verunreinigungen und Schadstoffen

Für Hildegard ist es eine Kunst, die Körpersäfte im Fluss zu halten und schlechte Säfte erst gar nicht entstehen zu lassen. Für Wutausbrüche und Zorn ist die Schwarzgalle verantwortlich. Alle krankmachenden schlechten Säfte sind aus dem Körper abzulassen. So kann an bestimmten Tagen im Monat der Aderlass nach Hildegard durchgeführt werden.

Seelische Abwehrkräfte stabilisieren

In ihrem Buch *Der Mensch in der Verantwortung* beschreibt sie 35 Tugenden und setzt die negativen Charakterzüge zum Vergleich dazu, wie: Ausgelassenheit und Disziplin, Vergnügungssucht und Bescheidenheit, Unbarmherzigkeit und Mitgefühl, Feigheit und Gottvertrauen, Zorn und Geduld, Hochmut und Demut, Neid und Nächstenliebe, Unglaube und Glaube, Verzweiflung und Hoffnung, äußerer Reichtum und innere Werte u. v. m.

Gottvertrauen haben, danken lernen, Frustration aufgeben, Vorbilder finden und natürlich auch Vorbild sein, wäre die Lebensauffassung nach Hildegard.

Und, glücklich sein ist eine Entscheidung!

HILDEGARD-MEDIZIN

Hildegard-Medizin versteht sich als eine Komplementärmedizin. Sie ergänzt also andere Heilmethoden und ist eine Regulationsmedizin, die auf Körper, Geist und Seele ausgleichend wirkt. Ihr Denken ist ganzheitlich, d. h. sie sieht den ganzen Menschen, das Tier, die Pflanze, den Stein aus der einen Schöpfung Gottes hervorgehen. Alles ist in den großen Heilsplan Gottes, in seiner Heilsordnung verankert. Sie prägte auch den Begriff *Veriditas* – die grüne Kraft der Kräuter.

Hildegard hat erkannt, dass Gesundheit kein Zustand ist, sondern hier muss man den *eigenverantwortlichen Patienten* sehen.

Einige unserer Lieblings-Rezepturen

DER GELÖSCHTE WEIN

Nach dem Motto: Jetzt reicht's mir. Wirkt gegen Stress, Unruhezustände sowie depressive Verstimmungen (aus Causae et Curae 198, 5; PL 1246 D)

Das ist eine Hildegard-Anwendung für uns, wenn wir mal so richtig die „Nase voll" haben.

1. 1 bis mehrmals täglich wird 1 Glas Wein oder auch weniger Wein in einen Topf gegeben und bis zum Sieden erhitzt.
2. Wenn er kocht, wird mit einem Likörglas kaltem Wasser schwungvoll (so wütend, wie gerade die Stimmung ist) abgelöscht und schluckweise warm getrunken.
3. In eine Thermoskanne abgefüllt, kann der Wein auch über den Tag warm getrunken werden, bis die Situation sich beruhigt hat.

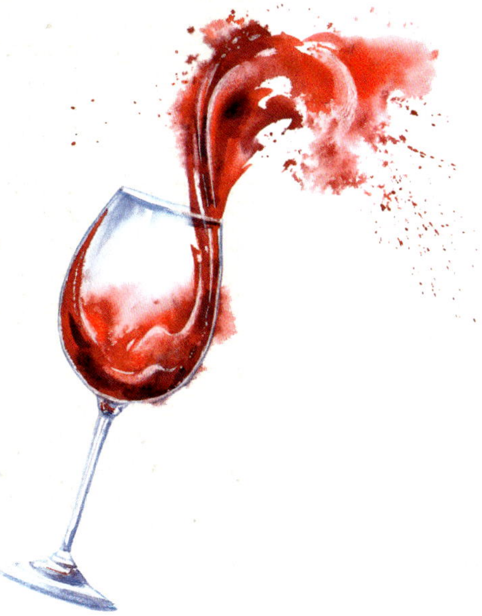

WERMUT-TRANK

Meister gegen alle Erschöpfung

„Wermut-Elixier beseitigt in dir die Nierenschwäche und die Melanche, klärt die Augen und stärkt das Herz und lässt nicht zu, dass deine Lunge krank wird. Es wärmt den Magen und den Darm, reinigt die Eingeweide und bereitet eine gute Verdauung." (Physica Kapitel 1–109 /R1-308)

Zutaten:

* 1 l Bio-Wein
* 40 g Honig, für Diabetiker weniger
* 40 ml Wermutfrühlingssaft

Zubereitung:

1. Man presst dem jungen Wermut (bis 21.06. jeden Jahres) den Saft aus, nachdem man ihn zerkleinert hat (Fleischwolf).
2. Dann kocht man den Wein mit Honig kurz auf und gießt den Saft in den noch leicht siedenden Honigwein.

Jeden zweiten Tag ein Pintchen (ein kleines Schnapsglas voll) vor dem Frühstück kurmäßig, von Mai bis Oktober, trinken.

HERZWEIN / PETERSILIEN-HONIG-WEIN

nach Hildegard von Bingen (Physica 1–68/R1–206)

Zutaten:

* 8–10 Stängel und Blätter der glatten Petersilie
* 1–2 EL Weinessig
* 1 l Kabinettwein, leichter roter Wein, der Alkoholgehalt soll 12,5 % nicht übersteigen
* 80–100 g Honig der Region

Zubereitung:

1. Petersilie mit dem Weinessig in den Rotwein geben, kurz 5–10 Minuten aufkochen lassen, dann den Honig dazugeben und nochmals auf kleiner Flamme 4–5 Minuten simmen lassen. Das Ganze muss kochen, denn nur in der Siedehitze entstehen aus der Petersilie und dem Honig die wirksamen Herz-Verbindungen.

2. Danach die Flüssigkeit abschäumen, absieben, in saubere Flaschen einfüllen und verschließen.
3. Es können auch, um die Wirkung noch abzurunden, einige Tropfen Weißdorn-Tinktur hineingegeben werden.

Zur Herzstärkung 2–3 Mal täglich ein Likörglas voll nach dem Essen trinken.

NERVEN-GEWÜRZPLÄTZCHEN

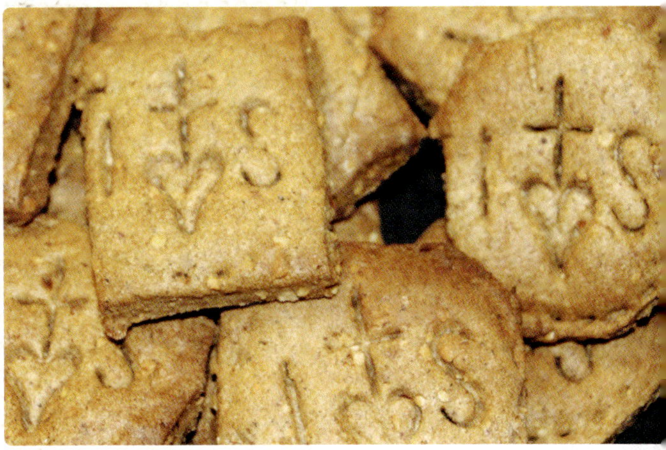

Kekse nach Hildegard von Bingen

Diese Nervenkekse sind nicht als Plätzchen, sondern als Arzneimittel gedacht und helfen bei Konzentrationsschwäche und Durchblutungsstörungen. Man soll nur maximal 3 oder 4 Stück am Tag essen. Hildegard von Bingen sagte dazu: „Iss diese oft und alle Bitternis deines Herzens und deiner Gedanken weiten sich, dein Denken wird froh, deine Sinne rein, alle schadhaften Säfte in dir minderer, es gibt guten Saft deinem Blut und macht dich stark.“ (aus PL- Patrologia Latina (Migne) 1139 B)

Zutaten:

* 1,5 kg Dinkelfeinmehl (kein Vollkornmehl)
* 400 g Butter
* 250 g Rohrzucker
* je 45 g Zimt und Muskat
* 10 g Nelken
* 300 g gemahlene süße Mandeln
* ½ TL Salz (auch weniger)
* 4 Eier
* 100 ml Wasser oder Milch nach Bedarf

Zubereitung:

1. Alle Zutaten zu einem feuchten Mürbeteig kneten,
2. 30 Minuten bis zu einigen Stunden ruhen lassen, auswalken und Kekse stechen. Backofen vorheizen, bei 180–190 °C im vorgeheizten Backofen ca. 20–25 Minuten hell backen. Wenn die Kekse zu dunkel werden, schmecken sie bitter.

Abkühlen lassen und in einer verschließbaren Dose lagern. Nicht mehr als 3 Plätzchen hintereinander verzehren.

WEINRAUTEN-PETERSILIEN-PACKUNG

(Physica 1-64/R)

Bei Kreuzschmerzen, Hexenschuss, Ischiasbeschwerden und schmerzenden Muskeln

Zubereitung:

1. 1 Teil / ca. 20 g Petersilie mit 4 Teile / ca. 80 g Weinraute in Olivenöl erhitzen / auch Bockstalg (Kräuter müssen nicht frisch sein).
2. Kräuter für ca. 3 Minuten in Olivenöl / Bockstalg erhitzen, abkühlen lassen, auf eine Kompresse geben und auf die betroffene Stelle auflegen.

Mit einem langen Schal oder Tuch befestigen und 24 Stunden liegen lassen. Bei Hildegard steht: „Und in 24 Stunden wirst du geheilt sein."

Habe dieses Rezept schon oft ausprobiert bei starken Verspannungen beim Stillen. Es funktioniert wie beschrieben!

VEILCHENSALBE – DIE NARBENSALBE

(Physica Kapitel 1–103/R1–291)

„Wer Kopfweh hat, der salbe mit der Salbe die Stirn in der Quere und es wird ihm bessergehen. Aber auch wer irgendwelche Geschwüre an seinem Körper hat, der verwende diese Salbe. Und wo der Krebs und andere Würmer einem Menschen das Fleisch zerfressen, soll darüber gesalbt werden und die Würmer werden sterben, wenn sie davon gekostet haben."

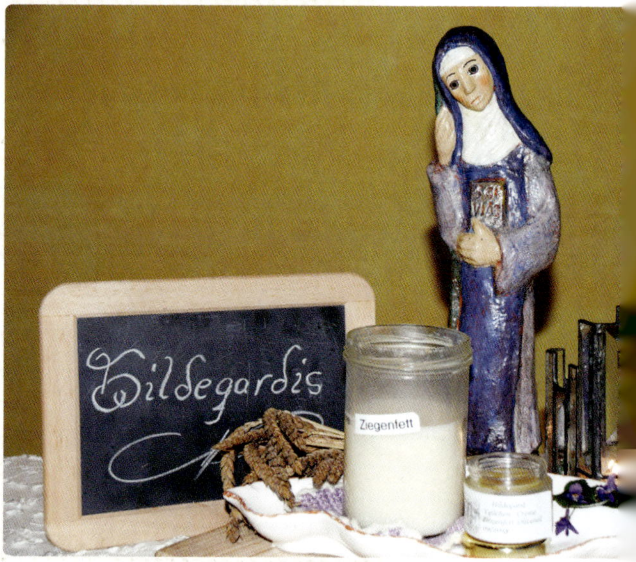

Die Veilchensalbe ist ein vorzügliches Heilmittel bei Hauterkrankungen, Hautunreinheiten, Geschwüren, Ausschlägen, Ekzemen, schlecht heilenden Nähten, Operationsnähten, Dammnähten, Wundheilungsstörungen / Keloiden. Ich verwende sie gern bei schlecht heilenden Damm- und Kaiserschnittnähten. Da ist sie eine der besten Salben, die ich kenne. Bei Hildegard wird die Salbe auch, wie beschrieben, auf Tumore gegeben.

Wirkstoffe vom Veilchen sind: Saponine, Bitterstoffe, ein Glykosid, Salizylsäuremethylester und Odoratin

Zutaten:
* 20 g Frischpflanze Märzenveilchen, Wohlriechendes (*Viola odorata*)
* 20 g Ziegenfett
* 10 g Olivenöl
* 5 Tropfen Echtes Rosenöl

Zubereitung:
1. Alles *Oberirdische* vom Märzenveilchen, dem Wohlriechenden Veilchen, ernten. Pflanzen putzen und noch am selben Tag mörsern. Ziegenfett im Wasserbad schmelzen.
2. Öl und gemörserte Veilchen zugeben und verrühren. Das Ganze 24 Stunden stehen lassen, dann abfiltern.
3. Rosenöl hinzugeben und nochmals umrühren.

Die Salbe im Kühlschrank aufbewahren. Sie ist 1 Jahr haltbar. Dies ist eines der besten Rezepte, um eine Narbenbehandlung, auch bei alten Narben, durchzuführen.

QUENDELSALBE

bei trockener, rissiger, juckender Haut und Ekzemen (Physica Kapitel 1–32/R1–092)

Zutaten:
* 100 g Ziegenfett
* 30 g Quendelpulver

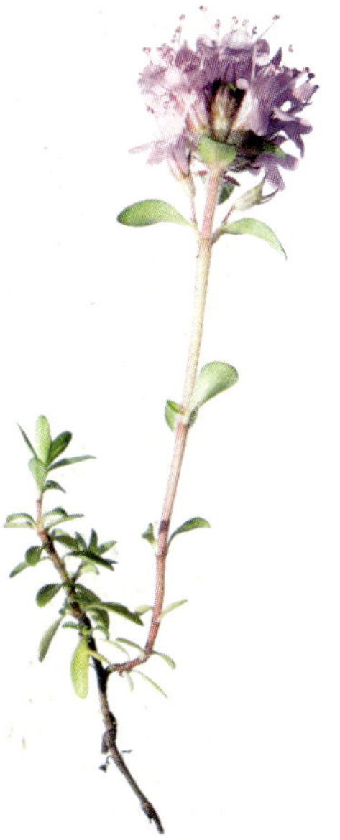

Zubereitung:
Ziegenfett im Wasserbad zerlassen und das Quendelpulver daruntermischen. Rühren, bis die Salbe fest wird.

Mehrmals täglich in die Haut einmassieren.

An den Geruch des Ziegenfetts muss man sich erst gewöhnen. Ich würde die Salbe nicht umändern, denn auch Hildegard kannte besser riechende Salbengrundlagen.

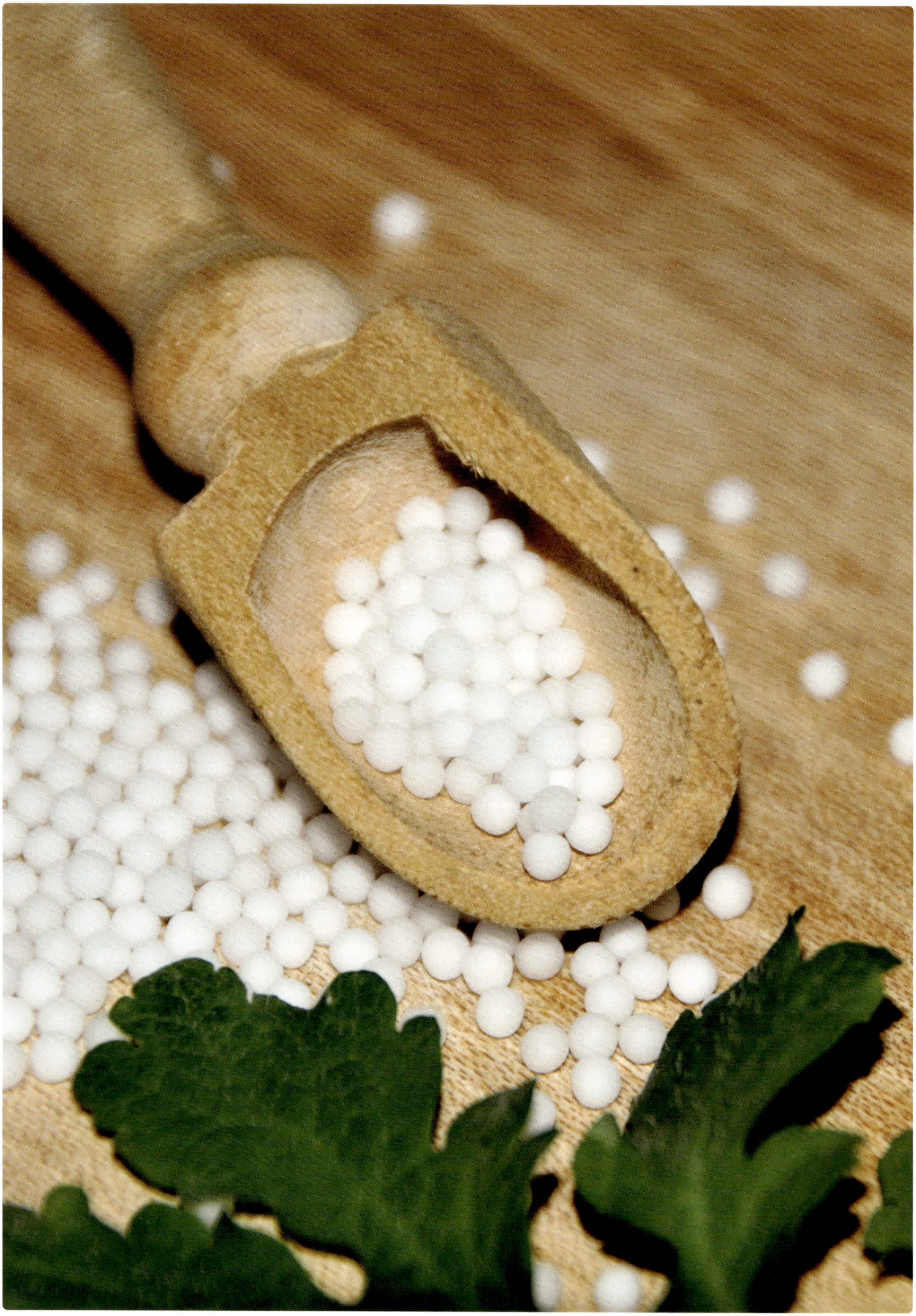

Homöopathie

WAS IST HOMÖOPATHIE?

Aus dem Griechischen stammt das Wort Homöopathie, das mit „ähnliches Leiden" zu übersetzen ist. In der Homöopathie werden Mittel verabreicht, die ähnliche Symptome auslösen wie die Krankheit selbst.

Eine homöopathische Behandlung richtet sich nie allein nach den Beschwerden. Im Gegensatz zur Allopathie ist es keine Symptombehandlung, sondern sie betrachtet immer den ganzen Menschen, mit Körper, Geist und Seele. Dadurch gibt es keine Standardmittel gegen Kopfschmerzen, nervöse Bauchschmerzen etc. Es geht vielmehr darum, die Ähnlichkeit, die möglichst genaue Übereinstimmung zwischen einem Krankheitsbild einerseits und dem Arzneimittelbild, der entsprechenden Substanz andererseits zu finden.

Da Homöopathika im Gegensatz zu chemischen oder pflanzlichen Arzneimitteln nicht durch eine bestimmte Menge chemischer Arzneisubstanzen wirken, sondern durch immaterielle Reize, haben sie ganz besondere Vorteile.

Vorteile:

* Akute Erkrankungen werden ausgeheilt und damit chronische Erkrankungen verhindert. Das ist ein wichtiges Gebiet der Homöopathie
* Chronische und akute Schmerzen werden abgeschwächt / geheilt
* Heilung von Infektionen
* Komplikationen von Infektionen werden gelindert
* Heilung von Wunden und Verletzungen verbessern, ist für das Wochenbett wichtig
* gute Verträglichkeit, besonders bei Säuglingen und Schwangeren
* Symptome werden nicht unterdrückt
* enthalten kein Abhängigkeitspotenzial noch beeinträchtigen sie Reaktionsvermögen oder Sehschärfe
* Heilung von seelischen Verletzungen wird gefördert, wie Kummer, Schreck etc.
* Homöopathische Arzneimittel sind auch für Babys, Kinder, Alkoholiker und Tiere geeignet
* unterstützen notwendige schulmedizinische Therapien
* Es kann jedoch zu einer Erstverschlimmerung kommen
* Grundlage der homöopathischen Arzneimittel sind Pflanzen, Tiere

oder tierische Produkte und Mineralien. Urtinkturen Ø werden nur aus Frischpflanzen-Tinkturen nach dem Homöopathischen Arzneibuch (HAB) hergestellt. Diese Urstoffe werden mit Alkohol oder Milchzucker zu Arzneimitteln verarbeitet:

* Globuli (Glob.), Granula=Globuli von 0,05 g Gewicht, sind mit flüssigen Zubereitungen getränkte Zuckerkügelchen / Streukügelchen
* Tabletten (Tabl.), sind ohne Bindemittel gepresste Verreibungen
* Dilutionen (Dil.), sind flüssige Zubereitungen (Verdünnung, Tropfen)

Hahnemann stellte fest, dass einige Substanzen zu aggressiv für den Menschen sind. So begann er diese Arzneigrundstoffe zu verdünnen und er bemerkte, dass bloßes Verdünnen die giftige Wirkung nach und nach vollständig verschwinden ließ.

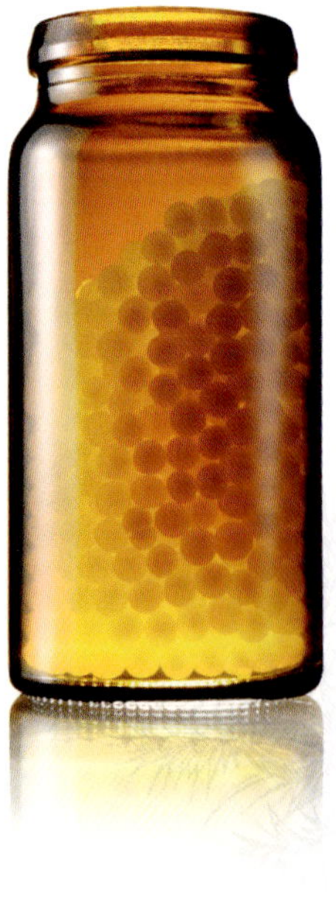

Da kam Dr. Hahnemann auf seine bedeutungsvolle Idee:

1. Die Arzneigrundstoffe stufenweise zu verdünnen.
2. Die Verdünnungen bei jeder Verdünnungsstufe kräftig zu schütteln oder zu verreiben (dynamisieren), was heute potenzieren genannt wird. Gleichzeitig beinhaltet der Potenzierungsvorgang homöopathischer Arzneimittel die Verdünnung des Arzneistoffes und die Verstärkung seiner Heilwirkung.

Je höher der Potenzierungsgrad eines Arzneistoffs ist, umso tiefgreifender ist die Wirkung auf den menschlichen oder tierischen Organismus.

Bei der Dezimal-Verdünnung wird das Präparat bei jeder Verdünnungsstufe im Verhältnis 1:10, das heißt 1 Teil Arzneistoff wird mit 9 Teilen Verdünnungsmittel verdünnt und verschüttelt. Man beginnt mit der Urtinktur Ø z. B. aus Frischpflanzen und nimmt 1 Teil Urtinktur und 9 Teile Alkohol. Dieses gut 10 Mal durchschütteln und man hat eine D1. Von dieser D1 nimmt man 1 Teil und gibt 9 Teile Alkohol dazu und verschüttelt abermals und man hat eine D2. Dieser Vorgang kann beliebig oft wiederholt werden. Für akute Beschwerden sind eher die tiefen und mittleren Potenzen und die hohen Potenzen eher für chronische oder seelische Beschwerden geeignet.

Mit der Potenzierung wird erreicht:

1. Dass die Arzneistoffe, die unverdünnt giftig sind, unschädlich werden und damit keine Nebenwirkung mehr haben.
2. Dass die Heilkraft bei jedem Verdünnungsschritt aktiviert, dynamisiert und damit verstärkt wird.
3. Dass Grundstoffe, wie Gold, Silber und viele andere Metalle, die, wenn sie unverarbeitet bleiben, keine Heilwirkung haben, dadurch zu wirksamen Heilmitteln werden.

Man unterscheidet:

D-Potenzen: Der Arzneistoff wird stufenweise im Verhältnis 1:10 mit dem Verdünnungsmittel potenziert/verschüttelt.

C-Potenzen: Der Arzneistoff wird stufenweise im Verhältnis 1:100 mit dem Verdünnungsmittel potenziert/verschüttelt.

LM oder Q-Potenzen: Der Arzneistoff wird stufenweise im Verhältnis 1:50 000 mit dem Verdünnungsmittel potenziert/verschüttelt.

HOMÖOPATHISCHE MITTEL FÜR DEN HAUSGEBRAUCH

Zutaten:

* 1 Urtinktur
* 1 Glas mit Deckel (Erlenmeyerkolben, Rundkolben usw.)
* unarzneiliche Globuli-Rohrzuckerkügelchen
* 1 Kaffeefilter

Zubereitung:

1. Zur rechten Zeit hat man mit frischen, gemörserten Pflanzen eine Urtinktur im Mischverhältnis 1:2 oder 1:5 oder ein Fluidextrakt hergestellt (siehe Kapitel Tinkturen Seite 59).
2. Nun gibt man in den Erlenmeyerkolben 1 ml dieser Urtinktur und noch 9 ml 40 %iges Ethanol. Man verschließt das Glas mit dem Glasstopfen und verschüttelt mit klopfenden Bewegungen das Ganze 10 Mal. Nun hat man eine D1-Potenz-Tinktur.
3. Jetzt nimmt man hiervon 1 ml und wieder 9 ml 40 %iges Ethanol und potenziert / verschüttelt wieder 10 Mal, nun hat man eine D2-Potenz-Tinktur.

Dieser Vorgang kann beliebig oft wiederholt werden.

Niedere, *tiefe* Potenzen	* D1 bis D12 * C1 bis C6 * LM 1 bis LM 2
Mittlere Potenzen	* D12 bis D23 * C6 bis C12 * LM 3,4 bis LM 5
Hohe Potenzen	* D24 und höher * C13 und höher * LM 6 und höher

Einnahme und Dosierung von Homöopathika

* Globuli werden unter die Zunge oder in die Wangentasche gelegt und lösen sich dort auf, also langsam im Mund zergehen lassen.
* Da die Aufnahme des Mittels über die Mundschleimhaut erfolgt, ist es wichtig, dass etwa eine ¼ Stunde vor der Einnahme und eine ¼ nach der Einnahme nichts getrunken oder gegessen wird, nicht die Zähne geputzt werden und auch kein Kaugummi gekaut wird.
* Es sollte auch auf die Anwendung von Kampfer, Menthol verzichtet werden. Kaffee- und Teetrinker sollten mit diesen Getränken ca. 30 Minuten warten.

  Pfefferminze und Eukalyptus können die Therapie beeinflussen. Störfaktoren einer homöopathischen Behandlung sind Erkältungsbäder, Mundspülungen, Halspastillen, Zahnpasten, Parfüme, Seifen, Aromen, Metalle, Duftstoffe sowie chemische Medikamente.
* Homöopathische Arzneimittel sollten so oft wie nötig und so selten wie möglich eingenommen werden.
* Nach der Einnahme eines homöopathischen Mittels kann es zu einer sogenannten *Erstverschlimmerung* kommen, was erst einmal ein gutes Zeichen ist. Es zeigt an, dass der Organismus auf die Heilreize reagiert.
* Wie viele Globuli sollen gegeben werden? Man hört hier oft von 5 Globuli. Studiert man dazu Hahnemann, heißt es da: kleinste Gabe. Hahnemann arbeitete vorwiegend mit Globuli in Mohnsamengröße. 5 Globuli haben nicht die Wirkung von einem Globulus, denn noch ist die Anzahl der Globuli nicht egal. Wir haben im Laufe der Jahre gelernt, der kleinsten Gabe zu vertrauen.

  Auch hier gilt der Grundsatz: Weniger ist mehr. Wichtig ist immer die Ähnlichkeits-Wahl. Die Dosierung ist in der Homöopathie eine höchst individuelle Angelegenheit.
* Wir arbeiten gern mit C-Potenzen. C-Potenzen wirken nach dem Reiz / Reaktionsprinzip. Der Ablauf einer Behandlung kann immer ein wenig variieren.

  Also ich habe einer Patientin ein Mittel in der C30 gegeben. Jetzt warte ich zunächst ab. Wie lange ich abwarte, hängt sehr von der Situation ab. In einer hochakuten Situation mit starken Schmerzen und Fieber sollte das Mittel sehr kurzfristig, spätestens binnen Stunden wirken. Bei schleichenden und chronischen Beschwerden kann die Wartezeit auch einmal mehrere Tage oder sogar noch länger dauern. Tritt eine Besserung ein, warten wir zunächst ab, denn in eine laufende Heilung sollte man möglichst nicht eingreifen. Im Idealfall verschwinden die Beschwerden nach einmaliger Gabe komplett, da ist keine weitere Gabe nötig. Es kann aber auch sein, dass ich eine deutliche Besserung erlebe, die aber plötzlich stagniert. Wenn die Symptome sich nicht verändert haben, also die Arznei immer noch ähnlich zum Zustand des Patienten passt, dann wird die Arzneigabe wiederholt. Nun wird erneut gewartet, bis eine vollständige Heilung erfolgt ist.

* Anders stellt sich die Situation dar, wenn sich die Symptomatik verändert, das kann z. B. bei grippalen Infekten leicht passieren. Da ist der Schnupfen beseitigt und nun tritt auf einmal ein Husten auf. Jetzt prüfe ich natürlich, ob die Arznei auch für diesen Zustand passt, sehr häufig wird hier ein neues Mittel gewählt werden müssen. So läuft für gewöhnlich eine normale Behandlung ab. Nun kann man verstehen, dass der Patient immer mit dem Behandler in Kontakt bleiben sollte. Hat sich nach der ersten Verordnung keine Besserung oder sogar eine Verschlechterung eingestellt, muss weiter befragt werden.
* In akuten Fällen können die Globuli in einem Glas Wasser (ca. 2 dl) / Wasserglasmethode aufgelöst werden und davon alle 15 Minuten ein Schluck im Mund bewegt werden, bis Besserung eintritt. Meistens tritt diese zügig ein.
* Ich habe bemerkt, dass jede Arznei, die passt, etwas bewegt, egal oder unabhängig davon, in welcher Potenz ich sie gegeben habe.

Hier möchte ich noch die Hering'sche Regel erwähnen, die besagt: *Die Krankheit geht den richtigen Weg, wenn sie von oben nach unten und von innen nach außen verläuft!*

Aufbewahrung der homöopathischen Mittel

* Hohe Temperaturen vermeiden, nie der Sonne oder großer Hitze aussetzen
* Vor Licht und Feuchtigkeit schützen
* Nicht im Fahrzeug lassen
* Nicht in die Nähe von stark riechenden Substanzen, wie Parfüm, Reinigungsmittel, äth. Öle, aufbewahren
* Möglichst vor Röntgenstrahlen schützen, z. B. bei der Durchleuchtung in der Flugabfertigung. Nicht mit in den Koffer nehmen, immer im Handgepäck mitführen. In der Zwischenzeit gibt es auch einen Strahlenschutzbeutel aus Silberstoff, da Blei nicht mehr erlaubt ist, um die Mittel zu schützen.

KLEINE HAUSAPOTHEKE

Aconitum	Erkrankung beginnt plötzlich, akut, heftig, Folge von kaltem und scharfem Wind, hohes Fieber, der Kranke hat große Furcht, Angst, Panik u.v.m.
Apis	Insekten-Bienenstich, Mittelohrentzündung, stechende Halsschmerzen, Fieber
Arnica	stoppt Blutungen, bei Prellungen, Quetschungen, Verstauchungen, nach Sturz, Blutergüssen, Geburt, nach Operationen u.v.m.
Arsenicum album	starker Durchfall und Erbrechen, hier das erste Mittel, starke Erschöpfung
Belladonna	akute Entzündungen, hochroter Kopf u.v.m.
Bryonia	Gelenkentzündung, Hexenschuss, Erkältung und Grippe, Husten, *Möchte nach Hause, obwohl er sich zu Hause befindet*, redet bei der Krankheit ständig von der Arbeit, Schule usw.
Calendula	Verletzungen, Schnittwunden, Operationswunden, eitrige Wunden, Entzündungen
Cantharis	Harnblasenentzündungen, Verbrennungen, Sonnenbrand
Causticum	nach Entbindungen, wenn kein Urin gelassen werden kann, Rachenentzündung, Stimmlosigkeit und Heiserkeit ohne Schmerzen, Husten mit Harnabgang
Gelsemium	Kopfschmerzen, die sich nach Urinabgang bessern, übergangene Grippe, Prüfungsaufregung mit Zittern
Hypericum	Hauptnervenmittel, Quetschungen der Finger, Wirbelsäulenverletzungen, Steißbeinsturz, Zahnschmerzen, Stichwunden

KLEINE HAUSAPOTHEKE

Nux vomica	bei allem, was zu viel war oder ist, Überarbeitung, auch das zu viel getrunkene Gläschen, Verstopfung auf Reisen
Pulsatilla	Launenhaftigkeit, Schnupfen, Blasenentzündung, Ohrenentzündung, Augenentzündung, Kinderwunsch
Rhus toxicodendron	Verspannungen, Verrenkungen, Schmerzen in Sehnen und Bändern, Patient will sich trotz Schmerz ständig bewegen
Ruta	Mittel der kleinen Gelenke, Handgelenk, Fußgelenk, Knie, Schulter, Augenschmerzen durch Überanstrengung, Rückenschmerzen durch Verspannungen
Symphytum	Knochenbrüche, Knochenhautverletzungen, Schneeball aufs Auge
Veratum album	Erbrechen mit Durchfall gleichzeitig, akuter Brechdurchfall, Kreislaufschwäche, Lebensmittel wurden nicht vertragen / Vergiftung

Versucht, für die Hausapotheke Mittel zu bekommen, die handpotenziert sind. Es gibt bereits schöne, gefüllte Taschenapotheken im Handel zu kaufen.

Eine Einführung in den Gebrauch von Homöopathika ist immer von Nutzen. Man kann Homöopathika gut mit anderen beschriebenen Therapieformen verbinden.

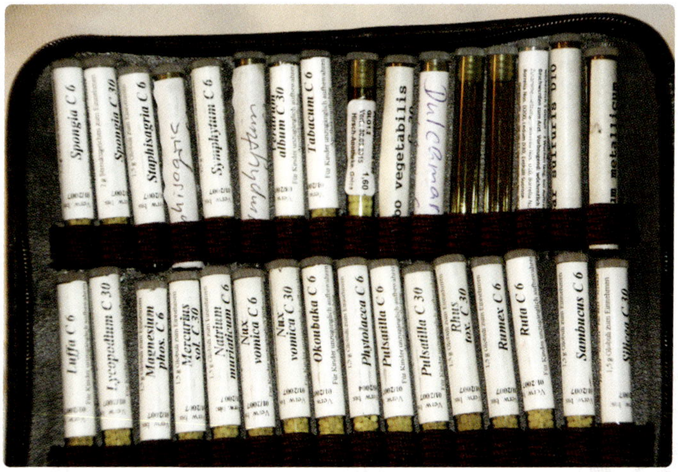

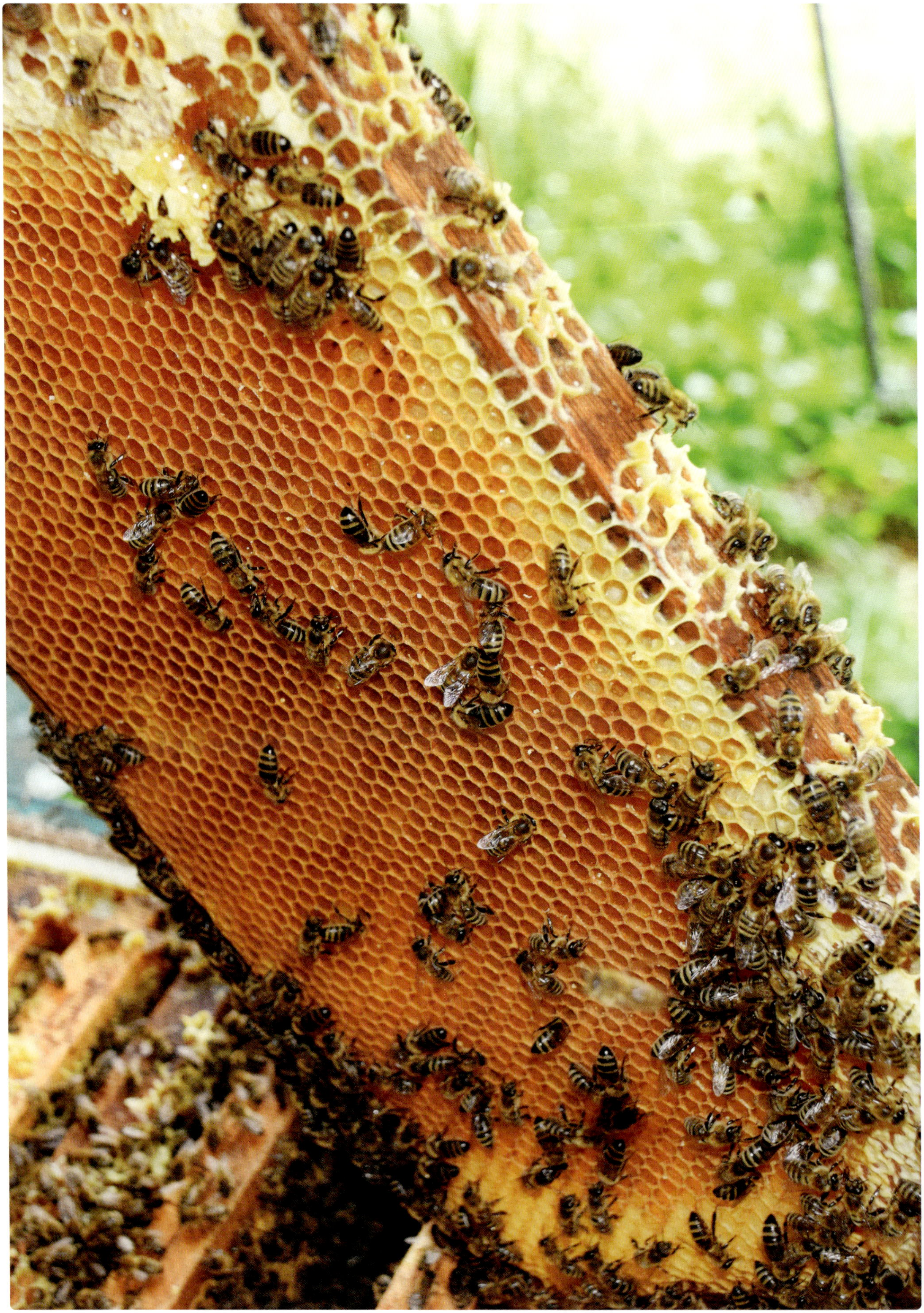

Erdkammersirup Honigauszüge und Propolis

ERDKAMMER-HUSTEN-SIRUP

Eine alchemistische Zubereitung

Sucht man in der Pflanzenheilkunde eine Alternative zu Codein, also zu einem Schmerz- und Hustenstiller, kommt man um Erdkammersirup aus Spitzwegerich kaum herum. Richtig angewendet kann er Codein und Penicillin ersetzen …

Seit gut 20 Jahren fertigen wir nun den Erdkammersirup. In der Zwischenzeit geben wir alle Kräuter hinein, die eine hustenlindernde Wirkung haben. Der Erfolg gibt uns recht, wenn er bei den ersten Anzeichen einer Erkältung eingenommen wird.

Zutaten:

* Akelei, blühendes Kraut, Blüten und kleine Blätter
* Alant (Kraut, Blüte, Wurzel)
* Andorn, blühendes Kraut, Blüten und Blätter
* Basilikum, blühendes Kraut, Blüten und Blätter
* Bohnenkraut, blühendes Kraut, Blüten und Blätter
* Eibisch-Wurzel im zeitigen Frühjahr oder im Herbst
* Engelwurz, Blätter–Blüten–Samen–Wurzel
* Fenchel, Blätter und Samen
* Fichtenspitzen (Maiwipfel), ganz junge noch hellgrüne Nadeltriebe, nicht von der Eibe, sehr giftig
* Gänsefingerkraut, Blatt
* Gundelrebe, blühendes Kraut, Blüten und Blätter
* Himbeerblätter, junge Blätter
* Hohlzahn, blühendes Kraut, Blüten und Blätter
* Holunderblüten
* Huflattich, Blüten und junge Blätter (enthält Pyrrolizidinalkaloide, die im Ruf stehen, in großen Mengen eingenommen die Leber zu schädigen)
* Königskerze, Blüten und auch junge Blätter
* Lindenblüten

* Lungenkraut, blühendes Kraut, Blüten und Blätter (enthält Pyrrolizidinalkaloide, die im Ruf stehen, in großen Mengen eingenommen die Leber zu schädigen)
* Malve, Blüten und auch frische Blätter
* Melisse, Blätter vor der Blüte
* Odermennig, blühendes Kraut, Blüten und Blätter
* Quendel, blühendes Kraut, Blüten und Blättchen
* Rosenblüten
* Rote Mohnblüten, kalifornische Mohnblüten
* Salbei, Kraut vor der Blüte, aber auch Blüten
* Salbeiblättriger Gamander, blühendes Kraut, Blüten und Blätter
* Sanikel, nur 1 Blatt pro Pflanze ernten, sie hat sehr wenige Blätter
* Schlüsselblume, Blüten (Früher wurde auch die Wurzel genommen, steht nun unter Naturschutz, deshalb selbst anbauen)
* Spitzwegerich, nur frische Blätter
* Stiefmütterchen, blühendes Kraut, Blüten und Blätter
* Süßdolde-Aniskraut, Blätter und ganz zarte frische Samen
* Süßholzwurzel
* Thymian, blühendes Kraut, Blüten und Blättchen
* Veilchen (Blätter und Blüten)
* Vogelknöterich, blühendes Kraut, Blüten und Blätter
* Vogelmiere, blühendes Kraut, Blüten und Blätter
* Weißdorn, Blüten mit den entsprechenden Blättchen
* Ysop, blühendes Kraut, Blüten und Blätter

Nach Belieben wird die Heilpflanzenmischung ausgesucht

* 500–1000 g Honig (je nach Gefäß)
* 1 Gefäß mit ca. 1–2 Liter Fassungsvermögen

Zubereitung:

1. Nach der rechten Zeit, nämlich, wenn Pflanzen nach ihrer Signatur geerntet werden können, frisch gesammelte Blätter grob zerkleinern
2. Abwechselnd, beginnend mit einer Schicht Kraut, danach Honig, in ein Glas schichten
3. Gefäß gut verschließen (ggf. zusätzlich in 1 oder 2 Tüten packen und diese gut zubinden)
4. Das Gefäß ca. 30–50 cm tief in der Erde vergraben (bewährt hat sich eine in der Erde vergrabene aussortierte Waschmaschinen-

trommel), damit der Ansatz möglichst keinen Temperaturschwankungen ausgesetzt ist.

5. Stelle im Garten markieren. Es geht auch ein Erdkeller
6. Das Gefäß verbleibt 3 Monate in der Erde
7. Nach Ablauf der Zeit ausgraben
8. eventuell absieben
   (Ich siebe nicht ab, lasse auch die Pflanzen darin)
9. Die ganzen Pflanzen mit in den Tee geben

Wer das erste Mal diesen fertig vergorenen Honig riecht, könnte leicht denken, er sei verdorben. Der gute Geschmack entschädigt dafür.

Im Kühlschrank aufbewahren, er ist ca. 1 Jahr haltbar, teils auch viel länger

Anwendung: Bei Bedarf täglich 10–20 Mal je ¼ TL einnehmen. Der Erdkammersirup kann auch in den lauwarmen Tee eingerührt werden.

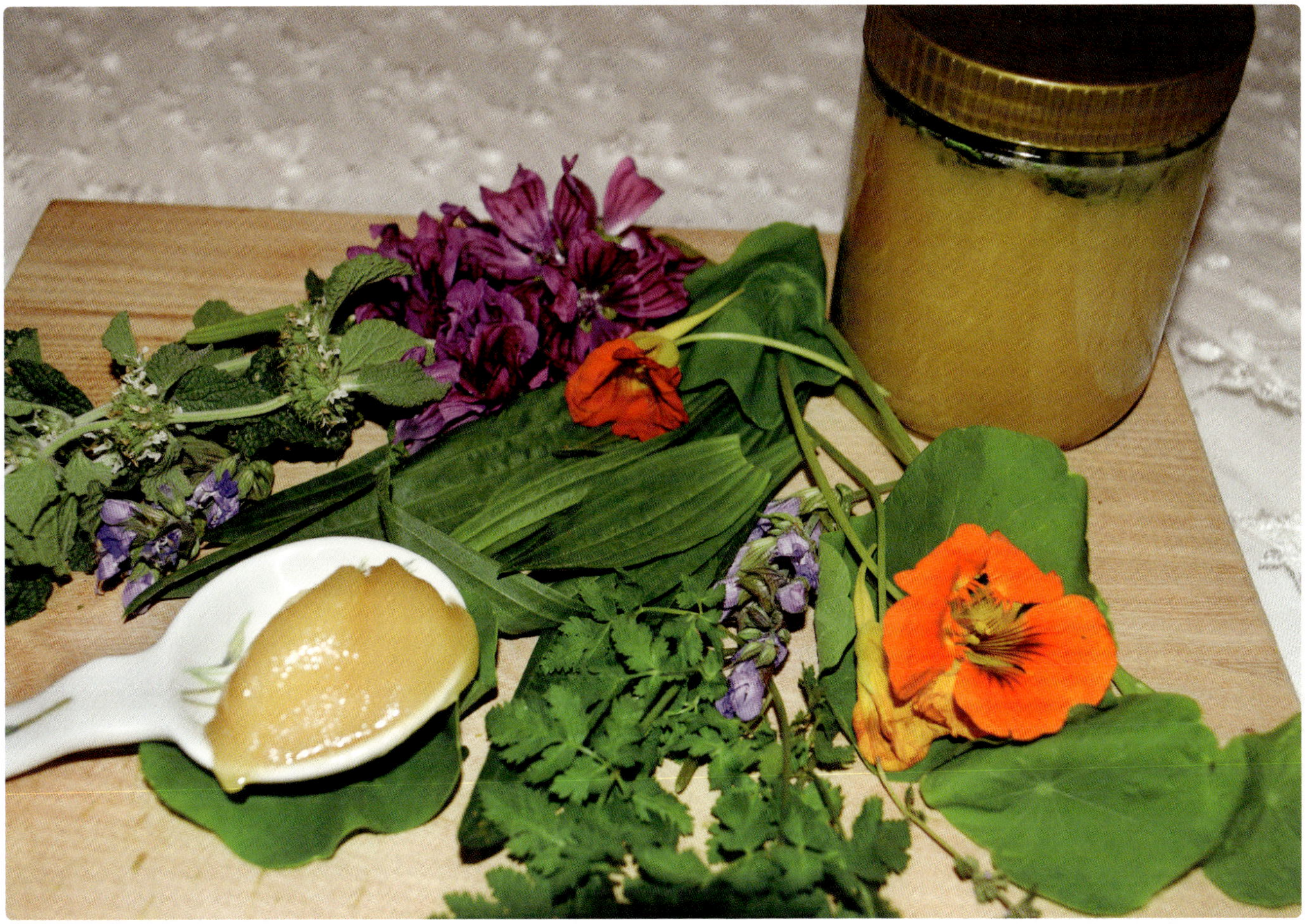

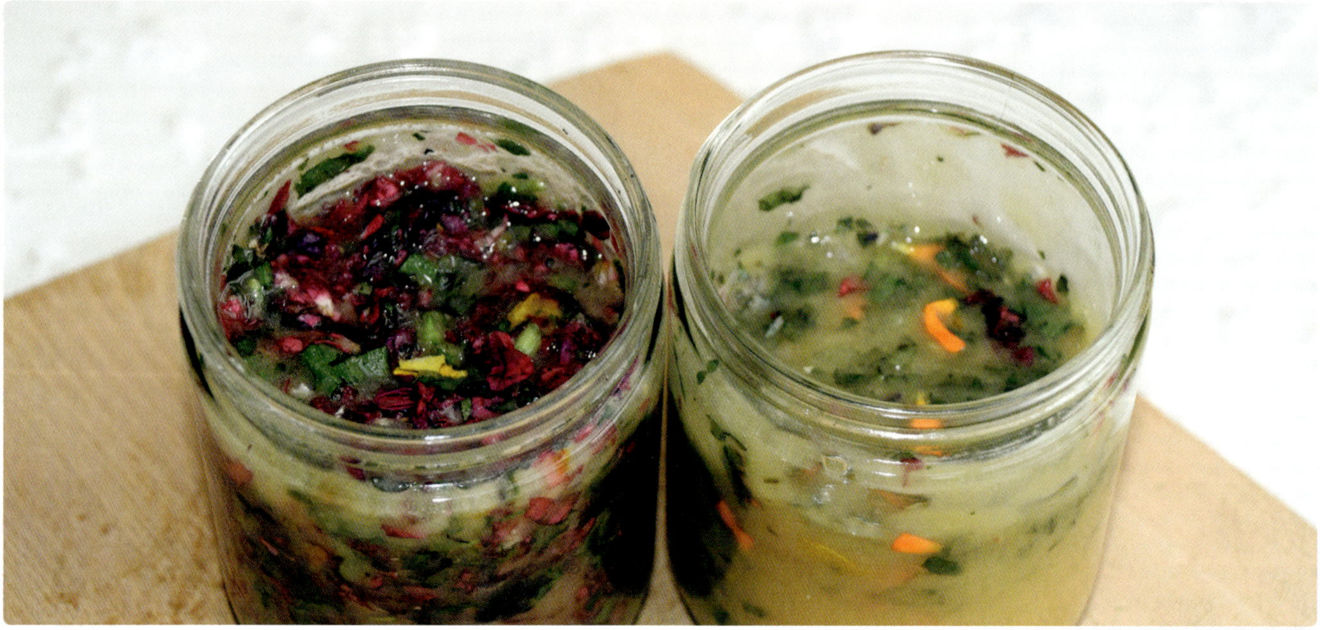

Honig, wer kennt ihn nicht, den von den fleißigen Bienen zusammengetragenen und umgewandelten „Nektar" der Blüten.

Unterstützen wir die Imker in der Region und kaufen wir ihren Honig, denn diese Bienen haben unsere Blüten bestäubt, sodass wir schöne Blüten bestaunen und im Herbst knackige Äpfel essen können. Auch kennen diese Blütenpollen unseren Körper und stärken so unsere Gesundheit.

Honig ist das am dritthäufigsten gefälschte Lebensmittel. Ausländischer Billighonig wird oft mit Zuckersirup z. B. aus Mais gestreckt. Das alles können wir umgehen, wenn wir zum einheimischen Imker gehen. Dort können wir auch zusehen, wie er seine Bienenvölker hegt und pflegt. Auch sollte man wissen, dass Honig bei längerer Lagerung eine dunklere Farbe erhält und fester wird, was keinen Qualitätsmangel darstellt.

Eine sehr einfache Herstellungsform von Honigauszügen ist das **Einbringen von zerkleinerten Heilpflanzen in ein gefülltes Honigglas**. Honig von einem regionalen Imker wird mit frischen Heilpflanzen belegt, durchgerührt und einige Zeit ziehen gelassen. In die verschiedenen Honig-Sorten können Heilpflanzen eingearbeitet und entsprechend der Indikation benutzt werden. Dieser angefertigte Kräuterhonig kann in einen 40 °C warmen Tee eingerührt werden, absieben und warm trinken.

Waldhonig ist kein Produkt aus Blüten, sondern die Bienen erzeugen diesen Honig aus Honigtau und aus den Ausscheidungen von Baumläusen, was im Magen der Bienen umgewandelt wird zu Honig. Er ist besonders geeignet, um erkältungslindernde Honigauszüge herzustellen.

KRÄUTERHONIG-AUSZÜGE

Ingwer-Honig	zur Infekt-Abwehr
Melissen-Honig	Beruhigung des Nervensystems
Lavendel-Honig	zur Beruhigung und Nervenstärkung
Andorn-Honig	bei Erkältungskrankheiten
Salbei-Honig	gegen Halsschmerzen und in den Wechseljahren
Huflattich-Honig	gegen Hustenreiz
Zwiebel-Honig	gegen Husten
Engelwurz-Honig	magenstärkend, blähungswidrig, allgemeines Stärkungsmittel für die Mitte
Veilchen-Honig	besonders bei Kindern
Gänseblümchen-Honig	bei Kindern, die schlecht essen, nicht so gut gedeihen
Schlüsselblumen-Honig	bei Erkältungskrankheiten, Halsbeschwerden, für die Bronchien
Rosen-Honig	gerbstoffhaltiger, umhüllender Honig, einfach wohlschmeckend

Weitere Honig-Auszugs-Ideen

KNOBLAUCHHONIG

Zubereitung:

1. 30 Knoblauchzehen schälen und durch die Knoblauchpresse drücken
2. 250 g Honig im Wasserbad so erwärmen, bis der Honig flüssig wird, nicht über 40 °C
3. Es kann auch schwarzer Knoblauch verwendet werden, der wunderbar balsamisch schmeckt, er verhindert den Knoblauch-typischen intensiven Mundgeruch, sein Name ist Ajo negro
4. Gut unterrühren

1 EL pro Tag ist ausreichend

ROSENHONIG

Wirkung: antiinfektiös, bakteriostatisch, aphrodisierend, antidepressiv, psychisch stabilisierend, leicht lokalanästhetisch, schwach abführend, wundheilend, magenberuhigend, galle- und leberwirksam, desinfizierend

Zutaten:

* Duftrosenblütenblätter, bei Bedarf 1 Tropfen echtes Rosenöl (echtes 100 % naturreines Rosenöl hat eine unglaublich lange Haltbarkeit, es wird immer wohlriechender mit der Zeit)
* 500 g naturbelassener Honig vom regionalen Imker

Zubereitung:

Die fein geschnittenen Duftrosenblätter, von ungespritzten Rosen und das Rosenöl in den flüssigen Honig geben und beides sehr gut miteinander verrühren. • Gut verschlossen aufbewahren

Für süße Speisen und Tees sowie als Brotaufstrich

Man bedenke die heilwirkenden Inhaltsstoffe von Rosenöl und Honig (die bulgarischen Rosenforscher sagen, Rosenöl hat über 400 Inhaltsstoffe)

SIRUP

Einen heilsamen Sirup erreiche ich, wenn ich Honig mit Heilpflanzen vermische und teelöffelweise in lauwarmen Tee einrühre. Immer darauf achten, dass der Honig nicht über 40 °C erwärmt wird, damit die dem Honig typischen Enzyme nicht zerstört werden. Die Kräuter können nach einer kurzen Verweildauer im warmen Tee abgesiebt oder mitgetrunken werden. Kinder lieben dieses Honigwasser wegen dem milden Geschmack.

Natürlich kann dieses Getränk nicht zum Dauergebrauch verwendet werden. In Erkältungszeiten sind die angesetzten Honige aber ein echter Segen.

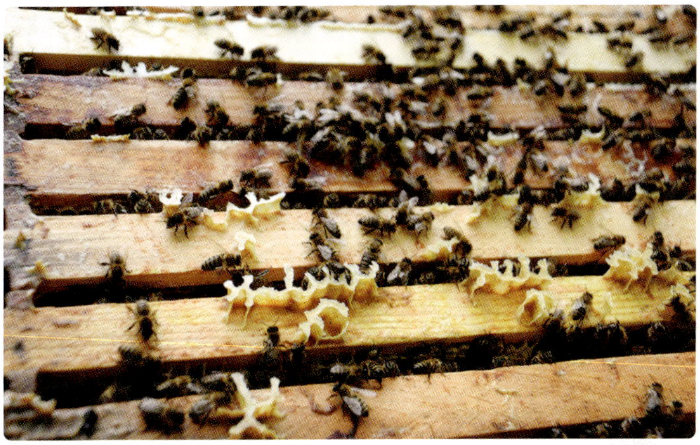

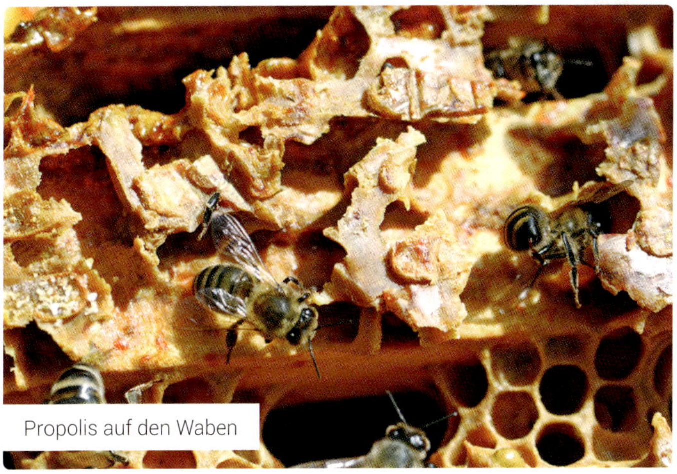

Propolis auf den Waben

PROPOLIS / KITTHARZ DER BIENEN

Wenn man den Bienenstock öffnet, dringt einem der nach Propolis duftende Geruch in die Nase. Da kann man sich gut vorstellen, dass der Geruch den Menschen als Therapie dient. Emsig sind Gertrud Webers (Föhlritz in der Rhön) Bienen auch an diesem etwas trüben Tag unterwegs, um die Honigkammern zu füllen, und so waren sie bestimmt auch an den blühenden Kastanien. Wenn man eine Kastanienknospe im zeitigen Frühjahr isst, befindet sich eine nach Propolis schmeckende Substanz an der Außenseite der Knospe. Propolis ist ein Sammelerzeugnis der Honigbienen. Ältere Bienen nagen klebrige, harzige pflanzliche Absonderungen von Knospen, Blättern und Zweigen verschiedener Bäume. Auch enthält Propolis Pollen, Wachse, ätherische Öle, das Speichelsekret der Biene und kleine Mengen an Zucker, Vitaminen, Mineralstoffen und Aminosäuren. Alle Ritzen und Spalten verkleben die Bienen damit, sowie auch das Einflugloch. Hier befindet sich eine Art desinfizierender Fußabtreter, denn im Bienenstock herrscht eine höhere Temperatur als in der Umgebung, eine erhöhte Luftfeuchtigkeit und natürlich jede Menge süße Nahrung für Erreger. Durch den Schutz des Kittharzes ist es im Inneren des Bienenstocks ähnlich steril wie in einem Operationssaal.

Die harzige Masse wird vorsichtig vom Imker abgekratzt, in einer hochprozentige Alkohollösung, 1:1 mit 75 % Alkohol, angesetzt, einige Zeit zum Auflösen verstreichen lassen, danach wird noch gefiltert.

Propolis hat nicht immer die gleiche Zusammensetzung, da es ein Naturprodukt ist, doch sollte es in keiner Hausapotheke fehlen, wenn man nicht allergisch darauf reagiert.

Wenn mit Propolis-Tinktur gearbeitet wird, muss vorsichtig damit umgegangen werden, denn es ist eine klebrige Flüssigkeit. Auf der Kleidung gibt es unschöne Flecken, die nur schwer aus der Wäsche entfernt werden können.

Noch eine Bitte: Kauft bei den Imkern in der Nachbarschaft. Diese Bienen bestäuben unsere Bäume und Blüten und diese Pollen kennt unser Körper gut.

Propolis wirkt:

* adstringierend / zusammenziehend
* antimikrobiell, gegen Viren, Bakterien und Pilze
* entzündungshemmend
* granulationsfördernd
* immunstimulierend
* betäubend
* entkrampfend
* zytostatisch – gegen Warzen
* zur Wundbehandlung im Hals- und Rachenbereich
* Kehlkopfentzündungen
* Schnupfen, Atemwegserkrankungen, Ohrenschmerzen
* Hämorrhoiden, Läsionen im Anal- und Perianalbereich
* Schnittwunden, Frostbeulen, Brandwunden, Vernarbung, Narbenkeloid
* Gürtelrose
* Abszesse, Furunkel, Eiterungen, *Ulcus cruris* = offenes Bein, Hühneraugen, Schwielen, Hornhaut,
* Zahnfleischentzündungen
* Zahnschmerzen und Infektionen
* Magenschleimhaut-Entzündungen
* Magengeschwüre
* Zeckenbiss

Seit den 30er-Jahren wurde Propolis als Salbe gegen Akne, Hautverletzungen, Ekzeme, Psoriasis, atrophisches Ekzem, Hautpilze, Verbrennungen und Geschwüre eingesetzt.

Dosierung:

Erwachsene 5 Tropfen
Kinder 2–3 Tropfen
Gefahr einer allergischen Reaktion beachten!

Auch sollte nicht unerwähnt bleiben, dass das Auftragen von Honig auf Wunden und Geschwüre seit Jahrhunderten bewährt ist. In der Zwischenzeit ist die antibiotische Wirkung gut untersucht. Dadurch hat sich der Honig als Wundauflage auch in den Kliniken etabliert. Hierfür sind die bakterientötenden, entzündungshemmenden und wundreinigenden *Inhibine* verantwortlich.

Schon seit Menschengedenken werden Bienenprodukte als Medizin verwendet, heute nennt man das Apis-Therapie.

Hydrolate

DIE KUNST DES DESTILLIERENS

Im Wasserkreislauf der Natur verdunsten ständig gigantische Wassermassen aus den Meeren, Seen, Flüssen, Wiesen und Wäldern, denn unsere Erde destilliert fortwährend. Die Sonne als gewaltige Hitzequelle erwärmt die Oberfläche und lässt das Wasser verdunsten.

Die feuchten Luftmassen steigen nach oben in kältere Schichten und kondensieren zu Wassertropfen. Als Regen fallen die destillierten Wassertropfen auf die Erde zurück. So entsteht der ständige Kreislauf.

Nach dem gleichen Prinzip läuft der Vorgang in einer Destille ab. Als Heizquelle kann eine Elektroplatte, Gasbrenner, Heizpilz und natürlich auch Kerzen dienen. In alter Zeit wurde sogar in Pferdemist destilliert.

In einer Glasdestille können wir beobachten, wie der Wasserdampf durch das Pflanzengut nach oben steigt, im Kühler wird der Wasserdampf zu Wasser kondensiert. Das Kondensat läuft durch den Ablauf und kann gleich in sterilen Flaschen aufgefangen werden.

Die Umwandlung der Elemente ist ein uraltes alchemistisches Prinzip. Die Pflanzen durchlaufen drei Aggregatzustände, erst sind sie fest, dann gasförmig

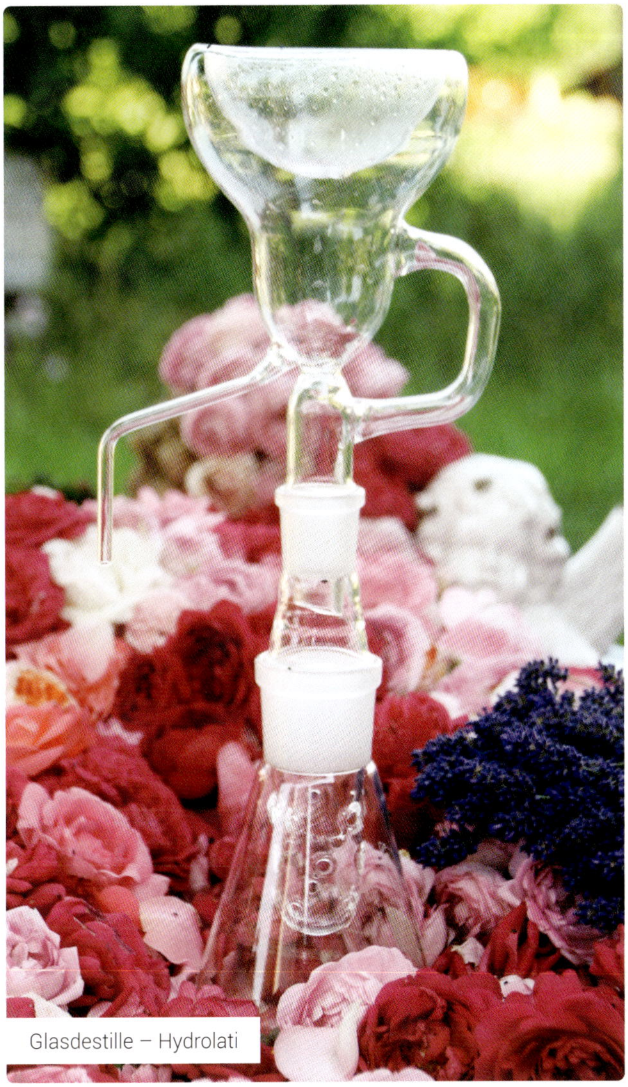

Glasdestille – Hydrolati

und zum Schluss flüssig. Durch dieses Verfahren werden aus dem Pflanzengut ganz besondere Inhaltsstoffe extrahiert. Das Endergebnis wird Hydrolat genannt.

Hydrolate werden auch als *Pflanzenwässer*, *Blütenwässer* oder *Aromatische Wässer* bezeichnet.

Sie fallen bei der Destillation von ätherischen Ölen an und sind ein Nebenprodukte der *Wasserdampfdestillation* von Blüten, Blättern, Rinden, Wurzeln u.v.m.

Wenn durch Wasserdampfdestillation ätherisches Öl gewonnen wird, entsteht auch ein entsprechendes Hydrolat aus der Pflanze. Nicht jede Pflanze hat ein ätherisches Öl, jedoch werden auch Pflanzen nur wegen ihres Hydrolats destilliert, wie z. B. Hamamelis.

Für viele Menschen duftet das Hydrolat angenehmer als das ätherische Öl. Die ätherischen Öle enthalten die fettlöslichen, leicht flüchtigen Inhaltsstoffe der Pflanze.

In der Zwischenzeit weiß man, dass Hydrolate auch eine starke Heilwirkung haben, manchmal wird – zumindest in bestimmten Bereichen – die der ätherischen Öle sogar übertroffen. Auch kann die Wirkung eines Hydrolats von der des ätherischen Öls abweichen.

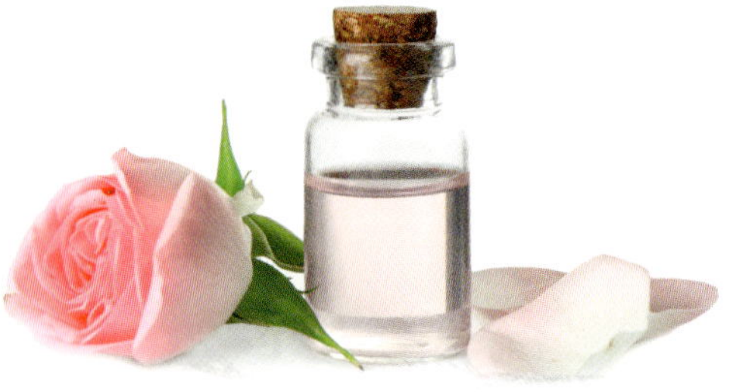

Hydrolate sind das perfekte Zusammenspiel aus Pflanzenwasser und ätherischem Öl.

Sie haben dadurch ein vielfältigeres Spektrum an Heilstoffen und können wie Tees innerlich, aber auch äußerlich angewendet werden!

Pflanzen, die ätherische Öle enthalten, schenken Hydrolaten oft einen wunderschönen Duft, der positiv auf unsere Psyche und Gesundheit wirkt und auch wunderbar in Schönheitsmittel eingearbeitet werden kann. Durch das ätherische Öl im Hydrolat werden diese konserviert und sind somit länger haltbar.

Als **Kohobation** bezeichnet man das mehrfache Verwenden des gewonnenen Hydrolats, von dem vorher das ätherische Öl abgezogen wurde.

Das Hydrolat wird erneut über die *frischen* Pflanzen gegeben und kann, wie etwa das Rosenwasser, 12 Mal zur Destillation benutzt werden. So reichert sich das Hydrolat mit immer mehr Stoffen an und entwickelt einen *runderen* Duft. Man erhält ein äußerst hochwertiges, intensiv duftendes Hydrolat. Es wird vermutet, dass dadurch eine stärkere Wirksamkeit als bei einem einfach destillierten Hydrolat erreicht wird. Durch Kohobation gewonnene Hydrolate sind in der Haltbarkeit oft beständiger als einfache Hydrolate.

Da Hydrolate nur begrenzt haltbar sind, werden die meisten zum Verkauf angebotenen Hydrolate mit Alkohol versetzt und haben so für medizinische Zwecke oft eine fragwürdige Heilwirkung.

Da Hydrolate schon nach wenigen Monaten verkeimen können, sollte man so keimarm wie möglich bei der Herstellung und Aufbewahrung arbeiten.

Hydrolate sollten bei gleicher Temperatur, idealerweise 12 °C, in dunklen, keimarmen Glasflaschen aufbewahrt werden.

Man erkennt z. B. an Schlieren, Trübungen oder muffigem Geruch, dass das Hydrolat nicht mehr verwendbar ist. Mit einem pH-Teststreifen kann man am sichersten die Haltbarkeit feststellen. Der pH-Wert eines Hydrolat bewegt sich im sauren Bereich. Der pH-Wert sollte je nach Pflanze und Hydrolat zwischen 3,5–6,5 liegen. Verändert sich der pH-Wert, sollte das Hydrolat auf Brauchbarkeit geprüft werden. Hydrolate können auch zur Haltbarmachung portionsweise eingefroren werden.

Hydrolate eignen sich vorzüglich zur inneren Einnahme, man sollte jedoch beachten, dass sie wesentlich konzentrierter wirken als beispielsweise ein Tee der gleichen Pflanze; also sollte man sie verdünnen, will man beispielsweise ein Glas Pfefferminzwasser trinken (30 ml in 1 Liter Wasser).

Hydrolate kann man anwenden:

* auf Kompressen bei Prellungen, Verbrennungen oder Fieber
* Rosenhydrolat kann gut nach einer Antibiotikabehandlung eingenommen werden
* hervorragend für Cremes, Deos, Haarwasser und vieles mehr
* zum Ansetzen von Bachblütenpräparaten
* zur Parfümierung von Speisen
* für Spritzmittel im Garten, wenn sie verfallen sind

Pflanzenwässer waren lange in Vergessenheit geraten. Sie galten nur als *Abfallprodukte* bei der Destillation. Durch Studien wurde ihre große Wirksamkeit mittlerweile bewiesen. So erleben sie eine wahre Renaissance, vielleicht deshalb, weil die Menschen in der heutigen Zeit besser auf leichte, sanfte Heilmittel ansprechen.

FAZIT:

Die selbst hergestellten Hydrolate kann man zur Gesundheits- und Schönheitspflege einsetzen. Sie sind wertvolle Arzneien zur inneren und äußerlichen Anwendung und zur Raum- und Duftverbesserung.

DESTILLATIONSVERFAHREN

DIE WOK- ODER TOPFDESTILLE FÜR DEN HAUSGEBRAUCH

Die Wok- oder Topfdestille kommt der echten Destille am nächsten.

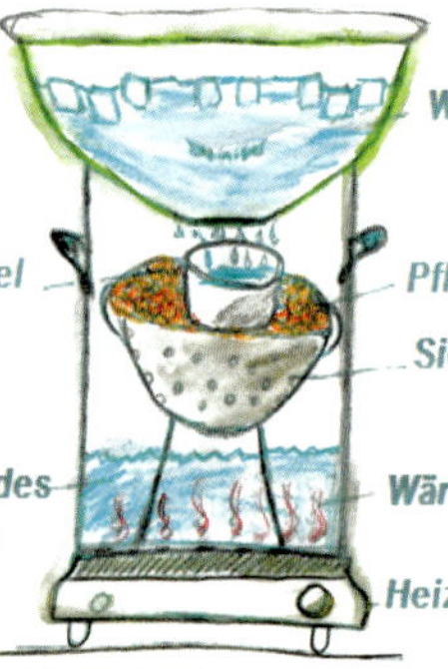

1. Dafür benötigen wir einen großen Topf. Dieser wird mit Wasser befüllt, sodass der untere Teil des Siebs, der einen Standfuß hat und als Aromakorb dient, nicht das Wasser berührt, d. h. das darin befindliche Pflanzengut liegt nicht im Wasser.
2. In den Siebaromakorb stellt man ein Gefäß mit größtmöglichem Durchmesser. Dieses Gefäß dient zum Auffangen des Hydrolats.
3. Die Pflanzen, die hydroliert werden sollen, werden nun in den Aromakorb und um das Auffanggefäß im Sieb verteilt.
4. Des Weiteren setzt man einen konischen Topfdeckel oder eine Wok-Pfanne auf den Topf. Diese sollte den Topf möglichst gut abdichten. Der Deckel dient gleichermaßen als Abdichtung, d. h. es sollte so wenig wie möglich Dampf am Topfrand entweichen. Gleichzeitig ist er auch die Kühlung der Topfdestille, da die Mulde von außen mit Eis oder kaltem Wasser befüllt wird.
5. Das Wasser wird erhitzt, steigt als Wasserdampf durch das Pflanzengut und wird so am Deckel abgekühlt. Es sammelt sich am Inneren des Deckels und tropft in das im Siebaromakorb stehende Gefäß.
6. Hat sich das Kühlwasser im Deckel erwärmt, wird ein Teil herausgeschöpft. Bei diesem Vorgang kann ich auch einen kurzen Blick in den Topf werfen, um zu kontrollieren, dass das Auffanggefäß im Sieb nicht überläuft. Danach erneuert man das kalte Wasser oder Eis. Ist das Auffanggefäß gefüllt, wird die Destillation beendet.
7. Bitte beachten, dass nicht das ganze Wasser im Topf verdampft.

Die Wok- oder Topfdestille ist eine fast perfekte Anlage, ein Nachteil besteht z. B. darin, dass das gesammelte Destillat im Topf steht, worunter die Qualität leidet.

DER HYDROLATI, UNSERE ERFINDUNG

Eine Glasdestille, unser Hydrolati, ist uns ganz besonders ans Herz gewachsen. Wir haben ein altes Verfahren aufgegriffen und ganz viele zweckmäßige Dinge dazu erfunden, um ein absolut rundes, in der Handhabung einfaches und sicheres Gerät benutzen zu können.

Der Hydrolati benötigt kein Schlauchsystem zum Kühlen, er kann ganz unkompliziert mit großen Eiswürfeln oder kaltem Wasser gekühlt werden. Da das Eis beim Destilliervorgang zu Wasser schmilzt, kann es einfach abgeschöpft und der Hydrolati wieder mit neuem Eis bestückt werden.

Wir empfinden dabei mehr Freiheit, weil man nicht ständig den Kühlprozess kontrollieren und Wasser nachfüllen muss. So kann auf meinem Wohnzimmertisch destilliert werden. Es läuft auch kein Wasser beim Nachfüllen des Kühlers daneben und so ist ein sauberes Arbeiten möglich. Der Destillationsvorgang ist gleich. Doch der Hydrolati bietet zusätzlich die Auswahl, ob man das Pflanzengut im Pflanzenkorb ohne Wasserkontakt oder direkt aus dem Wasser herausdestillieren möchte.

Der große Vorteil des Hydrolati ist, dass das Pflanzenwasser durch das 90-Grad gebogene Ablaufrohr direkt in ein steriles Medizinglasfläschchen abgefüllt werden kann. So ist eine absolut keimfreie Abfüllung möglich. Unser Hydrolati ist vollständig aus Borosilikatglas gefertigt. Er ist somit aus einem chemikalien- und temperaturbeständigen Glas, das auch in Industrie und Haushalt angewendet wird. Borosilikatglas wurde durch seine enorme Hitzebeständigkeit berühmt. Es ist das sicherste Glas überhaupt.

Der Hydrolati wird aus folgenden Einzelteilen zusammengesetzt: Erlenmeyerkolben mit Wasser und Siedeverzugssteinen, Kräuterkorb zur Dampfdestillation oder der Rosenhut zur Destillation aus dem Wasser heraus, mit Teflonmanschette und dem Hydrolati-Aufsatz auch inkl. einer Teflonmanschette. Der Rosenhut wird bei uns nur zur Destillation von Rosengewächsen eingesetzt.

Hydrolati bestückt mit dem Pflanzenkorb zur Wasserdampfdestillation.

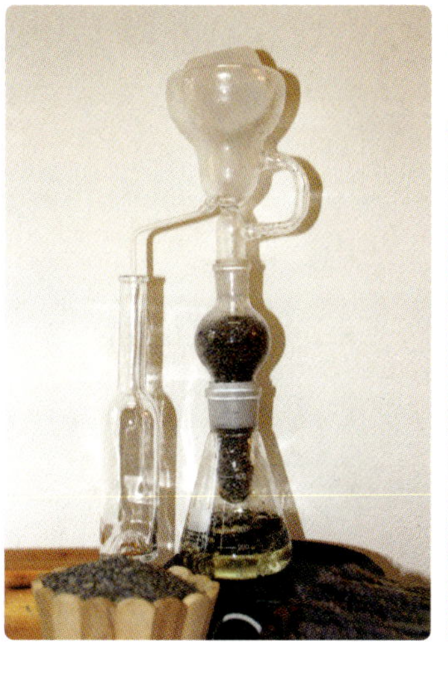

Hydrolati bestückt mit dem Rosenhut zur Destillation aus dem Wasser heraus.

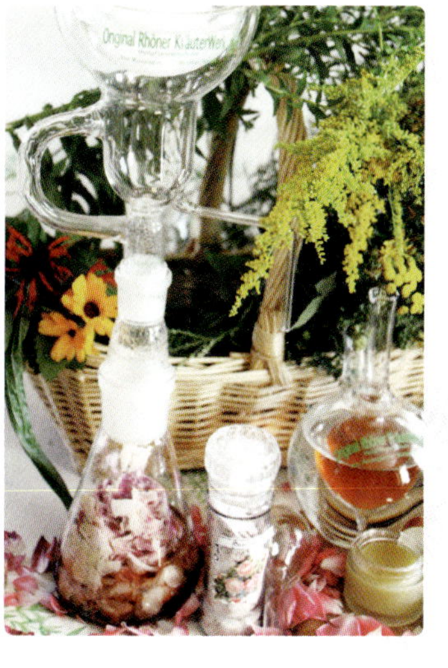

Sicherheits-Teil

Wir arbeiten zur Sicherheit mit zwei Teflon-Manschetten, die über den Verbindungsschliffen eingesetzt werden, um Verkantungen zu vermeiden. Zusätzlich geben wir Siedeverzugssteine in den Kolben, um einem Siedeverzug vorzubeugen.

Arbeitsanleitung

1. Der Erlenmeyerkolben wird mit ca. 350–400 ml Wasser und Siedesteinchen befüllt.
2. Durch das Glas kann der Siedevorgang ständig beobachtet und die Energiezufuhr dem Siedevorgang entsprechend eingestellt und geregelt werden. Ein leichtes Blubbern ist richtig. (Den Erlenmeyerkolben kannst du auch zum Herstellen von Salben nutzen und mit unserem breiten Glasspatel, auch aus Borosilikatglas, hast du ein probates Rührgerät zum Kochen und Rühren heißer Salben. Auch zum Nachbestellen.)
3. Die meisten Kräuter werden erst kurz angetrocknet und mit einem Keramikmesser oder einer Kräuterschere zerkleinert. Je feiner du schneidest, umso mehr ätherische Öle werden freigesetzt.
4. Nun fülle die Kräuter, ohne sie zu stopfen, in den Glaspflanzenkorb mit den Löchern und setze ihn auf den mit Siedesteinchen und Wasser gefüllten Erlenmeyerkolben. Bitte achte immer darauf, dass die Pflanzen beim Erhitzen nicht nach oben steigen, oder grobe Pflanzenteile den Hydrolati verstopfen.

Je langsamer du die Destille laufen lässt, umso mehr ätherisches Öl gibt die Pflanze ab.

Es gibt Pflanzen, die Kupfer bei der Destillation gut vertragen. Für diese Pflanzen kann man das Kupfernetz benutzen, das hinein- und herausgenommen werden kann. Durch das Hydrolieren mit Kupfer-Ionen wird das Hydrolat auch haltbarer.

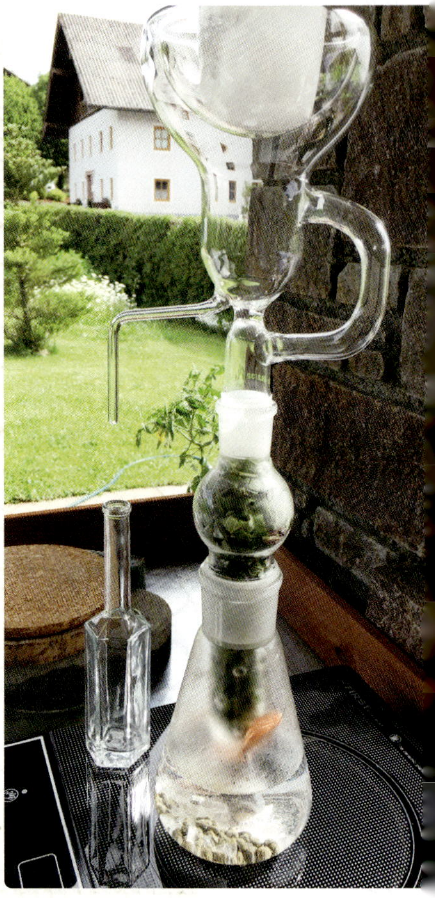

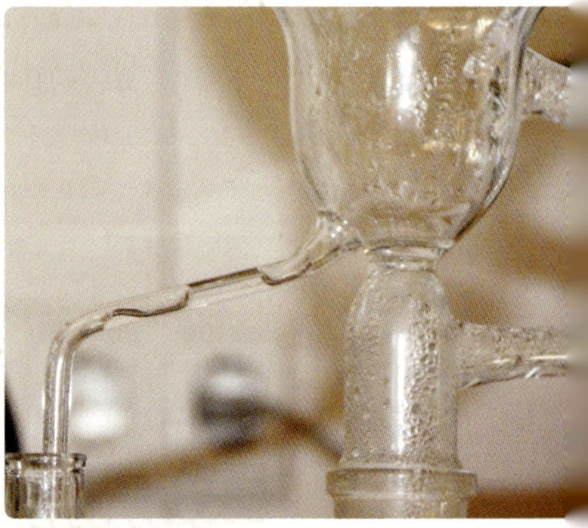

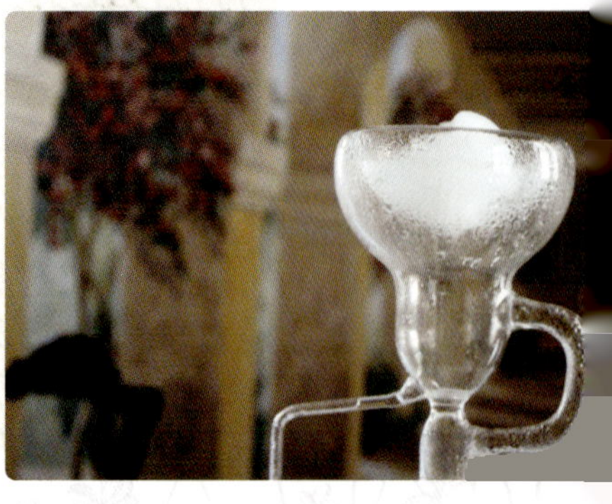

Es ist faszinierend, den Destilliervorgang durch die Glasdestille zu beobachten. Es bringt Ruhe in unseren oft stressigen Alltag und ist ein fast mystisches Geschehen.

Die Kunst des Destillierens sollte unbedingt bei erfahrenen Personen erlernt werden. Man ist gut beraten, sich eine geeignete Heilpflanzenschule mit entsprechenden Kursen dafür auszusuchen. Auch gibt es im Handel entsprechende Literatur zum Vertiefen.

Siedeverzug

Der Siedeverzug entsteht, wenn in einen Glasbehälter wie im Erlenmeyerkolben oder in einem anderen Glasgefäß die bereits auf Siedetemperatur erhitzten Wassermoleküle keine rauen Stellen finden, an denen sie zu Dampf werden können. Durch die weitere Hitzezufuhr können so hohe Temperaturen ohne Dampfbildung entstehen. Dadurch kann es zu einem plötzlichen Nach-oben-Schießen des kochenden Wassers kommen und der Glasbehälter kann springen. ***Also nie ohne Siedeverzugssteinchen destillieren.***

SCHÜTTELLOTIONEN

Die sogenannten *Wässer*, also *Rosenwasser*, *Neroli-Wasser* usw. müssen nicht zwangsläufig Hydrolate sein. Hier wird oft destilliertes Wasser mit einigen Tropfen ätherischen Öles verschüttelt, teils wird sogar synthetisches Öl verwendet, das mit einem Lösungsvermittler aufgelöst wird. Die Wirkung entspricht hier bestenfalls der Wirkung des verwendeten Öles, die wasserlöslichen Bestandteile des echten Hydrolats fehlen völlig.

Wenn ein synthetisches Öl verwendet wurde, hat dies nicht die Wirkung, die das naturreine ätherische Öl hat. Aus diesem Grund plädieren wir dafür, nur mit 100 % naturreinen Ölen zu verschütteln.

Diese Schüttellotionen werden z. B. als Rosenwasser bei der Herstellung von Marzipan und ähnlichen Süßspeisen verwendet.

Achtet darauf, wie sie im Handel angeboten werden, ob sie mit einem echten Hydrolat oder mit künstlichen ätherischen Ölen verschüttelt wurden.

SECOND SKIN

Eine meiner Lieblingsanwendungen ist eine Second-Skin-Schüttellotion für die Hautpflege. Man hat alles vereint: ein Hydrolat, die pflegenden Substanzen des von mir ausgewählten fetten Öls und die entsprechenden ätherischen Öle.

Persönlich mische ich noch unter das Hydrolat ein ultra-niedermolekulares Hyaluronsäure-Pulver, da es mit dem Hydrolat tief in die Haut eindringt und dort die Elastizität verbessert, es wirkt fast sofort gegen Fältchen, probiert es aus.

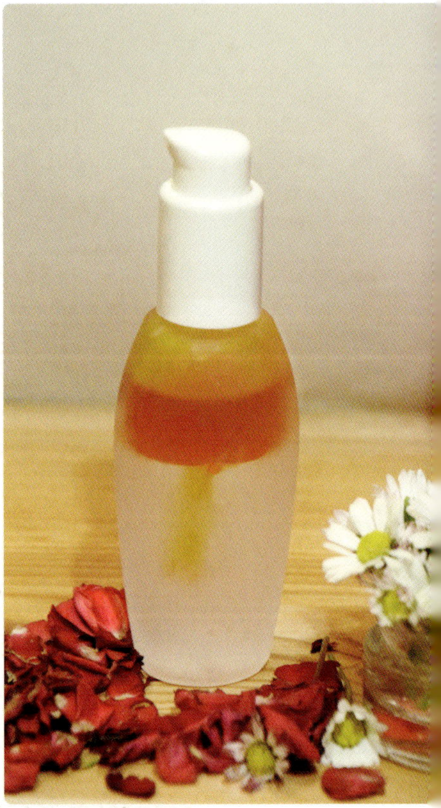

Zubereitung:

1. Ein Trägeröl wird mit einem Hydrolat 1:1 in eine Flasche mit Pumpspender gegeben und beides miteinander gut verschüttelt.
2. Mit ätherischen Ölen oder einer ätherischen Ölmischung kann ich noch zusätzlich den Duft der Lotion bestimmen.
3. Da wir ohne Emulgator arbeiten, ergibt es eine vorübergehende Emulsion, Wasser und Fett trennen sich schnell wieder, deshalb vor Gebrauch immer schütteln.
4. Als fettes Öl verwende ich gerne Hagebuttenkernöl / Wildrosenöl, welches gut die Altershaut pflegt, noch dazu hat es eine schöne orange Farbe. Davon gebe ich nur 2 ml in meinen Pumpspender, da sonst meine Haut gelblich aussieht. Hier kann viel experimentiert werden.

Im Gebrauch beträgt die Haltbarkeit 3–4 Tage, im Kühlschrank ca. 1 Woche. Die Haltbarkeit kann verlängert werden, hat man ätherische Öle dazugemischt.

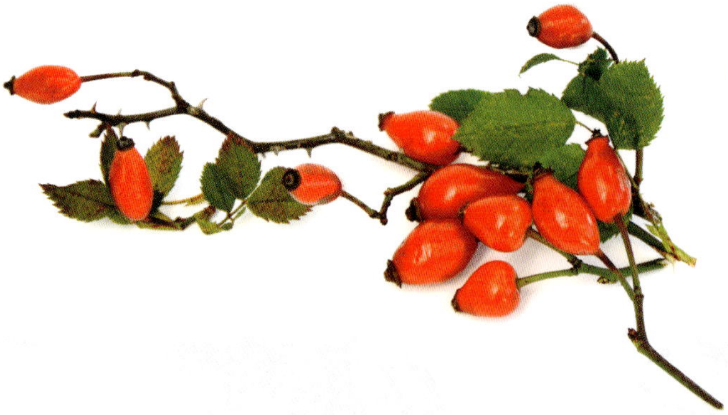

Hagebuttenzweig

BODY-SPLASH

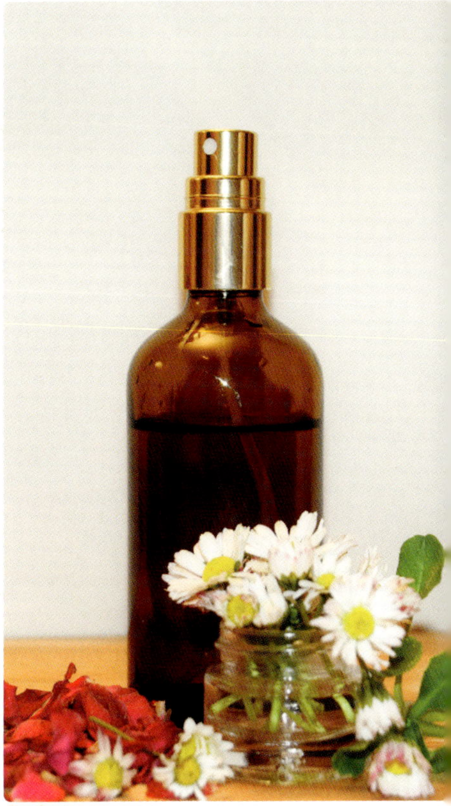

Ein Body-Splash ist eine Verschütteln von ätherischen Ölen in Hydrolaten zum Versprayen.

Eine kleine Dusche aus der Sprayflasche, zur Erfrischung im Sommer, am Krankenbett oder einfach zwischendurch (z. B. Rosenblüte, Pfefferminze) ist ideal.

* Der Zusatz von ätherischen Ölen und Alkohol ist möglich, wirkt kühlender, doch kann er auch die Haut austrocknen und es sollte nachgecremt werden.
* Wird Alkohol oder Tinktur verwendet, werden die ätherischen Öle zunächst im Alkohol aufgelöst und dann zum Hydrolat gegeben und verschüttelt.
* Falls ein Alkohol oder eine Heilpflanzentinktur benutzt wird, gebe ich ca. 5 ml auf 100 ml Pflanzenwasser. *Hier beträgt die Haltbarkeit bei Gebrauch ca. 8 Wochen*

Die Haltbarkeit des Body-Splash mit reinem Pflanzenwasser bei Gebrauch beträgt 4–6 Wochen.

ROLLER / ROLL-ON-STIFT

Die Herstellung von 10-ml-Roll-on-Stiften ist denkbar einfach.

Zubereitung:
Das ätherische Öl wird zunächst mit einigen Tropfen Alkohol (70–96 %) verschüttelt und zu dem Pflanzenwasser gegeben, was nun in den sterilen Glas-Roll-on-Stift gefüllt wird.

Anwendung: Nun kann die Haut damit punktuell betupft werden.

* Bei Insektenstichen ist der Roll-on eine ganz schnelle Hilfe, wenn ich Spitzwegerich-Hydrolat mit ätherischem Melissenöl mische.
* Pfefferminzöl ist bei Kopfschmerzen ein Segen, in einem Mädesüß-Hydrolat.
* Bei Wetterfühligkeit ist ein Nadelduft, wie Zirbelkiefer oder Douglasie, hilfreich und natürlich jedes Öl, das hilft, die Wetterlage gut zu ertragen.

LE TOUR DE FRANCE

Vitalitätstonikum

Michaelas Cousin ist ein echter Fahrrad-Freak und so konnten wir das Tonikum nach Maurice Mességué testen. Es schmeckt frisch und scheint seine Wirkung nicht zu verfehlen.

Zutaten:

* 3 EL Pfefferminzwasser wirkt kühlend und anregend.
* 2 EL Rosmarinwasser wirkt kreislaufstabilisierend und anregend.
* 1 Prise Natursalz gegen Verlust von Spurenelementen.

Zubereitung:

Diese Mischung mit 1 l Mineralwasser / Quellwasser oder Apfelsaftschorle usw. verschütteln.

KÖRPERUMFELD-SPRAY

Zutaten:

* 50 ml Lavendelwasser
* 1 Spur Jasmin
* 4 Tropfen Mandarine rot oder 4 Tropfen Bergamotte (Vorsicht vor dem Sonnenbaden mit Agrumenölen/Zitrusölen, sonst gibt es in der Sonne unschöne braune Flecken auf der Haut)
* 4 Tropfen Neroli oder Petit grain Bitterorange
  Ist das ätherische Neroliöl zu teuer, kann man auch ein Petit grain als Ersatz benutzen
* 4 Tropfen Atlaszeder
* Auch 1–2 Tropfen Sandelholz im Spray lassen uns am Urlaubsort ankommen und verbessert die Stimmung

Anwendung: Auf das Kissen oder ein Taschentuch sprayen, nach einem langen Flug, Jetlag, für guten Schlaf.

Es ist für ein Runterkommen nach einem stressigen Tag und richtet uns wieder schön auf.

NATURPARFÜM – ROSEN-TAU

ein Naturparfum, das den Duft der Lebensfreude vermittelt

Hier einmal eines, zu dem man die Inhaltsstoffe gut bekommt oder selbst anpflanzen kann. Sie lassen sich zudem auch gut hydrolieren. Schon die Hydrolate versprechen einen wunderbaren Duft, der mit den ätherischen Ölen noch abgerundet wird. Hier hast du ein echtes Experimentierfeld!

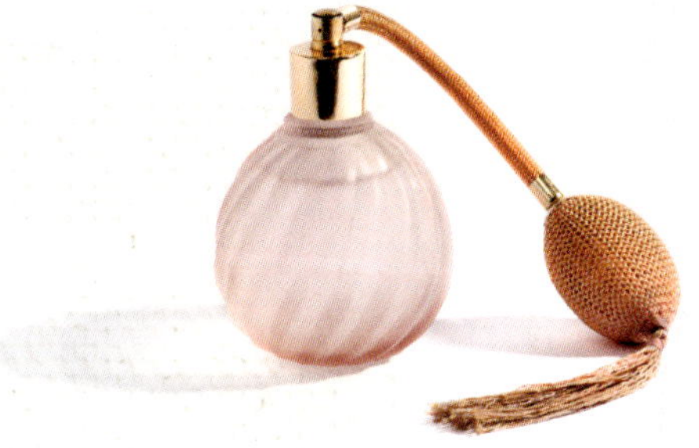

Zutaten:

* 30 ml Rosenwasser, selber herstellen
* 15 ml Zitronenverbenenwasser, selber herstellen
* 15 ml Rosengeranienwasser, selber herstellen
* 3 Tropfen Palmarosa
* 3 Tropfen Grapefruit
* 3 Tropfen Bergamotte
* 2 Tropfen Sandelholz

Wir empfinden unseren Hydrolati (bei uns erhältlich) als eine gigantische Hilfe, wenn eine Idee schnell umgesetzt werden soll:

Bedienung des Hydrolati:

Mit wenigen Handgriffen ist der Hydrolati aufgebaut: Koffer auf • Erlenmeyerkolben heraus • Siedeverzug-Steinchen und Wasser hinein • Pflanzen in den Pflanzenkorb geben oder den Rosenhut auf den Erlenmeyerkolben einsetzen • Hydrolati-Aufsatz darauf • Eis, das immer in der Kühltruhe auf Einsatz wartet, hinein • Auffangflasche darunter • auf eine Wärmequelle stellen • FERTIG. Wenn es nötig ist, das Kühlereis wechseln.

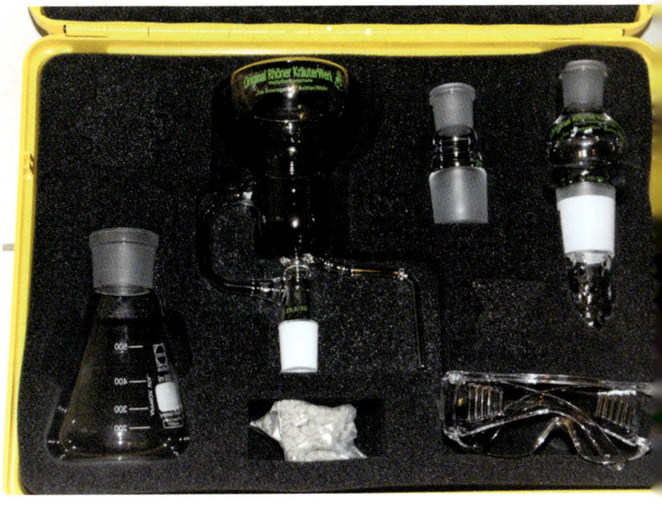

Resümee:

Wir finden unseren Hydrolati (bei uns erhältlich) sehr praktisch. Er ist eine enorme Hilfe, wenn eine Idee schnell umgesetzt werden soll. Man kann sich bequem in gemütlicher Runde, auch mit Freunden dazusetzen und den Destillations-Vorgang in der Glasdestille beobachten.

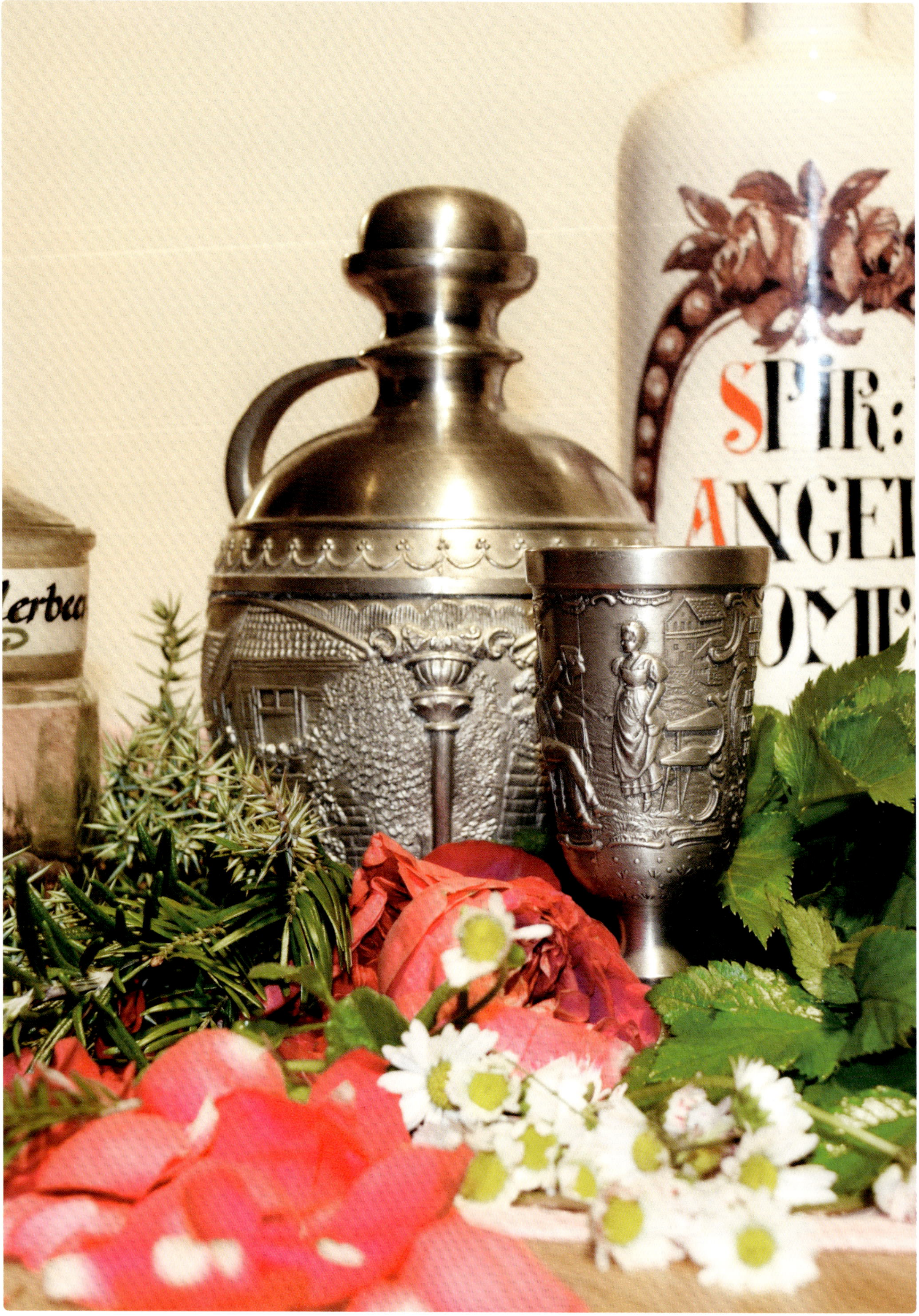
SPIR:
ANGE
OMP

Hypocras

HYPOCRAS, EIN MITTELALTERLICHER GEWÜRZ- UND LIEBESWEIN

Unter dem Namen Hypocras, Hippocrass, Ipocras und noch vielen weiteren ist ein besonderes, einzigartiges Getränk aus den mittelalterlichen Apotheken und Gaststuben überliefert, über dessen Ursprünge wenig bekannt ist.

Der Hypocras ist ein gesüßter Rotwein, der mit Zimt, Nelken, Muskatnuss, Kardamom, ja sogar mit Weihrauch gewürzt ist. Zudem ist er ein klassisches Wintergetränk. Er ist mit dem Glühwein verwandt, da er aus einer ähnlichen Gewürzmischung und Rotwein, jedoch ohne Schnaps zubereitet wird. Der Unterschied zu Glühwein ist, dass Hypocras auch kalt schmeckt und einen Alkoholgehalt von ca. 12–13 Volumenprozent hat.

Immer wieder wird in den alten Schriften der berühmte griechische Arzt Hippokrates erwähnt. Der Schweizer Volkskundler Kurt Lussi verfolgt die These, dass der Name Hypocras wegen seiner Heilkraft direkt auf den Arzt Hippokrates von Kos zurückzuführen sei. Dieser lebte im fünften vorchristlichen Jahrhundert und gilt als bekanntester Arzt der Antike. Ihm wurden diverse Rezepturen für Hypocras, der auch *Pimen* genannt wird (vom lateinischen *pigmentum* abgeleitet, aromatisch oder würzig), zugeschrieben. Dadurch wurde die Zubereitung wie auch die Verordnung durch die Ärzte veranlasst und die medizinisch diätetische Anwendung des Weines unterstrichen.

Die Herstellung des Hypocras war besonders, da er mehrmals durch einen *Sack* gefiltert wurde. So erkennt man die äußerst gewissenhafte Zubereitung dieser Rezeptur.

Auch die Römer kannten die Tradition, Gewürzweine herzustellen. Es gab sogar extra Gewürzweine mit Honig, diese tranken die Menschen, wenn sie auf Reisen waren.

Im Mittelalter verfügten nur die Ärzte und Apotheker oder wie in Thüringen, die Personen, die ein Laborantengewerbe betrieben, über eine Destille. Hier wurde ein spezielles Verfahren entwickelt, das dem Hypocras seinen unverwechselbaren Geschmack gab.

Ursprünglich stellte man den Hypocras aus Wein, Zucker und Gewürzen her. Wurde der Hypocras mit Zucker, der sehr kostbar war, hergestellt, war dieser Wein für die oberen Gesellschaftsschichten. Der mit Honig hergestellte war für das einfache Volk. Im Mittelalter wurde nämlich Zucker als Luxusprodukt betrachtet, das zu den Gewürzen gezählt wurde und ähnliche medizinische Verwendung fand wie die Gewürze.

Bis zum 16. Jahrhundert gab man ausschließlich Gewürze in den Hypocras, danach wurden die Rezepte fruchtreicher und es kamen auch Äpfel, Orangen, Zitronen, Mandeln, ja sogar Milch mit unter die Zutaten.

Entgegen der mittelalterlichen Rezeptur erfordern diese Gewürzweine genaue Mengenangaben, da sie wichtige Bestandteile der mittelalterlichen Diät waren, denn sie förderten die Verdauung.

Noch heute wird der Hypocras mit einem bestimmten Verfahren hergestellt. Hier ist als Erstes der Grundwein, der einen vollen Geschmack und eine kräftige Eigenfarbe haben soll, von größter Bedeutung. So kann sichergestellt werden, dass der Hypocras nicht bräunlich wird. Im nächsten Schritt wird der Grundwein mit Zucker angereichert. Nun kommt die Zubereitungskunst des Herstellers zum Tragen, denn der Zucker darf nur auf 12 °C erhitzt werden. Da sich aber der Zucker bei 12°C nur sehr schwer löst, wird der Wein wieder und wieder in Bewegung gehalten. Durch die ständige Rotation des Zucker-Wein-Gemisches löst sich der Zucker ganz allmählich auf.

Anschließend kommen die Gewürze dazu. Unverzichtbar sind Zimt, Gewürznelken, Kardamom, Muskatnuss und, je nach Rezept, Orangen und Zitronen.

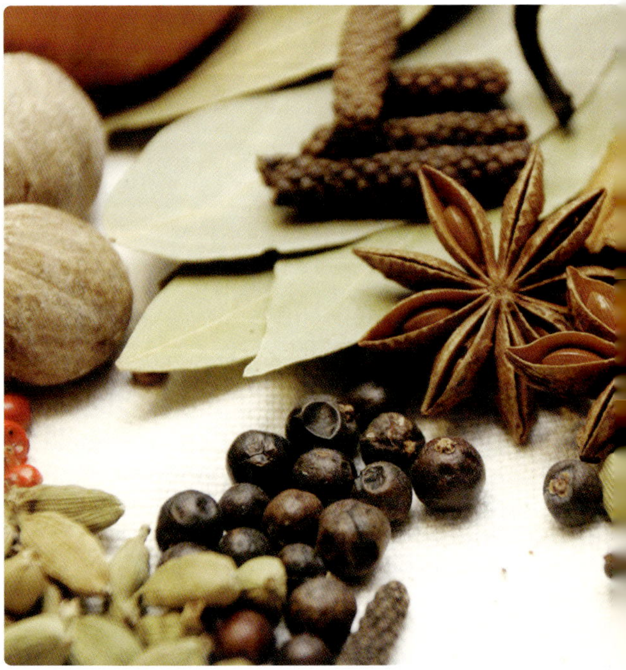

Da das Gleichgewicht des Weines durch den Zucker verschoben wurde, kann es zu natürlichen Ausfällungen kommen, was den Geschmack des Hypocras nicht beeinträchtigt. Wie ich oben schon beschrieben habe, läuft nun der Hypocras einige Male zur Filterung durch *Säcke*, also durch eine Filteranlage, bis die Ausfällungen und mikrobiologischen Belastungen herausgefiltert wurden.

In alten Kochbüchern gibt es auch die Empfehlungen, die Gewürze in Säcken mit in den Wein zu legen und sie vor der Abfüllung wieder herauszunehmen.

Als einen weiteren Vorschlag können wir lesen, dass zusätzlich zu dem Rotwein auch Weißwein und Rosé-Weine Verwendung fanden. Um den Zucker besser aufzulösen, konnte der Rotwein auch erhitzt werden. Dadurch wurde er pasteurisiert, bevor er in Flaschen abgefüllt wurde.

Bei dem nun keimfreien Wein kann man sichergehen, dass es nicht zu einer Nachgärung kommt, die natürlich den Geschmack verändern würde.

Ein Hypocras wird vorwiegend aus kleinen Bechern oder Portweingläsern (Süßweinglas) getrunken.

Er kann sowohl warm wie auch kalt getrunken werden, aber bitte vor dem Trinken nie zu stark erhitzen, damit der Kochgeschmack nicht dominant wird.

Hypocras kann über längere Zeit aufbewahrt werden, doch schmeckt er frisch am besten.

Heute wird der Hypocras nicht mehr als Medizin verabreicht, trotzdem ist er ein Getränk mit einer langen Tradition.

Natürlich darf auch in der heutigen Zeit nicht das typische Hypocras-Etikett fehlen.

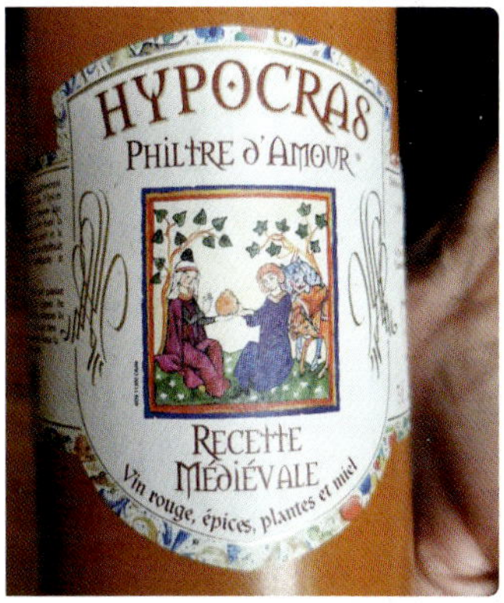

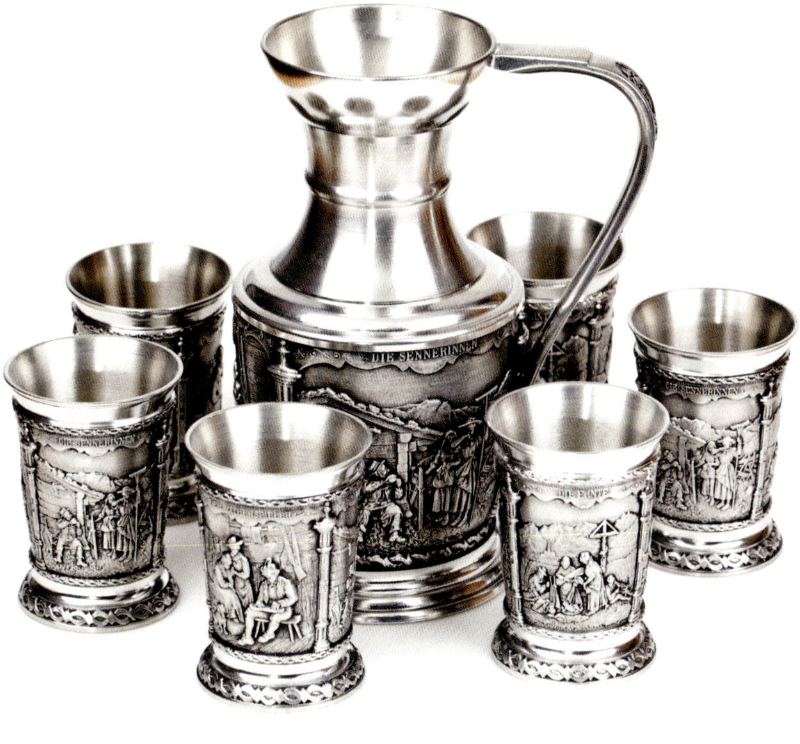

HYPOCRAS-GEWÜRZLIKÖR

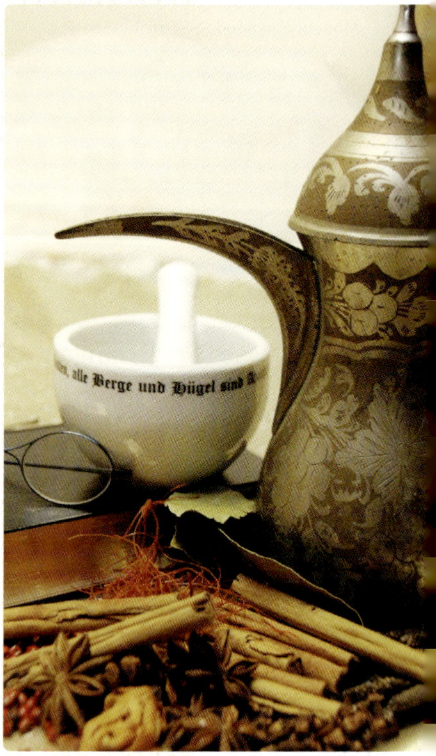

Zutaten:

* 1 Flasche roter Burgunder oder Portwein
* 30 g Zimt
* 60 g frische Ingwerwurzel oder ½ Ingwer und ½ Galgant
* 1 Tropfen Rosenöl oder 1 EL Rosenwasser
* 300 g brauner Zucker, es kann auch wie in der Geschichte des Hypocras, Honig genommen werden
* 1 Prise Weihrauch, kleine Stücken der Qualität 1A oder Grüner Weihrauch
* 1 Prise schwarzen Pfeffer
* 1 Prise Muskatnuss, gemahlen
* 8 Gewürznelken, ganz
* 8 Kardamomschoten, ganz, doch aufgemacht
* Majoran (auch gern frisch, wenn vorhanden)
* Safran 10–15 Fäden
* Orangenblüten, nach eigenem Geschmack

Keine gemahlenen Gewürze verwenden, wegen der Bitterstoffe erhält der Wein sonst einen bitteren Geschmack.

Zubereitung:

1. Wein bis knapp unter den Siedepunkt erhitzen
2. Zucker bei niedriger Temperatur durch ständiges Rühren auflösen
3. Kräuter und Gewürze mischen – die Hälfte der Gewürze davon in den Wein geben
4. Abschmecken und nach und nach den Rest der Gewürzmischung dazugeben, bis man meint, den gewünschten Geschmack getroffen zu haben
5. Wein auf kleinster Flamme, wie beschrieben, 10 Minuten simmern
6. Durch ein feines Seihtuch tropfen lassen (kann Stunden dauern)
7. Kalt in Flaschen abfüllen, gut verschließen
8. Der Wein sollte 14 Tage ruhen, bis er getrunken wird

Er kann vor, jedoch auch nach den Mahlzeiten getrunken werden.

HIRSCHZUNGENWEIN MIT CEYLON-ZIMT

eine Hildegard-von-Bingen-Originalzubereitung nach Dr. Hertzka®

Zutaten:

* 12 g Hirschzungenfarnkraut
* 40 g Ceylon-Zimt, gemahlen
* 8 g Langer Pfeffer, gemahlen

Zubereitung:

Das Hirschzungenfarnkraut in 1 Liter Wein 5 Minuten stark aufkochen, dann fügt man 100 g (ca. 5 Esslöffel) Bienenhonig dazu und lässt ein zweites Mal aufkochen. Danach gepulverte Zimtrinde und gepulverten Langen Pfeffer zufügen und nochmals aufkochen. Abseihen durch ein Filtertuch, bis die Flüssigkeit klar wird.

Vor oder auch nach dem Essen, pintchenweise (kleines Likörglas voll) trinken.

Hildegard von Bingen schrieb:

„Hirschzunge ist warm und hilft der Leber und der Lunge und den schmerzenden Eingeweiden (Eierstock- und Unterleibsleiden, Endometriose, Bauchdrüsenfunktionsstörungen, Hormonregulationsstörungen). Trinke vom Hirschzungenwein oft nach dem Essen und auch vor dem Essen. Es hilft der Leber und reinigt die Lunge und heilt die Eingeweideleiden und beseitigt innere Eiterungen und Verschleimungen."

Die genaue Gewürzmischung kann bei Jura-Pharma in Konstanz oder in der Apotheke bestellt werden.

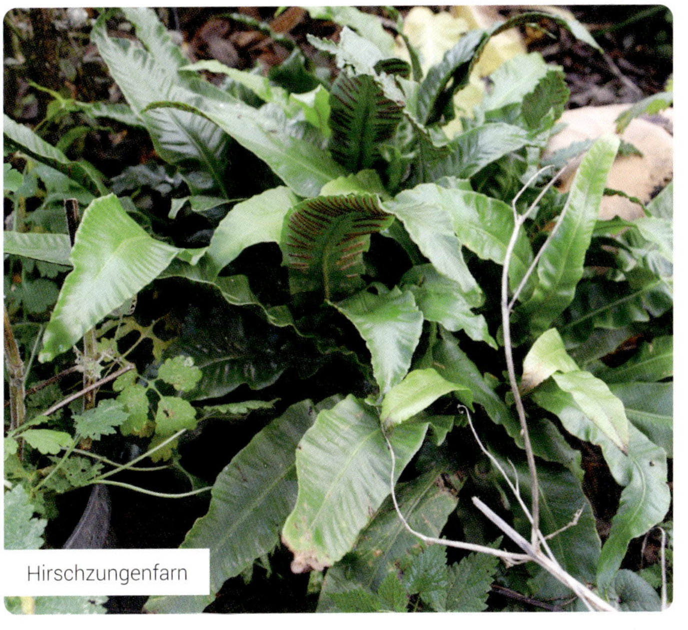

Hirschzungenfarn

CHARTREUSE-LIKÖR

Als Universal-Heilmittel ist er in ganz Europa bekannt und wird von den Kartäuser-Mönchen, den Schweigemönchen, nach geheimen Rezepturen gebrannt. Der Name Chartreuse ist geschützt, denn kein anderer Likör ist so geheimnisvoll. Wo der Chartreuse-Likör gebrannt wird, weiß man immerhin, es ist im Kloster Grande Chartreuse nahe Grenoble in den französischen Alpen. Auch sein Alkoholgehalt ist bekannt: 55 Prozent, mehr als Wodka. Man weiß dann gerade noch, dass der Likör aus 130 verschiedenen Kräutern, Gewürzen, Rinden, Wurzeln und Blättern gebrannt wird, man muss schon raten, welche darin sind: wahrscheinlich Wermut, Minze, Kamille, Fenchel, Basilikum, Ysop, Rosmarin, Melisse oder vielleicht auch Tannennadelextrakt. Man darf mutmaßen, dass der Chartreuse nur mit Honig gesüßt wird. Aber welche Kräuter wie behandelt werden und in welchem Verhältnis gemischt, das weiß man alles nicht. Reifen tut er dann fünf bis acht Jahre, in großen Eichenholzfässern.

Wer das Buch *Medizin der Erde* von Susanne Fischer-Rizzi gelesen hat, kann eine mögliche Rezeptur darin finden, denn das Original-Rezept ist ja geheim.

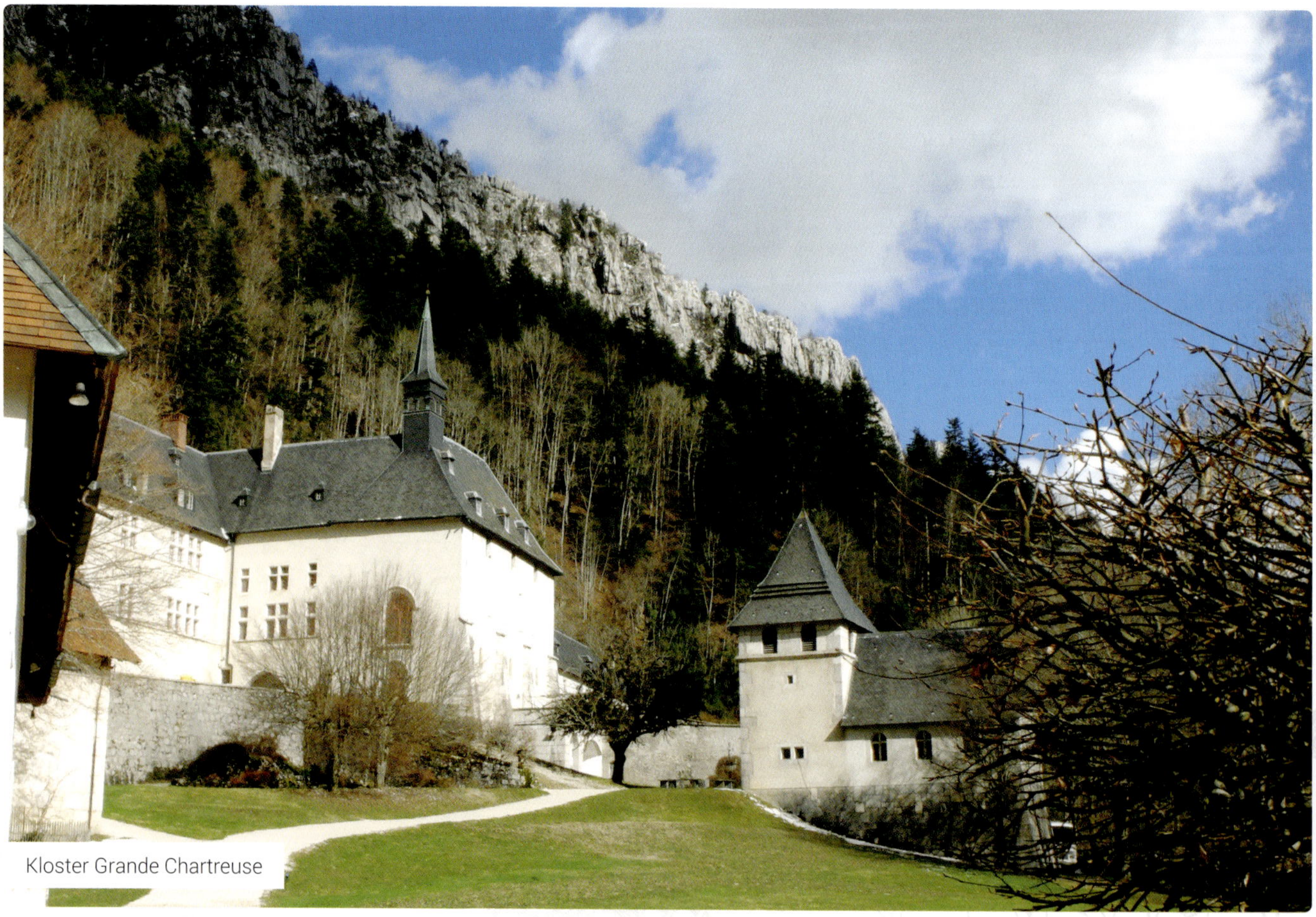

Kloster Grande Chartreuse

DAMIANA-LIKÖR

ein Liebestrank

Damiana ist ein Kraut, das als natürliches Aphrodisiakum bekannt ist, und gegen trübe Stimmung wirkt.

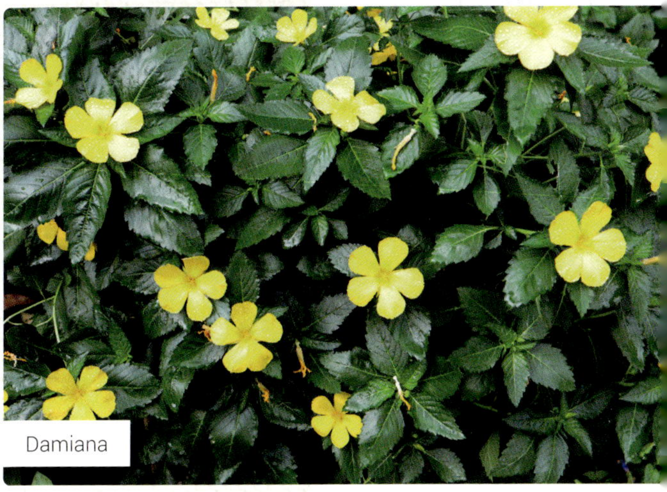

Damiana

Zutaten:

* 1 Handvoll getrocknete Damianablätter
* 3 Zimtstangen
* 1 Vanilleschote aufgeschnitten
* Pimentkörner (Nelkenpfeffer)
* 2 Handvoll Duftrosenblüten
* 2 EL Brennnesselsamen
* wer möchte, noch 10 cm langer Zweig vom Bergbohnenkraut
* 7 dl Jamaikarum
* 1–2 EL Honig
* evtl. nach Belieben Gelée royale oder Weisel Saft, das ist die einzige Nahrung der Bienenköniginnen

Zubereitung:

1. Damianablätter, Zimtstangen, aufgeschlitzte Vanilleschote, gemörserte Pimentkörner, Rosenblüten, Brennnesselsamen und evtl. einen Zweig vom Bergbohnenkraut in einem Glas mit Rum übergießen und verschließen.
2. 14 Tage unter gelegentlichem Schwenken an einem hellen, aber nicht sonnigen Standort ausziehen, danach absieben. Honig nach Belieben und wer mag, Gelée royale, einrühren.

Vor Gebrauch schütteln.

1–2 Likörgläschen täglich oder bei Bedarf (am besten gemeinsam …) trinken.

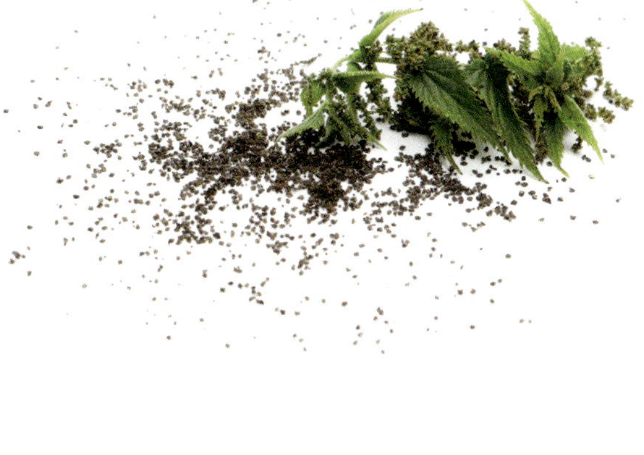

Brennnesselsamen

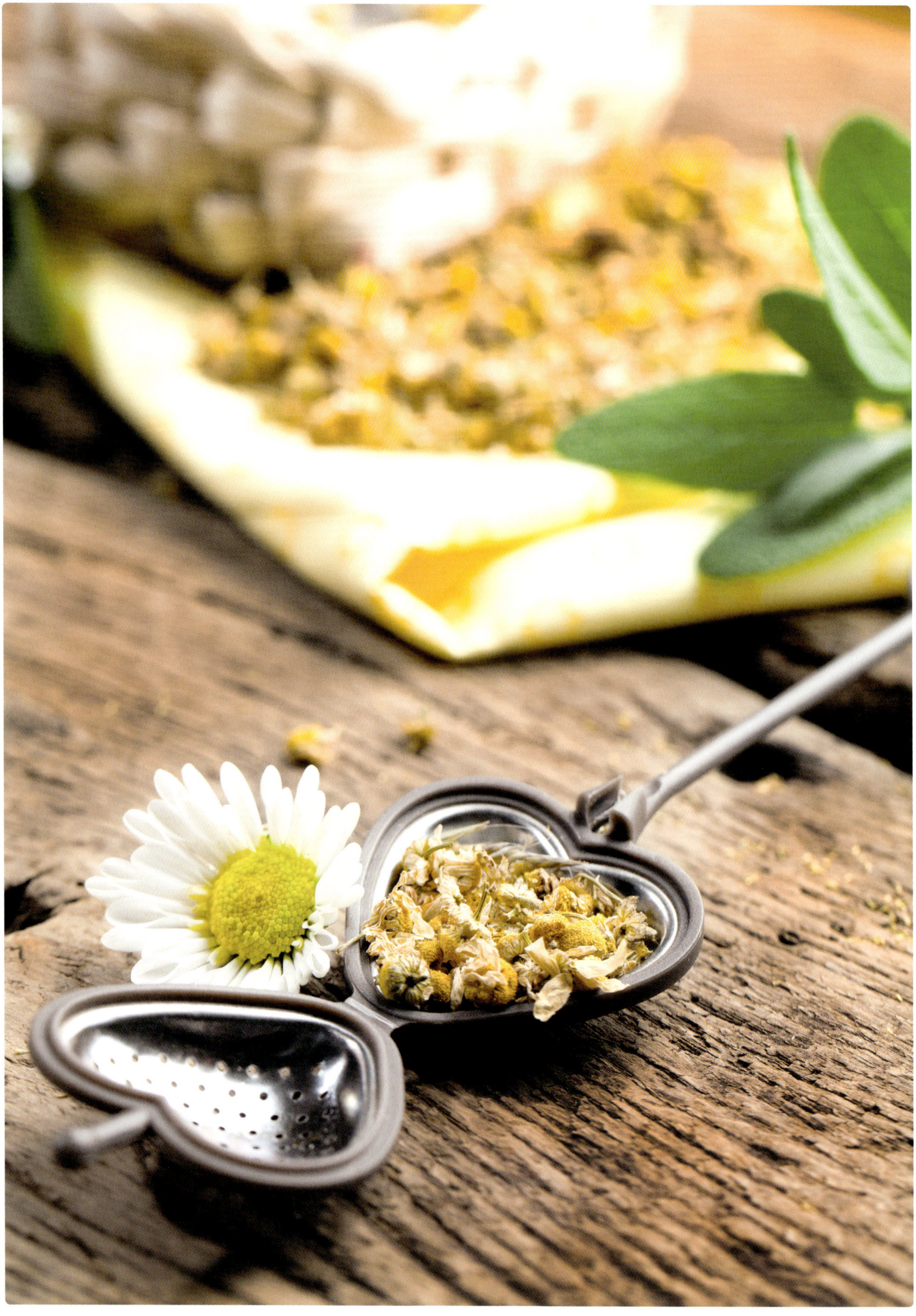

Inhalationen

Inhalationen sind eine alte Heilanwendung im Hausgebrauch, um bei Atemwegserkrankungen Linderung zu erfahren. Sie werden bevorzugt angewandt bei allgemeiner Erkältung, Husten, Nasennebenhöhlenentzündungen und Bronchitis.

Im Volksmund gibt es den Spruch:
Mit und ohne Anwendungen dauert ein Schnupfen 9 Tage. Oder: *Ein Schnupfen kommt 3 Tage, steht 3 Tage und geht 3 Tage*, denn hier hat uns ein Virus im Griff.

Hilfreich sind Inhalationen, um Sekretionen zu lösen bzw. in Gang zu bringen, Schleimhautschwellungen und Verkrampfungen wie beim spastischen Husten abklingen zu lassen, um das Abhusten zu erleichtern und um Linderung im Erkältungsfall zu erfahren. Bestimmt weiß jeder, wie lästig gerade ein Schnupfen sein kann.

Es gibt verschiedene Methoden der Inhalation.

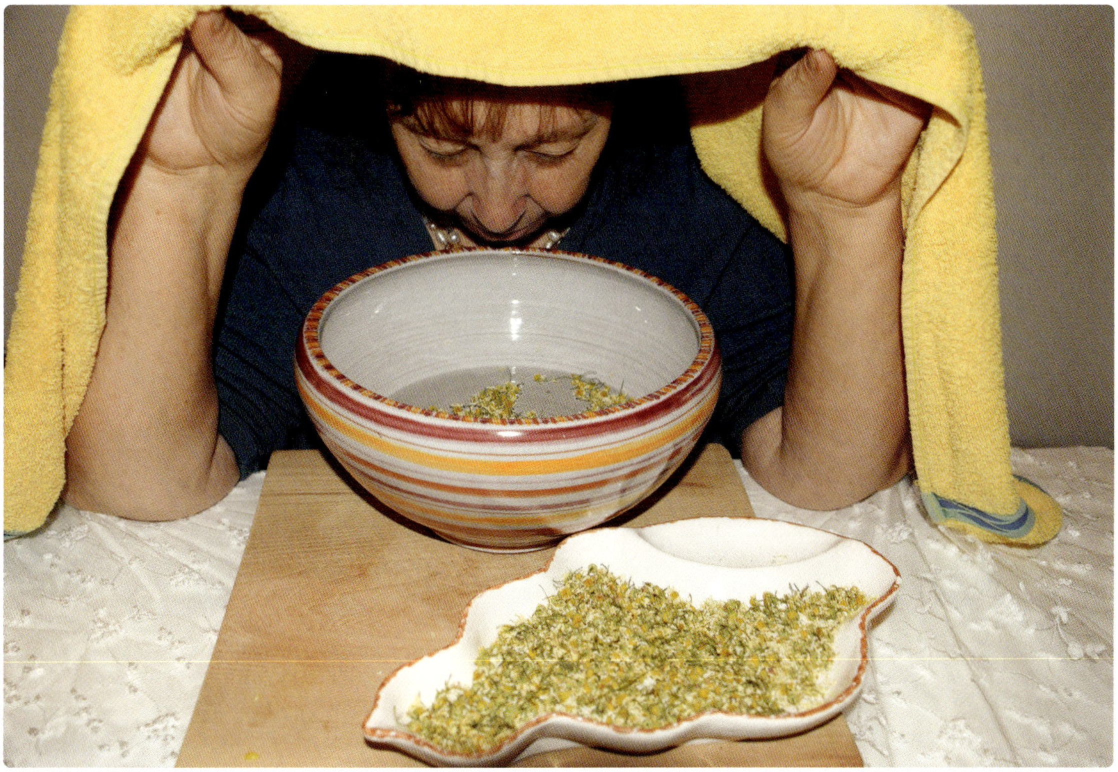

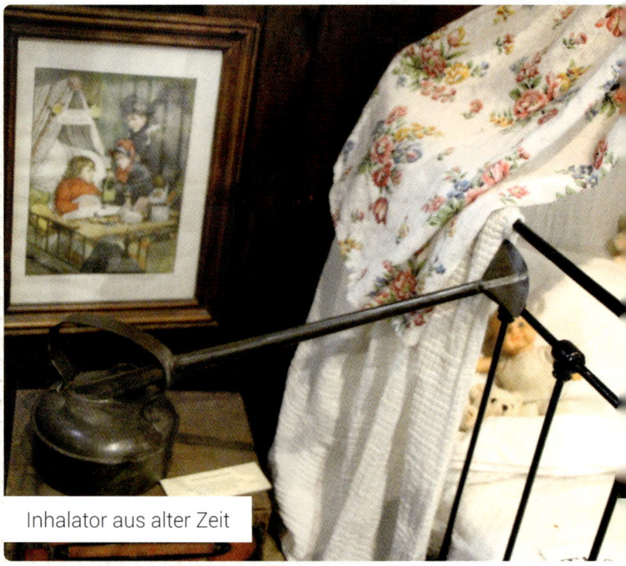

Inhalator aus alter Zeit

WASSERDAMPFINHALATION MIT KRÄUTERN, STEINSALZ ODER ÄTHERISCHEN ÖLEN

Wasserdampfinhalation lindert und entspannt besonders die oberen Luftwege, da die Wasserdampfmoleküle groß sind. Doch bringt sie zum Beginn einer Erkrankung gute Linderung.

Zubereitung:

In eine Schüssel gebe ich einen 1 EL Salz • darauf 1–2 Tropfen eines passenden ätherischen Öls, im Handel gibt es gute Mischungen von Erkältungsölen. • Die Schüssel fülle ich zu ⅔ mit einem heißen Tee oder mit sehr heißem Wasser. *Als Tee finden meist Heilpflanzen mit einer hohen Konzentration an ätherischen Ölen Anwendung. Zu den bevorzugten Pflanzen gehören Kamille, Schafgarbe und Thymian sowie deren ätherische Öle.*

Oder mit Essig:

125 ml Apfelessig in 500 ml heißes Wasser geben. *Geeignet bei unreiner Haut, bei Husten, Heuschnupfen, Halsschmerzen.*

Anwendung: Mit einem Tuch über dem Kopf werden die Dampfmoleküle abgehalten, in die Umgebungsluft auszutreten. • Mit tiefen ruhigen Atemzügen atmet der zu Behandelnde den Dampf ein. Schon durch die Wärme im Gesicht erfährt man das Öffnen der verstopften Nase und Beruhigung.

Das empfinden wir als Vorteil gegenüber dem Vernebler. Gerade im Krankheitsfall sind warme Anwendungen entspannend und fördern die Genesung.

Ein Kind muss beim Inhalieren immer beobachtet werden, damit es zu keiner Verbrennung kommt. Versteht ein Kind diese Anwendung noch nicht, kann es kein Dampfbad nehmen, dann ist die Gefahr der Verbrennung zu groß. Hier ist der Vernebler das bessere Therapieangebot.

BEVORZUGTE ÄTHERISCHE ÖLE IN BIO-QUALITÄT SIND

Anis	gegen das Verschleimen, zum Abhusten
Benzoe Siam	Der Duft, der Geborgenheit schenkt, wenn man genervt von der Krankheit ist
Bergamotte	Licht für die Seele, zum Stresslösen, bei Winterdepression
Cajeput	entschleimend, auswurffördernd, Arnika der Nerven
Eucalyptus radiata	gut verträglich, stark antiviral mit Zeder bei Grippe
Kardamom	harmonisiert Herz, Hirn und Bauch
Lavendel	universell einsetzbar, wirkt wie ein Breitbandantibiotikum
Manuka	schützt den *Dünnhäuter* bei Erkältung, Asthma, antiviral
Neroli	bei seelischer Schieflage, Fieber bei Kindern, Stress
Niaouli	gegen Viren und Bakterien, (Teebaum-Art)
Ravintsara	das antivirale Öl, auch gut einsetzbar bei Wochenbettdepression, gut zum Inhalieren
Tea-Tree	gegen viele Bakterien & Co
Thymian vulgaris	ein Öl für Erwachsene, stark antibakteriell, antiviral
Thymian linalool	der milde Kinderthymian
Thymian mastichina	extrem verträglich, Husten, Schnupfen, Heiserkeit, Kinderöl
Waldmajoran, Spanischer	höchst antiviral
Zeder	Baum der Kraft, Heuschnupfen (Zeder mit Zypresse)

Alle aufgeführten Öle sind in der unten genannten Dosierung nebenwirkungsfrei!

Diese Düfte können auch in der genannten Dosierung auf ein Handtuch getropft und auf die Heizung gelegt werden, zur *Zimmerinhalation*.

VERNEBLER

Als eine weitere Inhalations-Variante ist der Vernebler bekannt, der besonders bei Kleinkindern angewendet wird, da hier keine Verbrennungsgefahr besteht. Durch die Vernebelung gelangen sehr kleine Moleküle bis in die tiefen Bronchien.

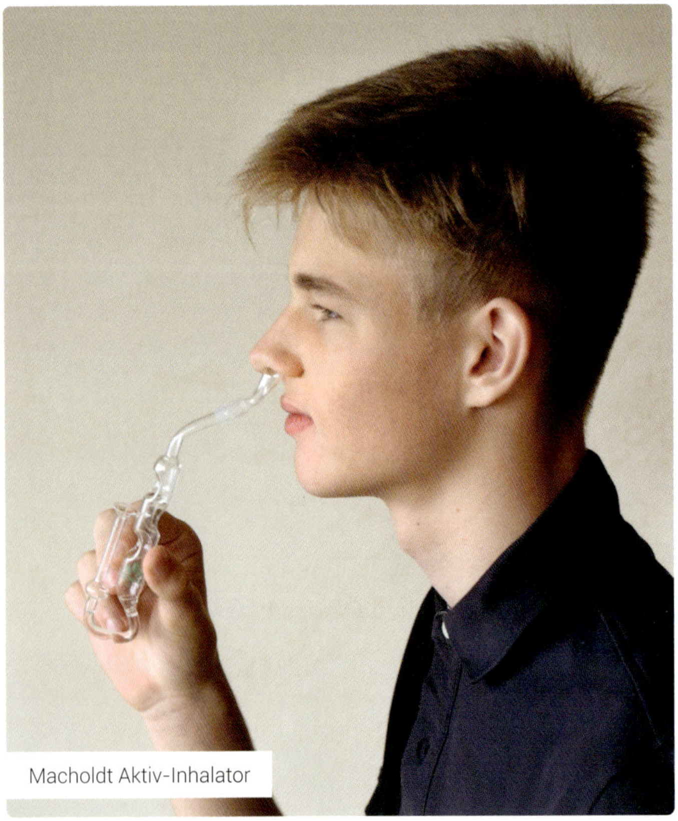

Macholdt Aktiv-Inhalator

MACHOLDT AKTIV-INHALATOR

Seit fast 90 Jahren ist der Macholdt Aktiv-Inhalator auf dem Markt. Es ist eine Erfindung aus den 30er-Jahren, die eine handliche und unkomplizierte Inhalation möglich macht.

Herr Macholdt erklärte uns, dass sein Großvater dieses Gerät für seine eigene Therapie entwickelt hat. Dieses Glasinhalationsgerät ist sehr gut transportfähig. Dieser Inhalator ist besonders bei Rednern und Sängern erprobt, da diese Berufsgruppen auf ihre Stimmen angewiesen sind und ihn gut außer Haus mitführen können. Es gibt Nasenadapter für Erwachsene und für Kinder.

Zum Gebrauch wird in den Macholdt Aktiv-Inhalator eine Salzlösung bis zu der runden, ballähnlichen Ausbuchtung mit einem passenden ätherischen Öl gefüllt. Zur Inhalation in beide Nasenlöcher stecken und die Inhalation kann beginnen. Dadurch, dass die Nasenolive in alle Richtungen gedreht werden kann, ist der Gebrauch auch im Liegen möglich. Es ist hilfreich, sich in einem 10-ml-Fläschchen eine passende Mischung bereit zu halten.

Man kann eine Schnur an dem Inhalator anbringen und ihn um den Hals tragen wie eine Kette. Während ich inhaliere, kann ich somit weiter meinen Arbeiten nachgehen. Nach Gebrauch wird er gründlich mit warmem Wasser ausgespült, gegebenenfalls mit 70 % Alkohol desinfiziert und trocken aufbewahren.

Noch ein Wort zum Gebrauch von ätherischen Ölen: Um die feinen Schleimhäute nicht unnötig zu reizen, gilt bei jeglichem Gebrauch von ätherischen Ölen die Regel, **Weniger ist mehr**.

Bei allen Anwendungen plädieren wir die Arndt-Schultz-Regel zu beherzigen:

Schwache Reize fachen die Lebenskraft an

- Schwache Reize werden gegeben bei sehr empfindlichen Menschen, bettlägerigen Personen, chronisch Kranken, Babys, Kindern, Schwangeren, Senioren, psychisch kranken und labilen Personen
- Hier kommen 0,5–1 % eines ätherischen Öls oder einer Ölmischung in Einsatz, was besagt, auf 10 ml Kochsalzlösung wird nur 1 Tropfen eines ätherischen Öls gegeben, das reicht für das Inhalieren gut aus. Wir bitten zu bedenken, wie kostbar ein ätherisches Öl ist und wie wenig eine Pflanze davon hat!

Mittlere Reize fördern die Lebenskraft

- Dosierung von einer 1–2 % ätherischen Ölmischung

Starke Reize heben sie auf

- Werden bei der Inhalation nicht angewendet

IN WELCHER VERDÜNNUNG GEBRAUCHE ICH ÄTHERISCHE ÖLE?

0,5 %	1 Tropfen	2 Tropfen	3 Tropfen	5 Tropfen	10 Tropfen
1 %	2 Tropfen	4 Tropfen	6 Tropfen	10 Tropfen	20 Tropfen
2 %	4 Tropfen	8 Tropfen	12 Tropfen	20 Tropfen	40 Tropfen
3 %	6 Tropfen	12 Tropfen	18 Tropfen	30 Tropfen	60 Tropfen
Emulgator in ml	10 ml	20 ml	30 ml	50 ml	100 ml

Die Aromatherapieexpertin Eliane Zimmermann hat sich die Mühe gemacht, in einer gut überschaubaren Berechnungstabelle die Dosierempfehlung für ätherische Öle aufzuzeigen.

Ein **Emulgator** dient zum besseren Vermischen der ätherischen Öle im Wasser. Als Emulgatoren dienen u. a. Salz, Sahne, Honig, damit die ätherischen Öle optimal im Wasser lösbar sind und nicht als Fettfilm oben schwimmen.

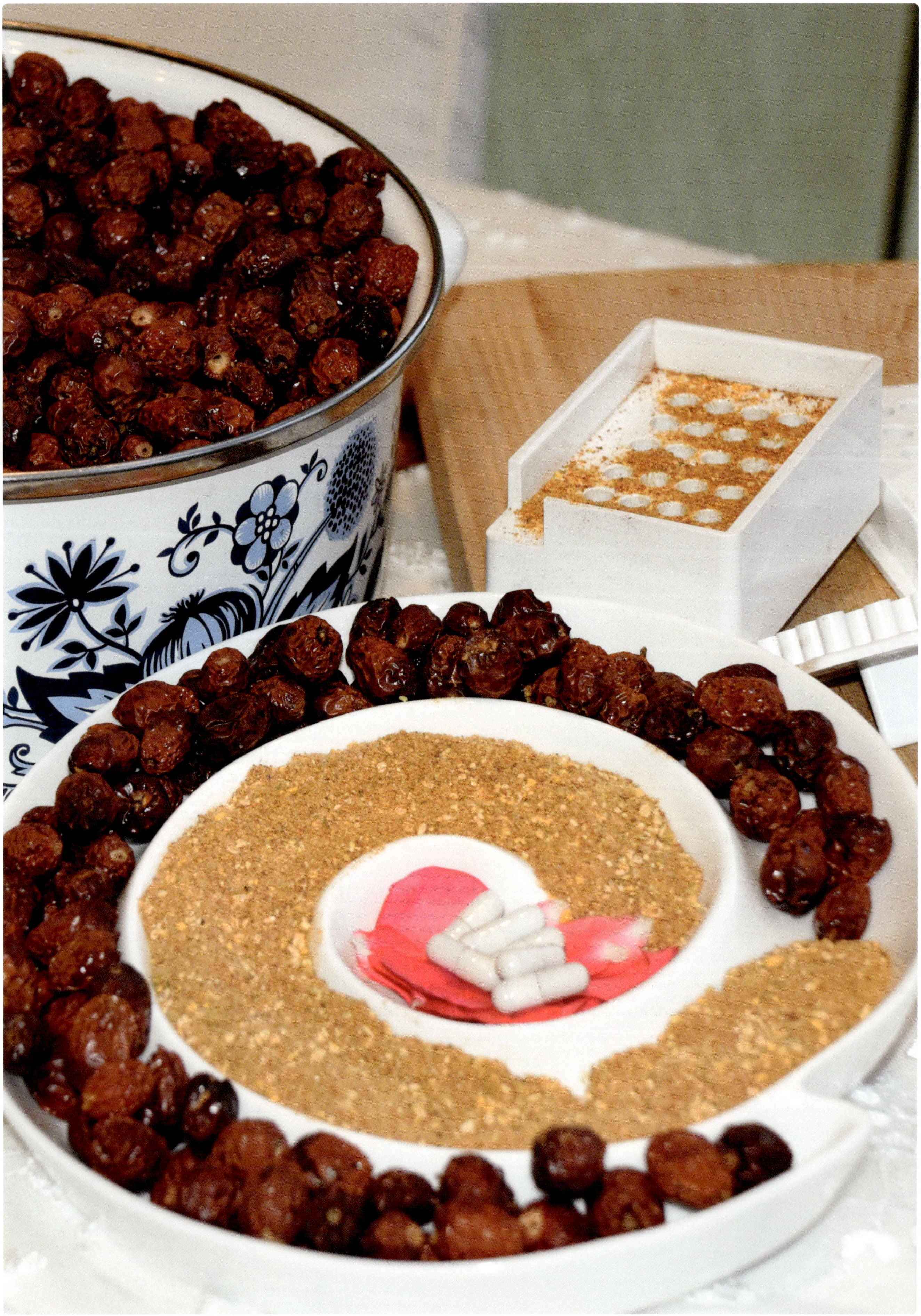

Kapseln

Kapseln sind eine geschmacklose Variante, gepulverte Kräuter einzunehmen. Sie ermöglichen eine einfache, saubere und handliche Mitnahme von Kräutern, z. B. auf eine Reise oder z. B. Schafgarbe zur Wundheilung mit ins Krankenhaus. Kapseln kann man gut aufbewahren und sie ermöglichen eine einfache, gut zu überwachende Dossierung, da man sie sich abgezählt für den Tag zurechtlegen kann.

Es gibt verschiedene Größen an Kapseln, je nach Dosis und Inhalt. Wir verwenden gern die Größe *0* und *00* und das Kapselfüllgerät *The Capsule Maschine Größe 00*. Mit einem solchen Kapsel-Füllgerät können schnell größere Mengen von Kapseln hergestellt werden.

Kapseln gibt es auch in veganer Form. Bitte beachten, Gelatine-Kapseln nehmen leichter Feuchtigkeit auf als vegetarische Kapseln. Deshalb wird oft bei der Aufbewahrung vorgeschlagen, ein Silica-Säckchen zu den Kapseln zu legen.

Auch wenn bei bitteren Heilpflanzen die Heilwirkung schon im Mund beginnt, wie bei Heidelberger-Pulver, ist es manchmal angebracht, bittere Kräuter in Kapseln einzunehmen.

Im Handel gibt es von den meisten Pflanzen ein Pulver, welches entsprechend der Pflanzenmonographie eingesetzt werden kann.

Ein Standmixer leistet beim Pulverisieren von Pflanzen gute Dienste. Pflanzen kann man auch mit einem Mörser gut zerkleinern, man braucht nur länger.

SCHAFGARBEN-PULVER IN KAPSELN

Steht ein Krankenhausaufenthalt an, um die Infektanfälligkeit zu mindern; zur allgemeinen Wundheilung; gegen starke Blutungen aller Art und nach Operationen

Anwendung: Schafgarbe gemörsert und in Kapselform eingenommen, ist ein probates Mittel, wenn keine Zeit und kein Personal da ist, um im Krankenhaus einen Tee aufzubrühen.

6–8 Kapseln pro Tag

BRENNNESSEL / BRENNNESSELSAMEN IN KAPSELN

Eignen sich hervorragend, um Allergien in den Griff zu bekommen; entzündungshemmend und leicht entwässernd; wirken bei Rheuma und Arthrose; zum „Frühjahrsputz"; nach akuten Infektionen; zur allgemeinen Stärkung, für Männer und Frauen

6–8 Kapseln pro Tag
Bei vergrößerter Prostata 4–8 Brennnesselwurzel-Kapseln pro Tag

INGWERPULVER-KAPSELN

gegen Reiseübelkeit, besonders bei langen Auto- und Busfahrten

Regelmäßig alle 2–3 Stunden einnehmen, Dosis nach Bedarf

HAGEBUTTENPULVER-KAPSELN

bei Abnutzungserscheinungen der Gelenke und bei Arthrose

6–8 Kapseln pro Tag

MARIENDISTELSAMEN-PULVER-KAPSELN

nach Susanne Kaiser

Zur Leberstärkung an bestimmten Feiertagen, nach gutem Essen
Ist eine der besten Leberheilpflanzen, doch sind die Samen, wenn man sie pur kaut, etwas spelzig und hängen in den Zähnen

* 9 Teile Mariendistelpulver und 1 Teil Ingwer-Pulver

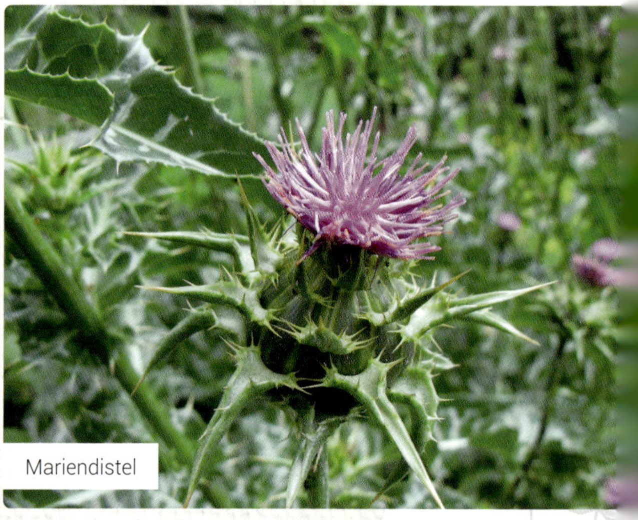

Mariendistel

2–4 Kapseln täglich., 2 davon sollten am Abend eingenommen werden

Körperpuder

Für mich als Hebamme ist Puder ein alltägliches Therapeutikum. Mit einem guten talkumfreien Nabelpuder kann der Nabel des Babys gut abheilen. Diese Puder werden für uns Hebammen in einer Apotheke aus weißer Tonerde und ätherischen Ölen gemischt und können nicht nur zur Nabelpflege, sondern auch zum Pudern von wunden Stellen benutzt werden.

Körperpuder ist ein kleines Wundermittel, denn auch gegen unreine Haut kann Puder eingesetzt werden. Körperpuder können überall von Nutzen sein.

Mit der richtigen Mischung tötet er Bakterien ab. Er kann Entzündungen der Haut und Entzündungen am ganzen Körper sowie unschöne Pickel verhindern. Wer zu fettiger Haut im Gesicht neigt, kann Puder jeden Abend vorsorglich auf die gereinigte Haut auftragen. Puder auf frisch geduschter Haut kühlt diese angenehm.

Wer auf duftenden Puder setzt, spart sich zusätzlich das Parfum. Körperpuder ist im Sommer ein echter Beauty-Alleskönner und eine Wohltat bei Hitze und Schwitzen.

Gerade Menschen mit etwas mehr Leibesfülle greifen gern zum Puder gegen das Wundwerden von bestimmten Körperstellen. Dem Körperpuder einen Duft zu verleihen funktioniert denkbar einfach.

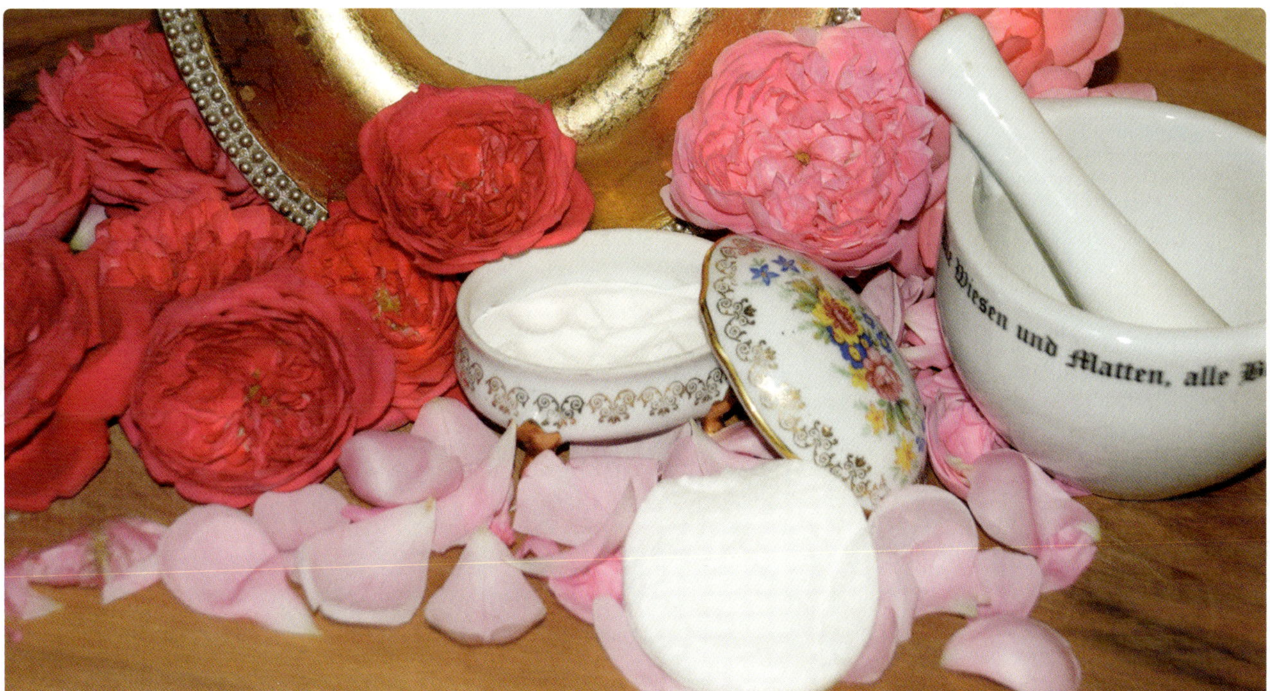

HERSTELLUNG VON KÖRPERPUDER mit der Glas-Dreh-Methode

Zubereitung:

1. Als Körperpuder-Grundlage können Seidenpulver / Reispuder / Kieselerde / weiße Tonerde verwendet werden. Es ist auch möglich, ein Hydrolat oder eine Tinktur/Fluidextrakt auf den Puder zu sprayen.
2. Nun in einem offenen Gefäß trocknen lassen.
3. Anschließend werden in ein durchsichtiges Schraubglas 3–5 Tropfen einer ätherischen Ölmischung hineingetropft, zugeschraubt und das Glas gedreht.
4. Durch das Drehen des geschlossenen Glases werden die Wände rund herum mit dem eingefüllten ätherischen Öl benetzt.
5. Als Nächstes wird der Puder nach Wahl mit den Substanzen, aus welchen der Puder bestehen soll, gemischt, z .B. Seidenpuder/Reispulver/Kieselerde/weiße Tonerde. Man gibt die ausgewählten Zutaten in das Glas mit den ätherischen Ölen und dreht es.
6. Mit gemahlenen Rosenblüten, Salbei, Lemongrass u.v.m. kann man dem Puder Farbe geben.

Nach ein paar Tagen der Reifephase, kann der fertige Puder in einen Puderstreuer gegeben und aufgetragen werden.

Grundsubstanzen für Körperpuder und zum Beduften mit ätherischen Ölen:

REISMEHL

* bindet Haut-Ausscheidungen wie Fett, Feuchtigkeit und eventuell nicht verträgliche Übersäuerungs-Ausscheidungsprodukte,
* Reismehl wirkt leicht kühlend, beruhigend und kann helfen, kleine Entzündungen auf der Haut zu reduzieren,
* ideales Einsatzgebiet für bettlägerige Patienten, vor allem, wenn sie stark schwitzen, starke Medikamente nehmen müssen und intertrigo-gefährdet sind (Hautprobleme an Stellen, wo Haut auf Haut scheuert, wie etwa in Fettfalten oder unter der weiblichen Brust)
* Reismehl wird im Handel auch oft als Reispulver deklariert

PFEILWURZELSTÄRKE

* eine Pflanze aus Südamerika, ist auch als Bindemittel bekannt

MAISSTÄRKE

* aus der Küche, die man vom Backen kennt

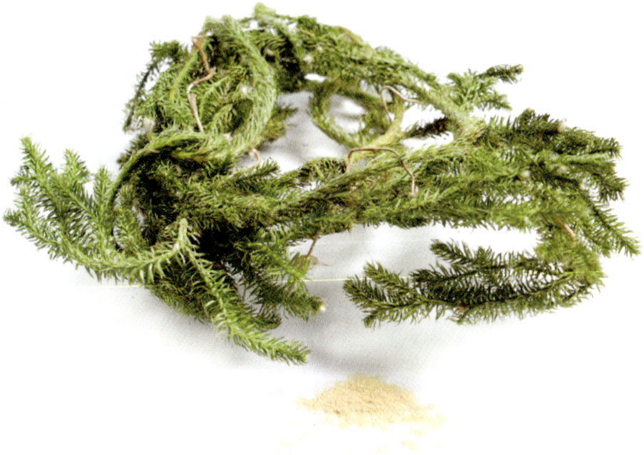

BÄRLAPPSPOREN
(Lycopodium clavatum)
* 1 TL als Zusatz, bei entzündlicher und ekzematischer Haut, macht ein trockenes Gefühl auf der Haut

TAPIOKA/MANIOK-STÄRKE
* kommt aus Südamerika

SEIDENPUDER
* besteht aus 100 % Fibroin, pflegt die Haut, macht sie zart und geschmeidig und ist entzündungshemmend

KIESELERDE
* für ein trockenes Gefühl auf der Haut, pflegt die Haut gut beim Sport

WEISSE TONERDE / KAOLIN
* ist eine weiße Mineralerde, die besonders sanft ist und sich damit ideal eignet für empfindliche sowie irritierte Haut, wirkt gegen die Verbreitung von Bakterien und gegen Reizungen

ROSA, ROTE UND GRÜNE TONERDE

NATRON
* gegen Gerüche (Zur Verbesserung der Verträglichkeit des Natronpuders gibt es die Empfehlung, ein bis zwei Mal pro Woche eine *Saure Waschung* mit Apfelessig durchzuführen, um der Haut ihren Säureschutzmantel zu erhalten. Dazu werden 1–2 EL Essig in eine große Schüssel mit 1 Liter lauwarmem Wasser gegeben und gut unter den Achseln gewaschen. Die Waschung kann auch unter der Dusche ausgeübt werden.)

GEMAHLENEN BLÜTEN UND KRÄUTER
* Am bekanntesten sind Rosenblüten, die gemahlen noch schön zart duften
* Salbeiblätter gemahlen u.v.m.

HYDROLATE
* zum Aufsprayen

Alle Puder aus Pflanzenstoffen sind ohne Tierversuche herzustellen und man kann sie auch noch essen

TALKUM
hierzu sagt Eliane Zimmermann
* steht im Verdacht, vor allem wenn er im Intimbereich ständig eingesetzt wird, Eierstockkrebs auszulösen
* die winzigen Partikel werden als ähnlich toxisch wie Asbest eingestuft, insbesondere, wenn sie eingeatmet werden

Anwendung:

* Zur Körperbeduftung, zum Mattieren von glänzender oder öliger Gesichtshaut, zur Pflege der Haut, macht sie geschmeidig zart, zur Stabilisierung der natürlichen Haut-Flora, als Deo-Ersatz, zur Babypflege, gegen Pickel und Akne, gegen Schweißhände, gegen Schweißfüße, zum Schutz der Füße vor Druckstellen, gegen Rasurbrand, gegen Schwitzen im Intimbereich, gegen Wundlaufen / Wundscheuern / Wolflaufen, gegen Schwitzen unter der Brust

Aufbewahrung:

* Puderdose oder Salzstreuer mit Deckel

KÖRPERPUDER AUS DER HEILPFLANZENSCHULE *IM ROSENGARTEN*

Mit unseren Schülern/innen haben wir einen super pflegenden und duftenden Körperpuder entwickelt:

Zutaten:

* 115 g Reismehl fein mörsern
* 250 g weiße Tonerde
* 70 g Kieselerde
* 2 TL Seidenpulver
* 20 g Rosenpulver
* 20 g Bärlappsporen
* 30 Tropfen Palmarosa
* 20 Tropfen Lavendel
* 50 Tropfen Rosengeranie
* 10 Tropfen Sandelholz
* 10 Tropfen Melisse
* 10 Tropfen Tonka

Zubereitung:

Die pudrigen Zutaten miteinander vermischen. • Die ätherischen Öle in ein sauberes, entsprechend großes Schraubglas geben. Das Glas zuschrauben und drehen, sodass die ätherischen Öle die Glaswand benetzen. Dabei den Schraubdeckel aussparen. • Nach diesem Vorgang wird die oben genannte, bereits vermischte Puderbasis zu den ätherischen Ölen gegeben und alles zusammen im Schraubglas geschwenkt.

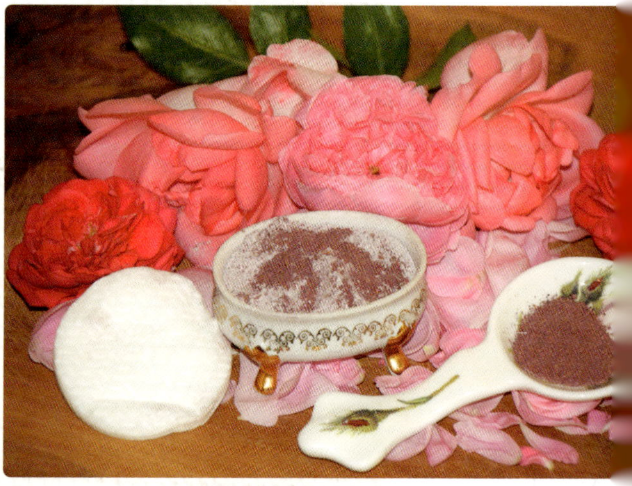

Der fertige Körperpuder soll nun noch ca. 4 Wochen seinen Duft in dem Glas entfalten, bevor er in kleinere Puderdosen abgefüllt werden kann.

EINFACHE BASISGRUNDLAGE FÜR KÖRPERPUDER

Zutaten:

* ½ Tasse Reismehl
* 3 EL weiße Tonerde (regeneriert und beruhigt die Haut, wirkt antibakteriell und hilft bei der Zufuhr von wichtigen Mineralstoffen

Zubereitung:

Dieser Grundlage werden ätherische Öle (siehe foldgende Rezepte) zugegeben.

Die naturreinen ätherischen Pflanzenöle sorgen durch ihren angenehmen Duft für Wohlbefinden und stärken die Haut mit wertvollen Lipiden.

Mit den nachfolgenden Rezepten oder anderen Duftmischungen kann die Basisgrundlage individuell verfeinert werden

VIER REZEPTE nach Eliane Zimmermann

Nachfolgend ein paar Rezeptideen zum Beduften von Pudern durch die Glas - Dreh-Methode:

einhüllend:

* 15 Tropfen Iris 1 %

süßer, veilchenartiger Duft, der einhüllt

eine rosige Angelegenheit:

* 2 Tropfen Rose
* 2 Tropfen Rosengeranie oder Palmarosa

Bei WADI heißt so eine ähnliche Mischung „Frühlingsrose“ eine rosige Angelegenheit, nicht so schwer wie Rose und doch gut pflegend

warmer Sommerregen:

* 5 Tropfen Lavendel
* 2 Tropfen Vetiver

Ein Lavendelfeld nach einem warmen Sommerregen

für Babys:

* 1 Tropfen Rose
* 2–3 Tropfen Bio-Vanille

Animiert zum ständigen Riechen des Babydufts

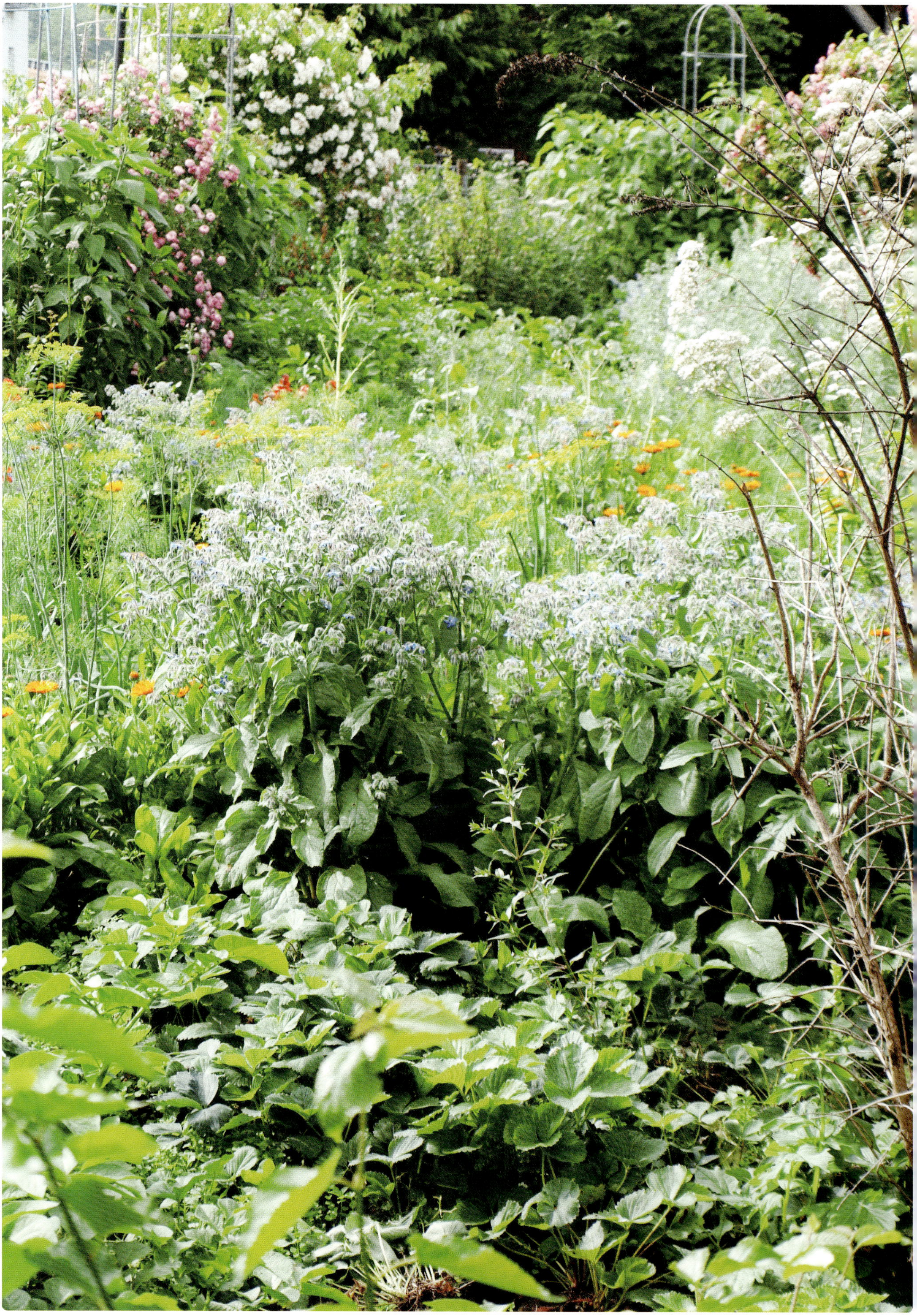

Kräuteressig

ESSIGHERSTELLUNG

* Ein sauberes Gefäß verwenden (Gefäß mit Spülmittel gut säubern, Spülmittel ist desinfizierend) oder einen Essigtopf mit Auslauf verwenden.
* Das Glas zur Essigzubereitung muss gut abzudecken sein.
* Auch die Flaschen, in die der Essig später abgefüllt wird, sollten penibel sauber sein.
* Essigmutter immer sehr frisch verwenden.
* Zuerst Filtern der gekauften Essigmutter (die gefilterte Flüssigkeit verwenden), die Essiggälchen lassen den Essig sonst muffig schmecken.
* 100–200 ml Essigmutter je 4 Liter Mischung verwenden
* Jedes ungeschwefelte Getränk mit Alkoholansatz zwischen 5 und 9 % Vol. kann verwendet werden, wie Apfel- oder Birnenmost, Wein (1:1 verdünnt, mit Wasser oder Saft, kein destilliertes Wasser), Bier, verdünnter Likör.
* Dem Alkohol-Wassergemisch 2–3 EL Honig pro Liter hinzufügen, zur Ernährung der Essigmutter. Der Essig gelingt unter Zugabe von Honig leichter.
* Das Glas zur Essigzubereitung muss gut abgedeckt sein, um die Verunreinigung durch Essigfliegen zu vermeiden.
* Da sich im Essig stetig neue Essigmütter bilden, sollten zu alte Essigmütter entnommen werden.
* Es wird ein Drittel des Essigs abgelassen und mit der gleichen Menge Alkohol-Wasser oder Saft-Honig-Mischung ersetzt.
* 100–200 ml Essigmutteransatz z. B. von der Firma Arauner, reichen für ca. 4 Liter Wein-Wasser oder Saft-Honig-Mischung
* Hoher Säuregehalt schützt vor der Bildung von Kahmhefe (Oberflächenschimmel).
* Gärtemperatur liegt bei 25–35 °C.
* Nach 3–5 Tagen beginnt die Gärung.
* Nach ein paar Tagen sollte man eine dünne, gallertartige Haut auf der Oberfläche und/oder Flocken im Gärmedium bemerken.
* Ein deutlicher Acetatgeruch im Glas sagt, dass die Gärung seinen richtigen Verlauf nimmt und alles in Ordnung ist.
* Ist der klebstoffartige Geruch verschwunden, ist es ein Zeichen, dass der Essig bald fertig ist.
* Wenn alles gut funktioniert hat und keine Infektion aufgetreten ist, kann der Prozess wiederholt werden.
* Es wird ein Drittel des Essigs abgelassen und durch neuen Alkohol / Mostgemisch ersetzt, sobald der Klebstoffgeruch verschwunden ist.
* Zuerst den restlichen Essig filtern (Kaffeefilter), bevor der neue Alkohol / das Mostgemisch dazugegeben wird.
* 2–3 Monate kühl und dunkel lagern, dadurch bildet sich ein blumiges Aroma und der Essig kann in kleinere Flaschen abgefüllt werden.
* **Essig-Schönung**, damit die schöne rote Farbe erhalten bleibt: Geschönt wird Essig dann, wenn die Flasche stabil bleiben soll, gegen Dunkelfärbung und für einen besseren Geschmack: Essig einfach in eine Tiefkühltruhe oder im Winter bei Minusgraden nach draußen stellen, danach langsam auftauen, das ist *eine* Form der Schönung.

Übrigens enthält jeder kommerziell hergestellte Essig ca. 0,3 % Alkohol

GUT ZU WISSEN

* Zur Essigherstellung bitte nur beste Weine verwenden. In der Zwischenzeit gibt es histamingeprüfte und ungeschwefelte (sagen wir lieber, naturgeschwefelte) Weine, mit überwältigtem Geschmack.
* Wenn Kräuter dem fertigen Essig zugesetzt werden, auf keinen Fall zu viele dazugeben, ergibt keinen guten Geschmack, Ziehdauer 1–2 Wochen.
* Eine schöne blaue Farbe für kurze Zeit bekommt der Essig durch zugesetzte **Borretsch-Blüten**.
* **Basilikum**, **Kapuzinerkresse** ergeben eine rote Farbe des Essigs.
* **Wacholder** kann frisch oder getrocknet und geschrotet in Rotweinessig gegeben werden.
* **Ysop** in Essig gekocht wurde als Betäubungs- und Schmerzmittel in alter Zeit gebraucht.
* **Fichtenspitzen**, die Maiwipfel, lässt man 1–2 Wochen ziehen .
* **Holunderblüte** schmeckt auch gut im Salat, die eingelegte Blüte mit verwenden.
* **Kümmel** mit Honig verfeinert den Essig zum Aperitif.
* **Grüne Walnüsse**, bei denen das Innere noch weich ist, lässt man 3 Wochen ziehen.
* Ungeschwefelte **Trockenfrüchte** gründlich waschen, Steine entfernen und etwas klein schneiden, 2–3 Wochen ziehen lassen.
* **Veilchen** ergeben eine schöne violette Farbe.
* **Aprikosen** gibt man entkernt und klein geschnitten in den Essig.
* **Himbeeren**, **Erdbeeren**, **Brombeeren**, **Waldheidelbeeren**, **Kirschen**, überreife **Zwetschken** andrücken, gut zerkleinern in den Essig geben und bis zu 8 Wochen ziehen lassen.

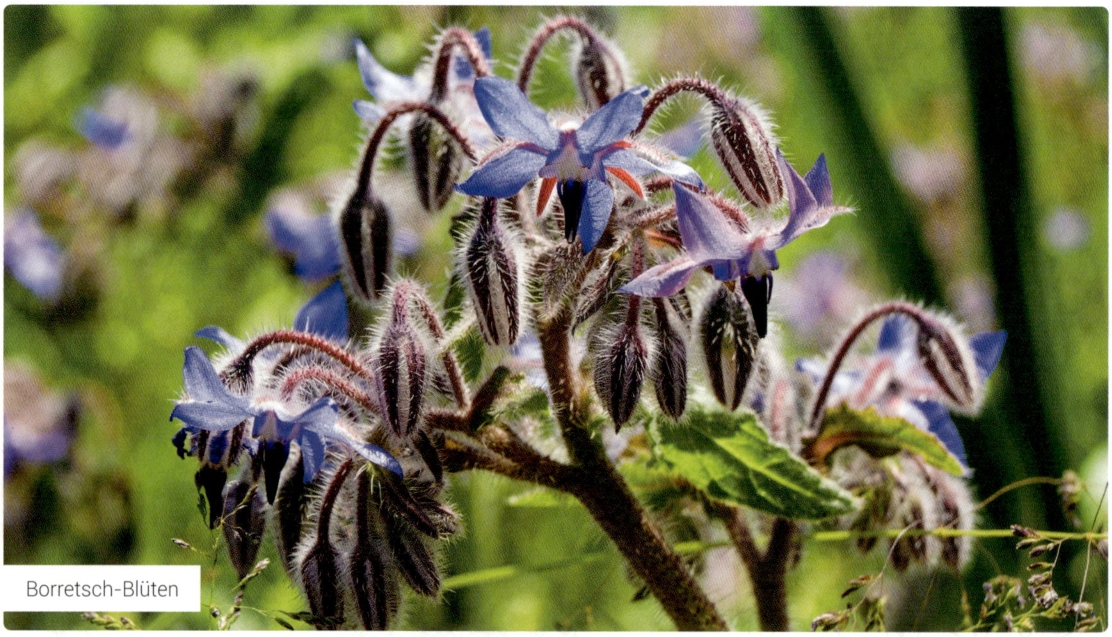

Borretsch-Blüten

ESSIG FÜR DIE GESUNDHEIT

* Abwaschungen nach Fieberschwitzen
* bei Hämorrhoiden als Sitzbad
* bei Krampfadern Beine sanft einreiben – auch als kalte Beinwickel in einer 1:1-Wasserlösung verwenden
* als Morgentrunk – vermindert Lust auf Süßes, senkt die Blutfette, stabilisiert niedrigen Blutdruck
* Verstopfung – Apfelessig verdünnt mit Wasser, hier hilft auch ein Fuß- oder Sitzbad mit Apfelessig
* Prellungen, Insektenstiche – 1:1 verdünnt mit Wasser, gegen blaue Flecken, beruhigt und lindert
* Nach einem *Kater* – Essig in einem Glas Wasser trinken
* Bei Schluckauf – 1 TL Apfelessig und Zucker einnehmen
* Tgl. Einnahme von 2–3 EL Essig verhindert Erkältungen
* bei Halsschmerzen mit Essig gurgeln
* bei Nasenbluten – Essig-Wasser-Gemisch in die Nase hochziehen
* bei Schnupfen – Nasenspülungen mit verdünntem Essigwasser
* zur Inhalation – 125 ml Apfelessig in 500 ml heißes Wasser geben, Handtuch über den Kopf und Dämpfe einatmen, geeignet bei unreiner Haut, bei Husten, Heuschnupfen, Halsschmerzen
* bei Husten – schluckweise Essig-Wasser-Gemisch trinken
* bei Fieber – Honig mit Apfelessig mischen und oft schluckweise trinken

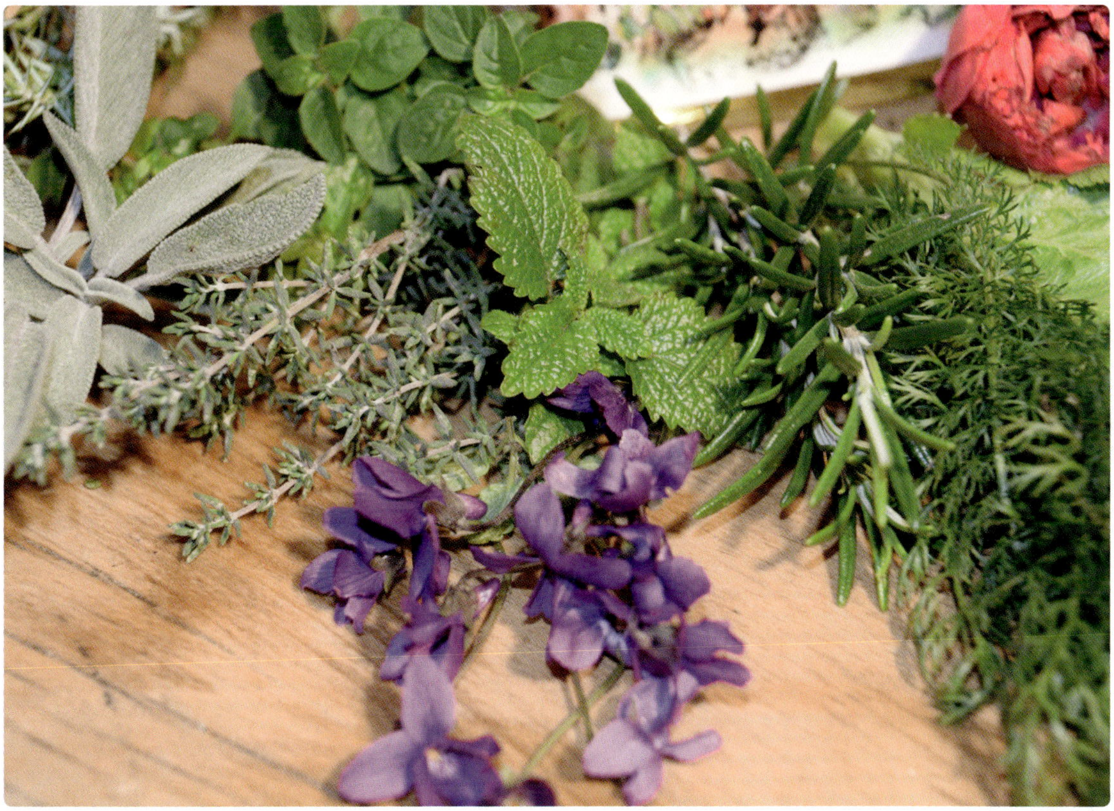

ESSIG IN DER KOSMETIK

Haarspülung gegen trockene Haare und bei Haarausfall

Zutaten:

* Je 10 g Lavendelblüten, Rosmarin, Birkenrinde, Brennnesselwurzeln

Zubereitung:

Die Kräuter in 1 l Essig aufkochen, 20 Minuten ziehen lassen und abseihen.

Über die Haare geben und gründlich einmassieren.

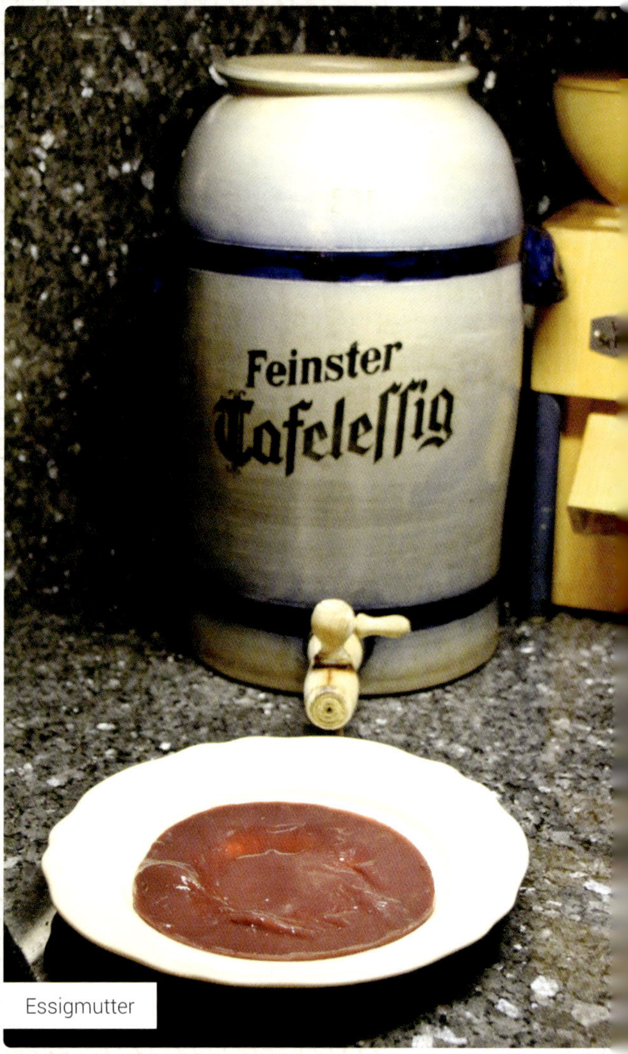

Essigmutter

* **Gegen Schuppen**: 1:1-Wasser-Essig-Gemisch einige Minuten einwirken lassen, dann Haare trocken tupfen, damit der Essig in den Haaren verbleiben kann.
* **Gegen Läuse**: Obige Mischung 1 Stunde einwirken lassen, 2 Wochen lang durchführen.
* **Gegen Akne und große Poren**: 1:1 Mischung als Gesichtswasser verwenden
* **Akne-Spezial-Mischung**: 100 g Meerrettich und 100 ml Essig 1 Woche ziehen lassen, dann morgens und abends die Stellen betupfen.
* Als **Fußbad** bei einem anstrengenden Tag verwenden, auch gegen Fußpilz.
* Als **Badezusatz** fördert Essig die Durchblutung der Haut und des Bindegewebes. 200–300 ml Obstessig im Badewasser reichen schon aus, um die Haut zu verschönern. Auch beruhigt der Essig im Badewasser juckende und trockene Haut, was besonders Schwangere schätzen. Apfelessig hat sich besonders zur Hautpflege bewährt. Mit seinem hautneutralen pH-Wert unterstützt der naturbelassene Essig den Säureschutzmantel anstatt ihn zu schwächen, wie dies auch alkalische Mittel und Seifen tun (siehe Seite 251).

DUFTBLÜTENESSIG

Jeder Blütenessig kann nach diesem Rezept angesetzt werden, mit genießbaren und nicht giftigen Blüten.

Zubereitung:

1. An einem sonnigen Tag ein 1-Litergefäß voll mit z. B. duftenden Rosenblüten, Veilchen oder Holunderblüten füllen
2. Käfer vor dem Befüllen der Flasche herauslesen
3. Blütenblätter entweder ganz oder mit einem Keramikmesser fein zerkleinern und in die Flasche füllen
4. ca. 1 l besten Weißweinessig / weißen Balsamico dazugeben
5. 3 Tage absonnig stellen und regelmäßig schütteln
6. Abfiltern in schöne Flaschen

Blütenessig schmeckt köstlich zu feinen Blatt- und Fischsalaten, zu Kürbissen und Fruchtsalaten u.v.m.

ESSIG DER 4 RÄUBER

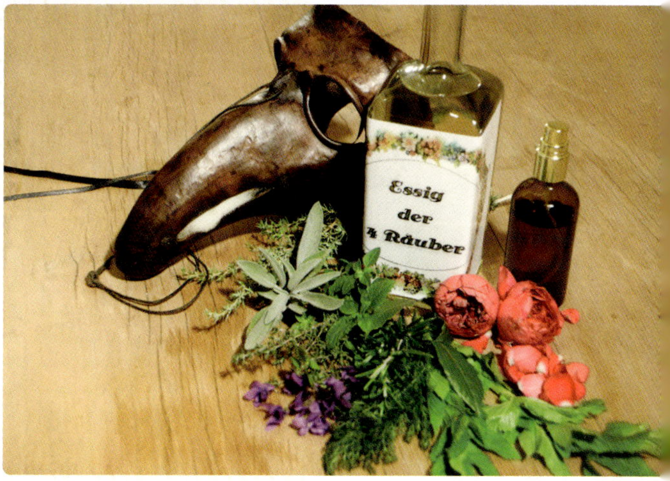

Zutaten:

* 60 g Rosmarin
* 60 g Salbei
* 60 g Thymian
* 60 g Pfefferminze
* 15 g Gewürznelken, zerstoßen
* 15 g Zitwerwurzel (*Rhizoma Zedoariae* aus der Apotheke / Kräuterladen)
* 15 g Angelikawurzel
* 1 Liter sehr guten Weißweinessig

Zubereitung:

1. An einen warmen Ort 2 Wochen ziehen lassen, gelegentlich schütteln
2. Abseihen und gut ausdrücken

Bei Ansteckungsgefahr einnehmen und sich damit abreiben, kann auch mit Wasser verdünnt werden.

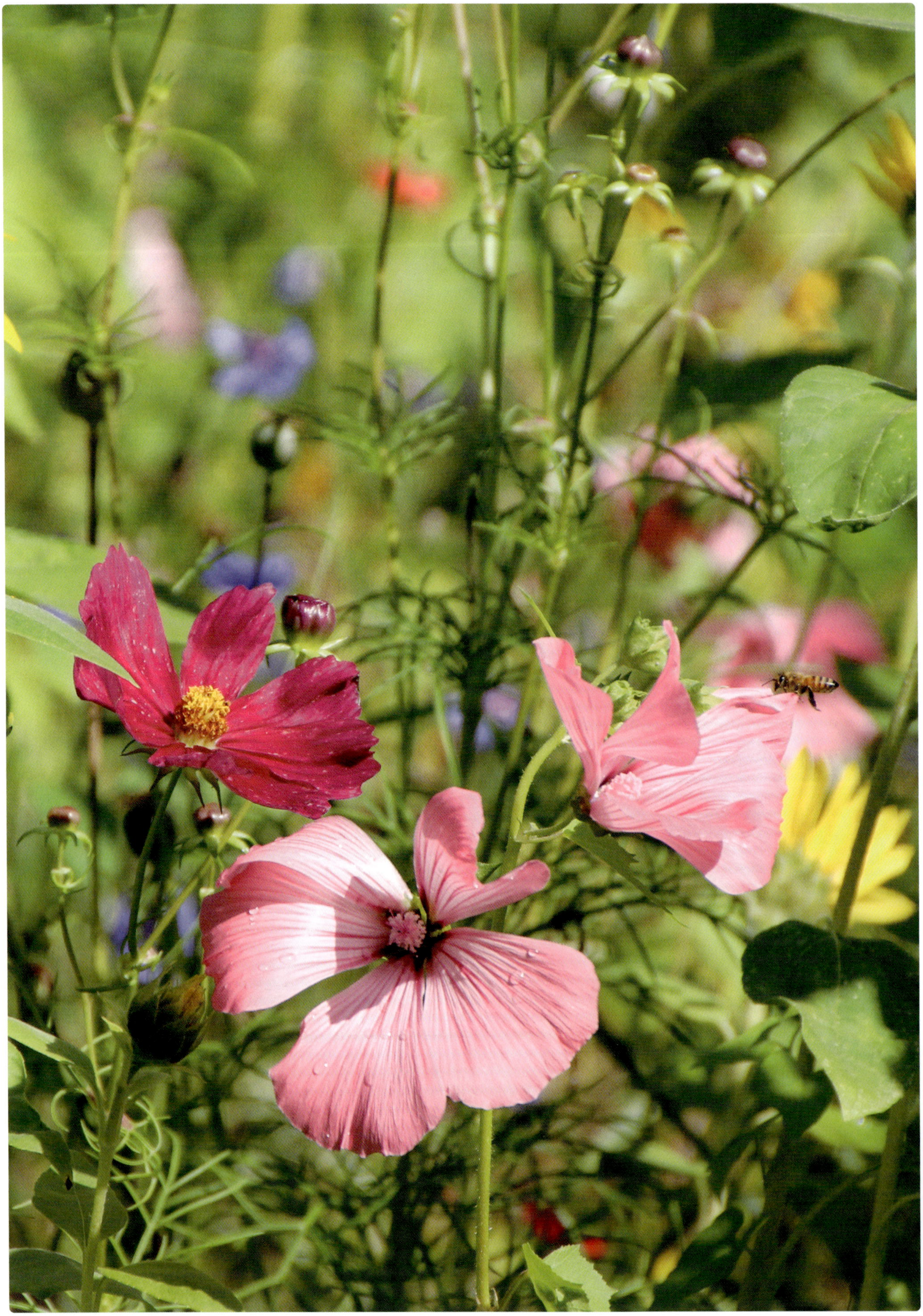

Liebfrauenbettstroh, Heublumen- und Kräuterkissen

Kräuterkissen, befüllt mit duftenden Heilpflanzen, haben die Menschen schon immer gekannt, denn wir kommen ja alle irgendwie von bäuerlichen Höfen. Das mag zwar schon vor langer, langer Zeit gewesen sein, aber wenn wir Heu riechen, erinnern wir uns an Sommer, blühende Wiesen und blauen Himmel.

Wie jedes Jahr wurde im Spätsommer auf unseren Bergwiesen am Michelsberg nochmal Krummet (Zweitmahd) gemäht. Es fühlt sich unglaublich weich an. Dieses Krummetheu eignet sich gut zum Befüllen eines Kräuterkissens. Der Geruch erinnerte uns sofort an die Kindheit, wo wir mit einem besonderen Heuhaken das Heu im Winter aus der Tenne gezogen haben, das dann den Tieren gefüttert wurde. Bei diesem Krummetgeruch hat unser Limbisches System sofort schöne Bilder aus unbeschwerter Kinderzeit gezaubert. Gern würden wir euch alle einmal daran riechen lassen. Vielleicht fertigt ihr euch auch mal ein Kräuterkissen an, dafür möchten wir euch ein paar Vorschläge machen.

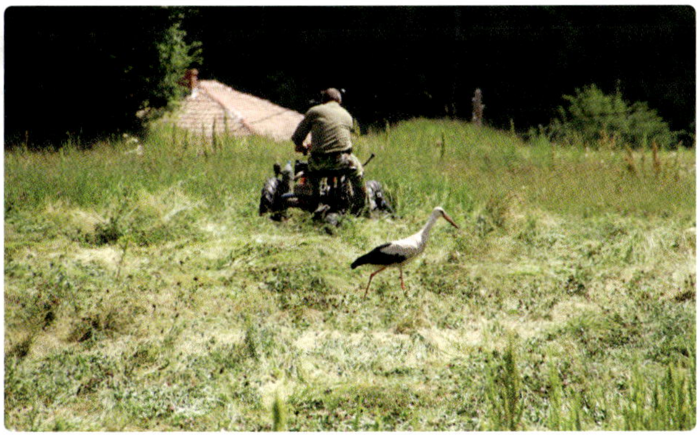

MARIA BETTSTROH / LIEBFRAUENBETTSTROH / FREYA BETTSTROH

Etwas über das Bettstroh zu schreiben, liegt mir als Hebamme sehr am Herzen.

Als ich vor über 40 Jahren Hebamme gelernt habe, war Wochenbett wirklich ein *Im-Bett-Liegen* und die Frauen blieben 8–10 Tage im Krankenhaus. Auch die alten Hausgeburtshebammen sahen es gern, wenn sich die Frauen nach der Geburt ausgeruht haben, und verordneten Bettruhe.

Die Arbeit in Haus und Hof war schwer, und so haben die Frauen diese Anweisung gern angenommen und bestanden auf ihr *Wochenbett*. Heute sage ich oft den Wöchnerinnen, es heißt *Wochenbett und nicht Tagebett*, denn die Frauen sind oft zu früh unterwegs. Jede Hebamme weiß, wenn Frau lange liegt, steigt die Thrombose-Gefahr. Doch war die blutverdünnende Wirkung des Heus den Menschen schon bei der Ernte bewusst, denn ich kann mich noch gut erinnern, dass, wenn wir mit den Kühen bei der Heuernte waren, die Rinder, ob Ochsen oder Kuh, einen Maulkorb bekamen, damit nicht das frische Heu gefressen wurde, da es zu Blutungen durch die blutverdünnende Wirkung des Heus führen konnte.

Natürlich wussten das auch die Kolleginnen in alter Zeit und empfahlen den Frauen in ihr Bettstroh duftende Cumarinpflanzen zu stopfen, also Heu, um die Adern in Fluss zu halten. Auch kannten sie entzündungshemmende Pflanzen, die mit in den Strohsack gestopft wurden. Mein Mann erzählt immer, dass sein Vater ausdrücklich auf einem Strohsack bestand, der eine Öffnung besaß, durch die der Strohsack täglich tüchtig aufgeschüttelt werden musste. So konnten jederzeit Stroh und Kräuter gewechselt werden, damit man wieder bequem liegen konnte.

Ob bei den Frauen in früheren Jahren der Heuduft eine beruhigende und antidepressive Stimmung bewirkt hat, wage ich zu bezweifeln, denn Heuernte war, wenn ich das aus jährlicher eigener Erfahrung sagen darf, Schwerstarbeit und doch war das Bettstrohkissen, ob nun Freya oder Maria Bettstroh, für die Wöchnerinnen in alter Zeit fast ein Muss, denn sie wollten ja gesund aus dem Wochenbett kommen.

Es darf nicht außer Acht gelassen werden, dass die Frauen im Wochenbett, durch die Hormonumstellung, sehr leicht schwitzen. Über den Schweiß und die Wärme werden die Duftmoleküle der Heilpflanzen gelöst und können so über die Haut der Wöchnerin aufgenommen werden. Das sorgt auch für ein entsprechendes Wohlbefinden.

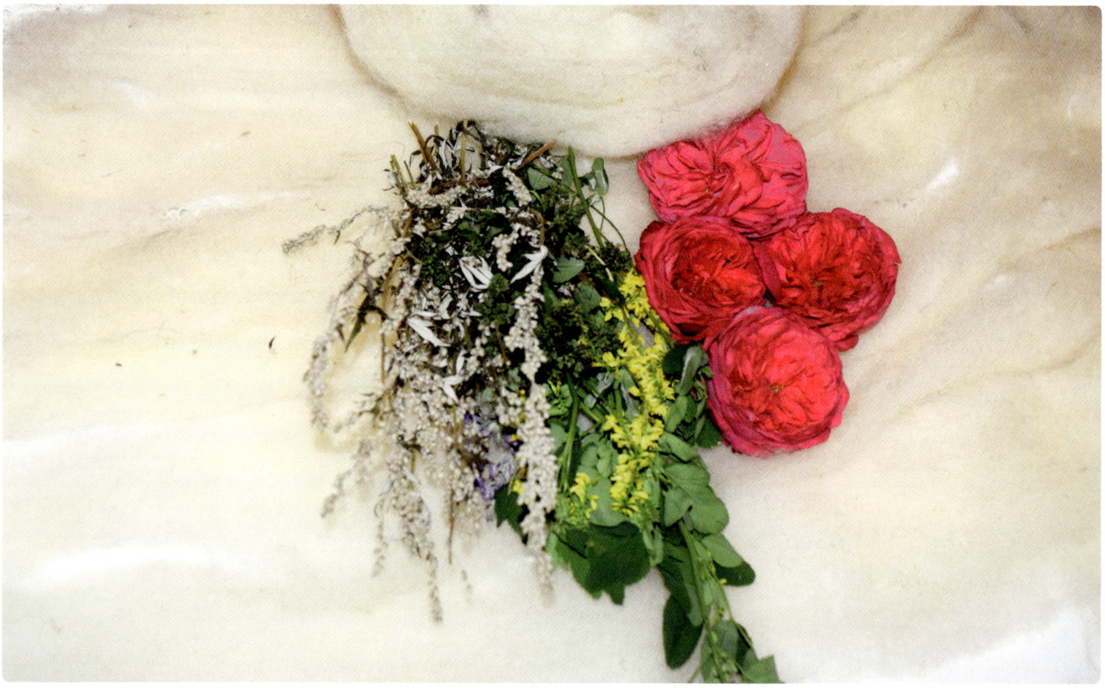

BETTSTROHKISSEN

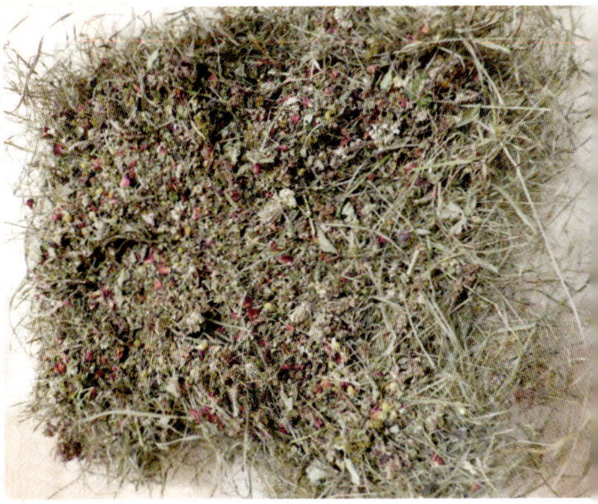

Die Frauen lieben diese duftenden Kissen. Der Duft bringt Ruhe, Gelassenheit, Geborgenheit und Zuversicht in der Zeit, in der sich die junge Familie finden muss.

Zubereitung:

* Einen schönen weichen Stoff suchen, der vorher gewaschen und mit Essigwasser gespült wird, um die Waschmittelrückstände aus dem Stoff zu lösen. Diesen glatt bügeln.
* Die bereitgestellten Heilpflanzen in Heilwolle eingewickelt ins Kissen geben, das vermittelt ein ganz wohliges Gefühl, einfach zum Hineinkuscheln.

Welche Pflanzen können hinein:

* **Waldmeister**, auch **Waldmutterkraut** genannt, hat Cumarine und der Heuduft wirkt psychisch aufmunternd, antidepressiv, herzstärkend, aber vermittelt auch ein Gefühl von Geborgenheit.
* **Kamille**, entzündungswidriges Mamakraut, eines der großen Mutterkräuter
* **Labkraut**, gelb und weiß
* **Steinklee**, mit dem Cumarine-Heuduft, wirkt psychisch aufmunternd, gibt ein Gefühl von Geborgenheit
* **Thymian**, keimmindernd, schöner erhabener Duft, vermittelt den Mut eines Adlers und einer Löwin, um für das Kind zu kämpfen, damit es ihm gut geht.
* **Frauenmantel**, umhüllt die junge Mutter und Gebärmutter wirksam, kräftigend, hormonähnlich in der Volkskunde
* **Quendel**, keimmindernd
* **Beifuß**, in Maßen kann er die Blutung verstärken (ist manchmal auch gewünscht), lässt den Wochenfluss fließen
* **Melisse**, gegen Keime, gegen Alpträume
* **Schafgarbenblüten**, entzündungshemmend, entkrampfend bei Nachwehen, blutungsregulierend, wundheilend
* **Dost**, entzündungshemmend, entkrampfend bei Nachwehen, gegen böse Geister, „wer immer das ist“
* **Rosenblüten**, um wie eine Königin zu thronen, um- und einhüllend

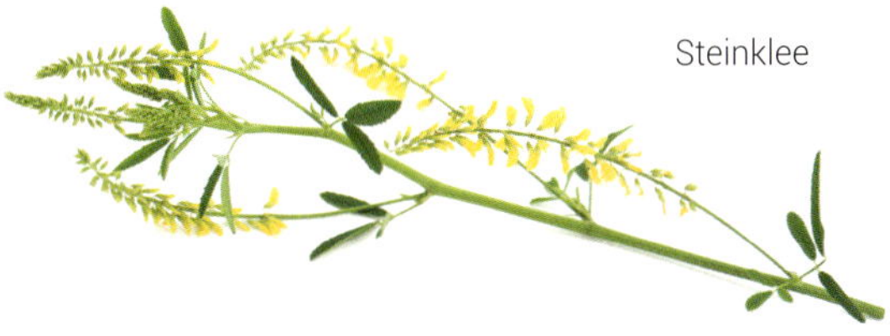

Steinklee

- Es können noch ganz viele weitere Kräuter nach eigenem Empfinden dazugegeben werden.
- Krummet und Heuduft, enthalten Cumarine, die psychisch aufmunternd wirken, Geborgenheit vermitteln, sie stehen für Urlaubsduft, Sonne und Ferien.
- Heute wird das Kissen mit Dinkelspelz befüllt. Dieser ist formfest, atmungsaktiv und hat durch seine körnige Struktur eine angenehm belebende Wirkung auf die Muskulatur. Zum Lüften öfters in die Sonne legen, was die Wirkung des Dinkels erhöht.
- Im Alpenraum werden Zirbenspäne mit dazugemischt, diese sollen beruhigend auf das Herz wirken
- Alle Kräuter sanft dosieren und die junge Mutter vorher nach Allergien und Wünschen befragen

Keine Anwendung bei Personen, die den Heuduft nicht mögen oder vertragen.

Vorsicht auch bei starken Blutungen, dann das Kissen aus dem Bett entfernen.

Vor Gebrauch mit der Hebamme abstimmen.

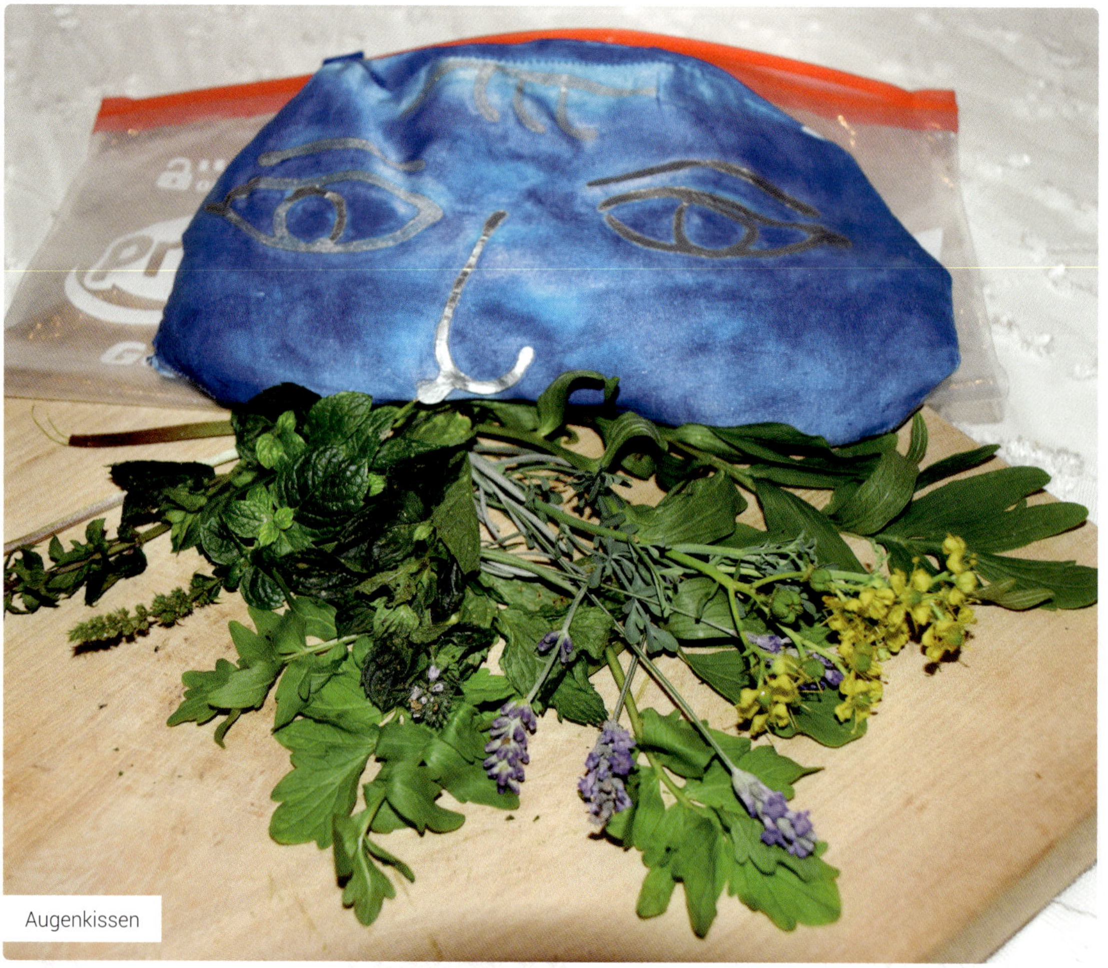

Augenkissen

AUGENKISSEN

Ein himmlisches Gefühl durch einen feinen Duft! Dieses Augenkissen hat sich seit 20 Jahren aufs Beste bewährt. Die Idee ein Augenkissen zu fertigen stammt aus dem Ausbildungskurs von Susanne Fischer-Rizzi.

Zutaten:

* Blauer weicher Seidenstoff
  - Die blaue Farbe ist die Farbe des Himmels, beruhigt und kühlt unser Auge, wirkt positiv bei Entzündungen und verhilft zu gutem Schlaf.

    Mit einem blauen Augenkissen kannst du *eine Fahrt ins Blaue* machen, es steht für Sehnsucht, für Ferne und vermittelt ein Gefühl von Harmonie und Zufriedenheit.
* Leinsamen – der kühlend wirkt
* Getrocknete Kräuter:
  - Minzblätter (auch Blüte) – für Frische und Kühle
  - Baldrianblüten – stärken die Augen, entspannen die Augenmuskulatur
  - Lavendelblüten – entspannen das Gesichtsfeld, wirken beruhigend durch den sanften Duft
  - Weinrauten-Kraut – entspannt die kleinen Augenmuskeln
  - Augentrost – altes Augenmittel, beruhigend
  - Habichtskraut – Verbesserung der Sehkraft

Zubereitung:

Ein Augenkissen zuschneiden, nähen, befüllen und in einen Zippbeutel geben, im Tiefkühlfach lagern und gekühlt auflegen.

NIERENKISSEN

Es heißt, in den Nieren sitzt die Angst, und so ist auch hier ein wohltuendes Kissen manchmal sehr angenehm.

Ein kuscheliges weicheres Stoffkissen in roter Farbe, mit gelbem Labkraut und Heilwolle gefüllt, erwärmt auflegen und dahinchillen.

Labkraut

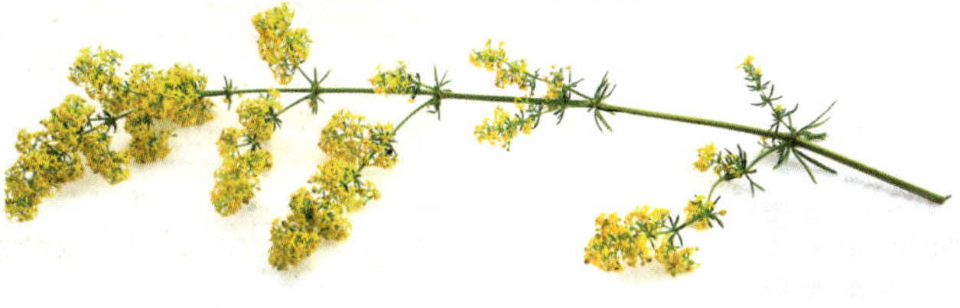

FARNKISSEN

Kreuzschmerzen kennen viele Menschen und wenn man in die Jahre kommt, ist in der Lendengegend die „Schmiere" raus und man merkt, man wird alt und ist nicht mehr so beweglich.

Helfen kann ein:

* Farnkissen, bei Kreuzschmerzen, Rheuma, Abnutzung der Gelenke
* Empfehlenswert ist ein sehr dichtes Stoffgewebe zu wählen, sonst färbt sich die Bettwäsche grün

BETONIKA-KISSEN *SCHLAFKISSEN*

nach Hildegard v. Bingen

„Wer von falschen Träumen (Albträumen) geplagt wird, der habe Betonikakraut bei sich, wenn er abends schlafen geht und wenn er schläft, wird er wenige falsche Träume sehen und spüren." Hildegard von Bingen

Dieses schwach duftende Kissen, befüllt mit Betonika-Kraut – Heilziest (*Stachys officinalis*) wird nur mit in das Bett genommen und nicht daraufgelegt.

Durch das Anbringen eines Reißverschlusses kann das Kraut gut gewechselt werden.

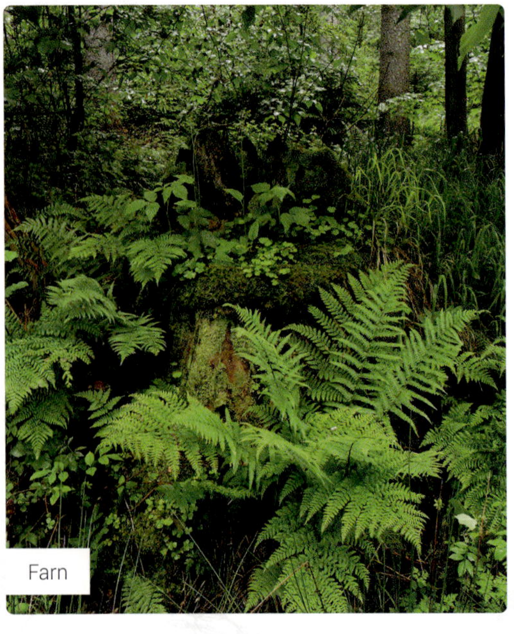

Farn

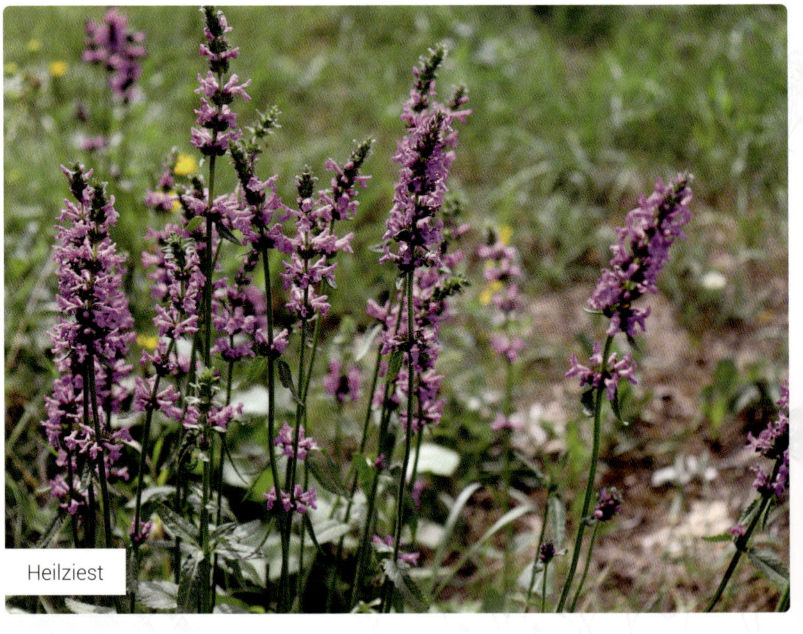

Heilziest

HEUBLUMENKISSEN NACH PFARRER KNEIPP

„Morphium des einfachen Mannes“

Zutaten:

* Ruchgras, Mariengras, Echtes Labkraut, Süßklee, Bärenklau, Schafgarbenblüten, Klappertopf u.v.m.
* Heublumen (*Flores graminis– Apotheke oder Kräuterladen*), sind die nach der Heuernte in dem sauberen Heuboden zusammengekehrten Grassamen, Blütenteilchen, Samen und Grasstückchen, hoffentlich von Wiesen, die biologisch bewirtschaftet werden.

Zubereitung:

In einen zu ¼ gefüllten Topf ein Sieb hängen. Das Wasser im Topf zum Kochen bringen und in das Sieb, das keinen Kontakt zum Wasser haben darf, das Heublumenkissen ca. 15 Minuten legen. • Nun durchströmt der heiße Dampf das Heublumenkissen und aktiviert die Pflanzeninhaltsstoffe. • Das Kissen wird durchdampft entnommen.

Achtung! Hände nicht verbrennen!

* *Vorsichtig mit einem Wolltuch auf die schmerzende Stelle legen.*
* *Je trockener die Säckchen-Kompresse ist, desto wärmer wird sie auf der Haut vertragen. So heiß wie möglich auflegen und solange es als angenehm empfunden wird, auf der Haut lassen.*
* *Um die Wärme zu halten, kann auf das Wolltuch zusätzlich eine Wärmflasche gelegt werden.*
* *Im Hausgebrauch kann das Säckchen 3–4 Mal verwendet werden, Reißverschluss einnähen, um es mehrfach befüllen zu können.*

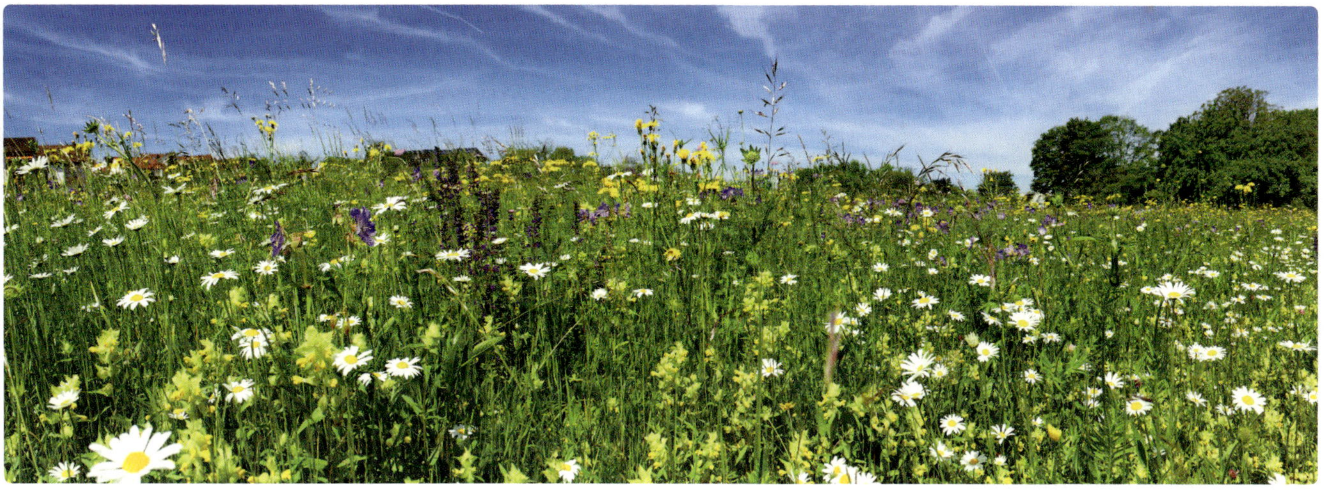

HEUBLUMENKISSEN NACH PFARRER KNEIPP

Wirkung:

* Durch die Wärme wirken die Heublumen angenehm entspannend
* beruhigend für das zentrale Nervensystem bei Ischias oder Hexenschuss
* lockern bei Verspannungen die Muskulatur
* bei Rückenschmerzen und Muskelverspannungen sowie Muskelschmerzen
* bei Nacken- und Rückenverspannung, Verspannungskopfschmerz
* bei rheumatischen Beschwerden, als Handbad – für Fingerübungen
* fördern die Beweglichkeit der Gelenke bei Beschwerden, Gelenkschmerzen, verschafft Beruhigung im Gewebe
* nach Unfällen, Knochenbrüchen oder Operationen, Mobilisierung von Gelenken nach Unfall
* Die Wirkstoffe dringen direkt in die Tiefe und lindern Schmerzen
* Die Auflagen lösen auf der Haut Reflexe aus, welche die vermehrte Durchblutung der inneren Organe fördern und aktivieren
* allgemein durchblutungsfördernd
* bei Nieren-, Blasen- und Gallenleiden
* entzündungshemmend
* wirken entkrampfend auf die Gefäße, bei Bauchkrämpfen und Unterleibsbeschwerden, PMS-Beschwerden bei Frauen, Bauchkrämpfen
* wirkt über die Head'schen Zonen auf der Haut auf die dazugehörigen inneren Organe, zur besseren Durchblutung
* abflussfördernd für die Lymphflüssigkeit und den Schleim aus dem Gewebe
* bei grippalen Infekten
* bei Katarrhen der oberen Luftwege und (chronischer) Bronchitis, Husten, Erkältung
* zur Geburtserleichterung –bei übermäßigem Milcheinschuss auf die Brust legen
* Steinklee und Buchweizen werden als nicht steroide Antiphlogistika = Entzündungshemmer bezeichnet, gut in der Arthrose-Therapie

Weitere Anwendungen:

* als **Leberkompresse** mit Schafgarbe und Kamille, auch gut wirksam bei Rückenschmerzen in der Kreuzregion
* als **Nierenkompresse** mit Ingwer
* als **Gallenkompresse** mir Gänsefingerkraut und Schafgarbe
* bei **Verstopfung** mit Gänsefingerkraut, Schafgarbe, Kamille, Kümmel, in die Kreuzbeinregion legen

Kontraindikationen und nicht anwenden bei:

* akute entzündliche Erkrankungen
* offener Haut
* Allergien
* akuten Neuralgien / Nervenschmerzen

Weitere Anwendungen der Heublumen:

* Heublumen-Dampf- und Sitzbad
* Heublumen-Vollbad
* Heublumen-Inhalation
* Heublumen-Duft gibt es auch als ätherisches Öl
* Heublumen-Bad ohne allergische Wirkung für Allergiker

Keine Anwendung bei Personen, die den Heuduft nicht mögen oder bei entzündlichen Prozessen

* Das Auslösen eines Heuschnupfenanfalls ist allerdings eher unwahrscheinlich, da Heublumensäckchen kaum Blüten- oder Gräserpollen enthalten und auch feucht angewendet werden können

FEENKISSEN FÜR EINEN GUTEN SCHLAF

Ist gefüllt mit Dinkelspelz, denn dieser ist formfest, atmungsaktiv und hat durch seine körnige Struktur eine angenehm belebende Wirkung auf die Muskulatur.

Das Kissen sollte regelmäßig zum Lüften in die Sonne gelegt werden, was die Wirkung des Dinkels erhöht.

Dinkelspelz zusammen mit:

* Bärenklau-Samen, junge Samen getrocknet
* Hopfenblüten, getrocknet
* Baldrianwurzel, getrocknet
* Echtem Steinklee, blühendes getrocknetes Kraut

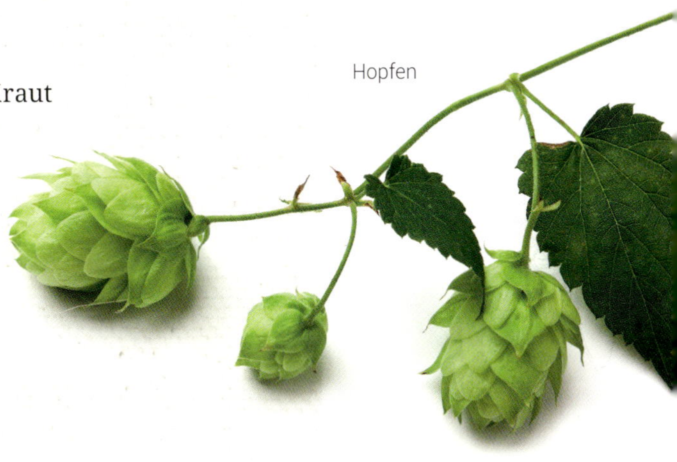

Hopfen

Verwendung bei:

* Verspannung
* Kopfschmerzen
* Schulterschmerzen
* Migräne
* Schlaflosigkeit
* Augen- und Ohrenleiden
* Stirn- und Kieferhöhlenbeschwerden

Das Kissen lässt sich gut im Ofen bei 50 °C erwärmen.

SCHAFGARBENKISSEN

Ein warmes Unterleibskissen mit Schafgarbe kann für viele Frauen bei Regelbeschwerden und bei rechtzeitiger Anwendung eine Wohltat sein.

Kombiniert mit einer Teekur, leistet es gute Dienste.

KIRSCHKERNKISSEN

Die Wiederentdeckung eines alten Therapiemittels

Sowie eine Frau schwanger wird, schaut sie, ob sie nicht ein schönes Kirschkernkissen für ihr Baby bekommen kann. Oft weiß die werdende Mama jedoch gar nicht, was sie damit anfangen soll.

So erkläre ich ihr, es ist eine *trockene Wärmflasche*. Mit Hitze aufgeladen, gibt der Kirschkernkissen gezielt und allmählich die Wärme an die Umgebung, sprich Füße, Bauch, Kreuz usw. ab. Es ist ein hervorragendes Mittel für Babys und Kleinkinder.

Der Kirschkernsack kann sowohl als Wärme- und Kälteauflage, als Massagehilfsmittel und auch als Gymnastikgerät genutzt werden.

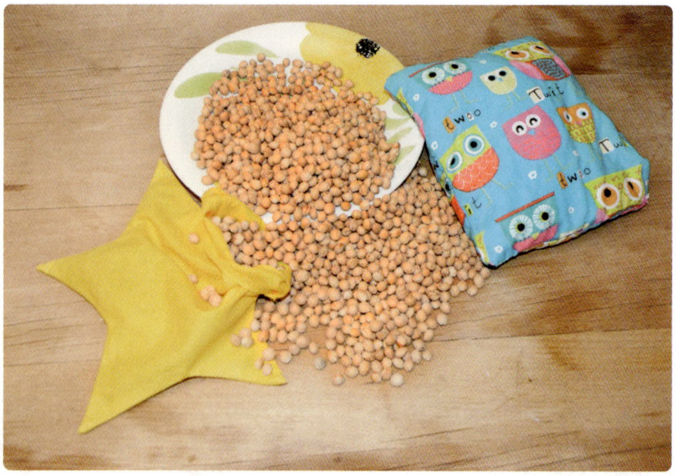

Bitte darauf achten, dass das Kirschkernkissen nie pur, sondern immer eingepackt auf die Babyhaut gelegt wird. *Nie wird das Kind auf ein anscheinend warmes Kirschkernkissen gelegt.*

Bitte bedenken, dass ein Kirschkernkissen bei einer Energiebelastung durch die Mikrowelle von 450 Watt sofort nach der Erwärmung 121 °C, nach 5 Minuten 82 °C, nach 6 Minuten 68 °C und nach 11 Minuten noch 48 °C aufweist. Bei einer Mikrowellenerwärmung von 300 Watt beträgt die Temperatur sofort nach dem Herausnehmen 99 °C und nach 5 Minuten 65 °C.

Das heißt, dass man sich auch mit einem Kirschkernkissen Verbrennungen zuziehen kann. Es ist immer Vorsicht angebracht, auch wenn kein heißes Wasser auslaufen kann. *Bei nicht sachgemäßer Anwendung kann man Verbrennungen bekommen, da Kirschkerne sehr heiß werden.*

Ein weiterer wichtiger Sicherheitshinweis ist, dass die Nähte des Kissens immer auf Unversehrtheit kontrolliert werden müssen, denn es besteht bei losen Steinen *Verschluckungs- und Erstickungsgefahr* für die Kinder.

ALS WÄRMEKISSEN	ALS KÄLTEKISSEN
Die Anwendung von Wärme sollte bei akuten Entzündungen, fieberhaften Prozessen, Ekzemen, Herz- und Venenproblemen, Tumoren und Krebs vermieden werden!	Die Anwendung von Kälte sollte bei Unterkühlung, offenen Wunden, arteriellen Durchblutungsstörungen, sowie bei nieren- und blasenempfindlichen Menschen vermieden werden!
Erwärmt wird * Im Backofen bei 150 °C 5–7 Minuten * In der Mikrowelle bei 300–450 Watt 1–2 Minuten * Auf der Heizung oder dem Kachelofen Vorsicht, abkühlen lassen – kann heiß werden!	Gekühlt wird je nach Kälteempfinden * Eingepackt im Zippbeutel im Kühlschrank * Im Eisfach 30–60 Minuten Vorsicht Erfrierungsblasen, deshalb einpacken oder umwickeln.

ANWENDUNG BEI:

* Muskelschmerzen * Hexenschuss * Ischialgie * trägem Darm * Regelbeschwerden * Chronischen rheumatischen Schmerzen * Brustdrüsenschwellung, bei zu starkem Milcheinschuss * Zum Erlernen einer besseren Körperwahrnehmung im Geburtsvorbereitungskurs * Zur Rückbildungsgymnastik * Einfach zum Wohlfühlen, mit ätherischem Öl beduftet	* Kopfschmerzen, Migräne * Hexenschuss * Ischialgie * Sehnenscheidenentzündung * Akuten rheumatischen Schmerzen * Gelenkentzündungen * Prellungen, Quetschungen, Verstauchungen, Bänderzerrung * Bluterguss * Tennisarm * Schmerzhafter Steifheit der Gelenke * Eingepackt und in einem Zippbeutel bei schmerzhafter Damm- und Kaiserschnittnaht * Zum Kühlen der Brust, wenn Quark- und Kohlauflagen nicht zur Hand sind

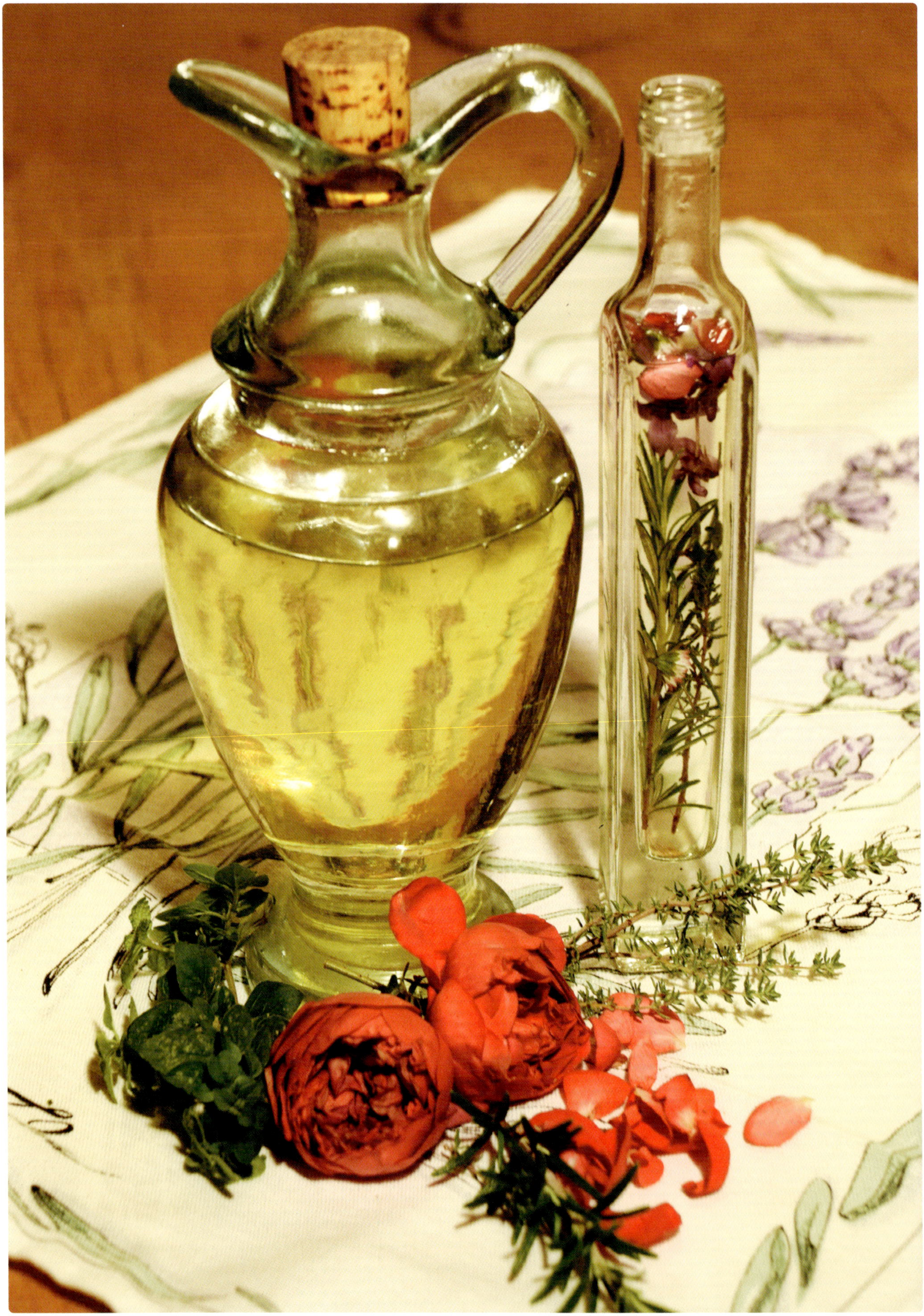

Gesunde Öle, Kräuteröle

QUARK-LEINÖL – „BUDWIG BUTTER"

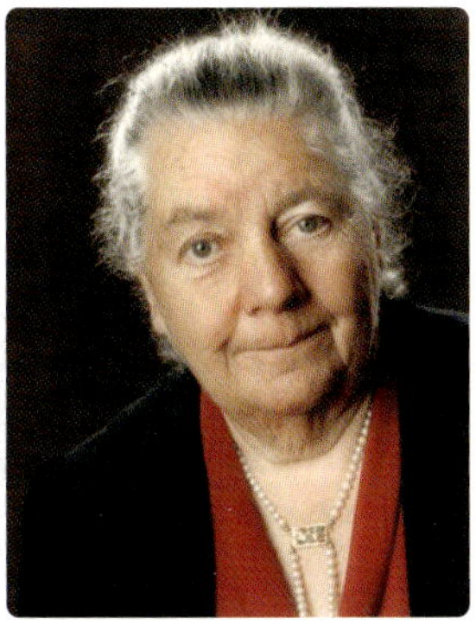

Lassen wir zuerst die Forscherin zu Wort kommen: „Quark-Leinöl stellt heute etwas Ungeheures dar. In dieser einfachen Form erfolgt die Realisierung von wissenschaftlich neuen Erkenntnissen, wie man vielen Gesundheitsschäden, durch falsche Nahrung oder durch andere Vergiftungen hervorgerufen, entgegenwirken kann." Die Menschen sollten über die gesundheitsfördernden Inhaltsstoffe eines guten Öls für die häusliche Küche in Kenntnis gesetzt werden. „Die Familie muss ... das Gasthaus-Essen mit falschen, überhitzten Fetten leid werden, wenn [sie] zu Hause etwas Besseres erhält." (*Dr. Johanna Budwig, Öl-Eiweiß-Kost,* 1952 – Zitat *www.budwig-stiftung.de*) Dr. Budwig lag es am Herzen, dass auch zu Hause mit wertvollen Ölen gekocht wird.

Sie hat die einzigartige Zusammenstellung von Quark mit Leinöl für unsere Ernährung hervorgehoben. Es gelang ihr als Erster, die positive Wirkung der Omega-3-Fettsäuren für unsere Ernährung zu beweisen.

So sind schwefelhaltige Aminosäuren in hohem Maße Bestandteile des Milcheiweißes in Kuh-, Schaf- und Ziegenmilch und in den daraus hergestellten Produkten, wie z. B. Quark.

„Schwefelhaltige Aminosäuren übernehmen eine Fülle an lebenswichtigen Aufgaben in unserem Körper. In Kombination mit mehrfach ungesättigten Fettsäuren sind sie wichtige Partner in der Steuerung der Sauerstoffaufnahme und der Sauerstoffverwertung der Zelle. Damit leisten sie einen wesentlichen Beitrag für ein starkes Immunsystem, einen funktionierenden Stoffwechsel und geistige Vitalität", so die Forscherin.

Als *Budwig Butter* wird Quark dabei mit Leinöl zu einer weichen Creme verrührt, Leinsamen, Obst, Nüsse und eventuell Honig hinzugeben und die Powercreme genießen.

Die Nachfolgefirma von Dr. Budwig mischt verschiedene wertvolle Bio-Öle zu einzigartigen Kompositionen zusammen.

So etwa: Leinöl 60–90 %, Arganöl 3–4 %, Olivenöl 30–40 %, Walnussöl 5 %, Granatapfelöl 2–3 %, Sanddornfruchtfleischöl 2–3 %, Hanföl 3–5 % wird mit 1 % Zitronen- oder Orangen- oder Limettenöl gemischt.

WAS SIND RAFFINIERTE ÖLE?

Wir sollten beim Kauf von Küchenölen darauf achten, keine raffinierten Öle für unsere gute Küche zu kaufen. Raffinierte Öle sind solche, die durch chemische Prozesse farb-, geruch- und geschmacklos gemacht worden sind, doch an Haltbarkeit gewonnen haben. Sie haben ihre Persönlichkeit, ihre Identität verloren, denn sie schmecken alle gleich. Fatal ist, dass die Verbraucher nicht mehr wissen, welchen feinen eigenen Geschmack ein jedes Öl hat. Gern lässt man sich von den adäquaten niedrigen Preisen dieser entnaturisierten Öle leiten. Gutes Öl hat wie guter Essig immer seinen Preis.

Ein gutes Öl hat alles, was unser Körper braucht, um die Zellen in unserem Körper gut zu nähren, deshalb sollte das Beste nur gut genug für unsere Gesundheit sein

LIEBLINGS-SALATÖL UNSERER FAMILIEN

Für 100 ml Öl nehmen wir:

90 ml Bio-Leinöl	Der Omega-3-Lieferant, 56–71 % sind enthalten, gut für Herz und Gehirn
4 ml Bio-Argan-Öl	Zellschutz und Regenerationsfähigkeit, krebswidrig, beugt Gefäß- und Herz-Kreislauf-Erkrankungen vor, wirkt positiv auf den Insulinstoffwechsel
3 ml Bio-Sanddorn-fruchtfleisch-Öl	natürlicher Radikalenfänger, reich an Vitamin E und Vitamin A
2 ml Bio-Granat-apfelkern-Öl	enthält Phytosterole, bewirken Zellneubildung, Flavonoide, Gamma-Linolensäure und eine seltene Omega-5-Fettsäure, Antioxidantien liegen höher vor als in Rotwein, Grüntee oder in Blaubeeren
1 ml äth. Bio-Limettenöl *(ca. 20 Tropfen) oder* **1 ml äth. Bio-Zitronenöl,** *(ca. 20 Tropfen) oder* **Bio-Agrumenöle** *ganz nach Geschmack*	stärkt das Immunsystem und hilft in der Erkältungszeit, wirkt antibakteriell Zitrusöle bitte nur in Bio-Qualität verwenden, denn wir wollen ja keine Spritzmittelrückstände in unserem Essen

* Die Öle genau in eine Flasche abmessen, danach leicht bewegen und fertig ist der Hochgenuss
* Wunderbar für Salate, Vinaigrette, Müsli, Quarkspeisen u.v.m.
* Bereits 1–2 EL täglich versorgen unseren Körper optimal mit den Fettsäuren Omega-3–6–9
* Vor Gebrauch schütteln und immer im Kühlschrank aufbewahren
* Nicht zum Braten geeignet!
* Natürlich können noch weiter Geschmacksträger, wie Kräuter, Schalen der Bio-Zitrusfrüchte, Pfeffer, Ingwer u.v.m., zur optischen Verfeinerung dazugegeben werden.
* Auch weitere Öle wie Hanföl, Walnussöl, Leindotter oder Borretschsamenöl können noch beigegeben werden.

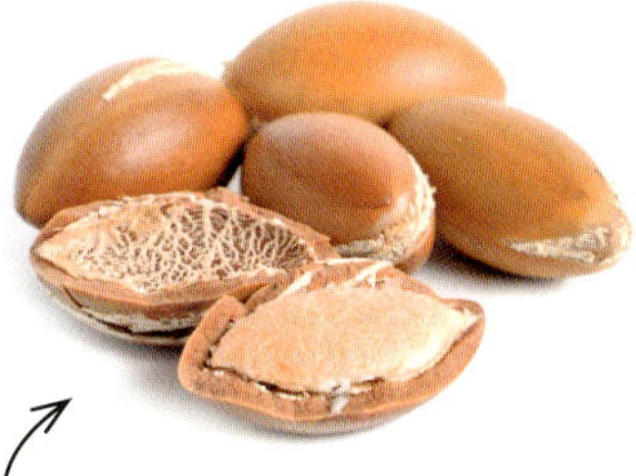

Arganfrüchte

Granatapfelsamen

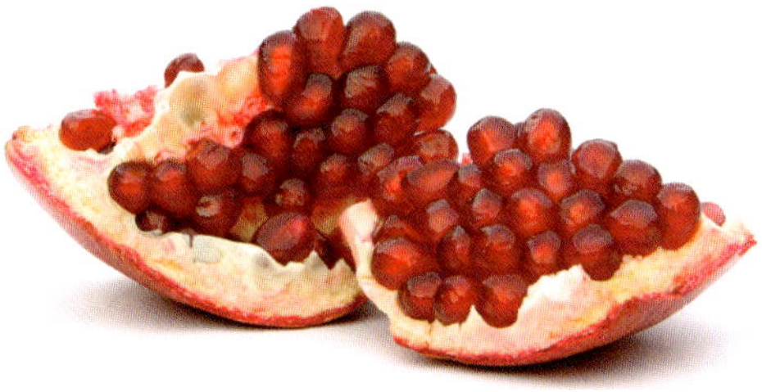

Leinsamen

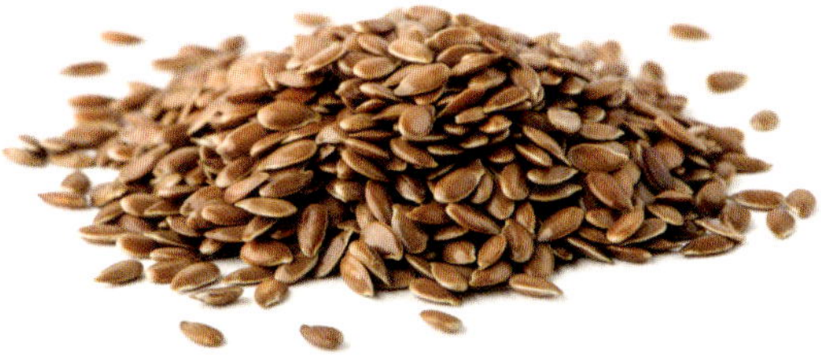

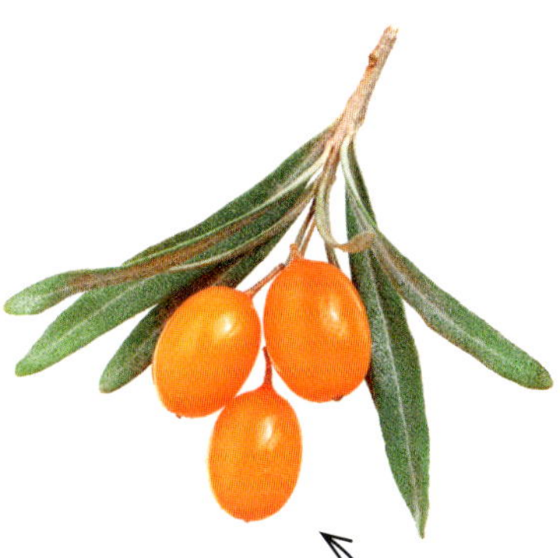

Sanddornfrüchte

Omega-3-Fettsäuren im Leinöl wirken auf:

* die Produktion von Hormonen
* die Eiweiß-Synthese
* den Zellstoffwechsel
* die Versorgung der Gelenke mit Schmierstoff
* die Vermeidung von Entzündungen
* die Feuchtigkeit und Spannkraft von Haut und Haaren
* die Bildung der körpereigenen Abwehrzellen
* den Schutz vor Infektionskrankheiten
* gegen Schlafstörungen
* schützen die Augen
* werden zum Beispiel in die Zellmembranen eingebaut
* verbessern die Fließfähigkeit der Blutkörperchen und halten die Gefäße elastisch
* bilden Prostaglandinen
* wirken sich günstig auf Herz und Kreislauf aus
* In einer USA-Studie belegt ist, dass sich bei einem niedrigen Gehalt von Alpha-Linolensäure im Fettgewebe von Brustkrebspatientinnen Metastasen ausbreiten können
* Ein niedriger Gehalt an Linolensäure kann ein Hinweis sein, dass ein vermehrtes Risiko für die Ausbreitung von Krebsgeschwüren besteht
* Gute Öle haben *keine* Arachidonsäure. Je weniger Arachidonsäure mit der Nahrung zugeführt wird, desto weniger Entzündungsmediatoren können gebildet werden
* senken die Entzündungswerte und verbessern Rheuma, auch Colitis ulcerosa
* gute Wirkung auf die Gelenke
* wirken auf den Blutzuckerspiegel
* gute Wirkung auf den Cholesterinspiegel
* bessern Neurodermitis und Allergien
* bessern Erkrankungen des Nervensystems, Multiple Sklerose
* wirken Alzheimer-Erkrankung entgegen
* In der Schwangerschaft unterstützen sie das Zellwachstum zur optimalen Versorgung des Kindes, Leinsamen schmiert auch die Geburtswege

Forscher sprechen davon, dass schon 0,3 g EPA / DHA pro Tag die Fließeigenschaften des Blutes und die Blutfettwerte verbessern und so Herz-Kreislauf-Erkrankungen vorbeugen können. (Zwei der drei Omega-3-Fettsäuren sind Docosahexaensäure (DHA) und Eicosapentaensäure (EPA), die zu den mehrfach ungesättigten Fettsäuren gehören. EPA wirkt besonders auf das Herz und DHA entfaltet seine Wirkung auf das Gehirn.)

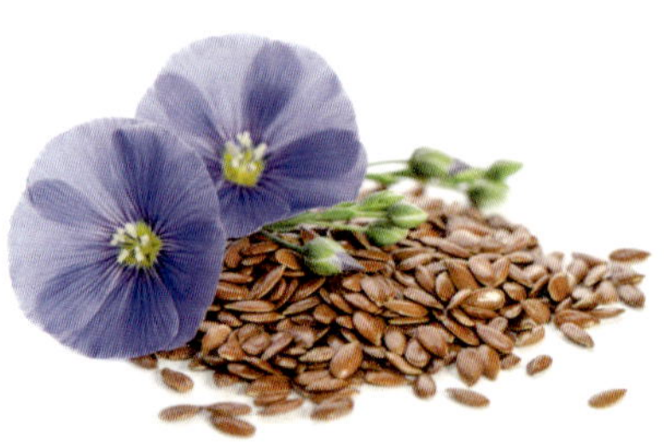

KRÄUTERÖLE DER PROVENCE

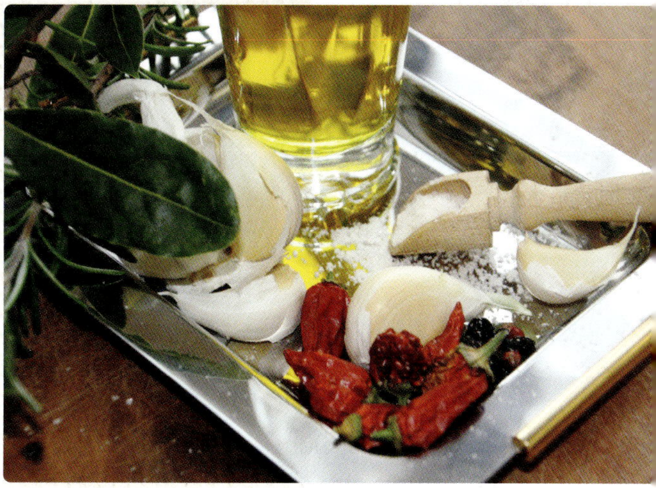

Diese Mischung erinnert an Ferien, Urlaub, gutes Essen, „Leben wie Gott in Frankreich" und ist eine gern hergestellte Ölmischung, für Gemüsesuppen, Salate, um Grillgut zu marinieren u.v.m. Bitte nicht zu viele Pflanzen hineingeben, der Öl-Auszug wird sonst zu intensiv.

Zutaten:

* 500 ml Bio-Olivenöl
* 1–2 Stängel Rosmarin
* 1–2 Stängel Bohnenkraut
* 1–2 Stängel Thymian
* 1 Lorbeerblatt
* Dazu noch nach Geschmack, etwas Majoran, Basilikum, Lavendel, eventuell eine halbierte Knoblauchzehe, etwas bunten Pfeffer

Zubereitung:

Saubere sterilisierte Weithalsflasche verwenden, damit die Kräuter nachher wieder gut entfernt werden können.

1. Die sauberen, durchgeschauten und verlesenen Kräuter – keine schadhaften und kranken Pflanzen verwenden, damit keine Schimmelbildung entsteht – in eine 750-ml-oder 1-l-Flasche geben und die Kräuter *vollständig* mit Öl bedecken. Mit Spannstäbchen arbeiten.
2. Spannstäbchen sind gebogene kleine Zweige, die zusammengedrückt in den Flaschenhals geschoben werden und so die Kräuter unter dem Öl halten.
3. Die Flasche für 2–3 Wochen kühl und dunkel stellen, danach absieben und wieder in eine saubere Flasche füllen.
4. Soll nur eine kleine Flasche befüllt werden, bitte die Kräuter reduzieren, da der Geschmack sonst zu aufdringlich wird.

Bei der Herstellung von Kräuterölen kann wirklich die ganze Kreativität entfaltet werden. Es ist immer hilfreich, sich die Zutaten aufzuschreiben, denn dann weiß man, ob die Zusammensetzung gefällt oder nicht.

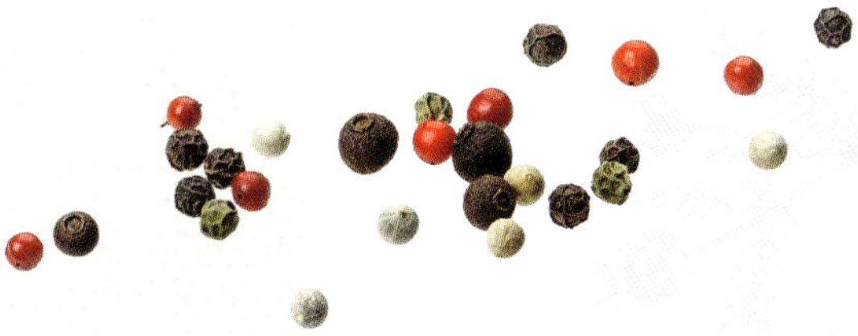

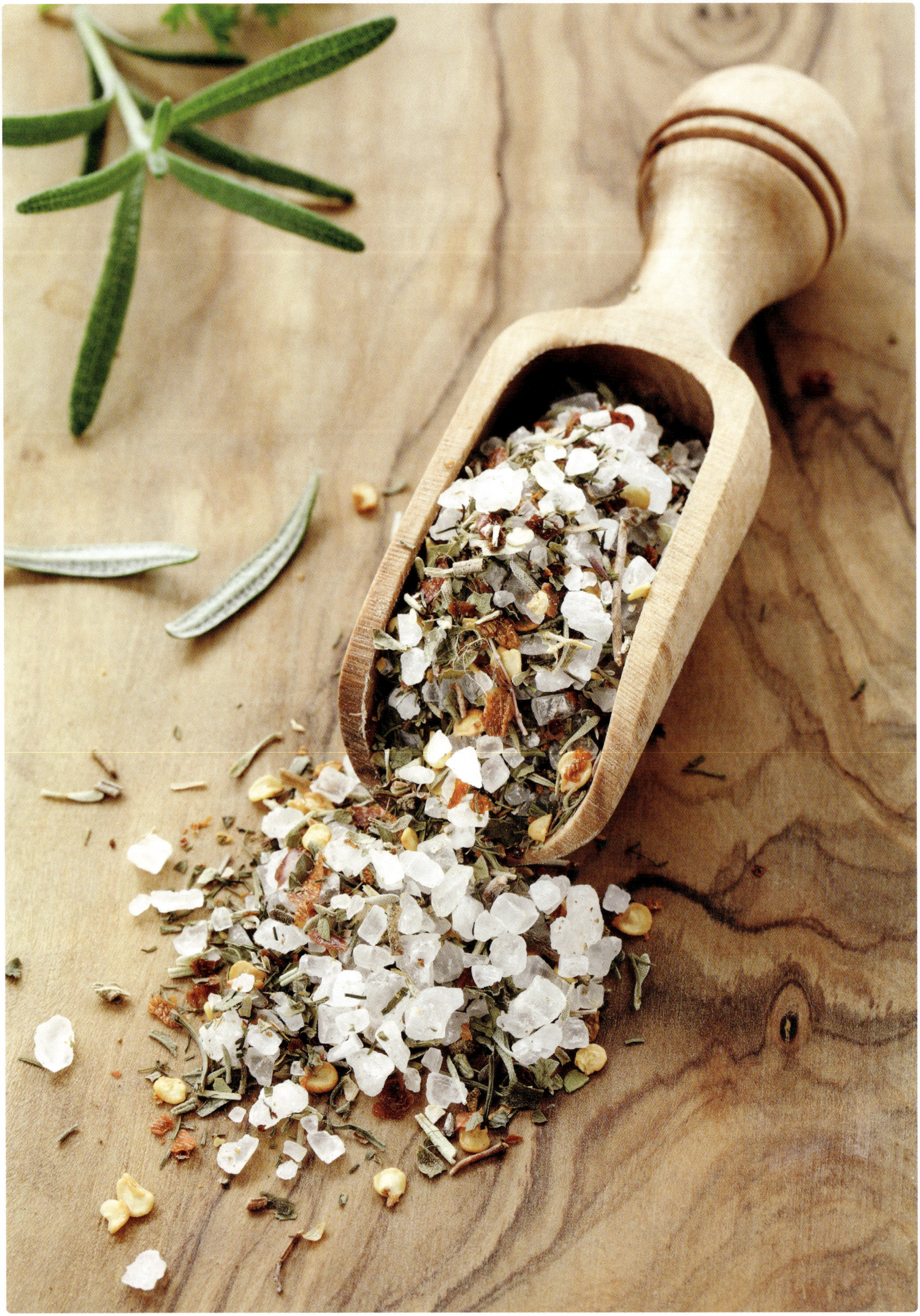

Salz, Kräutersalz und Flüssigwürze

Salz ist ein lebenswichtiger Stoff. Jeder Mensch muss pro Tag circa 6 g Salz zu sich nehmen, um seinen Bedarf zu decken. Jedoch ist heute in vielen Gerichten zu viel Salz enthalten.

NATÜRLICHES SALZ

Ein Salz, das aus dem verdunsteten Urmeer entstanden ist, enthält 84 Elemente, die für die Vitalfunktionen des Körpers wichtig sind. Die Kombination Wasser–Salz–Licht ließ letztlich unser Leben entstehen. Dieses Verhältnis ahmt die menschliche Zelle bis zum heutigen Tage nach.

So fühlt sich der Embryo in seiner Fruchthülle in einem 37 °C warmen Fruchtwasser mit einer 1-%-Wasser-Salz-Lösung pudelwohl. Selbst die Spermienflüssigkeit des Mannes und unser Blut bestehen unter anderem aus einer in Wasser gemischten 1-%-Salzlösung.

Vom Vorhandensein dieser wichtigen Spurenelemente hängt auch die Funktion unseres Blutes und des Nervensystems ab. Unsere Körpermasse besteht zu ca. 1 % aus Salz.

Natürliches Salz hat eine äußerst günstige Bioverfügbarkeit. Beim Kauf von Salz sollte man unbedingt auch auf die Farbe achten, denn natürliches Salz kann niemals so weiß sein wie raffiniertes Kochsalz.

Übrigens liegen unsere Dörfer über dem großen Zechsteinmeer, das von Frankreich über Deutschland bis nach Polen reichte und ein mächtiges Salzvorkommen hat.

Aus verschiedenen Flözen dieses riesigen Salzgebietes wird auch das Sanisal-Salz® hergestellt. Es wird aus verschiedenen Salzminen gefördert, um einen hohen Spurenelemente-Anteil zu erhalten. 1958 hat diese Rezeptur das entsprechende Siegel erhalten und ist noch immer als wunderbares Speisesalz im Handel.

Überall in Deutschland und Österreich gibt es wunderbare naturbelassene Salze zu kaufen. Wir brauchen nicht wirklich das Salz aus dem Himalaja, denn in ganz Deutschland und Österreich gibt es Salzvorkommen und Salze für die gute Küche.

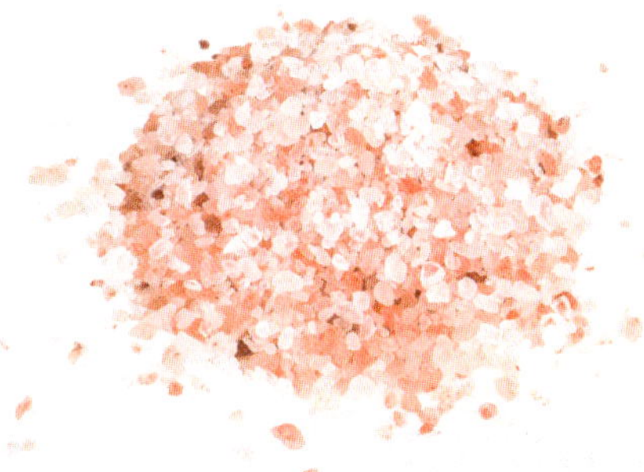

RAFFINIERTES SALZ

Die Salzindustrie *reinigt* aus dem Ursalz unter hohem technischen Aufwand 82 Spurenelemente heraus und es bleibt nur NaCl (Natriumchlorid) übrig. Was da aus einer Packung rieselt, ist reines Natriumchlorid – und nicht gerade gesund für unsere Körperzellen. Man nennt das auch raffinieren. Warum wird es so hergestellt?

Über 93 % des weltweit gewonnenen Salzes wird **für industrielle Zwecke** gebraucht und dazu benötigt man eben dieses reine NaCl.

Nur etwa 6 % werden für die Nahrungsmittelherstellung verwendet und ein kleiner Rest gelangt in die **Haushalte**, das ist raffiniertes **Speisesalz**.

Damit das raffinierte Salz nicht klumpt, wird es mit sogenannten Rieselhilfen (Aluminiumhydroxid) versetzt. Zusätzlich wird es mit **Jod** und **Fluor** angereichert, was im Ruf steht, **Schilddrüsenstörungen** zu verstärken.

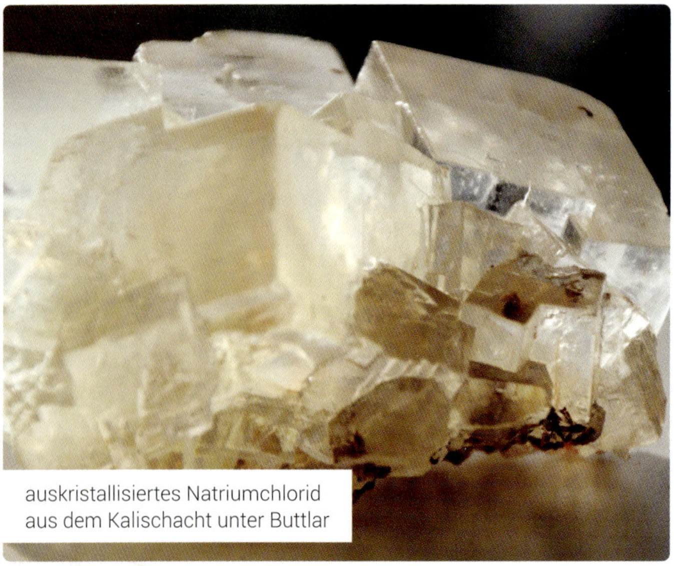

auskristallisiertes Natriumchlorid aus dem Kalischacht unter Buttlar

Auch befinden sich nicht deklarierungspflichtige Konservierungsstoffe darin und wie schon beschrieben, wurde es aller lebensnotwendiger Mineralien beraubt. Es ist fraglich, ob ein solches Salz in unserer Küche eingesetzt werden soll.

Über die vielen Fertiggerichte kommt noch mehr raffiniertes Salz in den Körper. Es steht im Ruf, auf den Knochen-Gelenkhäuten Kristalle entstehen zu lassen, mit sehr nachteiligen Folgen, wie **Gicht, Rheuma, Arthritis und Arthrose**. Außerdem werden **Arterienverkalkungen** und verschiedene andere Ablagerungen im Körper verursacht.

Die **Hauptquellen** sind laut Bundesamt für Risikobewertung (BfR) bis zu 27–28 % Brot und Brötchen, Fleisch- und Wurstwaren bis zu 15–21 %. In Milchprodukten und Käse sind 10–11 % Salz enthalten.

Doch ohne gutes Salz kann der Mensch nicht überleben, es steuert den Wasserhaushalt und ermöglicht die Funktionen von Nerven, Muskeln sowie anderer wichtiger Prozesse in unseren Zellen.

Unser menschlicher Körper benötigt **Salz in seiner ursprünglichen Form**, in dem viele Spurenelemente enthalten sind. So erhalten wir ein echtes Lebensmittel.

KRÄUTERSALZ

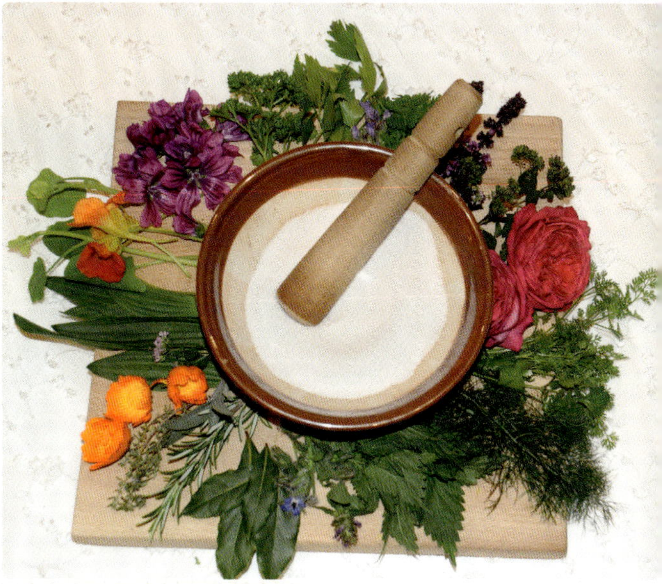

Jeder Mensch braucht pro Tag 6 g Natursalz. Mit den entsprechenden Kräutern und Heilpflanzen kann sich jeder ein auf seine Gesundheit abgestimmtes Kräutersalz herstellen.

Wir persönlich bevorzugen frische Pflanzen für unser Salz. Manche Pflanzen lassen wir leicht antrocknen, wenn ihre Pflanzenteile zu saftig sind.

Zubereitung:
Alle Pflanzen werden zur rechten Zeit geerntet, klein geschnitten und mit einem guten mineralstoffhaltigen Salz, *immer zusammen*, vermörsert und fest in ein Glas gedrückt. • Wenn neue Kräuter geerntet werden, wird das Salz, aus dem Glas herausgenommen, mit den neu hinzugefügten gemörserten Pflanzen und Salz in einer Schüssel vermischt und wieder in das Glas gedrückt. • Diesen Vorgang kann man bis zum Herbst weiterführen. *So kann jedes Jahr eine neue Salzvariante hergestellt werden. Tipp: Gibt man ein wenig Salz vom Vorjahr unter die frischen Kräuter, so hat man bald ein „Generationen-Salz".*

Folgende Pflanzen verwenden wir für unser Kräutersalz:

* Anisblätter und -kraut
* Bachbunge
* Barbara-Kresse
* Basilikum
* Beifuß, jung
* Beinwell und -blüten, jung
* Bibernelle, Große und Kleine – Pimpinelle
* Bohnenkraut, möglichst jung
* Borretsch – Blüten und Kraut anwelken lassen, ist sonst zu wasserreich
* Brahmi – Tigerkraut – Centella
* Brennnessel – die ersten vier Blätter
* Brennnesselsamen – ganz wichtig
* Dillkraut
* Dost
* Duft-Geranienblüten und -blätter
* Eberraute, etwas
* Engelwurz (Blätter– Blüten– ganz junger Samenstand)
* Estragon
* Fenchel (Blätter und Samen)
* Franzosenkraut
* Frauenmantel, zarte Blätter und Blüten
* Gänseblümchen
* Gänsefingerkraut
* Gewürz-Tagetes
* Giersch
* Gundelrebe, etwas
* Haarstrang, Echter
* Heinrich, Guter
* Hirtentäschel, jung

* Hohlzahn
* Holunderblüten wunderbar in Essig
* Kapuzinerkresse
* Kerbel
* Kirschknospen und -blüten
* Klettenlabkraut
* Knoblauchknollen, auch das Grün – Knoblauchblätter
* Knoblauchrauke
* Korianderkraut
* Kornblumenblüten
* Kresse
* Lavendelblüten, wenig
* Liebstöckel, auch der ganz junge Samenstand
* Lorbeer, junge Blätter
* Löwenzahn, jung
* Mädesüßblüten, wenig (wem es schmeckt)
* Majoran
* Malvenblüten
* Meerrettich-Blätter
* Melde
* Melisse
* Minzen, alle
* Monardenblüten, haben ein feines Rot
* Nelkenwurz-Wurzel
* Odermennig
* Oregano
* Petersilie, nie allein, schmeckt scheußlich – immer mit anderen Wildpflanzen
* Pfefferminze
* Portulak
* Quendel
* Ringelblumenblüten
* Rosenblüten – klein schneiden
* Rosmarin
* Rucola
* Salbei, etwas
* Sauerampfer
* Sauerklee
* Schafgarbenblätter, jung
* Scharbockskraut vor der Blüte
* Schlüsselblume
* Schnittlauch, alle Arten
* Sellerie-Blätter nach der Knollen-Ernte im Herbst
* Senf
* Spitzwegerich, frische Blätter
* Stiefmütterchen
* Süßdolde
* Thymian
* Tulsi
* Veilchenblüten
* Vogelmiere
* Wasserpfeffer
* Weißdorn, ganz junge Blätter und auch die Knospen
* Wermut, ganz wenig
* Wiesenbärenklau, jung
* Wiesenknöterich (Schluche)
* Wiesenkümmel, Grüner, nur wer ihn kennt
* Ysop-Kraut, ganz junges

Übrigens wirken gemörserte Rosenblüten mit Salz wie ein natürlicher Geschmacksverstärker.

Es gibt gute unraffinierte Salze nicht nur in unserer Umgebung, sondern in der ganzen Welt: Grünes Hawaii-Salz, Schwarzes Hawaii-Salz, Rotes Hawaii-Salz, Lavasalz – ein schwarzes Salz, welches das beste der Welt sein soll. Maldon Sea Salt Flakes aus England, Schwarzwälder Salz geräuchert, Afrikanisches Perlsalz aus Namibia, Persisches Blausalz, Murray River Salz (rosa) aus Australien, Rosa Punjab Kristallsalz-, *Himalaja-Salz*; Kalahari-Salz aus der Wüste, ein extra Totes-Meer-Salz für die Küche, Bambussalz etc.

HAGEBUTTENSALZ

Zutaten für 150 g:

* 50 g grobes Meersalz oder ein anderes gutes Salz, z. B. Sanisal®
* 100 g Hagebuttenpulver (300 g frische Hagebutten mit Steinchen trocknen, dann im Standmixer zerkleinern)
* 1 TL Paprikapulver
* 1 TL Pfeffer
* 1 TL Curcuma
* Abrieb einer Zitrone, Orange oder Limette

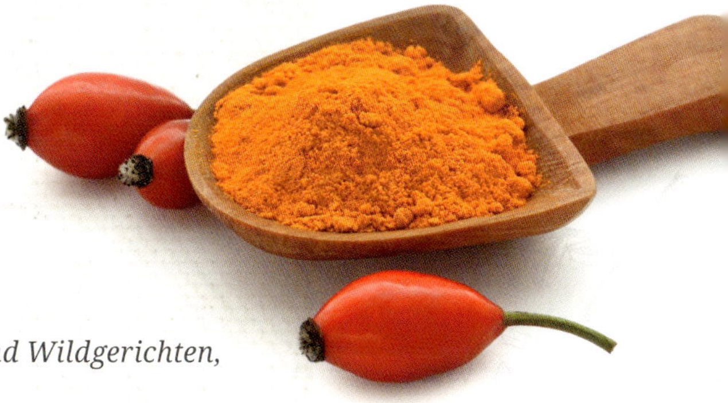

Mischung noch ein wenig nachziehen lassen

Es passt gut zu Salaten, Nudeln, Eintöpfen, Fisch- und Wildgerichten, asiatischen Gerichten

FLÜSSIGWÜRZE

*Bei manchen Pflanzen, wie beim Liebstöckel, nutzen wir auch die „Saftigkeit", um eine **flüssige Würze** zu erhalten.*

Zutaten:

* Klein geschnittenes Liebstöckelkraut
* 1 kg Sanisal®-Salz

Zubereitung:

Ein großes Glas mit Deckel befüllen wir ¾ mit frischem saftigem klein geschnittenem Liebstöckel und dem Salz. Es sollte noch Platz zum Wasserziehen sein. • Mit nicht ganz verschlossenem Deckel lassen wir das Ganze ca. 4–6 Wochen Wasser ziehen. • Hat sich das Glas mit Liebstöckelwasser gefüllt, pressen wir es ab. • Dieses füllen wir dann in kleine Flaschen für Tischwürze. • Das abgepresste Liebstöckelkraut kann anschließend zum Kräutersalz dazugemengt werden.

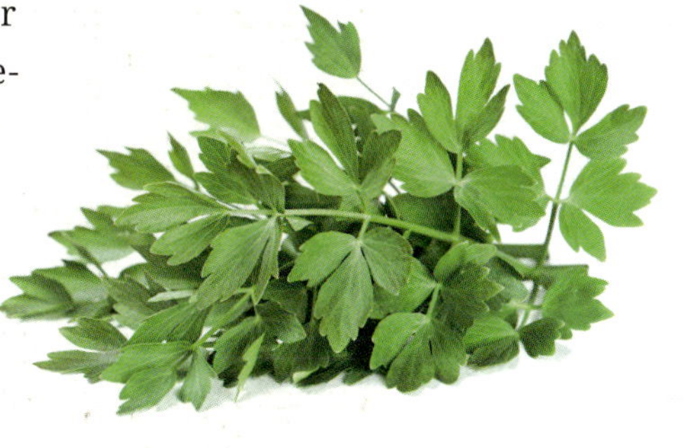

Wir finden, es schmeckt so gut wie die im Handel erhältliche Würze. Ein feines Kräutersalz ist immer ein gern gesehenes Geschenk!

SALZ ALS THERAPIE

Salz wirkt entzündungshemmend und antibakteriell, deshalb anwenden:

* **Für Dampfbäder**: bei Atemwegserkrankungen, Asthma, Schnupfen, Bronchitis, Stirnhöhlen- und Nasennebenhöhlen-Entzündungen
* **Zum Gurgeln**: bei Halsschmerzen
* **Für Bäder**: mit Totem-Meer-Salz bei Schlafstörungen, Müdigkeit und Stress, hier hat es einen positiven Effekt auf das vegetative Nervensystem
* bei **geschwächtem Immunsystem und Hautproblemen**, Neurodermitis, Schuppenflechte, rheumatischen Erkrankungen, Hämorrhoiden, Pilzerkrankungen
* **Für Sitzbäder**: zur besseren Wundheilung als Sitzbad, z. B. bei Dammnähten
* Zum sanften **Einstreuen** in den Nabel: Abheilen eines Nabelgranuloms bei Babys
* Für **Salztrinkkuren** von besonderen Heilquellen
* Für **Salzpackungen** bei rheumatischen Erkrankungen und Schuppenflechte
* In Salzgrotten zur **Inhalation**

Die alten Ägypter benutzten das Salz u. a. zum Austrocknen von Wunden und zur Vorbeugung von Infektionen. Natürlich muss bei diesen Anwendungen sehr fein dosiert werden, damit es nicht in den Wunden brennt.

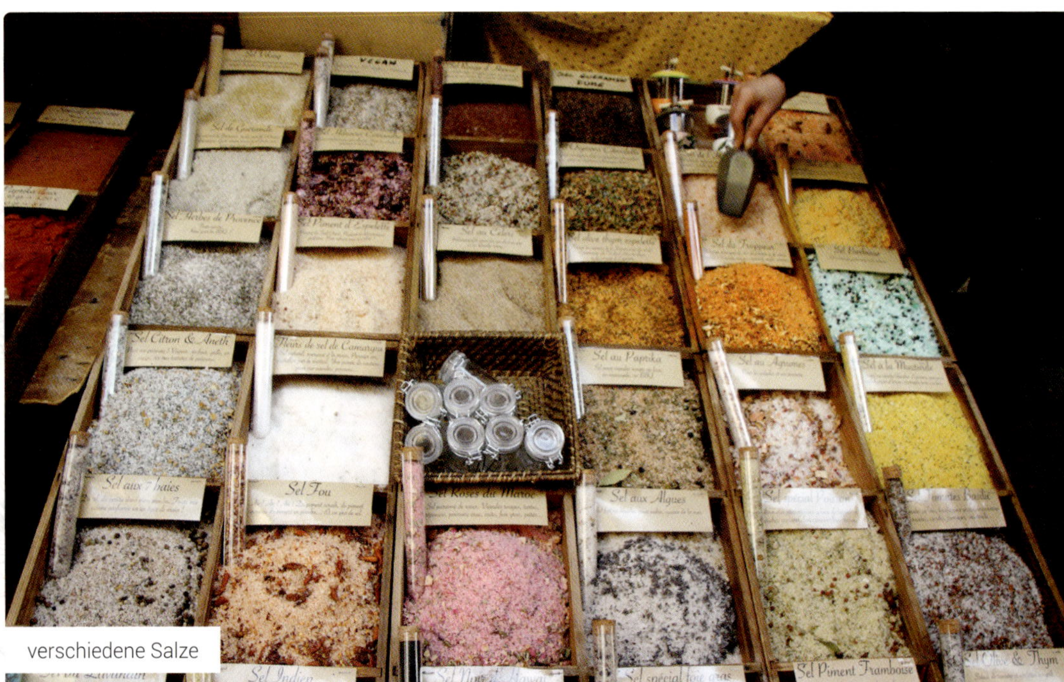

verschiedene Salze

Lappesöcke und Sohlen mit Kräutern

Ich liebe „Lappesöcke", Hausschuhe selbst hergestellt aus festen Stoffresten. In Österreich heißen sie „Doggln".

In meiner Heimat, der Rhön, aber auch in den angrenzenden Ortschaften, hier besonders in Kieselbach und Tiefenort, wird noch die Kunst des *Lappesöcke*-Herstellens gepflegt.

So machte ich mich auf den Weg, um bei diesen Frauen der – wie gedacht – profanen Tätigkeit zuzuschauen. Doch was ich da zu sehen bekam, hat mir die Sprache verschlagen. So zeigte mir Frau Siegrid Roland aus Tiefenort meisterhafte, filigran gearbeitete Designer-*Lappesöcke*. Mit einem unglaublichen Knowhow von ihr gefertigte Exemplare und Kreationen stellte sie mir vor.

In alter Zeit wurden diese Hausschuhe aus zerschlissenen Kleidern, Mänteln und Hosen gefertigt, denn alles wurde irgendwie *aufgetragen*. Großmutter hat auch Pflanzen mit eingesteppt. Ich glaube mich zu erinnern, dass sie Lavendel eingenäht hat, des feinen Geruches wegen.

Durch die Ausschwitzungen des Fußes verdunsten die ätherischen Öle der Heilpflanzen und dringen über die Fußsohlen in den Körper ein.

Mit Frau Roland habe ich experimentiert und festgestellt, dass in die zweite der 7–9 Sohlenlagen getrocknete Kräuter eingelegt werden können. Es war leicht, Beifuß so zu fixieren und in die Sohle einzuarbeiten, dass er nicht drückt. So kann man einem alten Handwerk wieder zu neuem Glanz verhelfen und unserer Fußgesundheit etwas Gutes tun.

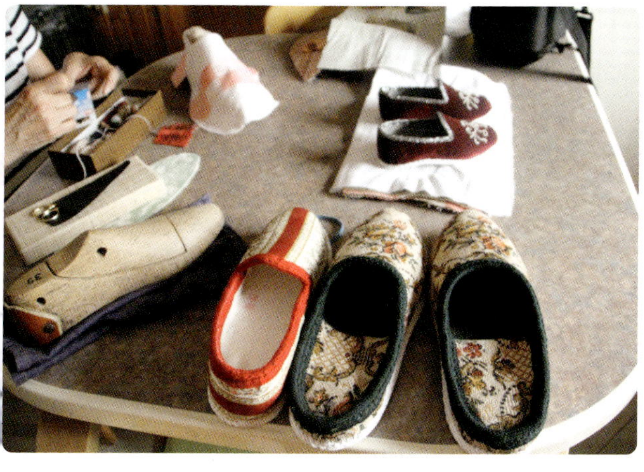

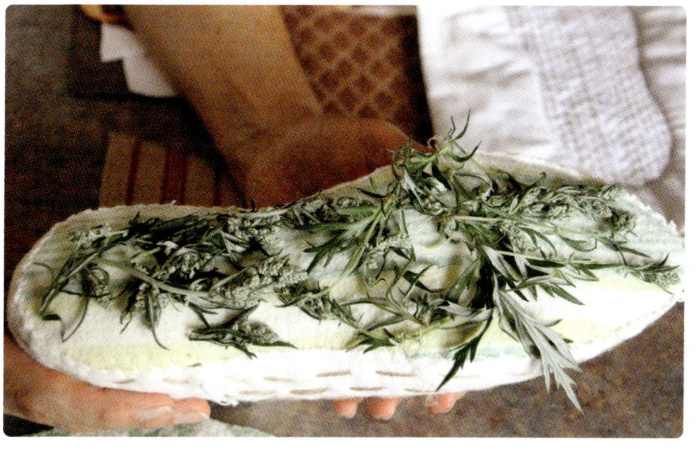

Bei kalten Füßen:

* **Beifuß**, gegen müde und kalte Füße
* **Zimteinlagen** (gibt es auch als Sohlen im Handel), eingelegt in Schuhe oder Hausschuhe sind sie hilfreich gegen Schweißfüße und für warme Füße
* **Salbeiblätter**, gegen Schweißfüße
* **Breitwegerich**, gegen müde Füße und Beinbeschwerden
* **Dachsfell-Sohlen**, nach Hildegard von Bingen zur Beingesundheit, bei Fersensporn

Getrocknete Kräuter für die Sohlen:

* Beifuß
* Zimt
* Wurmfarn
* Ackerschachtelhalm
* Breitwegerich

Die Dachsfellschuhe haben mir gute Dienste bei der Beseitigung des Fersenspornes geleistet.

„Aber mach auch Schuhe und Halbstiefel aus diesem Fell und ziehe sie an und du wirst gesund an den Füßen und Beinen",

so die Physica Kapitel 7–28 / R7–115+120

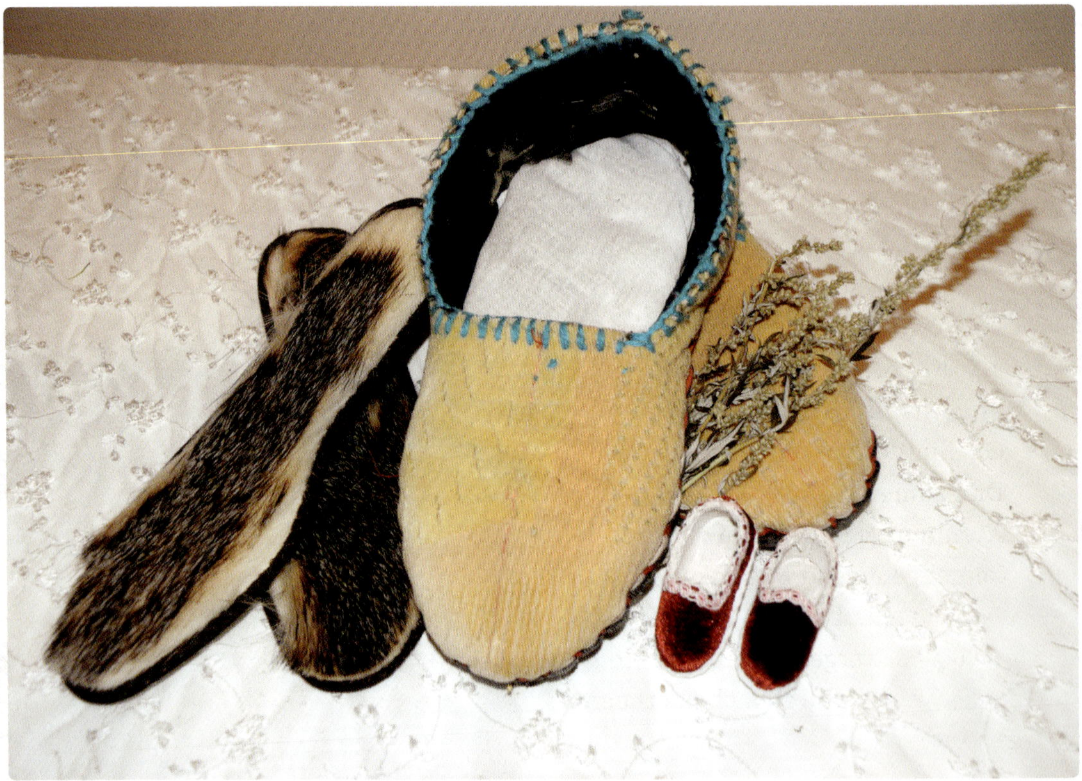

Fruchtleder / Latwerge

Latwerge gibt es nur wenige und wenn dann in erster Linie in der Küche, als süße Beigabe, als leckerer lang haltbarer Brotaufstrich und noch seltener als Saucen-Grundlage. Latwerge ist ursprünglich weich, kann aber zu härterem Fruchtleder getrocknet werden.

Als Latwerge werden z. B. bezeichnet:

* **Zwetschgenmus**
* **Birnendicksaft**
* **Hagebutten-Latwerge**
  Da hinein kann man ganz hervorragend, wie auf den Fotos zu sehen ist, Heidelberger Pulver einrühren und als Fruchtleder trocknen
  - Auch können Flohsamen und -schalen eingebracht werden.
  - Flohsamen und -schalen immer da einbringen, wo die Darmgesundheit angeregt und erhalten werden soll. Auch zur Unterstützung der Therapie bei Diabetes, zur Senkung des Cholesterinspiegels, bei Reizdarmsyndrom, bei Verstopfung, ja sogar bei Durchfall, bei Hämorrhoiden und Analfissuren, sind sie ein gutes Quellmittel zur Unterstützung einer Diät zum Abnehmen.
  - Nimmt man Flohsamen ein, sollte immer genügend getrunken werden!
* **Wacholder-Latwerge**
  in 100 g Latwerge (Rüben- oder Rohrzucker) werden 30 g Wacholderbeeren gegeben
* **Quittenbrot**
  ist auch als Latwerge bekannt, es ist ein Gummibärchen-Ersatz für Kinder

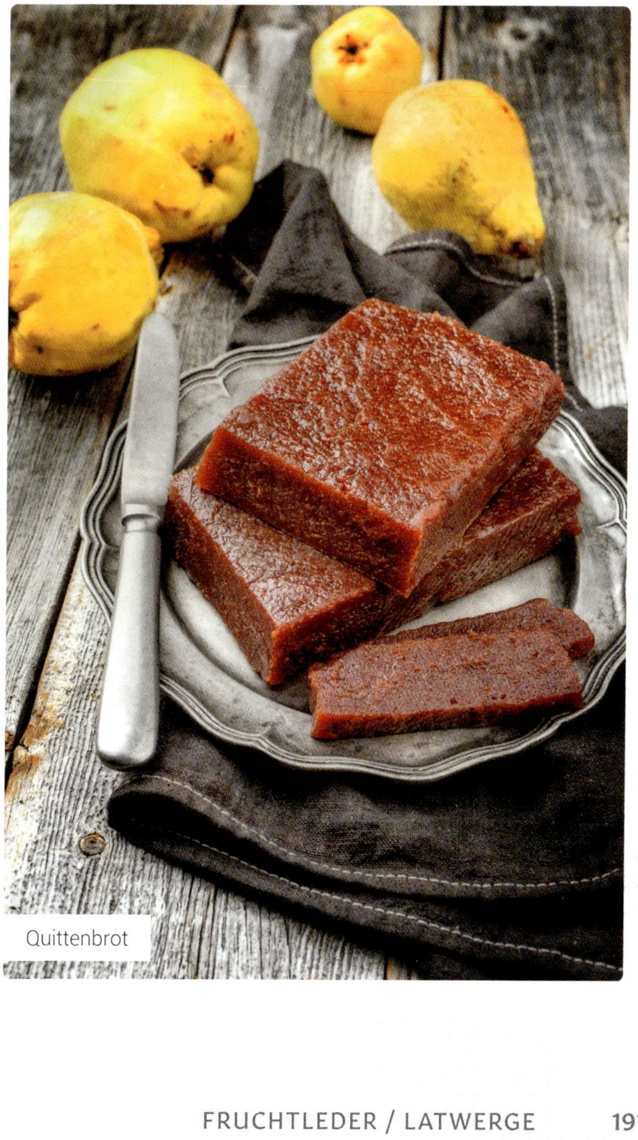

Quittenbrot

LATWERGE

Es lassen sich fast alle Kräuter und Früchte für Latwerge hernehmen.

1. Vorgehen:

* Reife Früchte zerkleinern (Kerne und Steine entfernen)
* Früchte aufkochen, bis sie zerfallen sind, pürieren
* Auf kleinstem Feuer sachte einköcheln, bis sich ein festes Fruchtmus gebildet hat

Verarbeitung zum Fruchtleder:

1. In das Fruchtmus können Kräuterpulver, wie z. B. Heidelberger Pulver, Rosenwurz-Pulver u.v.m. eingearbeitet werden
2. Das Fruchtmus auf einem Backpapier sehr dünn ausstreichen
3. Vor dem Trocknen mit einem Messerrücken in ca. 2 x 2 cm oder größere Stücke teilen
4. Im Backrohr bei ca. 40 °C oder bei Raumtemperatur trocknen lassen
5. Nach dem Trocknen auseinanderbrechen und in einem Glas mit Deckel aufbewahren

Ein gesundes Naschwerk

2. Vorgehen:

1. Reife Früchte (auch vermengt mit passenden Kräuter) entkernen / entsteinen
2. mit der Saftpresse auspressen
3. den gewonnenen Saft auf kleinstem Feuer langsam einköcheln
4. oft wird in Kupferkesseln Latwerge gekocht, da Kupfer die Wärme gut aufnimmt und die Temperatur gleichmäßig an das Kochgut abgibt, die Kochzeit verringert sich und dazu wirkt es antibakteriell
5. sobald der Löffel aufrecht stehen bleibt, ist das Latwerge fertig
6. trocknen lassen, wie beschrieben oder abfüllen (am besten in Tongefäße) und dunkel und kühl lagern

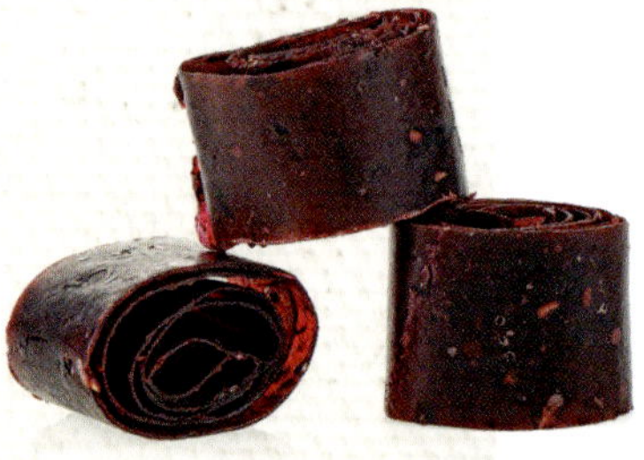

3. Vorgehen:

1. reife Früchte (auch vermengt mit passenden Kräuter) entkernen / entsteinen
2. im Dampfentsafter entsaften
3. den gewonnenen Saft auf kleinstem Feuer langsam einköcheln
4. sobald der Löffel aufrecht stehen bleibt, ist das Latwerge fertig
5. trocknen lassen, wie beschrieben oder abfüllen (am besten in Tongefäße) und dunkel und kühl lagern

Die so gewonnenen Latwerge sind beinah unbeschränkt haltbar. Die verschiedenen Latwerge können auch untereinander gemischt und als Heilmittel verwendet werden.

Ausnahmen sind Kräuterlatwerge wie:
jene mit Löwenzahnblüten, Tannenwipfel, Wacholder etc. Diese sollen, da sie kaum eigenen Zucker oder genügend natürliches Pektin aufbauen, eingedickt werden mit:

* Honig (Löwenzahnhonig, Tannenwipfelhonig)
* Birkenzucker
* Apfelpektin
* Oder mit Früchten, die reich an Pektin sind (Quitte, unreife Äpfel, Mispeln usw.)

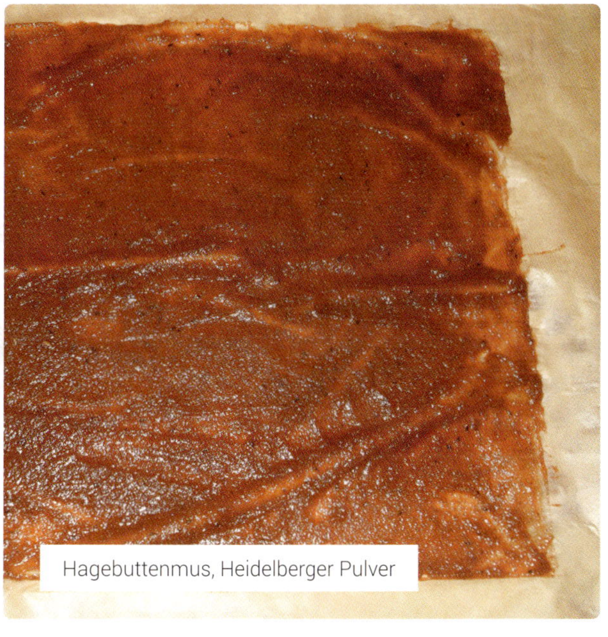

Hagebuttenmus, Heidelberger Pulver

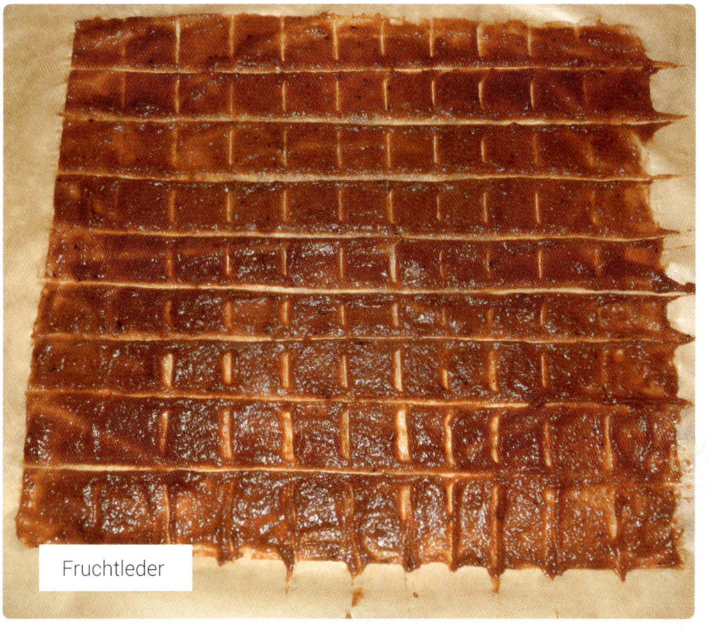

Fruchtleder

SINAU-ZUCKER / FRAUENMANTEL-ZUCKER

Zutaten:

* 1 Teil Frauenmantelblätter, vor der Blüte
* 3 Teile Milchzucker

Zubereitung:

Die Frauenmantelblätter sehr fein schneiden, mit dem Zucker mörsern, bis eine pulvrige Masse entstanden ist (auch mit Honig möglich, wird dann nur vermengt). • Die grüne feuchte Masse auf einem Backblech ausbreiten und gut trocknen lassen. • Danach nochmals mörsern und zum Aufbewahren in ein Braunglas oder eine Porzellan-Terrine füllen

Pur in einen Tee einstreuen und schluckweise trinken.

BÄRLAUCHBLÄTTER-ZUCKER

* Zubereitung wie Sinau-Zucker, nur Bärlauchblätter verwenden

VOGELMIEREN-ZUCKER

* Zubereitung wie Sinau-Zucker, nur Vogelmierenblätter verwenden. Übrigens auch ein tolles Anti-Virenmittel

KAPUZINERKRESSE-BLÜTEN UND BLÄTTER-ZUCKER

* Zubereitung wie Sinau-Zucker
* mit Blüten und 1 Teil Meerrettich zusammen mörsern

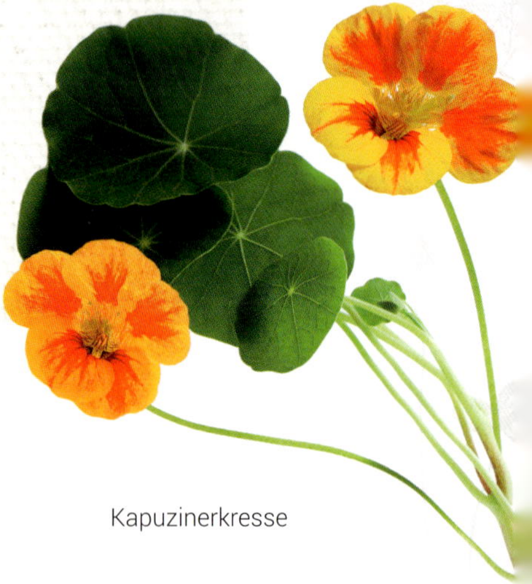

Kapuzinerkresse

HAGEBUTTENLATWERGE – HEIDELBERGER PULVER – FRUCHTLEDER

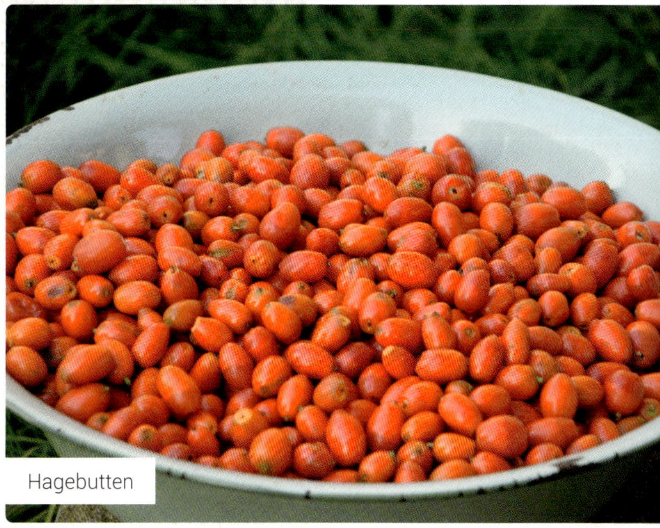

Hagebutten

Hagebutten sammeln, wenn sie noch fest sind. Nur das schwarze Köpfchen entfernen, Kerngehäuse ganz lassen.

Zubereitung:
Hagebutten kochen, bis sie weich sind, und nach dem Kochen durch eine *Flotte Lotte* passieren. (Im Garten der Heilpflanzenschule haben wir vor Jahren eine stachellose, sehr vitaminhaltige *Pillnitzer Vitamin Rose* gepflanzt. Sie hat große Hagebutten und ist für solche Zwecke bestens geeignet 100 g ihrer frischen Früchte enthalten bis zu 1200 mg Vitamin C). • Das kalte Passiergut mit Heidelberger Pulver (ein pulverisiertes Gemisch nach Bertrand Heidelberger, geb. 1845) vermischen:

Heidelberger Pulver:

* 50 g Kümmel-Früchte
* 50 g Fenchel-Früchte
* 50 g Wacholder-Beeren
* 40 g Anis-Früchte
* 40 g Schafgarbe – blühendes Kraut
* 40 g Wermut-Blätter

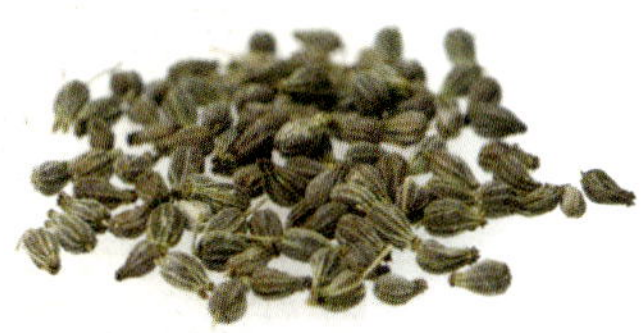

Anissamen

Auf ein mit Backpapier ausgelegtes Backblech dünn auftragen. • Mit einem Messerrücken in 2 x 2 cm große Stücke schneiden, danach trocknen lassen. Die getrockneten Stücke auseinanderbrechen und in einem Glasgefäß lagern.

Vor den Mahlzeiten 1 Stück essen.

Drei dänische Forschungseinrichtungen haben in den Samen und Schalen der Hagebuttenfrüchte die Substanz Galaktolipid isoliert, die aus einem Zuckerteil und Fettsäure besteht. Dieses Galaktolipid verhindert Arthrose, Entzündungen und Gewebeschäden. Zudem stabilisiert und unterstützt Galaktolipid den Aufbau von Knorpelgewebe.

ZWETSCHGEN-MUS

ein traditionelles Latwerge

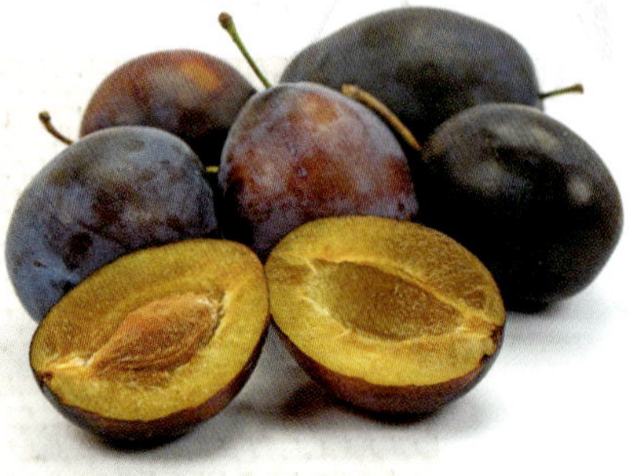

Zutaten:

* 6 kg reife Zwetschgen
* 4 Stangen Zimt
* ¼–½ Vanillestange nach Geschmack
* 2 Messerspitzen Nelkenpulver
* 2 Messerspitzen Kardamom
* 2 Messerspitzen Anis
* 3 Sternanis oder
* 1 gestr. TL fertiges Latwerge / Mus-Gewürz
* Eigentlich braucht man keinen Zucker. Wer es ganz süß möchte, kann bis zu 250 g Zucker hinzufügen oder nach dem Kochen Honig nach Geschmack unterrühren.

Zubereitung

1. Zwetschgen gut waschen und entkernen.
2. In einen Bräter mit den Gewürzen einschichten und bei 180 °C in den Backofen stellen, 4–6 Stunden im Backofen stehen lassen
3. Erst zum Schluss den Zucker einrühren, ganz wichtig, nicht zu früh den Zucker dazugeben, da es sonst schnell anbrennt! Ganz selten mit einem Holzlöffel durchrühren! **Die Latwerge stets im Auge behalten, damit sie nicht anbrennt.** Ganz in Ruhe sanft köcheln lassen!
4. Die Masse sollte zu einem streichfähigen Mus, dunkel und zähflüssig, eingedickt sein.

Zwetschgen bestehen aus viel Fruchtsüße und durch das stundenlange Einkochen haben wir ein süßes Fruchtmus, daher nicht unbedingt süßen. Wer möchte, kann die Latwerge noch durch die *Flotte Lotte* drehen oder mit dem Zauberstab pürieren.

5. Heiß in sterile Twist-off-Gläser randvoll einfüllen, 5 Minuten auf den Kopf stellen, wieder umdrehen und kühl und dunkel lagern

Auf einem frischen Brot mit Schmand genießen, einfach köstlich!

Massagen

Jeder von uns hat schon einmal eine schmerzende Stelle mit der flachen Hand gerieben und hatte nachher ein Gefühl der Linderung gespürt.

Wenn wir einen Therapeuten aufsuchen, um uns mit einer wohltuenden Massage therapieren zu lassen, dann hoffen wir auf Besserung unserer Beschwerden. So ist es kein Wunder, dass die Massage von vielen Kulturen als Heilkunde eingesetzt wird.

Berührung ist der beste Schutz gegen Stress.

Eine Massage kann helfen bei:

Allgemeiner Erschöpfung, Stress, Verspannungen, Rücken- und Schulterschmerzen, Menstruationsbeschwerden, Wechseljahres-Problemen, Kopfschmerzen, Kreislaufproblemen; Colonmassage bei Magen- und Darmbeschwerden, Schlafstörungen oder einfach mal zum Dahinchillen.

Massage vermittelt ein Gefühl von Geborgenheit und Schutz.

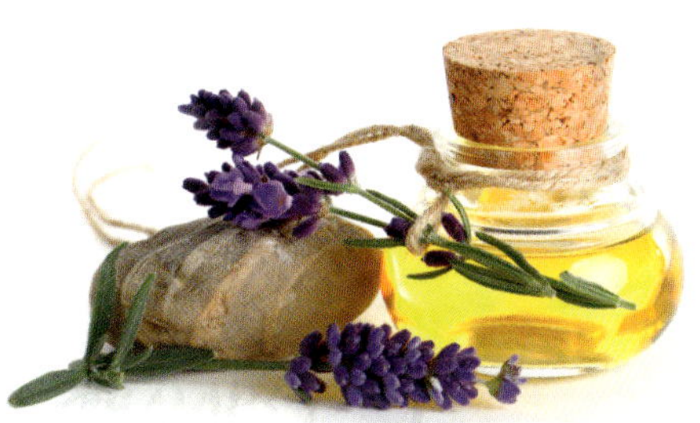

Wirkung der Massage:

* Der **Blutkreislauf** des Körpers wird dadurch besser mit Sauerstoff, Nährstoffen, Hormonen versorgt und die kleinen Adern erhalten ihre Elastizität.
* Die gezielte Massage kann die **Muskulatur** wieder in einen guten Spannungszustand bringen. Hierfür benutzt der Therapeut verschiedene Massagetechniken. Gerade diese Techniken sind bei bettlägerigen Patienten sehr hilfreich, denn bei ihnen sind die Muskeln unterfordert. Viele Menschen neigen zu schmerzhaften Verspannungen der Schulter- und Nackenmuskulatur. Hier können gezielte Massagen wahre Wunder vollbringen.
* Das **Lymphsystem** wird angeregt und es findet eine Entstauung der Lymphbahnen statt, vor allem bei der manuellen Lymphdrainage.
* Die inneren Organe werden über die Reflexzonen (Head'sche Zonen) der Haut angeregt.
* Unter der Haut haben wir die sogenannten *Streichelzellen*, die ständig über die Haut mit dem Gehirn und der Umwelt kommunizieren.

HEISSE ROLLE

Vor jeder Massage kann mit der *Heißen Rolle* das Massagegebiet durchgewärmt werden.

Zubereitung:

* Ein normal großes Frottee-Handtuch wird sehr straff zusammengerollt, sodass sich am oberen Ende eine Art Trichter bildet.
* In diesen Trichter wird das gut heiße Wasser gegeben, das bis zur Hälfte durchgesickert ist.
* Nun wird das Handtuch über der zu massierenden Stelle abgerollt. Dadurch durchwärmt sich das Massagegebiet gut und man kann mit der Massage beginnen.

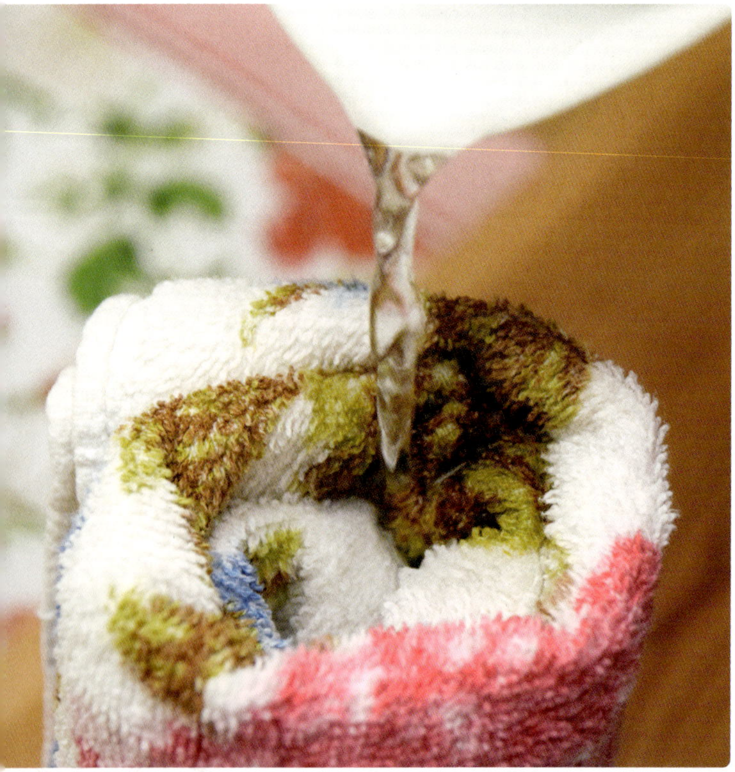

MASSAGEÖLE

Eine wohltuende Massage beginnt mit einer gemütlichen, warmen und entspannten Umgebung für den zu Massierenden und mit einem schönen warmen Massageöl auf der Haut.

Bei der Massage sind fließende Bewegungen entspannend für den Patienten, und so wird eine angemessene Massageöl-Menge gebraucht.

Um ein warmes Massageöl auf die Haut zu bringen, kenne ich nur Massage-Kerzen und Öl-Gießer. Doch bin ich bei den Massage-Kerzen immer etwas skeptisch, denn oft wird man über die Inhaltsstoffe im Unklaren gelassen. Sind synthetische Duftstoffe enthalten, können Allergien und Hauterscheinungen ausgelöst werden, da sie mit der Massage in den Blutkreislauf gelangen.

Im Handel befinden sich viele sehr gut aufeinander abgestimmte Massageölmischungen. Ich fertige mir eine eigene Mischung mit 100 % naturreinen Ölen an. Zur Durchwärmung der Muskulatur schwören viele vor der Massage auf eine Moorpackung. Diese ist hilfreich bei Verspannungen, Rücken- und Muskelschmerzen, Monatsbeschwerden oder vorbeugend in den Erkältungsmonaten.

Wenn eine Mischung angefertigt wird, sollte sie noch einige Tage ruhen, damit sich der Geruch wie ein guter Wein entwickeln kann. Mit der Aromatherapie lässt sich sehr gut ergänzend behandeln.

Nun ein paar erprobte Rezepturen

BEI AKUT-SCHMERZ-VERSPANNUNG

nach Margret Demleitner / Dr. Erwin Häringer

Zutaten:

* In 30 ml Johanniskrautöl
* 5 Tropfen Rosmarin
* 10 Tropfen Muskatellersalbei
* 5 Tropfen Wacholder
* 1 Tropfen Wintergrün
* 1–2 Tropfen Nelkenknospe
* 1 Tropfen Piment = Bay
* 1 Tropfen Pfeffer
* 3 Tropfen Tonka
* 2 Tropfen Wiesenkönigin

(insgesamt 40 Tropfen)

ANGSTLÖSENDE MISCHUNG

nach Ruth von Braunschweig

Zutaten:

* 30 ml fettes Öl
* 1 Tropfen Rose
* 1 Tropfen Zeder
* 1 Tropfen Lavendel
* 3 Tropfen Orange

Lavendel

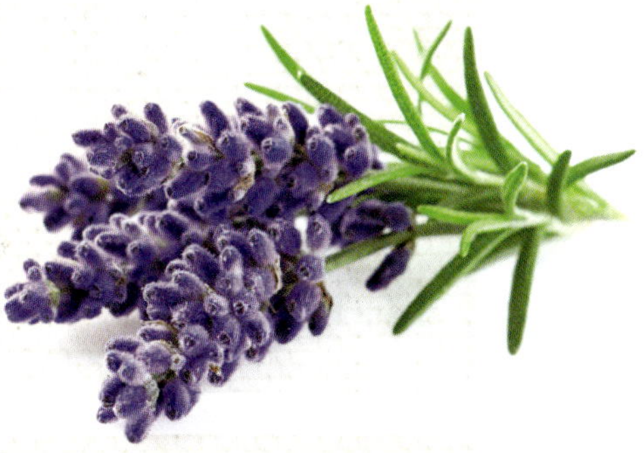

WOHLFÜHLMISCHUNG

Zutaten:

* 50 ml Mandelöl
* 3 Tropfen Lavendel fein
* 3 Tropfen Fenchel
* 5 Tropfen Mandarine, rot
* 2 Tropfen Zedernholz

Fenchelsamen

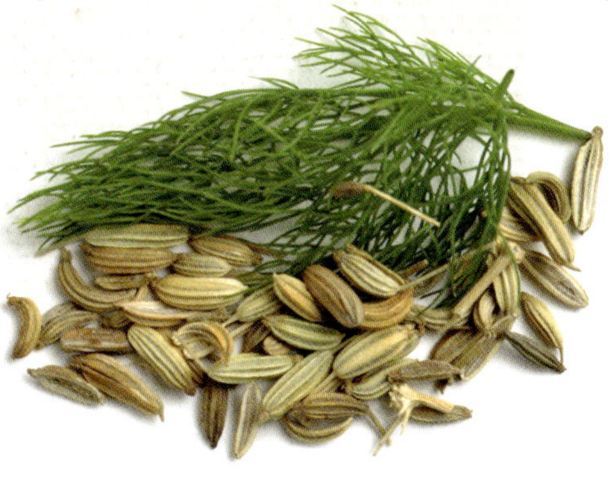

APHRODISIERENDE MASSAGE

Zutaten:

* 30 ml Mandelöl
* 3 Tropfen Muskatellersalbei
* 2 Tropfen Rose 10 %
* 1 Tropfen Jasmin
* 2 Tropfen Geranie
* 2 Tropfen Sandelholz

Zubereitung:

Füge die ätherischen Öle zum Mandelöl hinzu und lasse die entspannende, aphrodisierende Wirkung des Öles in Form von Massagen oder Bädern auf dich wirken.

BEI AKUT-SCHMERZ / KOPFSCHMERZ-MISCHUNG

nach Margret Demleitner / Dr. Erwin Häringer

Zutaten:

* 30 ml Johanniskrautöl
* 12 Tropfen Pfefferminze
* 6 Tropfen Lavendel
* 1 Tropfen Melisse
* 4 Tropfen Neroli
* 4 Tropfen Patschuli – Migränemittel schlechthin

Zubereitung:

Das Johanniskrautöl in einen Roll-on füllen, dann die ätherischen Öle dazugeben, verschließen und alles gut verschütteln.

FÜR SCHWANGERE GEGEN SCHWANGERSCHAFTSSTREIFEN

Centellaöl – Indischer Wassernabel

* gegen Narbenkeloide, führt zu guter Vernarbung
* wirkt gewebestraffend – deshalb Einsatz bei Schwangerschaftsstreifen

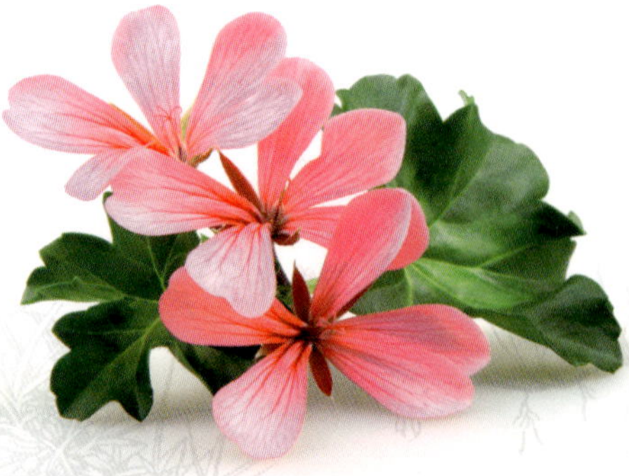

Geranie

DAS WARMWASSERBAD-MASSAGE-KÄNNCHEN IN ZWEI VARIANTEN

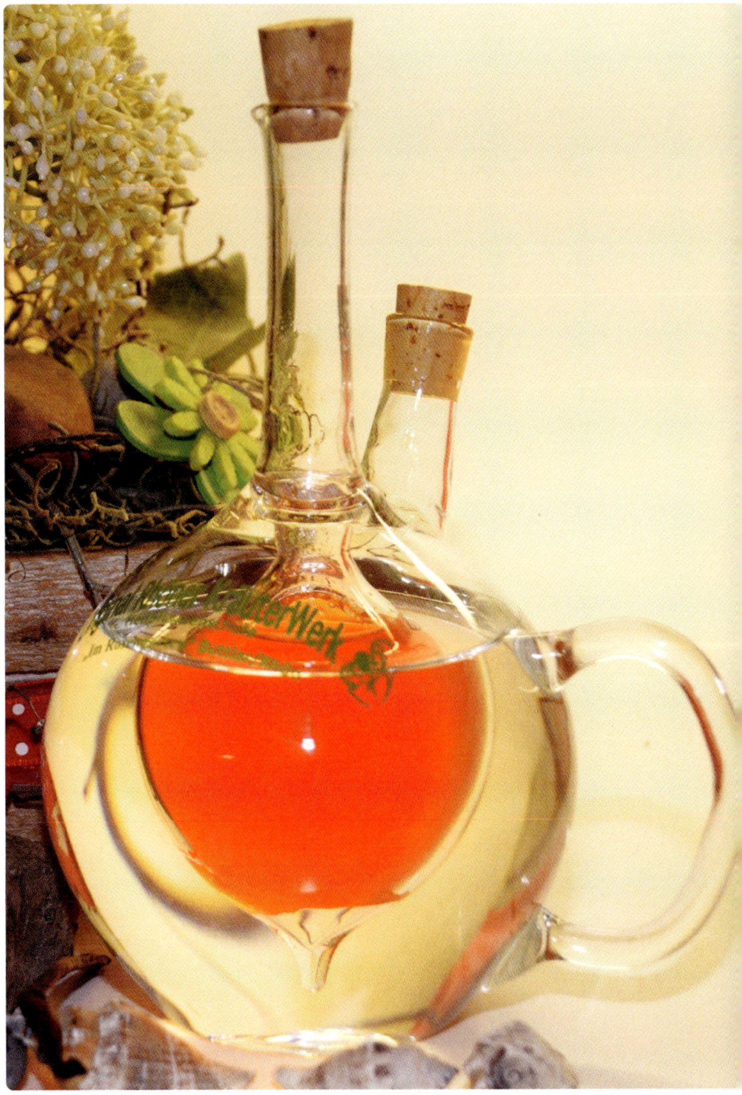

Es war an der Zeit, diese Massage-Öl-Warmwasser-Bad-Kännchen zu entwickeln, um den Massierenden die Arbeit leichter und den zu Massierenden ein wohliges Gefühl bei der Massage zu ermöglichen.

Bitte vor jeder Massage die Öltemperatur in der Öl-Mulde des Kännchens prüfen. Zum Säubern des Massage-Öl-Warmwasser-Bad-Kännchens kann Essigwasser gegen eventuelle Kalkablagerungen benutzt werden und um das Kännchen immer schön glänzen zu lassen, wird es mit Brennspiritus abgerieben und ausgespült. Schon erstrahlt es wie am ersten Tag.

Anwendung:

1. Durch das kleine Einfüllschnäutzchen wird warmes Wasser eingefüllt, bis der untere Teil der Massage-Öl-Mulde im warmen Wasser liegt.
2. Nun die Ölmischung in die dafür vorgesehene obere Mulde geben.
3. Das Massage-Öl-Warmwasser-Bad-Kännchen an einem sicheren Platz abstellen und schon kann die Massage beginnen.

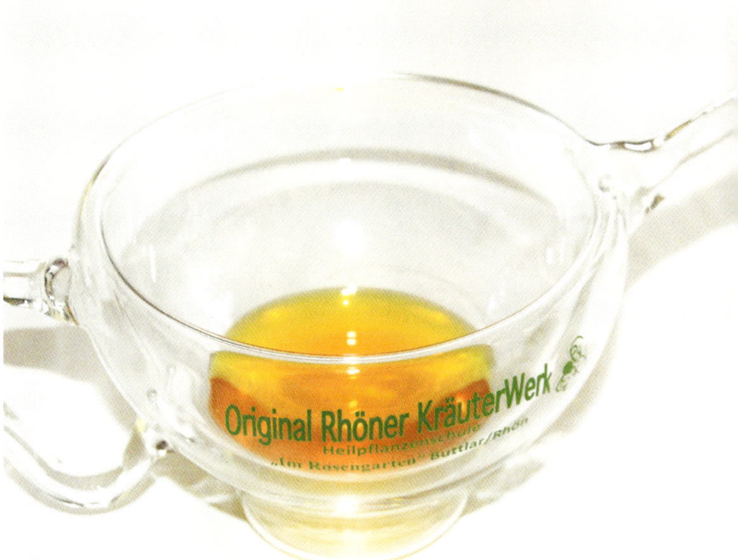

Take care –
sei vorsichtig, es ist und bleibt Glas!

Gebrauch:

* Zum Erwärmen von Massageölen
* Zum Warmhalten des Massageöls
* Es kann, da Borosilikatglas, auf Wärmeflächen gestellt werden
* Wird ein farbiges warmes Wasser eingefüllt, ist es gut einsetzbar für eine Chakra-Massage
* Wohltuend für den Massierenden und den Massagetherapeuten

Mit einer Massage kann viel Gutes bewirkt werden, bei manchen Erkrankungen sollte jedoch auf eine **Massage verzichtet** werden. *Bei Unklarheiten den Arzt befragen!*

Verzichtet wird bei:

* Entzündlichen Prozessen
* Fieberhaften Erkrankungen
* Frischen Verletzungen
* Infektionskrankheiten
* Blutungen und Blutungsneigung
* Hauterkrankungen
* Krebs / Metastasierung
* Schwangerschaft, Frühschwangerschaft, im unteren Rücken und an den Fußsohlen. Während der Geburt sind Massagen in diesem Bereich eine Wohltat für die Gebärende.

  Wissenschaftliche Grundlagen sagen aus, dass eine Muskelmassage von 3–5 Minuten den Körper besser regeneriert als eine Ruhepause von 20–30 Minuten.

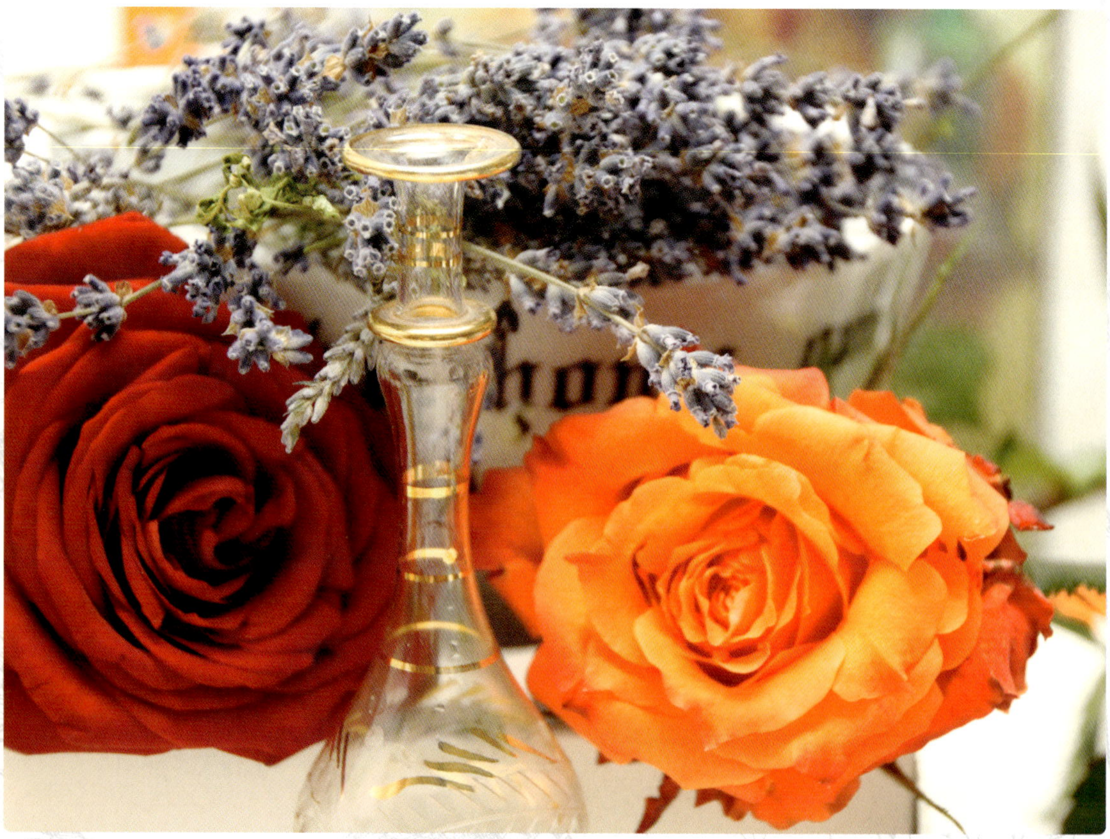

Milchabkochung

Unsere kelto-germanischen Vorfahren, die sich als Viehzüchter und Ackerbauern niedergelassen haben, kochten gern die Heilpflanzen in Milch aus.

Ziegenmilch hat einige Vorteile gegenüber Kuhmilch. Die Fettkügelchen der Ziegenmilch sind kleiner als die der Kuhmilch, deshalb sind sie besser verdaulich. Auch wird sie in der Gruppe der Allergiker bevorzugt gegenüber Kuhmilch. Zudem hat sie drei Mal so viel Vitamin A und mehr Vitamin D als diese. Durch die Aufkochung in Milch werden die fettlöslichen Stoffe / ätherischen Öle der Pflanzen besser gebunden und können sich in dieser gebundenen Form nicht so schnell verflüchtigen.

Zu testen wäre, ob Pflanzenmilch sich auch für solche Abkochungen eignet.

Viele Menschen vertragen Pflanzenmilch besser als Tiermilch. Zudem hat sie eine bessere Ökobilanz, hier schneidet der einheimische Hafer recht gut ab und schmeckt auch noch. Es müsste geklärt werden, da Hafermilch viel weniger Fett als Tiermilch hat, ob die fettlöslichen Bestandteile des Hafers reichen, um die Pflanzenwirkstoffe gut auszuziehen. Aber warum nicht, denn es ist ja reichlich Wasser enthalten und Tee besteht ja auch nur aus Wasser.

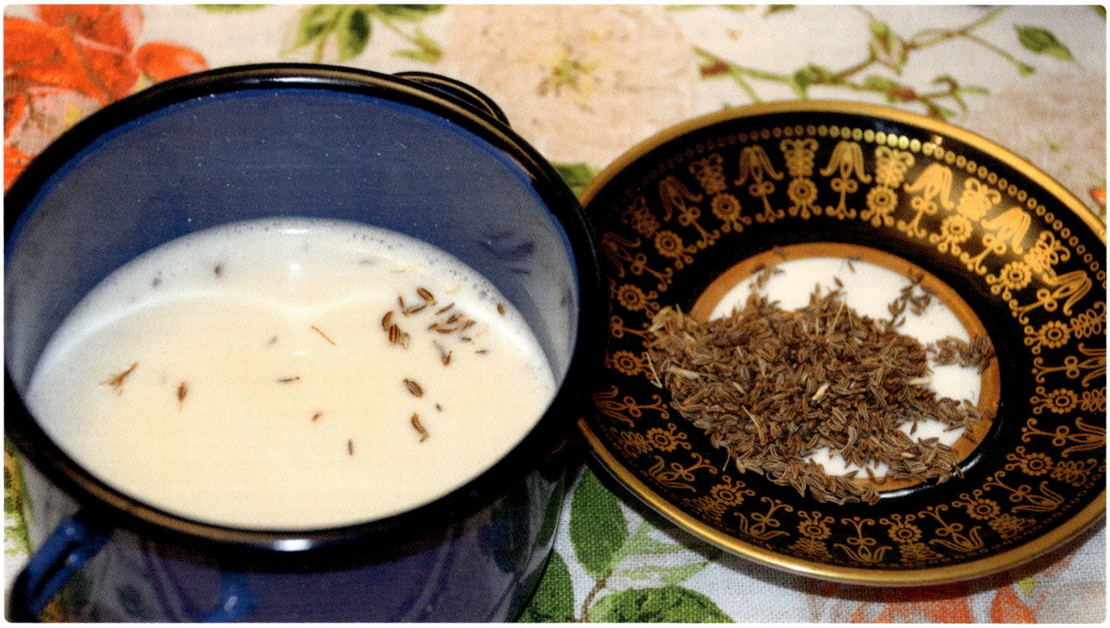

VON UNSEREN KELTO-GERMANISCHEN VORFAHREN KENNEN WIR AUSKOCHUNGEN AUS MILCH:

Gänsefingerkraut	bei Bauchkrämpfen, Regelbeschwerden, Magenbeschwerden
Gundelrebe	bei Bronchitis und Lungenkrankheiten, Magen- und Darmerkrankungen, schlecht heilende Wunden
Kümmel	wunderbares krampflösendes Mittel, bei Blähungen und Völlegefühl: „*Ein ferneres Mittel gegen Koliken und Unterleibserkältung und selbst Blinddarmentzündungen ist Kümmelmilch. Kümmi wird zerquetscht, tüchtig in Milch gesotten / gekocht, die Milch dann gut gesiebt und warm alle Stund dem Kranken eingegeben*", so Kräuterpfarrer Künzle aus der Schweiz, *Chrut und Uchrut*. Vielleicht doch nicht so stark in Milch sieden, wie der Kräuterpfarrer es vorschlägt, damit die ätherischen Öle sich nicht verflüchtigen.
Knoblauch	enthält blutreinigende Schwefelverbindungen, besonders zur Schwermetallausleitung, bei Durchblutungsstörungen.
Lavendel	ein schöner duftender *Gute-Nacht-Trunk*. Vor dem Zu-Bett-Gehen Milch aufkochen, ein paar Lavendelblüten hineinstreuen, noch einmal kurz aufkochen lassen und wenn die Mich trinkfertig ist, bei etwa 45 °C, etwas Honig dazugeben.
Ringelblume	große Heilerin, bei schlecht heilenden Wunden, Halsentzündungen, nervösem Magen u.v.m.

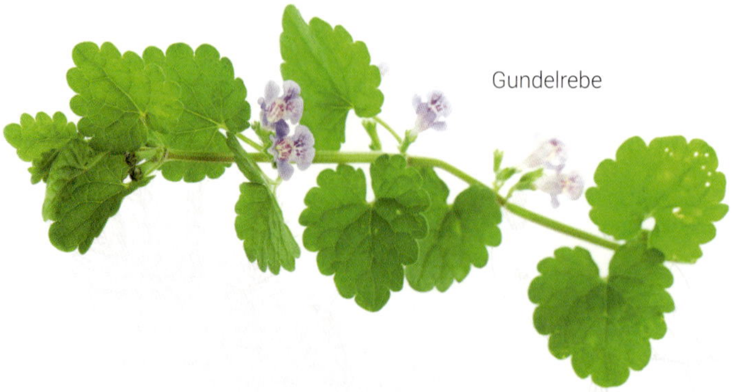

Gundelrebe

IN DER AYURVEDISCHEN MEDIZIN GIBT ES INTERESSANTE ANWENDUNGEN, MEIST MIT ETWAS HONIG:

Centella / Gota-Kola / Tigerkraut	gut für die Nerven, gegen Stress und für ein gutes Gedächtnis, soll die Gehirnzellen verjüngen
Curcuma	bekannt durch die vielen Curry-Varianten, die es gibt, der Tausendsassa mit einer entzündungshemmenden Wirkung, immer mit einer Prise Pfeffer
Feigen	zur besseren Darmpassage
Safran	für ein fröhliches Gemüt, stimuliert die Nerven, gegen Melancholie, Magen-Darm-Beschwerden und für gute Nerven im Wochenbett
Zwiebel	gegen Magen- und Bauchschmerzen
Ashwagandha / Schlafbeere	bei Schlafstörungen, steigert die Leistungsfähigkeit, Gedächtnis und Konzentration, aus der ayurvedischen Medizin als Sexualtonikum bekannt und zudem noch ein Verjüngungsmittel

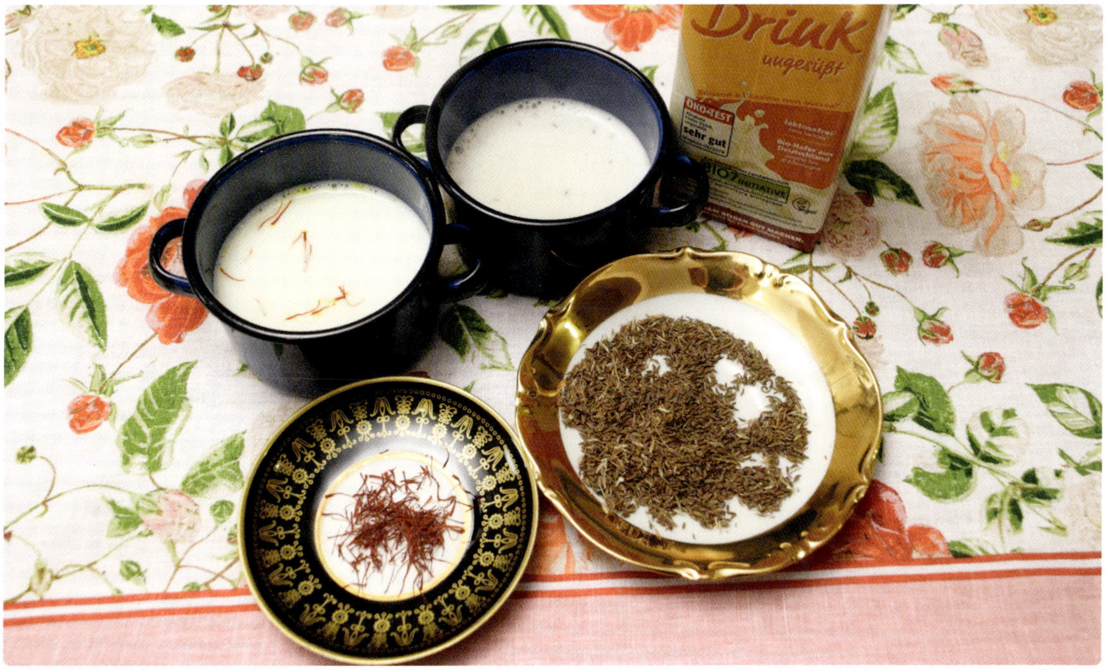

LIEBESTONIKUM FÜR FRAUEN

ein Rezept aus der Ayurvedischen Medizin
aus dem Kinderwunschbuch (S. 280) von Margret Madejsky

Zutaten:

* 2 TL Shatavaripulver
* 100 ml Milch
* 1 TL Ghee
* 1 TL Zucker
* 1 TL Honig
* 1 Prise Langer Pfeffer

Zubereitung:

Shatavaripulver in Milch zusammen mit Ghee abkochen. • Ein wenig auf Trinkwärme abkühlen lassen, dann Zucker und Honig sowie Pfeffer unterrühren.

Vom siebten bis vierzehnten Zyklustag täglich ein Glas trinken.

Als Aphrodisiakum und Fruchtbarkeitselixier kann frau dieses Rezept versuchen, das vor allem in der ersten Zyklushälfte die Eizellreifung fördert und der Sinnlichkeit zuträglich ist.

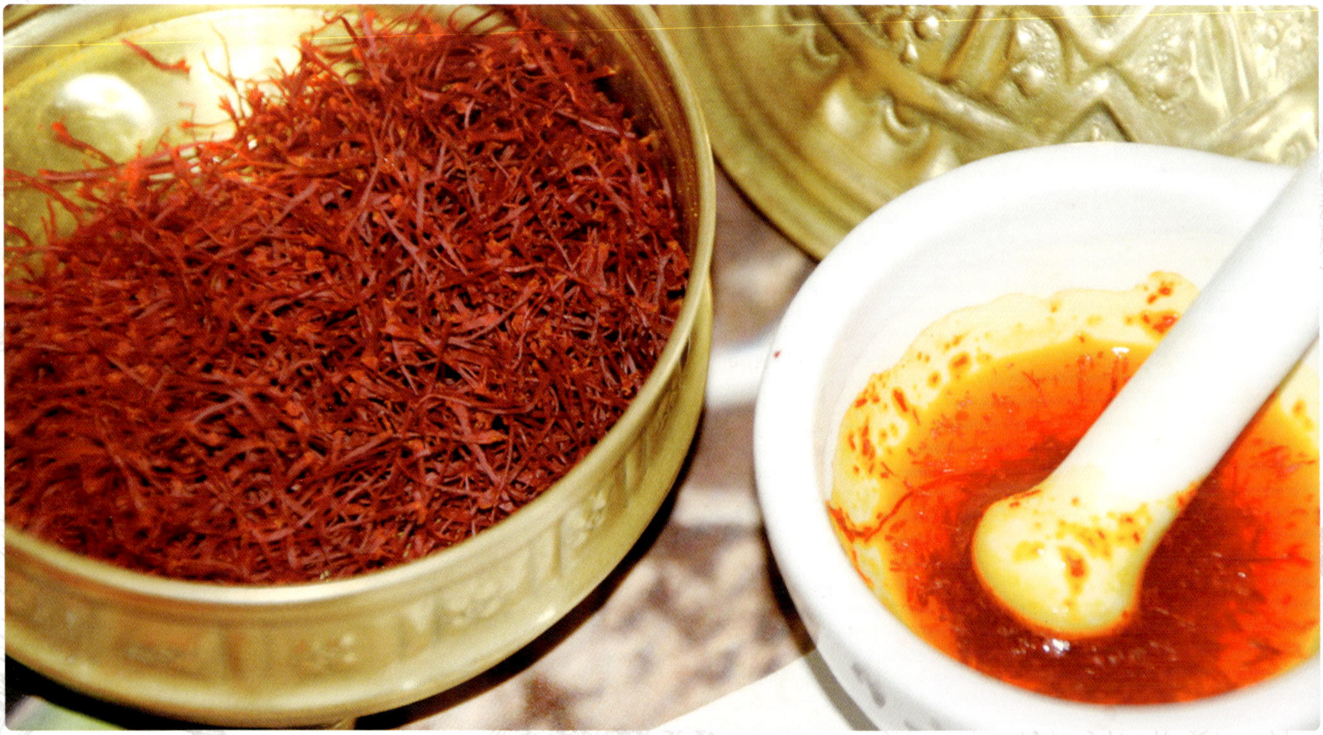

Fette, Öle und Ölmazerate, ätherische Öle

BASIS-ÖLE

Alle hier vorgestellten Öle sind echte Naturprodukte, nicht raffiniert und so schonend wie möglich produziert oder kalt gepresst. Sie haben durch die schonende Herstellung ihren typischen Geruch und ihre typischen Eigenschaften behalten. Wir gebrauchen sie für fein aufeinander abgestimmte Öl-Kompositionen mit all den ihnen innewohnenden Eigenschaften. Hochwertige Körperöle und ganz besondere Therapie-Öle lassen sich daraus kreieren. Bis auf Nachtkerzen- und Wildrosenöl sind viele der hier vorgestellten Öle in der gesunden und besonders in der kalten Küche gut zu nutzen.

BASIS-ÖLE

Avocadoöl	* Eines der besten Hautpflegeöle, besonders bei trockener Haut * Schützt vor Umwelteinflüssen * Hält die Haut zart und geschmeidig * Lindert Juckreiz und ist entzündungswidrig
Tamanu-Baumöl *Calophyllum inophyllum*	* Ein weniger bekanntes wertvolles Öl, welches leicht nach Liebstöckel riecht * Zur Behandlung von Narben, Brandwunden, Fisteln, Krampfadern, Ischias und Gelenkschmerzen * In der französischen Aromatherapie ein sehr geschätztes Öl * Leicht blutgerinnungshemmend – deshalb Einsatz bei arteriellen Durchblutungsstörungen * Antivirale Wirkung – deshalb bei Herpes Zoster
Distelöl – Safloröl	* Reich an stoffwechselaktiver Linolsäure (80 %, somit Spitzenreiter) * Ähnlich dem Sonnenblumenöl * Hervorragend geeignet, um Cholesterinspiegel zu senken, und für die Hormonproduktion * Bei trockener und oder fetter Haut – innerlich

Hanföl	* Wirkt günstig auf das Immunsystem und für den Zellaufbau * Wichtig für den Hormonhaushalt, Funktion der Nerven, Muskeln und des Blutdrucks * Bewährt bei Neurodermitis und anderen Hauterkrankungen * Wird schnell ranzig
Haselnussöl	* Besonders gut für trockene, empfindliche und strapazierte Haut * Feine Nussnote
Jojobaöl	* Ist kein Öl, sondern ein flüssiges Wachs („flüssiges Gold"), im Kühlschrank wird es fest * Hält Temperaturen bis 300 °C aus * Kann nicht oxidieren und wird auch nicht schlecht * Guter Emulgator für selbst gemachte Cremes, macht keinen Fettglanz auf der Haut * Gute Tiefenwirkung, reguliert den Feuchtigkeitshaushalt * Entzündungshemmend * Besonders bewährt bei Neurodermitis * Macht Haut seidenweich, wie Walrat, welches verboten ist * Lichtschutzfaktor 4, unterstützt lang anhaltende Bräune
Kokosöl / Kokosfett	* Schmilzt bei Zimmertemperatur (24 °C), weiße Masse, schöner Eigengeruch * Hat gewissen Lichtschutzfaktor (von etwa 8–10), dadurch geeignet als Sonnenschutzöl * Zieht schnell in die Haut ein, gibt der Haut Feuchtigkeit, besonders trockener und irritierter Haut * Für Babymassage, mischen 1: 1 mit Jojobaöl – gut bei Neurodermitis, da es die Haut kühlt * Wenn Produkte stark nach Kokos riechen, ist meist synthetisches Kokosöl enthalten
Kürbiskernöl	* *Bauernkernöl*, dickflüssig, dunkelgrün, intensiver Geschmack * Macht ein fröhliches Herz * Wirkt auf Harnwegsorgane
Leinöl	* Äußert wertvolles Öl * eine der besten Quellen für hochwertige Omega-3-Fettsäuren

Leinöl	* Wirkung auf die Blutfettwerte * Verbessert die Fließgeschwindigkeit des Blutes, ähnlich wie Aspirin® * Positive Wirkung bei chronischen Nierenkrankheiten * Berühmt geworden durch die Budwig-Creme * Mildert das Thrombosenrisiko, Blutgerinnsel, Herzinfarkt, Schlaganfall, Arteriosklerose-Gefahr * Wirkung gegen Brustkrebs
Mandelöl, Süßes	* Es muss ausdrücklich als „Süßes Mandelöl" deklariert sein * Klassisches Massageöl, da sehr gut verträglich * Pflegt und nährt die Haut, ist reizlindernd * Dringt sehr gut ein, für jeden Hauttyp, besonders für empfindliche, spröde Haut * Für Baby- und Altershaut * Ähnliche Zusammensetzung und Wirkung von Aprikosenöl, Haselnussöl
Nachtkerzenöl	* Wohltat für die Psyche (wenn die Nerven bloßliegen) * Speziell bei unruhigen Kindern, bestens bewährt bei Neurodermitis * μ- (Gamma) Linolensäure (wie Borretschsamenöl), kommt sonst nur in Muttermilch vor * Wirkt regulierend auf weibliche Sexualhormonproduktion * Prämenstruelles Syndrom * Ein *Erste-Hilfe-Öl* gegen zahlreiche Hautprobleme * Eines meiner Lieblingsöle für angegriffene Babyhaut
Olivenöl	* Wirkt desinfizierend, wundheilend, bei entzündlicher Haut * Für Einreibungen bei rheumatischen Beschwerden * *Baumöl* bei Hildegard von Bingen * Guter Schutz vor freien Radikalen und UV-Strahlen * Olivenöl kann als Schmerzhemmer wirken. Ein besonderer Bestandteil – das Oleocanthal – ist schmerzlindernd und findet sogar Einzug in die Krebstherapie. *Forscher der University of the Sciences in Philadelphia haben im Bestandteil Oleocanthal einen Wirkstoff gegen Schmerzen gefunden, der ähnlich wirkt wie Ibuprofen. Bereits 50 Gramm Öl pro Tag reichen aus, um gegen Schmerzen zu wirken, berichten die Wissenschaftler im Fachmagazin Nature.*

Rapsöl	* Eher ein regionales Öl mit hohem gesundheitlichem Wert * Ähnlich dem Olivenöl * Hoher Anteil an Vitamin E und Pro-Vitamin A * Wirkt hautregenerierend und stabilisierend * Guter Schutz gegen Arteriosklerose * Reguliert Blutfettwerte und schützt vor freien Radikalen
Sanddornöl	* Der Renner in der Hautpflege – ein Geheimtipp * Vor und nach Strahlenbehandlungen in der Krebstherapie * Bei Zellschäden / Hautkrebs * Bewährt bei Verbrennungen und Wundliegen * Zur Sonnenbadpflege * Bei schlecht heilenden Wunden * Bei besonders schwerer Akne-Form * Hilfreich bei Ekzem
Sesamöl	* Ziemlich teuer * Öffnet alle Poren der Haut, um pflegende Substanzen hineinzuschleusen (Sesam, öffne dich) * Löst Schwermetalle aus dem Körper heraus * Antioxidative Eigenschaften
Sesamöl	* Nerventonikum * Leitet Stoffe aus dem Fettgewebe bei Massagen aus * Durchblutungsfördernd * Typisch bei der indischen Ayurveda-Massage * Gegen vorzeitige Hautalterung
Sheabutter	* Kostbares Hautpflegemittel * Feuchtigkeitsbindend, wirkt wie *Zellkleister*, sodass nicht so viel Feuchtigkeit abgegeben wird * Bei Verletzungen und Entzündungen der Haut * Haut wird weich und zart * Harte und verhornte Haut wird weich * Wirkt auf das kollagene Gewebe der Lederhaut * Vorbeugend gegen Hautalterung und Faltenbildung
Sonnenblumenöl	* Gespeicherte Sonnenenergie * Wichtiges Zellschutzmittel * Senkt Cholesterinspiegel und stärkt die Infekt-Abwehr * Sehr pflegendes Hautöl

Traubenkernöl	* es werden ca. 8-12 kg Kerne für 1 kg Öl gebraucht * es sollte nicht erhitzt werden * hoher Anteil an Vitaminen und ungesättigten Fettsäuren, * dadurch hat es eine positive Wirkung auf die Zellen der Haut und der Haare * kann zur tgl. Feuchtigkeitspflege der Haut- und Gesichtspflege mit in andere Öle eingemischt werden, * zieht schnell ein, ohne zu fetten, wirkt glättend, zellstärkend und unterstützt die Regeneration angegriffener, fettiger Haut, Mischhaut Hautunreinheiten und riesiger Haut * wenige Tropfen in die Haare eingearbeitet, hinterlässt es auf den Haaren einen seidigen Glanz und macht gut kämmbar * durch seine kühlenden Eigenschaften, kann es in Heilmitteln verarbeitet werden die z.B. bei Hämorrhoiden und Krampfadern Verwendung finden * verleiht Suppen, Marinaden, Salatsoßen, Dips einen feinen Geschmack
Walnussöl	* Stärkt das Immunsystem * Gut bei Kinderwunsch, in Massageölen zum Massieren des Unterbauchs und des unteren Rückens
Weizenkeimöl	* Ist orangerot, strenger Eigengeruch * 20 % zu anderen Mischungen dazugeben, diese bleiben so länger stabil * Enthält viel Vitamin E * Stark regenerierend, baut die Haut auf, wirkt unterstützend auf Muskeln und Drüsen * Für trockene und Altershaut, trockene Hautstellen (warme Packungen)
Wildrosenkernöl / Hagebuttensamenöl	* Regt die Zellteilung an, zur Hautregeneration * Reguliert die Talgdrüsen, vermindert den Wasserverlust * Ist entzündungshemmend * Besonders bei Altershaut, beugt Hautalterung vor * Gegen Altersflecken und Narben * Fitmacher für die Haut

ÖLAUSZÜGE MIT EINEM FETTEN ÖL UND HEILPFLANZEN

Bei dem Einlegen von Pflanzen in fettes Öl möchte man die fettlöslichen / lipophilen Wirkstoffe der Pflanze, ätherische Öle, Carotinoide, Phytosterole und vieles mehr herauslösen.

Dazu ist wichtig:

1. **Zeit / Dauer der Extraktion**
2. **Sehr klein zerkleinerte Pflanzen**, je feiner umso besser
3. **Die Temperaturumgebung**, in der sie ausgezogen werden, wie Zimmertemperatur / Wasserbad / Heizpilz u.v.m.

* Für gewöhnlich werden Pflanzen bei Zimmertemperatur im Öl-Medium ausgezogen.

  Es gibt auch die Methode des sog. **Warmauszugs** im Wasserbad. Dafür gibt man die sehr fein geschnittenen Pflanzen in ein leitfähiges Gefäß, gewöhnlich in ein Glas und stellt das Glas in einen Topf mit kaltem Wasser. Nun wird vorsichtig erhitzt. Der Öl-Auszug sollte keine höhere Temperatur als 60 °C haben. Damit die Temperatur gut kontrolliert werden kann, empfiehlt sich die Nutzung eines Thermometers. Wir haben einen passenden Thermometer im Internet gefunden, es wird an den Rand des Gefäßes gehängt und berührt nicht den Boden. • Die frischen Pflanzen, die im Wasserbad ausgezogen werden, sind gewöhnlich sehr wasserhaltig. • Während sie für 2–3 Stunden im Wasserbad simmen, verlieren sie ihr Pflanzenwasser, es verdunstet. • Dadurch bekommen sie eine längere Haltbarkeit und die Schimmelbildung verringert sich. Es ist Fakt, bei frischen Pflanzen steigt die Schimmelgefahr. Daher sollten die geernteten Pflanzen über Nacht antrocknen, bevor sie zerkleinert werden, damit schon etwas Pflanzenwasser verdunstet ist.
* Nur gesunde, tadellose und durchgeschaute Pflanzen werden sehr fein zerkleinert und in ein Glas gefüllt. Danach werden sie mit einem hochwertigen naturbelassenen, nicht raffinierten Öl übergossen. Die Klassiker dieser oxidativ stabilen Öle sind Olivenöl, Sesamöl und Jojobaöl. Die Pflanzen werden durch Spannstäbchen (Spannstäbchen sind gebogene Ästchen) im Öl gehalten, damit sie immer im Öl liegen und keine Schimmelbildung entstehen kann.
* Bei getrockneten Drogen hat sich das Mischungsverhältnis von 1: 5, also 1 Teil Pflanze mit 5 Teilen Auszugs-Öl bewährt. Natürlich können auch individuelle Ansatzmöglichkeiten erprobt werden.
* Nun können die Pflanzen ca. 14 Tage stehen gelassen werden. Mehrmals täglich werden die Gläser kräftig bewegt. • Ich habe draußen einen Platz

gefunden, unter einer lichten Pergola, der hell, warm genug, aber nicht sonnig ist. In einem wissenschaftlichen Experiment konnte festgestellt werden, dass je höher die Extraktionstemperatur war, desto effektiver war der Auszug. Jedoch hat Michael Heldmaier (*Michael Heldmaier: Phytochemische Charakterisierung öliger Extrakte aus pflanzlichen Drogen. Dissertation. Hamburg, 2007*) beobachtet, dass Olivenölauszüge nach 2 Tagen bei 65 °C Auszugszeit begannen, ranzig zu werden.

* Nach dem Auszug wird das Mazerat über einem Leinentuch abgeseiht, in dunkle Flaschen abgefüllt und etikettiert. Die Aufbewahrung erfolgt an einem kühlen und dunklen Ort. Das Mazerat sollte nach 6–12 Monaten aufgebraucht sein. Hat das Öl einen ranzigen Geruch bekommen, ist es zu verwerfen.

FAZIT:

* **Ölauszüge** sollten mit einwandfreiem, sehr fein geschnittenem Pflanzenmaterial bei zimmerwarmen Temperaturen unter täglichem Schütteln 7–14 Tage ausgezogen werden, damit ein gutes Ergebnis erhalten wird und das Öl auch einige Zeit gelagert werden kann.
* Pflanzen, die sehr schleimhaltig sind, werden im Wasserbad bei 60 °C 2 Stunden ausgezogen. Über Nacht erkalten lassen und am nächsten Tag nochmals erwärmen und absieben. Diese Methode kann auch angewendet werden, wenn man einen Ölauszug schnell benötigt.
* Bei Pflanzen, die im Glas ausgezogen werden, sollte man für die ersten 3 Tage eine Stoffabdeckung wählen, damit das Pflanzenwasser entweichen kann. Vorsicht bei Regen!
* Das Pflanzengut sollte während der kompletten Auszugszeit mit Öl bedeckt sein, wir benutzen dafür kleine biegbare Ästchen.
* Bevor fette Öle aufgetragen werden, auch hier immer einen **Allergietest** durchführen, d. h. das Öl in die Ellenbeuge streichen und 15 Minuten beobachten. Bei Reaktionen wie Rötungen sollte das Öl nicht verwendet werden.

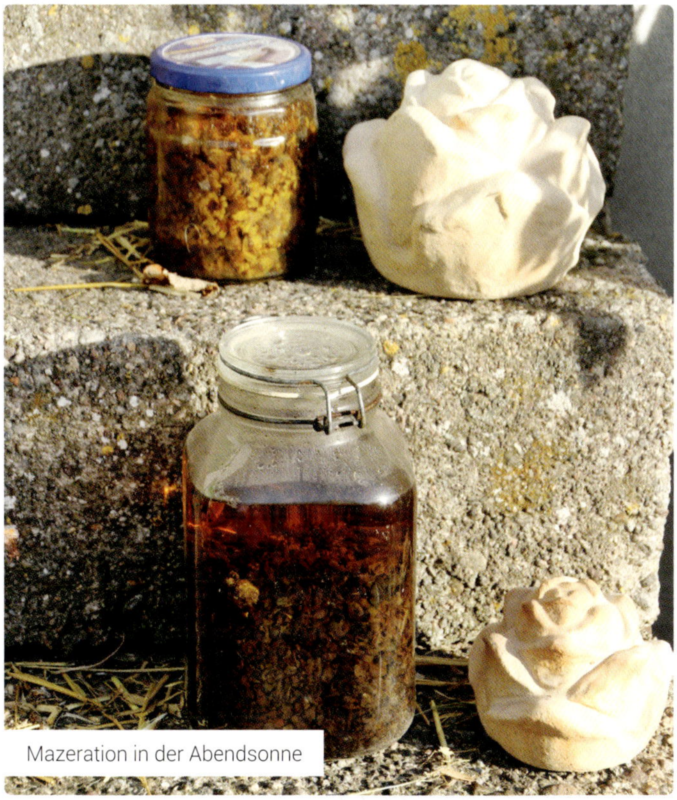
Mazeration in der Abendsonne

JOHANNISKRAUTÖL / ROTÖL

Besonders bewährt hat sich das Ausziehen der Öle auf einer Westseite, d. h. in der Abendsonne. Paracelsus hat immer sonntags die Pflanzen gewechselt und wieder neue in das Öl gelegt.

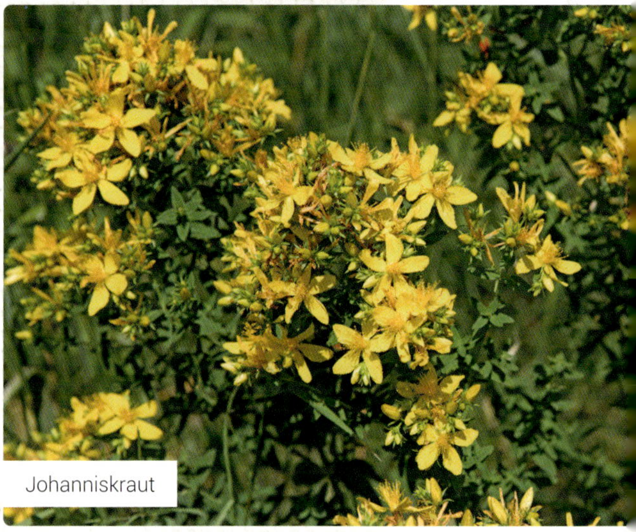
Johanniskraut

Zubereitung:
Die oberen 10 cm der frischen Blüten und Blätter, also vom Kopf des Johanniskrauts, in einem guten naturbelassenen Bio-Basisöl (Olive, Sonnenblume, Mandelöl) etwa 14 Tage bis 3 Wochen an die Sonne stellen.

Verwendung:
* Verwendet wird das Johanniskrautöl bei Wunden, Verbrennungen zusammen mit ätherischem Lavendelöl, bei Sonnenbrand, Hautgeschwüren, Nervenschmerzen, Hexenschuss, Ischiasbeschwerden, kann auch als Schmerz-Roll-on eingesetzt werden.
* Kein direktes Sonnenlicht nach der Behandlung mit Rotöl.

RINGELBLUMENÖL / CALENDULAÖL

pflegend, wundheilend, lymphwirksam

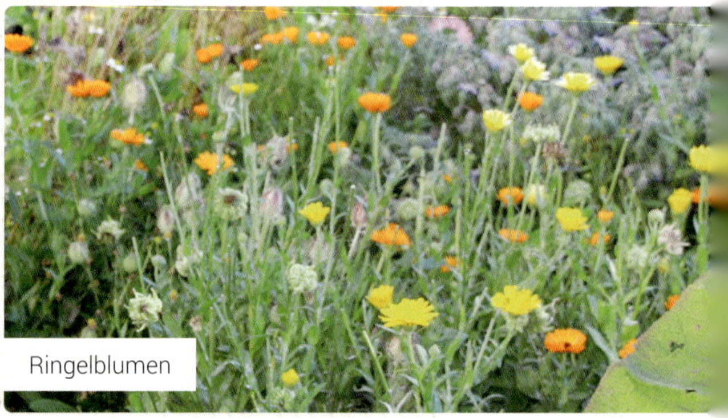
Ringelblumen

Zubereitung:
* Aufgeblühte Köpfe der Ringelblume werden nach dem Abtrocknen des Taus geerntet.
* Sie werden gut zerkleinert und in das Auszugsöl gegeben.
* Und etwa 14 Tage bis 3 Wochen an einem westlichen Standort unter öfterem Schütteln ausgezogen.

Ist ein großes Heilmittel bei schlecht heilenden Wunden, Rheuma, für die Gelenke.

ARNIKAÖL

bei Prellungen, Quetschungen, Verstauchungen

Es ist egal, ob Arnica montana oder die amerikanische Wiesenarnika verwendet wird.

Arnika in einem guten Olivenöl, nach dem Abtrocknen des Taus ausziehen, da es an sich schon schmerzstillende Eigenschaften hat.

Vorsicht: Arnikablüten können Allergien auslösen! Und die kleinen schwarzen Käferchen herauslesen!

CENTELLAÖL / INDISCHER WASSERNABEL

gegen Narbenkeloide, führt zu guter Vernarbung, wirkt gewebestraffend, deshalb Einsatz bei Schwangerschaftsstreifen

Die Blätter des Wassernabels sammeln und in Sesamöl ausziehen.

Wassernabel kann auch bei uns im Gewächshaus mit entsprechender Luftfeuchtigkeit und genügend Wasser angebaut werden.

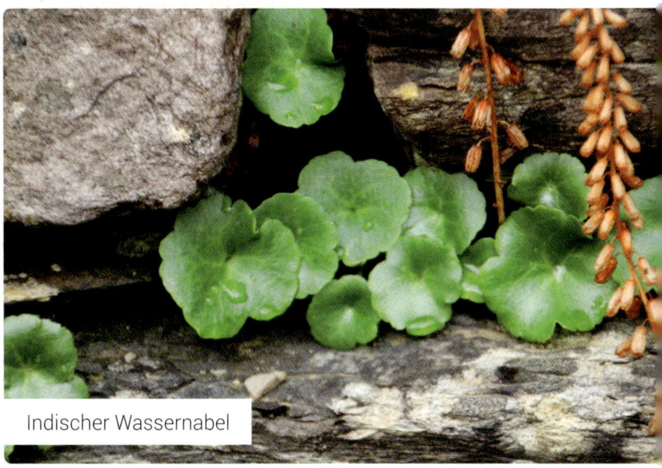

Indischer Wassernabel

MOHNÖL

rote Mohnblüten in Johanniskrautöl, nach Jakob Lorber (1851) bei Arthrose, Knochenschmerzen, Gelenkbeschwerden, Prellungen, nach Knochenbrüchen, Haut- und Schleimhautentzündungen, Gürtelrose, beruhigt Juckreiz, nach Insektenstichen u.v.m.

Die roten Mohnblüten werden nach dem Abtrocknen des Taus in Olivenöl ausgezogen, da Olivenöl schon an sich einen schmerzstillenden Faktor hat.

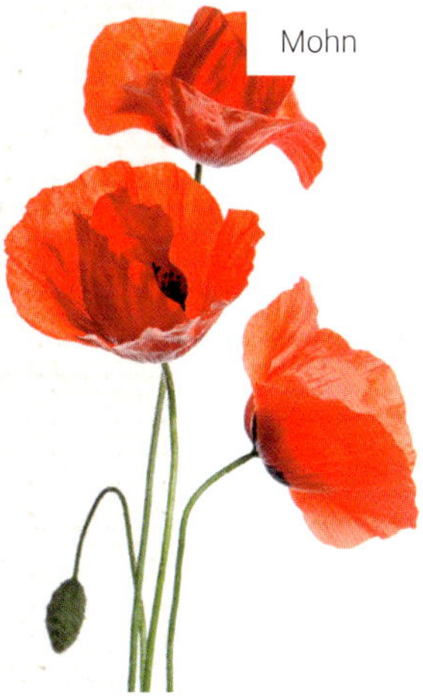

Mohn

WALNUSS-BLÄTTER-ÖL

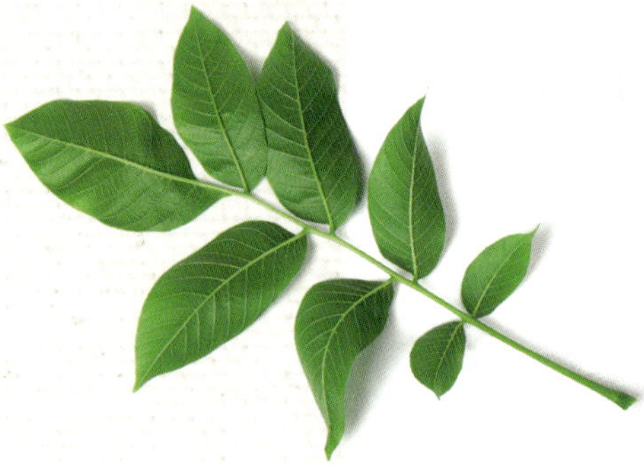

zur Hautpflege, Kinder-Po-Pflege, auch bei Kinderwunsch

Frische, noch klebrige Blätter werden gut zerkleinert und in einem fetten Öl im *Wasserbad* ausgezogen.

Ein hervorragendes Öl zur Babypflege.

DILL-FENCHEL-KÜMMEL-ANIS-KORIANDER-ÖL

gegen Blähungen, als 4-Winde-Öl ansetzen

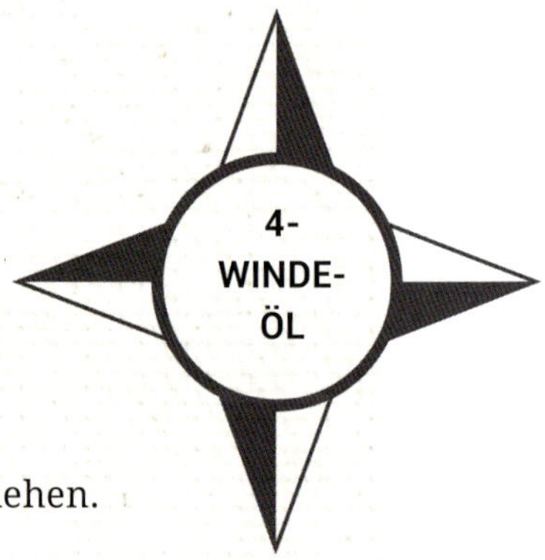

Zutaten:

* Dill-Früchte
* Fenchel-Früchte
* Kümmel-Früchte
* Anis-Früchte
* Koriander-Samen

Zubereitung:

Angemörsert in einem fetten Öl im Wasserbad ausziehen.

Variante mit ätherischen Ölen:

Die o. g. Früchte gibt es auch als ätherische Öle, diese in ein hochwertiges fettes Öl geben. • So werden bei Babys auf 100 ml fettes Öl 10 Tropfen ätherisches Öl zur Bauchmassage gegeben.

* **Bei Muskelschmerzen**: erwärmende Öle (Sesam, Erdnüsse oder Olive)
* **Zur Sportmassage**: kühlende Öle (Distel oder Traubenkern)
* **Bei Kopfschmerzen**: kühlende Öle

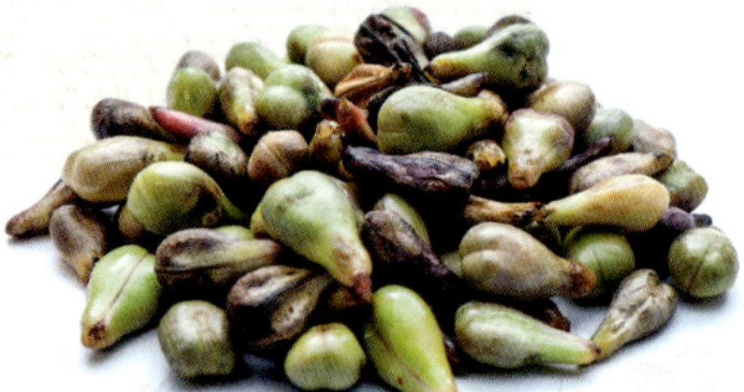

Traubenkerne

ÄTHERISCHE ÖLE

Ein ätherisches Öl ist ein hochkonzentrierter Duft- und Wirkstoff. Es sind Stoffe, die ganz leicht und rückstandslos verdunsten, im Gegensatz zu einem fetten Öl, wie z. B. Olivenöl oder Sonnenblumenöl.

Was sind ätherische Öle?

1 ml = 20–25 Tropfen (durch die neuen Tropfer eher weniger)
2,5 ml = 1 TL
5 ml = 1 EL
Faustregel: 1–2 Tropfen ätherisches Öl auf 10 ml bzw. 2 EL fettes Öl

Allergietest

Immer vor der Anwendung einen Allergietest in der Ellenbeuge machen, die Haut ist an dieser Stelle besonders empfindlich!

* 15 Minuten einwirken lassen und schauen, dass keine allergische Reaktion entsteht. Wenn sich eine Rötung zeigt, diese Ölmischung nicht verwenden! Bitte korrekt durchführen.
* Beim Allergietest mit ätherischen Ölen wird maximal eine 0,5 %ige Mischung benutzt.
* Zum Testen nie ein ätherisches Öl pur auf die Haut auftragen.

  Nelkenöl, Zimtöl oder ähnlich stark reagierende Öle noch geringer dosieren! Maximal 0,1 % !

Die Öldrüsen können bei den Pflanzen an unterschiedlichen Stellen sitzen wie bei:

* **Rosen** – in den Blütenblättern der Duftrosen
* **Melisse** / **Pfefferminze** – in den Blättern
* **Fichten** / **Kiefern** / **Douglasien** / **Wacholder** – in den Nadeln und Zweigen
* **Alant**, **Iris** / **Schwertlilien**, **Baldrian** / **Narde** – in der Wurzel
* **Muskatnuss** – in den Früchten
* **Anis** / **Fenchel** / **Kümmel** / **Kardamom** – in den Samen
* **Weihrauch** / **Myrrhe** – im Harz
* **Zimt** – in der Rinde
* **Zitrone** / **Bitterorange** / **Orange** – in den Schalen

Die Verfügbarkeit in den einzelnen Pflanzen ist ganz unterschiedlich. Hat eine Pflanze wenig ätherisches Öl, einen besonders feinen Geruch und ist besonders heilkräftig, sind die Öle kaum erschwinglich.

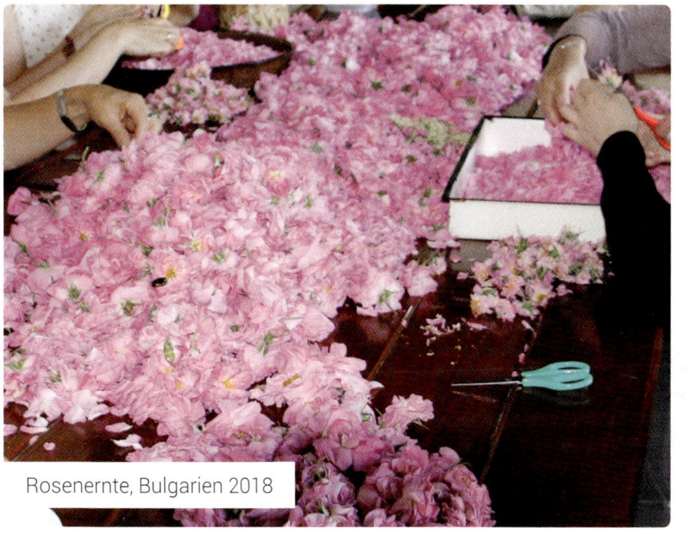

Rosenernte, Bulgarien 2018

Für 1 Kilo ätherisches Öl benötigt man circa:

* 5000 kg Rosenblüten von der duftintensivsten Sorte Damaszener Rose
* 7000 kg Melissen-Kraut
* 1000 kg Orangenblüten (Neroli)
* 150 kg Zimtrinde
* 120 kg Lavendelblüten
* 200 kg Zitronenschalen
* 70–100 kg Lavandinblüten
* 50 kg Lemongrass
* 50 kg Eukalyptusblätter

In ätherischen Ölen sind äußerst wertvolle Pflanzeninhaltsstoffe!

Warum bilden Pflanzen ätherische Öle?

* Um sich gegen Fraßfeinde zu schützen, werden ätherische Öle zu schnellen *chemischen Waffen* und die Pflanze schmeckt nicht mehr.
* Sie ziehen durch den Duft Insekten an, um sich bestäuben zu lassen.
* Zum eigenen Schutz der Pflanze gegen Mikroorganismen – eigenes *Antibiotikum.*
* Pflanzen unterhalten sich mit Hilfe von Duftstoffen, auch um sich gegenseitig zu warnen.
* Um ihr Gebiet abzustecken, *Komm mir nicht zu nahe!*, damit keine anderen Pflanzen da wachsen können, um Nährstoffe für den Eigenverbrauch zu sichern.
* Als Schutz gegen die heiße Sonne, UV-Schutz und gegen eine übermäßige Wasserverdunstung, wie ein gasförmiger Schutzschleier

Wie gelangt man an das ätherische Öl?

* **Wasserdampfdestillation** ist das gängigste Verfahren
* **Extraktion** – dabei wird der Duft durch ein Auszugsmittel wie Hexan herausgelöst und nachher wieder abdestilliert
* **Kaltpressung** – Schalen werden ausgepresst, deshalb ist hier bei den Zitrusfrüchten extrem auf biologische Öle zu achten
* **Enfleurage** – Eine Fettschicht wird auf Glasplatten aufgetragen, darauf werden die Blüten gelegt (z. B. Jasmin), regelmäßig werden die Blüten heruntergenommen und durch frische Blüten ersetzt, bis zu 33 Mal, danach wird das Fett mit Alkohol ausgezogen und der Duft geht in den Alkohol über

Wie wende ich ätherische Öle an?

* **Verdampfen** in einer Duftlampe, Duftstein, Duftdose, Duftpflaster, Taschentuch, Vernebler oder auf einem nassen Handtuch
* **Innere Anwendung** zum Einnehmen wie z. B. Lavendel in Kapseln *Lasea®*, doch sind manche ätherischen Öle auch giftig
* **Äußere Anwendung**:
  * eingearbeitet in Massageöle
  * als Kompressen und Auflagen
  * Inhalationen
  * Bäder u.v.m

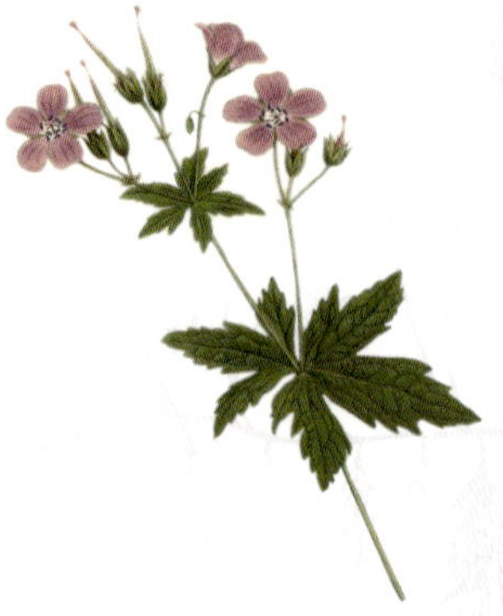

Wie werden ätherische Öle aufbewahrt?

Es gibt Öle, welche nur eine kurze Aufbewahrungszeit haben, z. B. alle *Agrumen / Zitrusöle*. Andere werden durch eine lange Lagerzeit hochwertiger und feiner im Duft, z. B. Sandelholz, Patschuli und Rose. Ätherische Öle sollten an einem nicht so warmen und dunklen Ort mit wenig Temperaturschwankungen aufbewahrt werden. Auf keinen Fall in einem Kühlschrank.

Wie wirken ätherische Öle?

Das ist ganz spannend. Jeder Mensch kann sich an Hand von ätherischen Ölen schnell an etwas in seiner Vergangenheit erinnern.

In unserem Gehirn gibt es bestimmte Areale, **das Limbische System**, die durch Duft angesprochen werden. Z. B. es riecht nach Brand, dann schnell fort von hier. Hier müssen wir nicht lange überlegen, der Duft geht ungefiltert in das entsprechende Areal und sendet eine Botschaft, die wir sozusagen vererbt bekommen haben: *Hau ab! Gefahr!* Wir müssen nicht überlegen, sondern gehorchen sofort.

Durch die wissenschaftliche Forschung, wurden die Erkenntnisse von Robert Tisserand bestätigt und weiter entwickelt, dass äth. Öle im Gehirn bestimmte Areale ansprechen und dort Hormone ausschütten, die z. B. glücklich machen.

WIRKUNG	HORMONE, die angesprochen werden	ÄTHERISCHE ÖLE, die eingesetzt werden
* Geistige Erschöpfung * Zu viel Arbeitsdruck * Konzentrationsschwierigkeiten * Gedächtnisschwäche	Hier wirken verschiedene Hormone	* Schwarzer Pfeffer * Zitrone, Orange, Bitterorange * Pfefferminze * Rosmarin
* Ängste mit Depressionen * Stimmungsschwankungen * Überarbeitete Mütter * Gestörter Periodenzyklus * Störungen in den Wechseljahren	Hier wirken verschiedene Hormone	* Bergamotte * Weihrauch * Geranie / Rosengeranie * Rosenholz

WIRKUNG	**HORMONE, die angesprochen werden**	**ÄTHERISCHE ÖLE, die eingesetzt werden**
* Melancholie * Stimmungsschwankungen * Wetterfühligkeit * Mangel an Vertrauen * Schmerzstillend * Innerer Antrieb	Encephaline	* Muskatellersalbei * Grapefruit * Jasmin * Rose
* Sinnlich anregend * Gefühlskälte * Schüchternheit * Geschwächte Libido * Zum *Liebe* machen	Endorphine	* Muskatellersalbei * Jasmin * Patschuli * Ylang-Ylang
* Zum Beruhigen * Nervenstärkend * Bei nervöser Erschöpfung * Verhilft zu Ausgeglichenheit und bei Gereiztheit * Gestresste Mütter mit verspannten Muskeln	Serotonin	* Lavendel * Kamille * Majoran * Orangenblüten / Neroli
* Stärkend und kräftigend * Antriebsschwäche * Langeweile, Trägheit * Abwehrschwäche * Konzentrationsfördernd * Gegen das Ausgepowertsein	Noradrenalin	* Kardamom * Wacholder * Lemongrass * Rosmarin * Nadelöle / Zirbelkiefer

ZUM LEICHTEREN LERNEN

Konzentrationsfördernde ätherische Öle	Grapefruit, Orange, Zitrone, Limette, Lemongrass, Rosmarin, Basilikum, Thymian, Wacholder, Ysop, Krauseminze, Bergamotte, Bohnenkraut, Salbei, Lärche, Eisenkraut, Fichte, Kardamom
Kühlende und konzentrationssteigernde ätherische Öle	Pfefferminze (NICHT ins Badewasser)

BEI GEISTIGER ERSCHÖPFUNG UND ÜBERARBEITUNG AUF DIE SCHLÄFEN ODER DIE PULSGEGEND TUPFEN

Durchblutende, anregende Öle	Rosmarin, Wacholder, Latschenkiefer, Zypresse, Zimt, Eukalyptus, Pfeffer, Fichtennadel, Oregano, Pfefferminze – nicht in die Badewanne
Entspannende Öle	Lavendel, Melisse, Mandarine, Orange, Rose, Kamille, Geranie, Ylang-Ylang, Rosenholz, Petit grain, Fenchel, Oregano, Nelke, Dill, Majoran
meditative Öle, zum Runterkommen	Sandelholz, Zedernholz, Patschuli, Vetiver, Weihrauch, Tolu-Balsam, Narde, Myrrhe, Benzoe

Dr. Terry Friedman hat bei Kindern eine Studie durchgeführt, die sich nur ganz schwer konzentrieren konnten, und dabei drei ätherische Öle favorisiert: Lavendel zeigte 60 % Besserung, Zedernholz 83 %, bei Vetiver waren es 100 %.

Viele Firmen, die sich mit naturreinen ätherischen Düften beschäftigen, bieten Mischungen von ätherischen Ölen für ganz unterschiedliche Bedürfnisse an, vom Appetitzügeln bis zur Schlafförderung.

Woran erkenne ich ein naturreines ätherisches Öl?

Auf dem Verkaufsetikett muss Folgendes zu lesen sein:

* 100 % naturreines ätherisches Öl
* Lateinischer Name
* Deutscher Name
* Chemotyp (ct)Thymian linalool, Thymian Thujanol, Thymian Thymol)
* Herkunftsland
* Wie wurde es angebaut (kbA-kontrolliert biologischer Anbau, Demeter, Ws-Wildsammlung, konv. – konventionell, rück. – rückstandskontrolliert)
* verwendete Pflanzenteile (z. B. Blätter, Blüten, Wurzeln, Samen)
* ggf. Zusatzstoffe und Mischverhältnisse (z. B. 10 % Melisse oder mit Weingeist verdünnte Tonkabohne)
* genaue Füllmenge in Milliliter
* Sicherheitszeichen
* Chargennummer (zum Zurückverfolgen)
* Mindesthaltbarkeitsdatum

Was ist ein Chemotyp?

Der Gehalt an Wirkstoffen verändert sich je nach Wachstumsstadium, Standort und Lichtverhältnissen. Das geht sogar so weit, dass einige Wirkstoffe je nach den genannten Verhältnissen sehr intensiv oder gar nicht gebildet werden. Auffallend deutlich ist das bei Thymian und Rosmarin. Bei diesen beiden Pflanzen hängen der Wirkstoffgehalt und die Wirkstoffzusammensetzung ganz stark vom Wachstumsort der Pflanze ab.

Zum besseren Verständnis:

Je nach Wachstumshöhe, Meeresspiegel oder Gebirge, lagert *die gleiche Pflanze* bestimmte ätherische Öle ein.

Chemotyp ist im übertragenen Sinn das ätherische Öl, welches diese unterschiedlichen (gleichen) Pflanzen, mit dem *einen Unterschied* des Ortes, wo sie wächst, gebildet hat. Wir erkennen es durch die Abkürzung *c.t.* hinter dem Pflanzennamen, wie Thymian c.t. Linalool.

Hochgebirge 1500 m – c.t.	Linalool * sehr hautfreundliche Inhaltsstoffe * besonders gut für Kinder geeignet * Chronische Bronchitis
1200 m – c.t.	Geraniol * Hautfreundliche Inhaltsstoffe
700–1000 m – c.t.	Thujanol * Hautfreundliche Inhaltsstoffe

Mittelgebirge 250–500 m – c.t.	Thymol = Thymian rot = phenol-typenstark * zu aggressive Inhaltsstoffe * daher nicht für Kinder geeignet
Wächst auf Meereshöhe – c.t.	Carvacol = phenol-Typen, haben einen Phenol-Ring * stark, zu aggressive Inhaltsstoffe * daher nicht für Kinder geeignet

DREIFACHER DUFT DER BITTERORANGE

Citrus aurantium amara	*Citrus aurantium ssp. amara*	*Citrus aurantium amara*
Orange Petit grain * Kleines Blatt und kleine Früchte (kleine Körnchen), kleiner Zweig	**Orangen Blüte = Neroli** * Blüte	**Orange bitter / Bitterorange** * Frucht-Schale
* Die *preiswertere* Variante zu Neroli	* 1000 kg Blüte ergeben 1 kg Öl * reduziert krampfartige Herzbeschwerden * beruhigt * lockert zur Geburt * bei Prüfungen	* Schalen-Öl-Essenz * sammelt Licht * enthält viel Sonne * beruhigend und stimmungsaufhellend * antidepressiv

Nun könnt ihr euch vorstellen, warum ätherische Öle so gern gefälscht, gepanscht oder synthetisch hergestellt werden und als natürlich deklariert.

Echte ätherische Öle sind rar, kostbar und teuer.

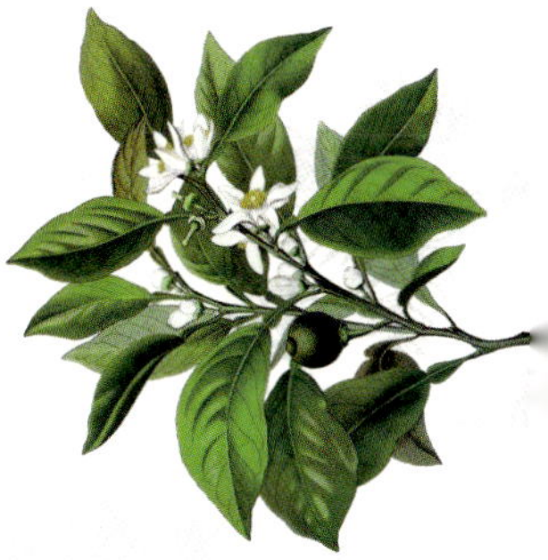

Dosierung von ätherischen Ölen:
Wir dosieren nach der wunderbaren Dosieranleitung von Eliane Zimmermann

ANZAHL DER ÄTHERISCHEN ÖLE AUF ML DES TRÄGERÖLS

0,5 %	1 Tropfen	2 Tropfen	3 Tropfen	5 Tropfen	10 Tropfen
1 %	2 Tropfen	4 Tropfen	6 Tropfen	10 Tropfen	20 Tropfen
2 %	4 Tropfen	8 Tropfen	12 Tropfen	20 Tropfen	40 Tropfen
3 %	6 Tropfen	12 Tropfen	18 Tropfen	30 Tropfen	60 Tropfen
Trägeröl in ml	10 ml	20 ml	30 ml	50 ml	100 ml

* unter 0,5 % = sehr empfindliche Haut, Babys
* 0,5 % = Kinder, Schwangere, Senioren, bettlägerige Menschen
* 1 % = chronisch Kranke, Kinder, länger andauernde Behandlungen, schöne Massage-Mischungen
* 2 % = Teilkörperanwendungen, z. B. Dekubitusprophylaxe, Schmerzöle
* 3 % = punktuelle und kurzzeitige Anwendungen

Die Arndt-Schultz-Regel besagt:
Schwache Reize fachen die Lebensenergie an – 0,5-%-äth.-Ölmischungen sind niedrige Dosierungen bis zu 1 %, die sich bewährt haben bei:

* Der täglichen Anwendung, z. B. Hautpflege, Waschungen
* großflächiger und länger andauernder Anwendung
* psychischen Beschwerden wie Stress, Ängsten, Trauer
* Kindern, Schwangeren, psychisch labilen Menschen
* zarter, empfindsamer, dünner Haut, die zu Rötung neigt
* Schleimhäuten, auch vaginal

Mittlere Reize fördern die Lebenskraft, bewährte Dosierung von 1–2%:

* Behandlungen von Narben
* Teilkörperanwendungen
* Einreibungen
* Symptombehandlung

Starke Reize heben die Lebenskraft auf, Dosierung 2–5%:

* lokale und kurzfristige Anwendung und Therapie

Für die in der Therapie zu behandelnde Personen gilt:

* Je jünger – desto sparsamer
* Je leichter – desto weniger
* Je sensibler – desto geringer
* Je älter – desto häufiger

Für die Befindlichkeit gilt:

* Je größer die Schmerzen – desto mehr Öl
* Je chronischer die Beschwerden – desto länger die Behandlung

Für die Menge eines ätherischen Öls gilt:

* Je frischer die Note – desto mehr (Vorsicht bei Zitrusölen – Lichtempfindlichkeit und Hautreizungen können auftreten)
* Je kostbarer der Duft – desto sparsamer
* Je schwerer das Öl – desto weniger

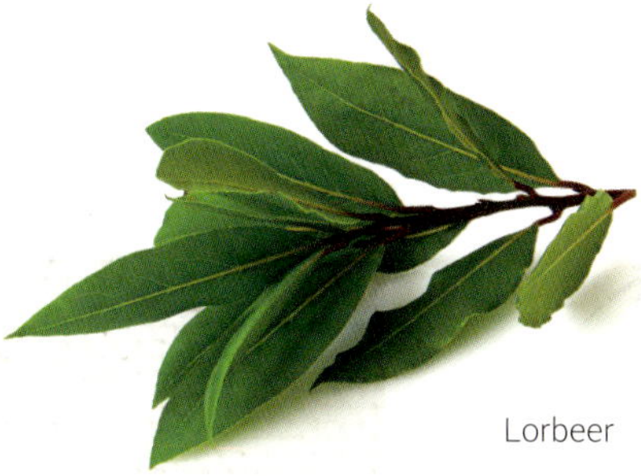

Lorbeer

EIN SCHMERZLINDERNDES ÖL BEI AKUT-SCHMERZ-LENDEN-BLOCKADE

Zutaten:

* Auf 30 ml Johanniskrautöl
* 5 Tropfen Lorbeer
* 5 Tropfen Myrte
* 5 Tropfen Wacholder
* 3 Tropfen Nelkenknospe
* 2 Tropfen Wintergrün
* 3 Tropfen Tonka
* 3 Tropfen Vanille
* 4 Tropfen Sandelholz
* 3 Tropfen Pfeffer
* 3 Tropfen Iris 10 %

Anwendung:

Die zu behandelnde Stelle vorher mit einem passenden Hydrolat besprühen, wie z. B. Birkenblätter-Hydrolat oder mit wasserbefeuchteten Händen im unteren Rücken einmassieren.

Lasst euch diese Mischung in einer Apotheke mischen.

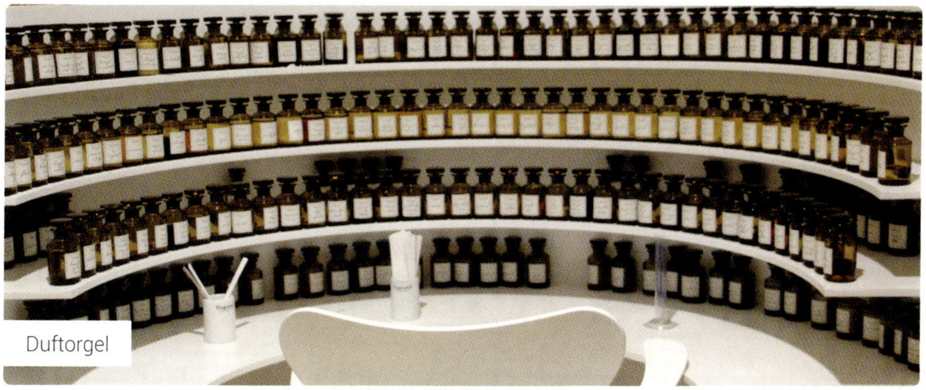

Duftorgel

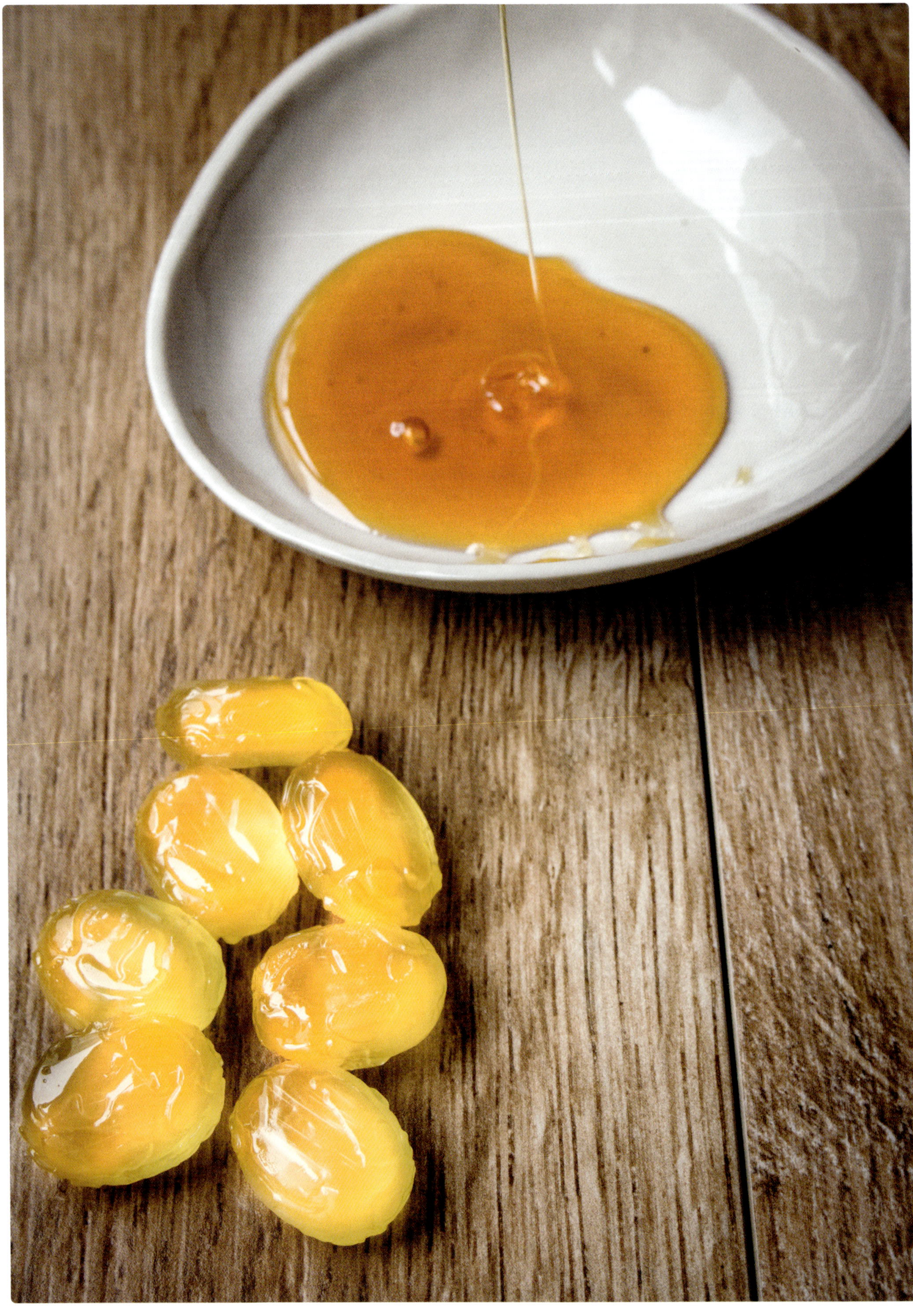

Pastillen

Schon in alter Zeit war das Fertigen von Pastillen eine gängige Form der Arzneiherstellung. Die Inhaltsstoffe der Pastillen werden beim Kauen oder besser noch beim Lutschen über die Mundschleimhaut freigesetzt.

Viele Pastillen wurden mit Gummi arabicum hergestellt. In das mit Wasser oder Hydrolat aufgelöste Gummi arabicum können gut trockene Substanzen mit ätherischen Ölen, Tinkturen, Bach-Blüten und anderen Arzneistoffen eingearbeitet werden. Es gab in alter Zeit richtige Pastillen-Roller, damit die Kügelchen eine schöne einheitliche Form bekamen. Nach dem Formen wurden sie noch etwas getrocknet und fertig war eine Arznei für unterwegs und zu Hause.

Hat man kein Gummi arabicum zur Hand, tut es auch Kirschharz aus heimischen Gefilden, denn es ist genauso wasserlöslich wie das Gummi arabicum.

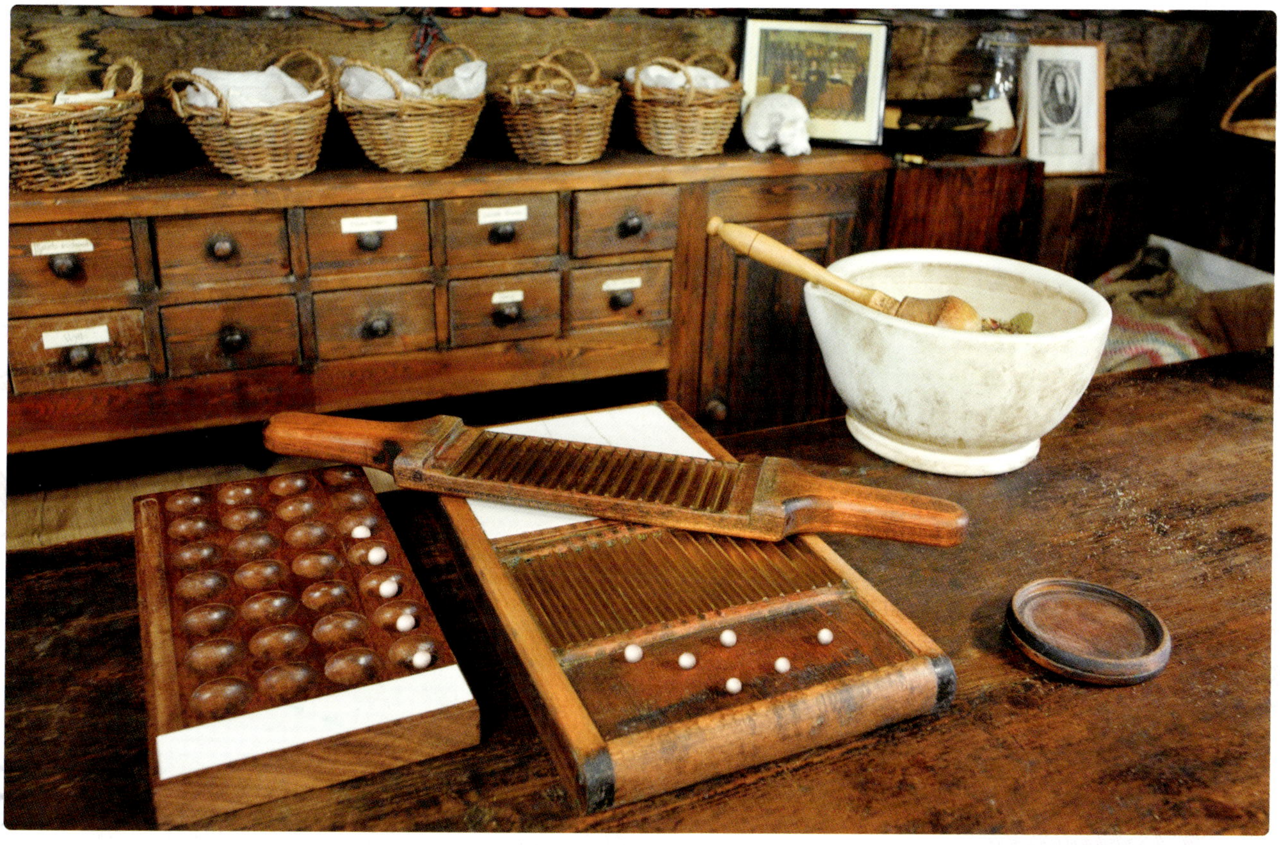

GESUNDE KRÄUTER-HUSTENPASTILLEN AUS DER ZEIT KARLS DES GROSSEN

Das Originalrezept befindet sich im 2. Buch des „Lorscher Arzneibuches, 2. Blatt 26r: „Gegen chronischen Husten und für solche, die schon die Hoffnung aufgegeben haben: 1 Unze Andorn, 1 Unze Ysop, 12 Unzen Ingwer und genügend Honig / „Ysop wurde also durch Thymian und Salbei ersetzt, jeweils in gleichen Teilen wie der Andorn. Die genannten Variante haben wir mehrfach bei Workshops und auch im Fernsehen zubereitet.“ So Tobias Niedenthal von der Forschergruppe unter Dr. Johannes Mayer (IN MEMORIAM), Uni Würzburg

Zutaten:

* 2 g Andorn
* 2 g Thymian
* 2 g Salbei
* 24 g Ingwerpulver
* Honig für einen glatten Teig

Zubereitung:

Kräuter trocknen und pulverisieren • Mit dem Honig vermischen, bis eine feste Masse entsteht • Ingwer sorgt ebenso für eine feste Konsistenz der Masse • Kleine Pillen formen

Sofort essen oder gut trocknen lassen, mit Ingwerpulver einstäuben vor dem Trocknen, sieht aus wie gepudert

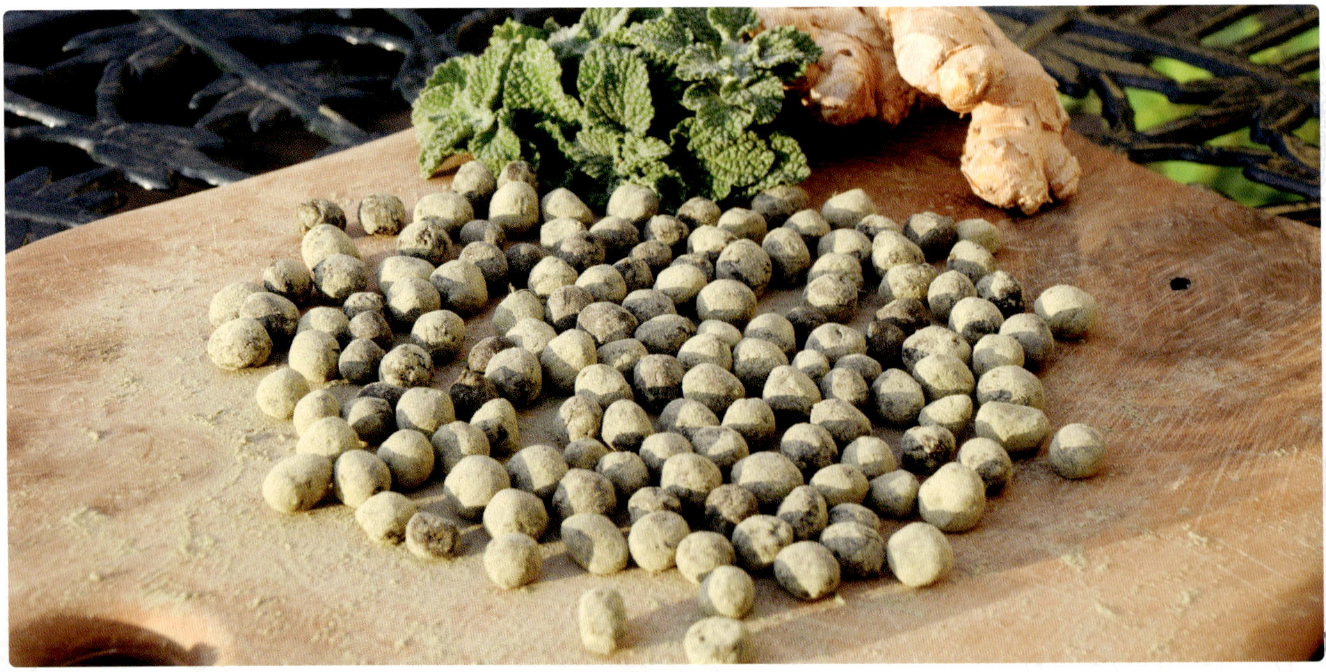

PASTILLEN FÜR SÄNGER UND VIELREDNER

Zutaten:

* 1 EL Primelwurzel pulverisiert
* 1 EL Odermennig gemahlen
* 1 EL Weg-Rauke / Sängerkraut (*Sisymbrium officinale*) geschnitten und gemahlen
* 1 EL Anis und 1 EL Fenchel gemahlen / gemörsert
* 1 EL Eibischwurzel gemahlen
* Honig oder auch etwas Erdkammersirup
* Gegebenenfalls 5–6 Tropfen äth. Rosengeranienöl

Weg-Rauke

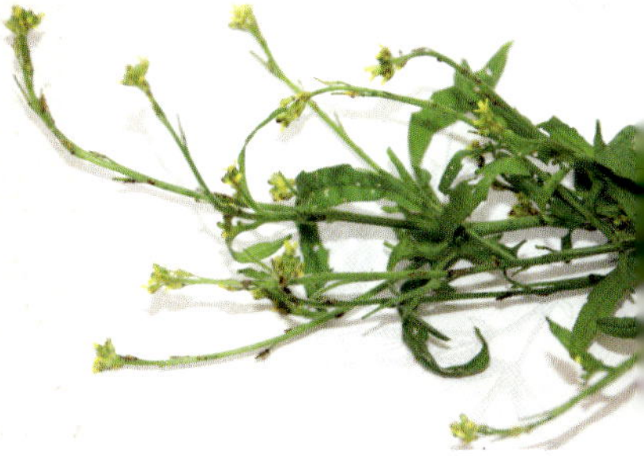

Zubereitung:

Gepulverte Pflanzen in eine Schüssel geben • Mit den anderen Zutaten zu einem formbaren Teig vermengen • Gegebenenfalls mit Bärlappsporen bestäuben • Kleine Kugeln formen, trocknen lassen und gut verschlossen aufbewahren

Der Komponist Jacques Offenbach empfahl Opernsängern, die ihre Stimme verloren hatten, mit Geraniumessenz (äth. Rosengeranienöl) in der entsprechenden Verdünnung den Rachen auszupinseln. Heute würden wir es hineinsprayen – Verdünnungstabelle

MAGENPASTILLEN

nach Susanne Kaiser, Medical Herbalist

Zutaten:

* 1 EL Fenchel
* 1 EL Süßholzwurzel
* 1 EL Eibischwurzel
* 1 EL Löwenzahnwurzel
* 1 Tropfen Bio-Rosmarin
* So viel Honig, dass eine formbare Masse entsteht

Löwenzahn

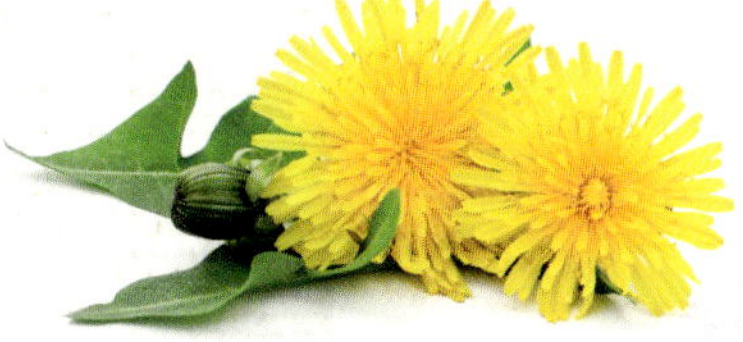

Zubereitung:

Gepulverte Pflanzen in eine Schüssel geben • Mit den anderen Zutaten zu einem formbaren Teig vermengen • Gegebenenfalls mit Bärlappsporen oder Heilerde bestäuben • Kleine Kugeln formen, trocknen lassen und gut verschlossen aufbewahren

ECHINACEA-KUGELN

nach Susanne Kaiser, Medical Herbalist

Zutaten:

* 2 EL Echinaceablätter, fein geschnitten, getrocknet und fein gemörsert / gemahlen
* 1 Tropfen Thymian linalool (äth. Öl)
* Echinacea-Tinktur
* Manuka-Honig
* Eibischwurzelpulver nach Bedarf

Zubereitung:

Honig, Echinacea-Tinktur und 1 Tropfen Thymian in einer Schüssel vermischen • Getrocknete Kräuter beimengen, bis eine klebrig, feste, formbare Masse entsteht • Eibischwurzelpulver sorgt für eine feste Konsistenz, verarbeiten, bis es sich wie Brotteig anfühlt • Kleine Kügelchen formen und im Backofen bei 40 °C mehrere Stunden trocknen

BLÄHUNGSPASTILLEN

nach Susanne Kaiser, Medical Herbalist

Zutaten:

* 1 EL Fenchel
* 1 EL Anis
* 1 EL Eibisch
* 1 EL Galgant
* 1 EL Zimt
* So viel Honig, dass eine formbare Masse entsteht
* 1 Tropfen Bio-Pfefferminzöl

Zubereitung:

Gepulverte Pflanzen in eine Schüssel geben • Mit den anderen Zutaten zu einem formbaren Teig vermengen • Gegebenenfalls mit Bärlappsporen oder Heilerde bestäuben • Kleine Kugeln formen, trocknen lassen und gut verschlossen aufbewahren

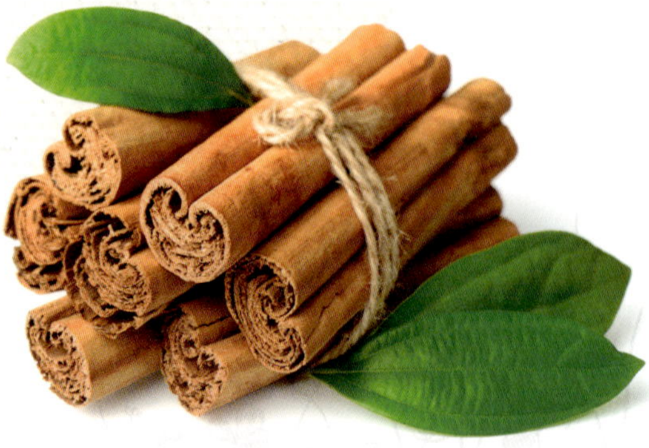

Zimtrinde

BERUHIGUNGSPASTILLEN

nach Susanne Kaiser, Medical Herbalist

Zutaten:

* 1 EL Katzenminze-Pulver
* 2 EL Eibischwurzel
* So viel Honig, dass eine formbare Masse entsteht
* 1 Tropfen Bio-Lavendelöl

Zubereitung:

Gepulverte Pflanzen in eine Schüssel geben • Mit den anderen Zutaten zu einem formbaren Teig vermengen • Gegebenenfalls mit Bärlappsporen oder Heilerde bestäuben • Kleine Kugeln formen, trocknen lassen und gut verschlossen aufbewahren

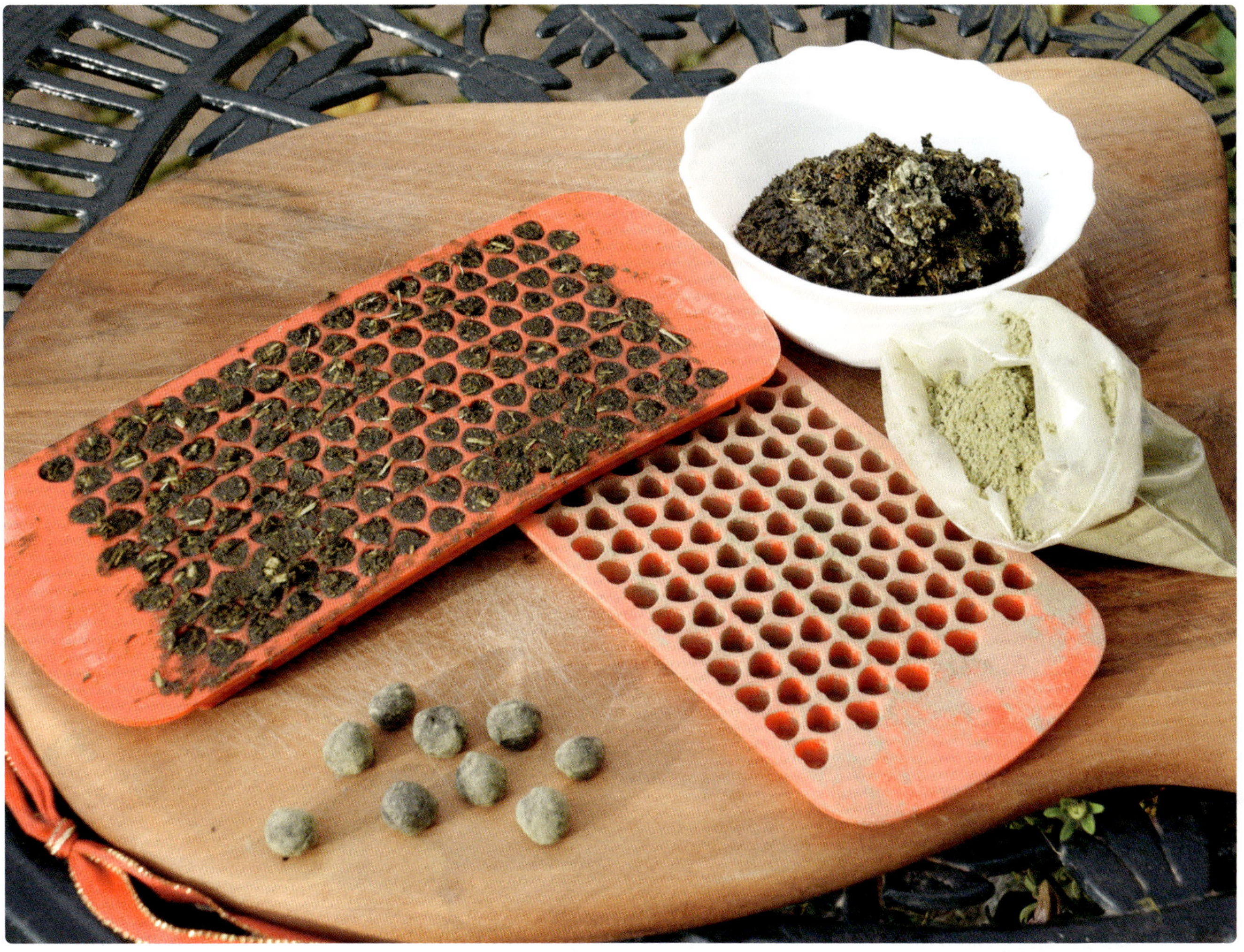

Ich kann mir gut vorstellen Pastillen mit noch mehr Erkältungs- und Hustenkräutern, wie Engelwurz, Spitzwegerich, Thymian, Schlüsselblume, ja sogar mit Erdkammersirup und ätherischen Ölen in Gummi arabicum einzuarbeiten.

Pastillen für:

* **Halsschmerzen**: Salbei, Spitzwegerich, Malve, Schlüsselblume, Eibischwurzel, Weg-Rauke, Odermennig
* **Husten**: Thymian; Spitzwegerich, Eibischwurzel, Süßholz
* **Fieber**: Linden- und Holunderblüten, Weidenrinde, Mädesüß, Thymian, äth. Eucalyptus-Öl
* **Zur Beruhigung**: Lavendel, Melisse, Hopfen, Baldrian, Helmkraut, Rosenwurz, Rose
* **Bei Magen- und Darmbeschwerden**: Schafgarbe, Kalmus, Gänsefingerkraut, Kamille, Sanikel, Blutwurz
* **Für einen frischen Atem**: alle Minze-Arten, auch mit ätherischem Öl (nicht bei gleichzeitiger Einnahme von Homöopathika)

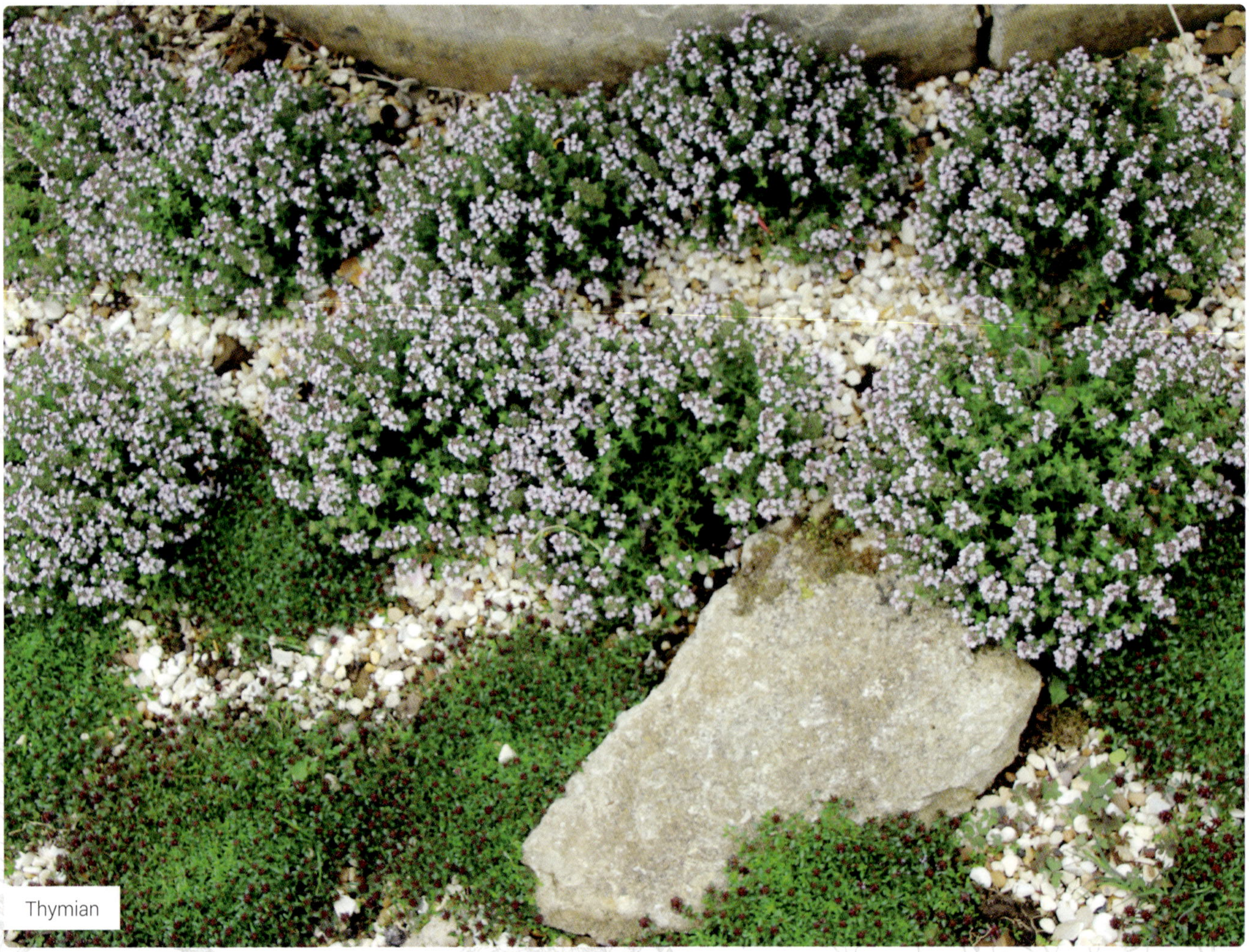

Thymian

Pflanzensäfte / Smoothies

Warum ist das Blattgrün der Pflanzen so wertvoll für unsere Gesundheit?

Chlorophyll weist eine erstaunliche Ähnlichkeit mit dem Hämoglobin des menschlichen Blutes auf. Diese beiden Bausteine unterscheiden sich nur in einem Punkt: Chlorophyll ist an Magnesium gebunden und Hämoglobin an Eisen. Genau dieses Magnesium-Molekül kann die Energie aus dem Sonnenlicht filtern, die dann CO_2 und H_2O spaltet.

Wenn ich jetzt das Magnesium-Atom des Chlorophylls durch ein Eisen-Atom ersetzte, also nicht das ganze Molekül, nur den Zellkern verändere, wird es augenblicklich rot statt grün. Nun habe ich Hämoglobin, unseren roten Blutfarbstoff erhalten, unser Blut, das uns am Leben erhält.

So ist die Molekülstruktur, die Masse der Zellstruktur praktisch identisch, dieselbe Molekülstruktur, nur ein bisschen anders zusammengebaut. Es ist genau der gleiche Plan, der die Pflanzen und Bäume wachsen lässt, aus dem auch unser Körper gebaut wird. In unserem Körper sind auch Wasserstoff, Kohlenstoff und Spurenelemente am arbeiten.

So nimmt Chlorophyll in der lebenden Pflanze das von uns ausgeatmete Kohlendioxid auf und gibt den für uns lebenswichtigen Sauerstoff ab, der vom Hämoglobin zu unseren Zellen transportiert wird.

Chlorophyll verbessert beim Verzehr u. a. die Qualität des Blutes, indem es sein wertvolles Magnesium freisetzt und damit die Hämoglobinbildung angeregt wird. Wir müssen uns klar sein, dass die Pflanzen uns viel näherstehen, als wir glauben. Das Leben der Pflanzen, Bäume, der Menschen und der Tiere hat dieselbe Quelle, denselben Ursprung!

Chlorophyll hat in unserem Körper, neben einer Immunsystem stimulierenden Wirkung auch einen reinigenden Effekt auf das Verdauungssystem, die Nieren und das Blut.

Bei der sogenannten **Frühjahrskur** erquicken wir unseren Körper mit dem jungen sprossenden Grün der Pflanzen, um unser Hämoglobin aufzufüllen. Mehr Hämoglobin im Körper eines Menschen bringt mehr Sauerstoff zu den Zellen. Dann fühlen wir uns fitter, leistungsstärker, vitaler und unsere Zellen können sich ständig jung halten.

Wer möchte nicht jugendlich vital sein und den Körper lange gesund erhalten?

Wir Menschen sind nicht in der Lage so einfach und effektiv zu arbeiten, wie es die Natur macht. Die Pflanzen sind für uns Menschen sehr essenziell, lebensnotwendig. Deshalb sollte unsere Nahrung viel Grün, viel Pflanzenmaterial, aber auch viele farbige Blüten enthalten. In diesen sind noch zusätzlich wertvolle Inhaltsstoffe wie Flavonoide enthalten. Diese finden wir in Sanddorn, Melone, Kürbis, Zwiebeln, Rotwein, grünem Gemüse, Johanniskraut, Ringelblumen, Kamille, Königskerze u.v.m. Anthocyane kommen viel in roten Früchten, wie u. a. Heidelbeeren, Schwarzen Johannisbeeren, Roter Bete, Erdbeeren, Brombeeren, Malven, Auberginen, Kirschen, vor.

Also essen wir farbig und grün.

Eine der wichtigsten Pflanzen in diesem Zusammenhang ist die Brennnessel. Hier strotzt es nur so an Chlorophyll und Zellbausteinen. Sie ist eine Pflanze, die sich nicht so schnell ausrotten lässt.

Ja, warum wohl? Wir brauchen sie. Sie ist so hartnäckig, bis wir kapieren, dass wir sie essen müssen, um unserem Körper etwas Gutes zu tun. Richtig zubereitet schmeckt sie wirklich sehr fein.

BRENNNESSELSAFT

1. Die Brennnesseln werden ausgepresst oder gemörsert und teelöffelweise mit Buttermilch eingenommen.
2. Auch können die Brennnesseln, alle 3 Tage gesammelt und in ein feuchtes Tuch eingewickelt, im Kühlschrank bis zum Gebrauch gelagert werden.
3. Mit Buttermilch 1: 5 gemischt, also 1 Teil Brennnessel-Presssaft und 5 Teile Buttermilch, wird die Frühjahrskurs verabreicht.

   In der Buttermilch sind die Vitamine B2, B5 und B12 sowie Aminosäuren enthalten. Buttermilch enthält fast so viel Kalzium, Kalium und Phosphat, dass ein Liter annähernd den Tagesbedarf dieser Spurenelemente eines Menschen decken kann.

   Sie enthält das Spurenelement Zink und in geringen Mengen Vitamin D, sowie Vitamin K. Sie enthält außerdem wichtige Milchsäurebakterien, die eine gesunde Darmflora fördern. Obwohl Buttermilch so fettarm ist, sättigt sie gut.

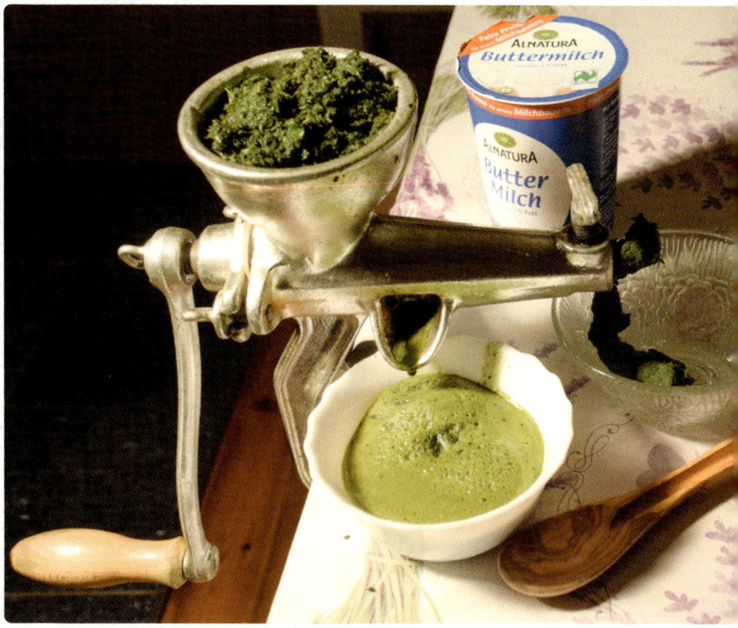

Beim Einkauf von Buttermilch ist auf reine Buttermilch zu achten, denn diese enthält im Gegensatz zu einer zweiten Variante, die nur Buttermilch genannt wird, keinen Zusatz an Wasser oder Magermilch.

4. Nicht jeder verträgt Milchzucker und Milcheiweiß. Wer auf tierische Produkte verzichten möchte, kann den Brennnesselpresssaft mit vergorener Sojamilch 1:5 verdünnt einnehmen. Durch die vergorene Sojamilch können, wegen der enthaltenen Säure, die Inhaltsstoffe der Pflanzen besser aufgenommen und aufgeschlüsselt werden.
5. Mit Paprika, selbst gemachtem Gewürzsalz oder Kräutern verfeinern.

Anwendung:

Nur teelöffelweise dosieren und immer den Körper gut beobachten, denn jeder Organismus reagiert anders auf eine körperliche Reinigung! Entgiftet der Körper zu stark oder stellt sich Unwohlsein ein, sofort abbrechen.

Keine Frühjahrskur durchführen bei Schilddrüsenproblemen und in der Schwangerschaft. Auch sollte keine Verstopfung vorliegen. Ein träger Darm ist vorher anzuregen, denn der Darm muss offen sein.

Bei der Kur viel trinken und für Bewegung in freier Natur sorgen. Gartenarbeit ist auch eine solche Bewegung.

Ablauf:

* Mit dem aufsteigenden Mond beginnen
* Am 1. Tag nach Neumond 1 TL voll Brennnessel-Presssaft in Buttermilch einnehmen
* Jeden Tag einen TL mehr bis Vollmond
* 14 Tage lang steigern, dann wieder täglich 1 TL weniger

Selbstverständlich kann jede Kur auch individuell dosiert und auch früher beendet werden.

FRISCHE WILDKRÄUTER FÜR KRÄUTERPRESSSAFT / SMOOTHIE

Die Kräuter werden frisch gesammelt und können bei Bedarf im Kühlschrank, in ein feuchtes Tuch eingewickelt, ca. 3 Tage gelagert werden.

Brennnessel	schmerzstillend, entzündungshemmend, antirheumatisch, guter Harnsäurelöser, geschätzt wegen ihres hohen Gehalts an Flavonoiden, Mineralstoffen (Eisen, Magnesium, Kalzium, Silizium) und Vitaminen (7 Mal mehr Vitamin C als Orangen)
Bärlauch	Frühjahrskur, antibiotisch, blutreinigend, anregend, entzündungshemmend, harntreibend, schleimlösend, schweißtreibend, bringt den Körper im Frühjahr in Schwung
Gänseblümchen	blutreinigend, gut fürs Hautbild, appetitanregend
Giersch *(St. Gerhards-Kraut)*	entzündungshemmend, antirheumatisch, harnsäurelösend, verdauungsanregend, abführend, beruhigend. Er ist auch ein guter Petersilien Ersatz. Das Kraut wird seit uralter Zeit gegessen und als Heilpflanze viel genutzt.
Klettenlabkraut	harntreibend, entschlackend, wirkt stärkend auf das Lymphsystem, krebswidrig
Löwenzahn	abführend, harntreibend, blutreinigend, appetitanregend, fördert die Gallensekretion, magenwirksam, gegen Skorbut / Vitamin-C-Mangelerkrankung, ein europäischer Ginseng-Ersatz
Pimpinelle, Kleine	schleimlösend, entzündungshemmend, harntreibend, gegen Frühjahrsmüdigkeit und Verdauungsschwäche Als Salat-Zutat ist die Pimpinelle gut bekannt
Queckengras	blutreinigend, entschlackend, entwässert, aktiviert den Stoffwechsel

Sauerampfer	appetitanregend, blutreinigend und harntreibend Kann als Spinat, Suppe und im Salat verwendet werden, enthält Oxalsäure (ist in höheren Dosierungen nierensteinbildend), deshalb lieber nur kleine Mengen benutzen, wenn man an Gallen- oder Nierensteinen leidet!
Sauerklee / Kuckucksklee	blutreinigend, erfrischend, harntreibend, gegen Skorbut. Wertvoller Zitronenersatz
Schafgarbe	verdauungsfördernd, antibakteriell, wundheilend, wirkt krampflösend, enthält ätherische Öle, Bitterstoffe und Flavonoide, entstaut die Pfortader, gegen Verstopfung, gutes Frauenkraut
Spitzwegerich	antibakteriell, antibiotisch, zusammenziehend, blutreinigend, blutstillend, entzündungshemmend, harntreibend, schleimlösend
Vogelmiere	harntreibend, schleimlösend, erfrischend bei Frühjahrsmüdigkeit, verdauungsfördernd, entzündungshemmend, kühlend
Wiesenschaumkraut	antibiotisch, blutreinigend, anregend, harntreibend, Verdauung anregend

Die Liste der Wirkungen, die den Heilpflanzen zugeschrieben wird, würde den Rahmen sprengen!

Da unser Körper immer empfindlicher wird, sollte man bei der Einnahme von Kräuterpresssäften ganz vorsichtig beginnen.

Eine geringe Dosierung von 1–3 Teelöffeln wäre für die ersten Tage angebracht. Danach kann man es individuell steigern, da jeder Körper unterschiedlich reagiert. Dasselbe gilt auch bei der Zunahme von Smoothies, evtl. auch mal einen Tag dazwischen pausieren.

Für einen feinen Geschmack wird das Smoothie noch abgerundet durch Äpfel, Himbeeren, Schwarze Johannisbeeren, Ananas, Kiwi, Orange, Mangos und Banane je nach Geschmack. Sie sind außerdem noch wertvolle Lieferanten für Vitamine und Spurenelement.

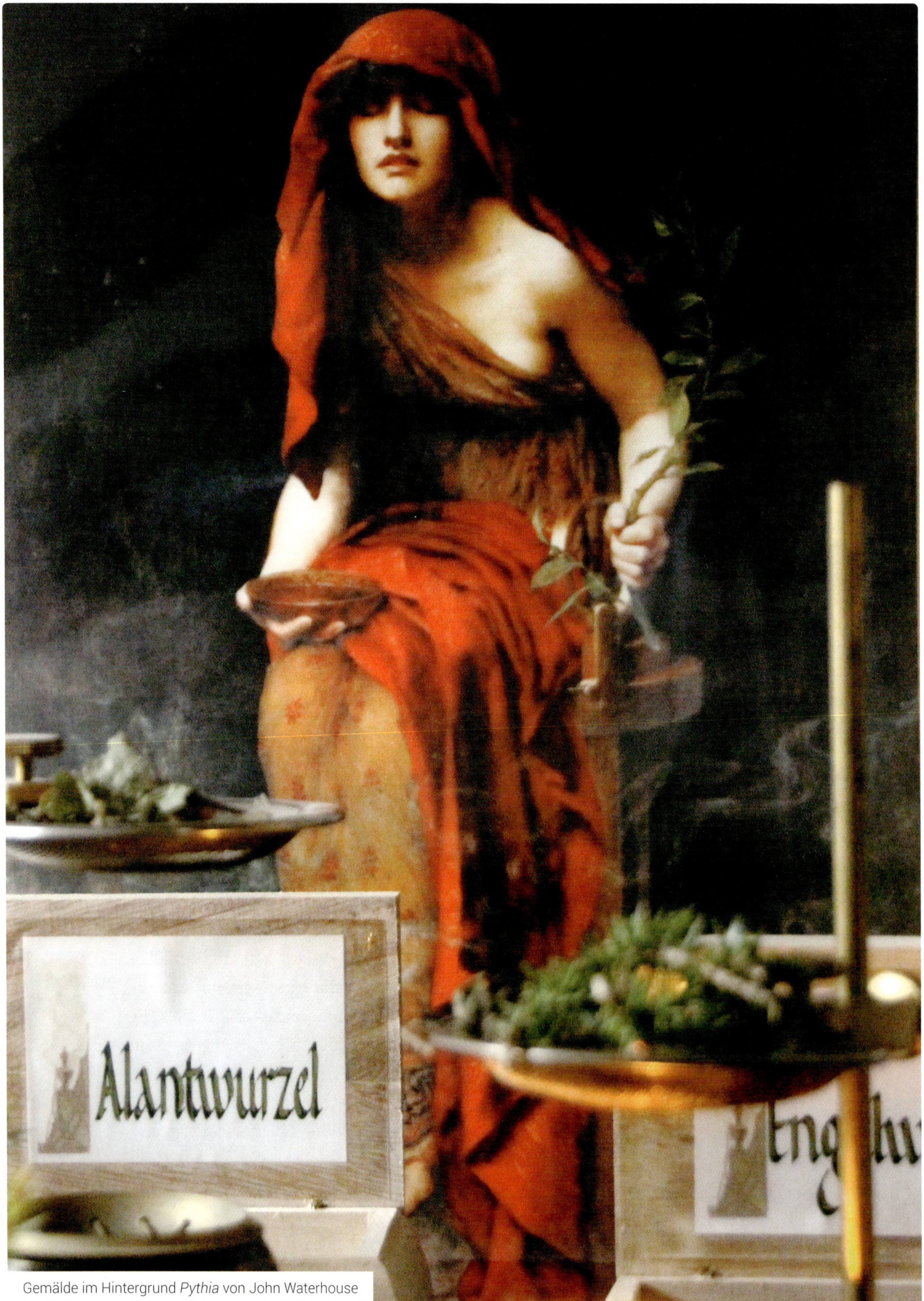

Gemälde im Hintergrund *Pythia* von John Waterhouse

Räucherungen

Räucherungen sind so alt wie die Menschheit, so alt wie das Feuer (ca. 40 000 Jahre). Sie dienten den Menschen in alter Zeit zur Reinigung, als Schutz, zur Heilung von Krankheiten und gegen deren Ausbreitung, auch zum Beduften von Kleidung. In alter Zeit war es ganz normal, Räume mit Kräutern auszuräuchern, weil der Rauch wirklich desinfizierend und antiseptisch wirkt. Lange vor der Erfindung von Desinfektionsmitteln hatten unsere Vorfahren mit den Räucherkräutern ein natürliches und probates Mittel, um sich wirkungsvoll vor krankmachenden Keimen zu schützen.

Beifuß und Wacholder in den Raunächten sollen das Vieh und die Menschen vor Krankheiten schützen und natürlich vor den unsichtbaren dunklen Mächten, die die Menschen manchmal spürten. Sie reinigen das Haus von altem Ballast / Krankheiten und machen Platz für Neues und Gesundheit.

Auch erkannte man sehr schnell, dass sich geräucherte Lebensmittel länger frisch hielten und in Räumen, in denen geräuchert wurde, weniger Menschen krank wurden. So kann ich sagen, dass das Räuchern zum festen Bestandteil unserer Kultur gehörte, zu bestimmten Jahreszeiten und zu Heilungssitzungen.

Räuchern vermittelt eine feierliche Stimmung.

Es gibt den Gedanken, dass der aufsteigende Rauch alle Probleme und Sorgen mit aufsteigen lässt und so mithilft, mit vielen Dingen im Alltag *fertig* zu werden.

Eine wissenschaftliche Erklärung für diesen Vorgang gibt es auch. Es liegt daran, dass beim Verbrennen der Pflanze Duftmoleküle freigesetzt werden, die über unseren Atem in den Körper gelangen. Die Riechzellen in der Nase, die zum Limbischem Systems gehören, werden dabei stimuliert und geben so ihre Informationen an das Gehirn weiter. Diese werden an die entsprechenden Bereiche im Hormonhaushalt und im Nervensystem weitergeleitet. Daraus ergibt sich die Gewissheit, dass sich bei uns gute und glückliche Gefühle und Stimmungen einstellen, die wir, wann immer wir wollen, durch ein gutes Räucherwerk wachrufen können.

Was bewirkt das Räuchern?

* Entspannen & beleben, um der Hektik des Alltags und der Leistungsgesellschaft zu entfliehen oder ihr standzuhalten
* Zum Anregen, Beruhigen und Harmonisieren
* Zum seelischen Verweilen und um Sorgen mit dem duftenden Rauch davonfliegen zu lassen
* Einfach nur genießen
* Vitalisierend und klärend
* Für den Hausputz, für ein gutes Wohnklima
* Zum Kleiderdesinfizieren, die Pestärzte im Mittelalter nutzten so den Rauch
* Zum Kleiderparfümieren, auch zum Parfümieren von Gegenständen (Briefe)
* Phantasie und Kreativität fördern
* Konzentration stärken
* Meditation und Heilungsprozesse unterstützen
* Abräuchern von Gelenken
* *Tabernaemontanus* empfahl den Frauen bei Kinderwunsch, mit Haarstrang, Scheidenräucherungen mit einem Trichter durchzuführen
* Um Räume, in denen viel gestritten oder getrauert wird, zu klären, *gegen dicke Luft*
* Um ein Haus, eine Wohnung, einen Stall oder Garten, die neu bezogen werden sollen, von *Altlasten* zu befreien
* Zum Beduften von Schulungsräumen, Wartezimmern, Prüfungsräumen, eigentlich jede Art von öffentlichen Räumen
* Zur Verbesserung der Akustik in den Kirchen
* Zum Kranken- und Sterbezimmerausräuchern

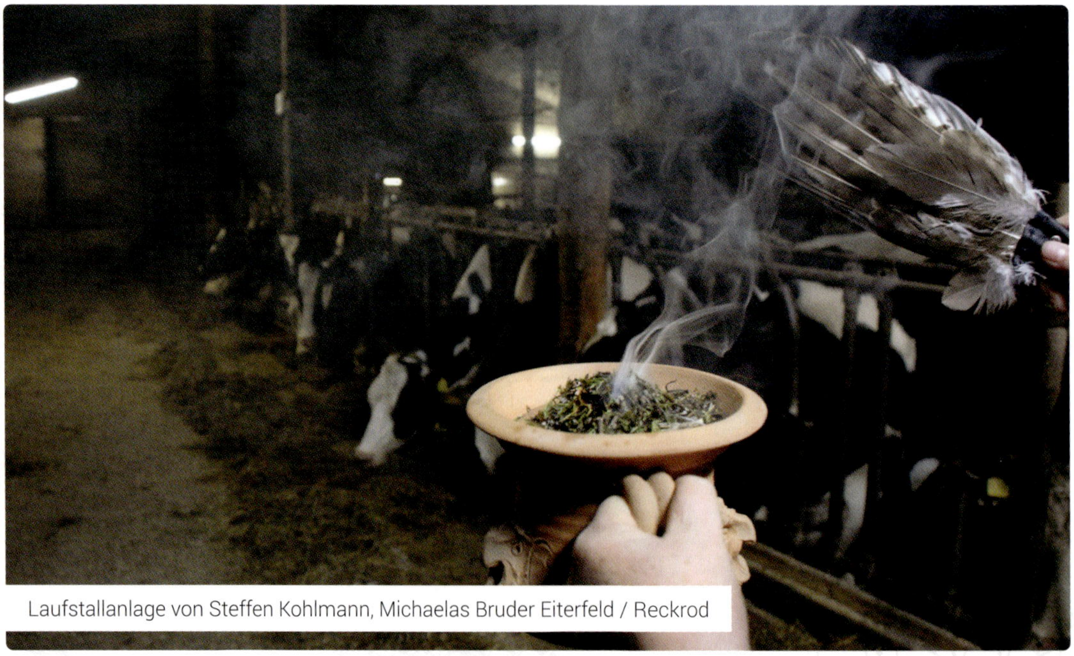

Laufstallanlage von Steffen Kohlmann, Michaelas Bruder Eiterfeld / Reckrod

Der Rauch wird im Uhrzeigersinn durch die Räume getragen. Dabei die Ecken im Zimmer nicht vergessen.

Zum Räuchern wird benötigt:

1. **Räuchergefäß**
2. **Teelicht:** Bienenwachs-oder Stearin-Teelichter brennen wesentlich heißer als die handelsübrige Paraffinware
3. **Feuerzeug**
4. **Räucherlöffel**
5. **Räucherzange**
6. **Räucherkohle**
7. **Räuchermischung**
8. evtl. eine **Räucherfeder** zum Verteilen des Rauches

   Such dir deine Räucherfeder in der Natur und bastle dir einen Räucherfächer, der ist dann echt individuell. Natürlich gibt es auch welche zu kaufen.

   Eine Adlerfeder lässt man sich schenken!
9. **Zeit** und **Muße**

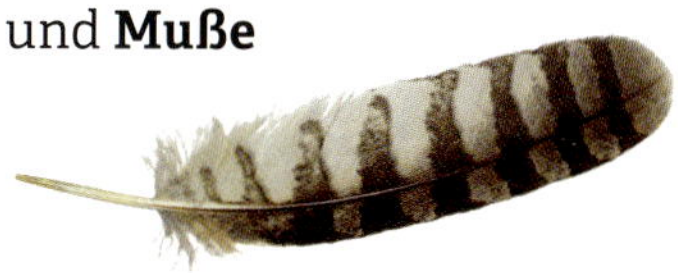

Für die Sicherheit beim Räuchern:

* Bitte achtsam mit dem Feuer umgehen!
* Es ist ratsam, rundherum für Feuerschutz zu sorgen.
* Bestimmte Stoffe wie Kampfer, Mastix, Elemi oder Harze sind leicht entflammbar und besonders vorsichtig anzuwenden.
* Das Räuchergefäß auf eine feste Unterlage stellen, wenig bewegen und nie unbeaufsichtigt brennen lassen.
* Soll das Räucherwerk optimal verduften, ist es wichtig, das Sieb immer wieder einmal von seinen Altlasten zu befreien. Dazu gibt es im Räucherhandel kleine Drahtbürsten, um die Räucherrückstände sanft zu entfernen. Ist das Räucherwerk zu eingebrannt, ist es ratsam es zu erwärmen, z. B. über der Flamme von beiden Seiten zu erhitzen und dann mit der Drahtbürste sanft abzubürsten. Mit Seifenlauge kann von Zeit zu Zeit auch der Ruß vom Räuchersieb abgewaschen werden.
* Beim Räuchern finden alle vier Elemente eine Zuordnung.

Die hl. Hildegard von Bingen legte größten Wert darauf, dass die 4 Elemente den Menschen gütig gestimmt waren.

* Die Kohle (bzw. die Flamme) steht für das **Feuer**
* Das Räucherwerk steht für die **Erde**
* Der aufsteigende Rauch / Feder steht für die **Luft** und
* der Feuersand steht für das **Wasser**.
* Im Mittelalter steht Jesus als Elementen-Lenker in der Mitte und steht für die Quintessenz, die Summe des Wichtigsten, den Kerngedanken.

Anleitung zum Räuchern:

Wenn du räucherst, lass dir Zeit. Ziehe dich von der Hektik des Alltags zurück. Schaff dir eine schöne Atmosphäre, z. B. mit sanfter Musik, Kerzenschein und für den sinnlichen Duft wirst du selbst sorgen.

RÄUCHERN AUF EINEM SIEB – AUF UNSEREM TRUTZKOPF-RÄUCHERGEFÄSS

Diese Art des Räucherns mögen wir am liebsten. Es kann gewöhnlich sehr einfach gehandhabt werden, denn ein Sieb ist schnell zur Hand.

Diese Art des Räucherns über einer Teelichtkerze mit einem Sieb ist kinderleicht und schnell machbar. Es ist eine Methode, die an die Aromatherapie angelehnt ist.

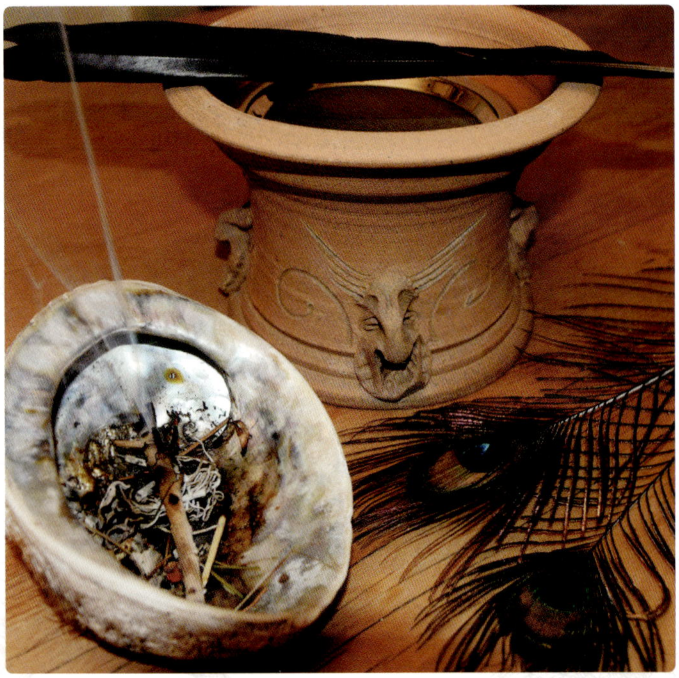

Anwendung:

- Ein sehr feines Sieb wird in einem Abstand von ca. 10 cm über einem Teelicht angebracht. Hierfür eignen sich Aromalampen, von denen man die Schale abnehmen und durch ein Räuchersieb ersetzen kann. So wie unser Trutzkopfräuchergefäß gibt es weitere Varianten von Räucherstövchen.
- Die Kräuter oder Harze können direkt auf das Sieb gegeben werden, doch ist es ratsam Räuchersand zu benutzen, dann verkleben die Harze beim Warmwerden nicht so schnell das Sieb. Durch die aufsteigende Hitze der Kerzenflamme verglimmen sie langsam.

Wenn die Räucherware verglimmt ist, abkratzen und erneuern. Hierfür gibt es, wie schon erwähnt, kleine Drahtbürsten zum Säubern.

Achtung:

Bitte nicht unbeaufsichtigt lassen! Wenn das Sieb zu nahe an die Kerze kommt, könnten sich Kräuter oder Harze entzünden.

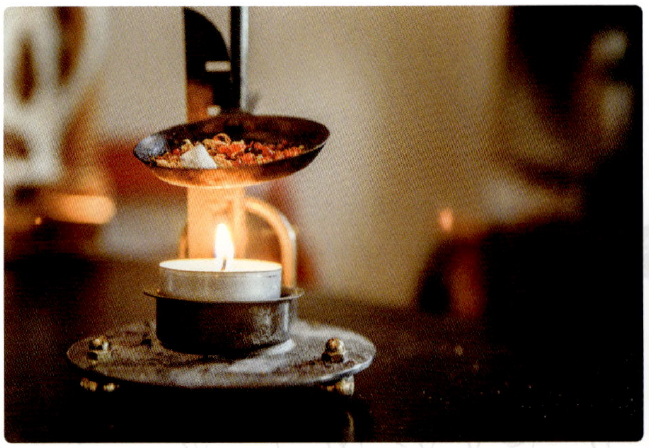

RÄUCHERN MIT DER DUFTLAMPE

Im Handel werden kleine Duftlampen mit einer Schale für das Einfüllen von Wasser und ätherischen Ölen angeboten, die mit einem Teelicht beheizt werden.

Doch diese Gefäße lassen sich noch vielfältiger einsetzen. Wenn deine Duftlampe höher als 10 cm ist, kann sie auch als Räucherstövchen benutzt, indem ein Räuchersieb oben aufgelegt wird. (Beschreibung Seite 242)

Anwendung:

* Leg die naturreinen Kräuter / Harze / Hölzer oder Mischungen in die obere Schale (ohne Wasser!) und stell dann das Teelicht an seinen Platz in das Stövchen.
* Es dauert ein wenig, bis sich der Duft so richtig im Raum verteilt. Hierbei hast du den Vorteil, dass so ein besonders feiner Duft entsteht.

Zum Reinigen (insbesondere bei Harzen) leicht anwärmen und mit einem Messer aus dem Gefäß *kratzen*. Reiner Alkohol löst die Stoffe auch gut.

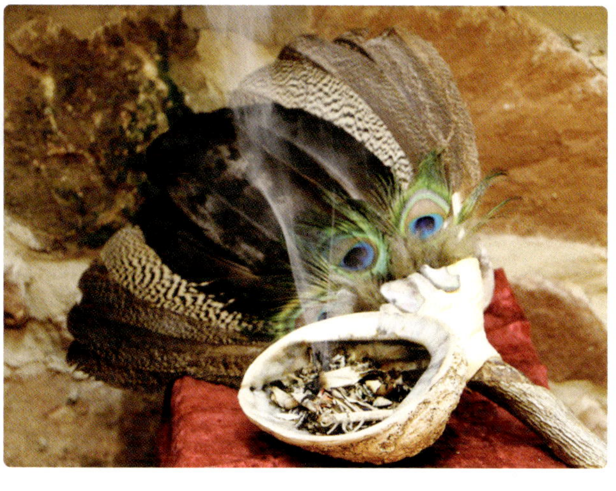

RÄUCHERN MIT KOHLE

Um diese Variante des Räucherns zu betreiben, benötigst du ein feuerfestes Gefäß aus Metall, Stein oder Ton. Benutze auch eine feuerfeste Unterlage, Metall, Messing ist hier nicht so angebracht, denn es leitet sehr stark die Wärme. Du musst auch darauf achten, dass du dich nicht verbrennst.

Anwendung:

* In das Gefäß fülle Sand hinein, um die Hitze nach unten zu dämmen. Wenn der Sand eingefüllt ist, braucht man eine Räucherkohletablette, die man über einer Kerze anzündet.
* Mit einer Räucherzange hält man die Kohletablette fest.
* Die Kohle zündet man am Rand an und schon glüht die Kohle von alleine durch. Die Räucherkohle zischt und funkt, wegen dem Salpeter, mit dem sie durchzogen ist, damit sie schneller durchglüht.
* Nun lege die Räuchertablette auf den Sand. Jetzt musst du nur noch warten, bis die Kohle richtig glühend ist.

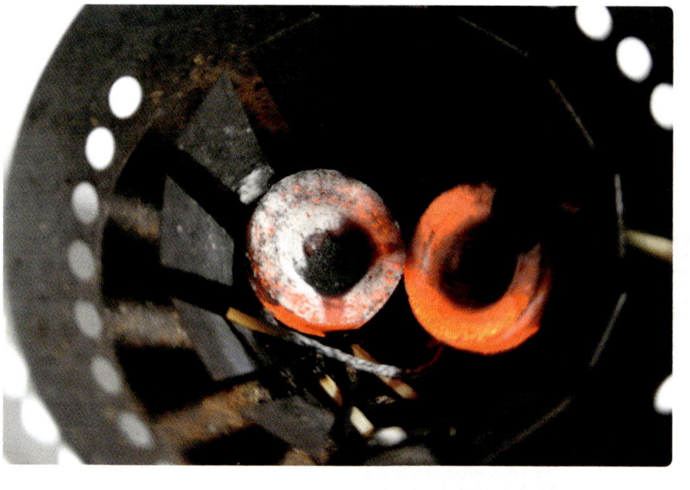

* Um das Durchglühen der Räucherkohle zu beschleunigen, fächere mit der Feder Luft zu.
* Wenn die Kohle richtig durchglüht, das heißt ein weißer Ascheüberzug hat sich gebildet, ist der richtige Moment gekommen, dass man das Räucherwerk, z. B. Harz, Kräuter, Hölzer oder Mischungen usw., auf die Kohletablette auflegt. Vielfach ist es angeraten ein wenig Sand auf die Kohle zu streuen, damit die feinen Kräuter nicht zu schnell verbrennen.
* Sobald sich Rückstände auf der Kohle gebildet haben, solltest du diese vorsichtig mit der Räucherlöffelspitze entfernen. Erst danach legt man wieder neues Räucherwerk nach.
* Bei der **Dosierung** beginnt man zuerst vorsichtig mit einem kleinen Löffel oder einer Messerspitze voll Räucherwerk und legt später bei Bedarf etwas nach.
* **Der Rauch sollte nicht direkt inhaliert werden, man lässt ihn in Ruhe aufsteigen.** Viele Räucherstoffe riechen zuerst etwas unangenehm oder beißend, sie entfalten erst nach einiger Zeit ihren eigentlichen Duft im Raum.
* **Ein schneller Wechsel von Räucherwerk mit gegensätzlicher Wirkung sollte vermieden werden.** Durch die Glut wird die Pflanzenseele freigesetzt, die ihre Lichtenergie, die sie durch die Sonne angesammelt hat, für uns freigibt. Bei einer Räucherung merkt man, wie man ruhiger wird, das Gedankengewirr verzieht sich in den Hintergrund und es ist eine schöne andächtige Auszeit, zum Dahinträumen.

Vielleicht versuchst du auch mal die Kräuter, Hölzer und Räuchermischungen unmittelbar vor dem Räuchern noch zu mörsern. Dadurch verbrennt das Räucherwerk besser auf der Kohle und der Duft wird noch feiner und reiner.

Und nicht vergessen:

Nach einer Räucherung sollte man die Fenster öffnen, um gut zu lüften, denn was der Rauch aufnimmt, muss auch rauskönnen. Auch damit deine Wünsche und Hoffnungen in den Himmel aufsteigen, sodass alles Negative mit abziehen kann.

Achtung:

* Lass die brennenden Kerzen nie unbeaufsichtigt!
* Halte die Räuchermischungen von Kindern fern!

Für die Anwendung und Handhabung wird keine Haftung übernommen!

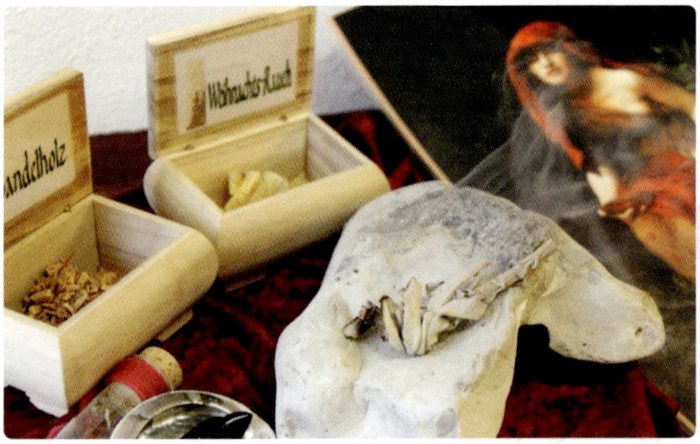

SONNENRÄUCHERUNG FÜRS SOMMERHALBJAHR

nach Olaf Rippe

„Die Feste im Sommerhalbjahr sollten von einem Rauchopfer begleitet werden. Der wohlriechende Rauch sonnenverwöhnter Pflanzen setzt Lichtkräfte frei, er soll darüber hinaus die Götter erfreuen und die guten Geister anlocken."

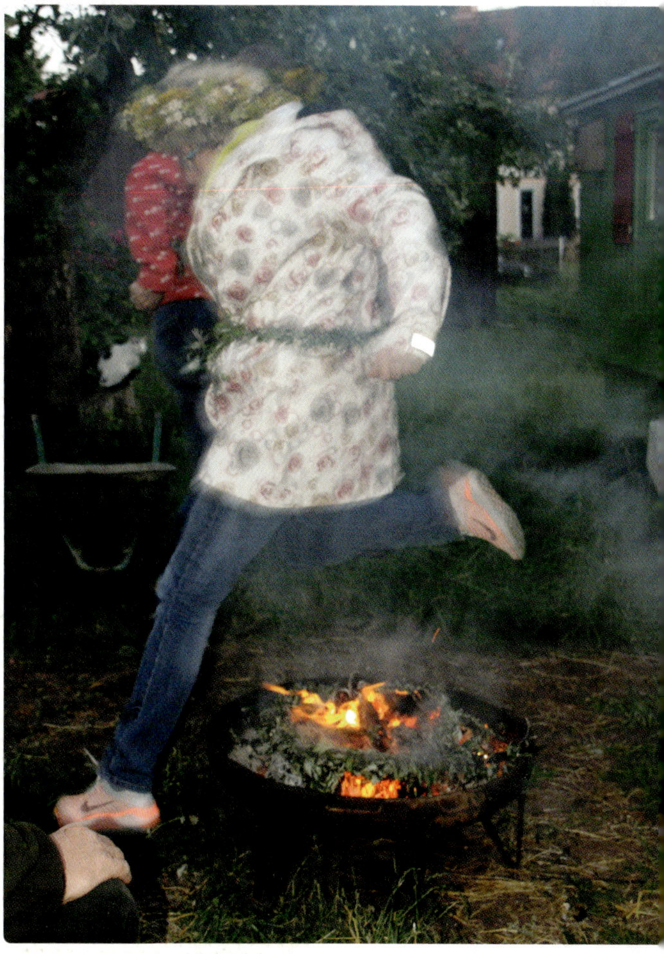

Zutaten:

* 1 TL Angelikasamen
* 1 EL Beifußblüten
* 1 TL Kiefernharz
* 2 EL Mariengras, geschnitten
* ½ TL Propolis, pulverisiert
* 2 TL Sumpfporstblätter, geschnitten
* 1 TL Wacholderbeeren

Zubereitung:

Harz und Propolis mit dem Mörser fein pulverisieren • dann nacheinander die übrigen Pflanzenteile beimengen und verreiben. • 1 Esslöffel der Mischung in einer feuerfesten Schale (alternativ geht auch eine große, mit Sand gefüllte Avalone-Muschel) auf die glühende Räucherkohle geben.

„Den Rauch im Uhrzeigersinn durch die Räume tragen oder eine Person damit abräuchern," so Olaf Rippe.

RAUNACHT-MISCHUNG

Zutaten:

* 2 Teile Weihrauch
* 2 Teile getrocknete Kräuter aus dem Wirtsbündel (Weihe Kräuterbuschen vom 15. August), wie Beifuß, Eisenkraut, Salbei, Königskerze, Melisse, Johanniskraut, Schafgarbe, Kamillenblüten, Minze und andere

MEDIZINISCHE RÄUCHERMISCHUNG

Zutaten:

* Wacholder, Rosmarin, Thymian, Olibanum (Weihrauch), Lorbeer, Zypresse
* mit Huflattich-Blättern ist es eine hustenlindernde Räucherung

NORDISCHER WEIHRAUCH

Die nordischen Völker benutzten lange, bevor der Weihrauch in die nordischen Länder kam, immergrüne Pflanzen, Baumharze und ihre heiligen Pflanzen zu Räucherungen für Mensch und Vieh, die unter einem Dach lebten.

Zutaten:

Alant, Wasserdost (Hirschkraut), Baldrian, Beifuß, Eberraute, Wermut, Echtes Labkraut, Engelwurzsamen, Mistelkraut, Kiefernharz, Fichtennadeln, Wacholderbeeren und Sprossen, Bartflechte uvm.

RÄUCHERREZEPT

nach Paracelsus

Zutaten:

* 3 EL Weihrauch
* 2 EL Myrrhe
* 1 EL Opoponax (Bisabol-Myrrhe)
* ½ EL Stinkasant
* 6 EL Wacholderbeeren

Zubereitung:

Alles gut mörsern.

Anwendung:

Für ein Zimmer etwa 1 EL in einem feuerfesten Gefäß auf glühende Kohlen legen und im Uhrzeigersinn von Ecke zu Ecke tragen. Erst nach der Räucherung gründlich lüften!

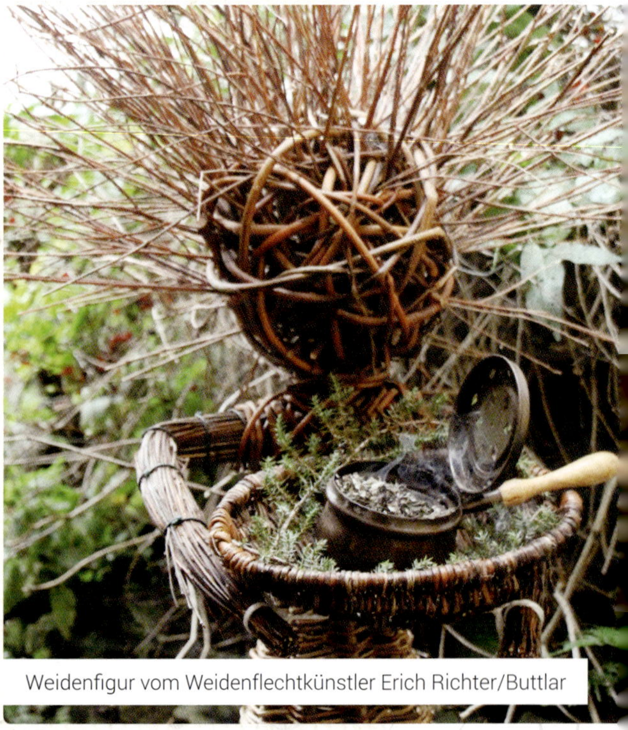

Weidenfigur vom Weidenflechtkünstler Erich Richter/Buttlar

Scheidenspülungen

Viele Frauen vertrauen bei ihrer Gesundheitsfürsorge intuitiv den naturheilkundlichen, ganzheitlichen Heilmethoden. So haben sich die Heilpflanzenanwendungen seit der Antike bis heute bestens bewährt.

Dabei liegt die Vaginal- und Uterusgesundheit jeder Frau sehr am Herzen, denn sie ist der Ausdruck unseres Frauseins. Es ist das Organ, das uns am meisten Frau sein lässt.

Eine gute Therapie durchzuführen ist oft schwer, wenn uns die Therapiehilfsmittel dazu fehlen. Dass soll mit dem Vaginaltrichter *Storchi* beendet werden. Jede Frau bekommt nun ein probates Instrument in die Hand, um mit einer entsprechenden Therapie für ihre Frauengesundheit zu sorgen.

Im Kräuterbuch von Jacobus Theodorus *Tabernaemontanus* anno 1625 wird das Beräuchern der Gebärmutter folgendermaßen beschrieben:

„Dise unfruchtbaren Weiber sollen die Haarstrangwurtzel (Sewfenchelkraut) klein schneiden, darnach auff Kolen legen, unnd den Rauch darvon durch ein Trechter in die Mutter empfangen, das reiniget sie dass sie zu der Empfängnuss tüchtig werden."

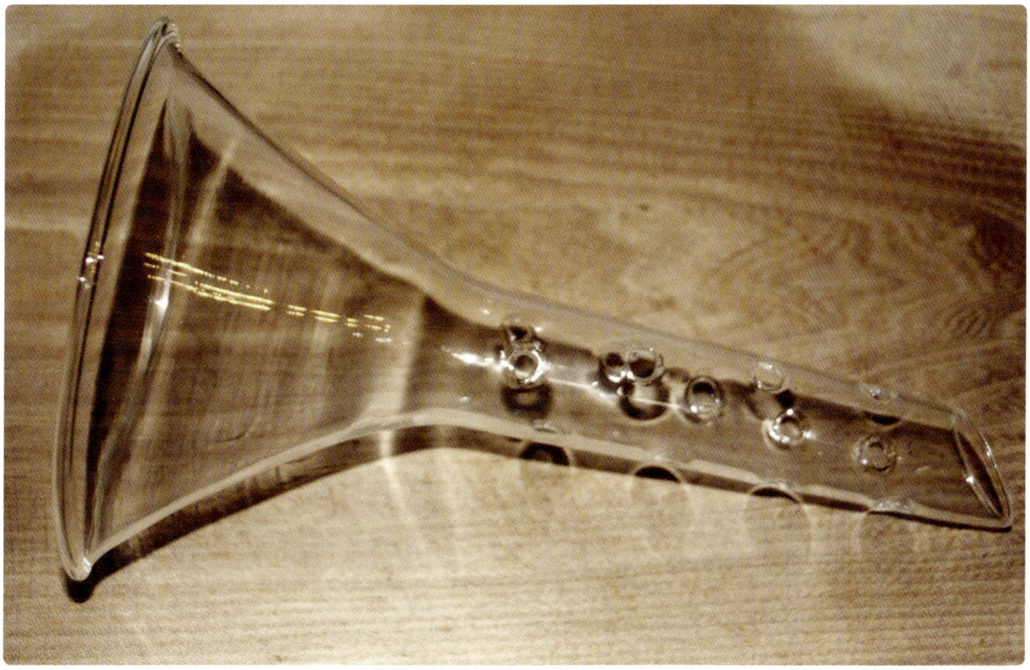

SCHEIDENTRICHTER *STORCHI*

* Zur Eigentherapie
* Zur Gesundheitspflege
* Zum Einbringen von Gels, Ölen, Hydrolaten und Tees
* Zum Einbringen von Dampf durch Inhalation
* Zum Einbringen von Rauch durch Räucherung
* Zur Scheidenspülung

Anleitung zum Gebrauch des Vaginal-Trichters aus Borosilikatglas

Immer wieder werde ich als Hebamme von Frauen befragt, nicht nur in der Schwangerschaft, was sie tun können, dass sie die rezidivierenden Scheidenentzündungen beseitigen können. Oft haben sie schon einen langen Leidensweg mit einem Therapie-Marathon hinter sich. Wöchentlich werde ich mit Fragen konfrontiert, wie Frauen in das hintere Scheidengewölbe gelangen, um eine Therapie zweckmäßig und praktisch durchzuführen. Oft wird mit abgeschnittenen Spritzen gearbeitet, doch merke ich, wie unwohl sich die Frauen dabei fühlen. Schon bei ihren Beschreibungen breitet sich Unwohlsein aus.

Mit dem *Storchi* haben alle Frauen ein sicheres und probates Hilfsmittel zur Hand, um eine Therapie zum Gelingen zu bringen. Sie kommen leicht und ohne Schmerzen gut ins hintere Scheidengewölbe, um auch dem letzten sich *versteckenden* Keim den Garaus zu machen.

Anwendung:

* Als Gleitmittel hat sich Aloe-Vera-Gel bestens bewährt. Es wird auf die Außenseite des *Storchi* gegeben, so lässt er sich leicht, da er einen abgerundeten Schrägschliff hat, in die Scheide einführen.
* Wird ein Hydrolat oder ein Tee in die Scheide hineingegeben, sollte vorher eine Rolle oder ein Kissen unter das Gesäß gelegt werden, dass das Gesäß der Frau in Kreuzbein-Richtung, in eine Schieflage kommt und damit die Flüssigkeit eine Weile in der Scheide verbleiben kann und nicht gleich wieder herausläuft.
* Man legt eine wasserdichte Unterlage unter das Gesäß und vor die Scheide wird eine Bettpfanne gesteckt.
* Nach dem Einführen in die Scheide wird der Scheidentrichter mit einer Hand fixiert.
* Nach der Therapie kann die in die Scheide gebrachte Flüssigkeit gezielt aus der Scheide herauslaufen, da der *Storchi* mit einer Auslauf- Schütte ausgestattet ist, damit die Flüssigkeit gut in die Bettpfanne laufen kann.
* Von Primavera gibt es ein feines *Frauenwohl Balance Öl bio* das auch über *Storchi* in die Scheide laufen kann.

Desinfektion und Säuberung:

* Nach dem Gebrauch des Trichters wird er zuerst mit einem handelsüblichen Desinfektionsmittel desinfiziert, damit die Keime nicht mit ins Abwasser gelangen.
* Nach der Einwirkzeit wird er gut unter laufendem Wasser abgespült, gegebenenfalls mit einer dafür angeschafften Bürste abgebürstet.
* Nun empfehle ich, den Trichter in einem separaten Topf mit hohem Wasserstand ca. 15 Minuten auszukochen und anschließend mit 70 % Alkohol zu desinfizieren.
* Danach trocknen und sicher verwahren.

Take care –
sei vorsichtig, es ist und bleibt Glas!

TEEBEHANDLUNG

Auch können Tees in das Innere der Scheide eingebracht werden.

Man legt sich auf eine wasserdichte Unterlage. Außerdem ist es notwendig, eine Erhöhung unter das Gesäß zu schieben, dass das Gesäß in Richtung Kreuzbein in eine Schieflage kommt und das Becken damit gekippt wird. Nun kann der einlaufende Tee besser ins hintere Scheidengewölbe gelangen. Wenn man nicht mit so viel Flüssigkeit hantieren möchte, kann ein Tee oder Hydrolat gut in eine Sprayflasche gefüllt und in den Scheidentrichter gesprayt werden.

HYDROLATBEHANDLUNG

Bei der Anwendung von Hydrolaten sind die gleiche Vorgehensweise und Körperhaltung wie bei der Teebehandlung empfehlenswert. Gut eignen sich hierfür Hydrolate aus der Weißen Taubnessel, Frauenmantel, Rose, Sanikel und Schafgarbe, gemischt oder als Einzelmittel.

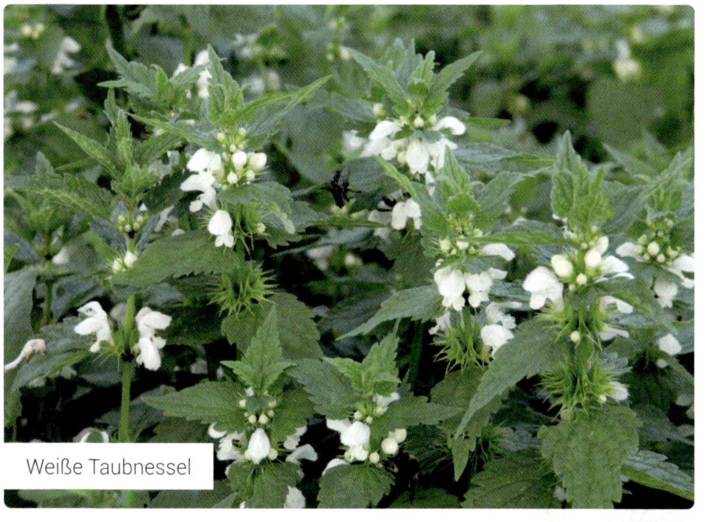

Weiße Taubnessel

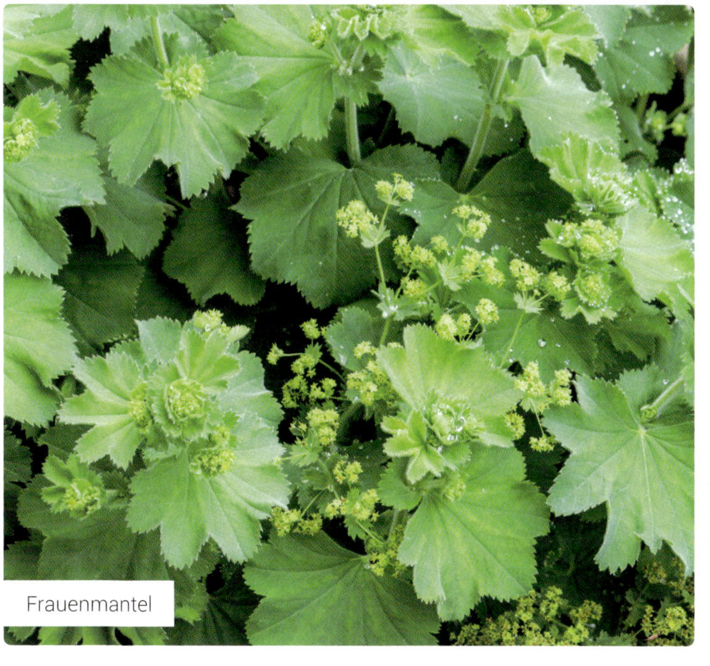

Frauenmantel

DAMPFBADBEHANDLUNG

Sehr interessant ist das Sitzen über einem Dampfbad. Hierzu wird ein Gefäß mit Heilpflanzen nach eigener Rezeptur befüllt. Es ist allerdings darauf zu achten, kein Plastik zu verwenden.

Nun gibt Frau kochendes dampfendes Wasser über den Tee, schiebt das Gefäß unter einen Stuhl, aus dem die Sitzfläche entfernt worden ist, oder setzt sich an die Stuhlkante mit entblößtem Unterleib. Auf den Scheidentrichter gibt man von außen Aloe-Vera-Gel und führt ihn langsam in die Scheide.

Bitte gut festhalten, dass er nicht herausrutschen kann. Auf die Oberschenkel legt man ein großes Badehandtuch.

Die Anwendung kann so lange durchgeführt werden, solange es dampft. Dabei machst du es dir gemütlich, legst dir deine Lieblingsmusik auf und trinkst einen Heil-Tee.

Der Dampf kann durch die Perforation des Scheidentrichters bis in das hintere Scheidengewölbe aufsteigen. Gelegentlich drehst du den *Storchi* sanft hin und her, so dass viel Dampf des Heiltees die Scheidenschleimhaut durch die Perforationslöcher benetzt.

SALBEN-, CREME- UND GEL-BEHANDLUNG

Es ist ganz bequem, durch die Öffnung cremige Substanzen in die Scheide laufen zu lassen, oder sie werden auf dem *Storchi* verteilt.

Wenn der *Storchi* leicht gedreht wird, gelangen die cremigen Substanzen gut an die Scheidenschleimhaut. So kann die ganze Scheide therapiert werden.

Salben und Cremes können ins Wasserbad gestellt werden, sie werden dadurch dünnflüssiger und sind so leichter zu handhaben.

SCHEIDENRÄUCHERUNGS-BEHANDLUNG

Der gelehrte Arzt Tabernaemontanus schreibt in seinem Buch, dass ein *Trechter* nötig ist, um die Mutter zu bedampfen.

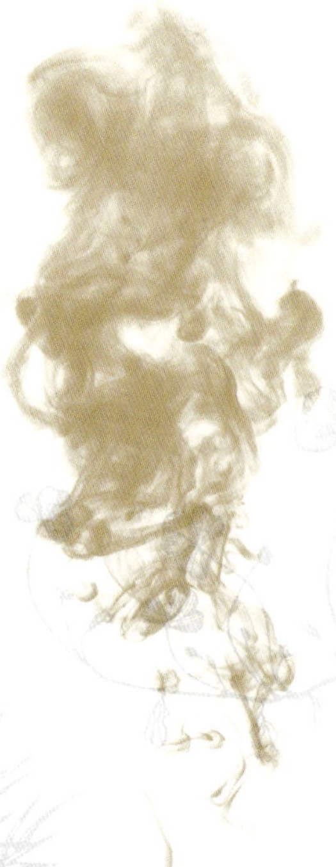

Seife aus Naturstoffen

Die Seifenherstellung hat eine lange Geschichte. Im heutigen Irak, im Land der Sumerer, ist auf einem Tontäfelchen das erste Seifenrezept niedergeschrieben worden. Das ist jetzt ca. 4500 Jahre her. Diese Art von Seife, ein Mix aus alkalischer Pflanzenasche und Ölen, wurde zur Therapie eingesetzt. Auch im alten Ägypten, bei den Griechen und Germanen wurden ähnliche Seifenrezepte verwendet. Die Seifenmischung, wie wir sie heute kennen, entstand im 7. Jahrhundert. Durch das Erhitzen von Ölen und Salzen ersetzten die Araber die Pottasche und ließen die Mischung so lange kochen, bis sie eine feste Seife hatten.

Dieses Wissen verbreitete sich bis nach Europa und so entstand die Seifensiedekunst. Die wertvollen Seifen waren jedoch lange Zeit nur dem Adel vorbehalten. Im 16. und 17. Jahrhundert war es verpönt, sich mit Wasser und Seife zu waschen, man puderte sich lieber.

Erst mit dem Sonnenkönig Ludwig XIV. aus Frankreich änderte sich die Badekultur. Er beschäftigte die besten Seifensieder und erließ ein Reinheitsgebot.

Doch erst mit Beginn des 19. Jahrhunderts verstanden die Menschen den Wert einer guten Körperpflege. Durch das Aufleben der Industrie konnte der hohe Seifenbedarf industriell gedeckt werden.

Heute sind die Flüssigseifen eine ernstzunehmende Konkurrenz des Seifenstücks. Doch bekommt man eine fein gesiedete Seife geschenkt, verfehlt sie auch heute nicht ihre Wirkung.

Aus Alkalisalzen höherer Fettsäuren besteht echte Seife, die durch die Verseifung von Kali- oder Natronlauge hergestellt wird. Nur durch viel Übung, Können und Know-how der Seifensiederin, des Seifensieders, können gute hautverträgliche Seifen hergestellt werden. Viele Seifensieder legen großen Wert darauf, keine chemischen Konservierungsmittel zu gebrauchen und ausschließlich mit biologischen ätherischen Ölen zu parfümieren. Aus Kakaobutter, Avocadoöl, Mandelöl, Olivenöl oder Sheabutter, um nur einige zu nennen, kann für jeden Typ die passende Seife gesiedet werden.

Seifensieden ist ein echtes Handwerk, ja eine Kunst und es muss gut erlernt werden, denn es wird mit Laugen gearbeitet, die auch Verätzungen hervorrufen können.

Es gibt die Möglichkeit, seine **eigene Seife** zu kreieren, indem man eine schon fertige duftfreie Seife klein raspelt, Seifenflocken oder duftneutrale Glyzerin-Gieß-Seife verwendet. Um eine Seife herzustellen, sollte man Seife, die mit Bio-Grundsubstanzen hergestellt wurde, benutzen, denn unsere Haut wird uns die wertvollen Substanzen danken. Um den gewünschten Duft zu bekommen, mischt man ätherische Öle bei. Mit eingearbeiteten Blüten wie Ringelblumen, Rose, Malve, Lavendel, Monardenblüten, Veilchen, Jasmin, Orangenblüten u.v.m., bekommt meine Seife noch einen zusätzlichen Naturcharakter.

Es ist bei Naturstoffen immer möglich, dass die Blüten ihre Farbe verändern oder sogar farblos werden. Um einer Seife ein Farbenspiel zu geben, können Seifenfarben benutzt werden, die gut dosiert und mit einem Stäbchen eingearbeitet, schöne Nuancen ergeben.

Um einen Peeling-Effekt zu erreichen, könnte man auch Haferflocken, Kleie, Salz, gemahlene Rosenblüten und Ähnliches beifügen. Natürlich kann in eine Seife auch Heilerde, Kakao, Honig und vieles mehr eingearbeitet werden.

Zur Herstellung einer individuellen Seife ohne das aufwendige Sieden sollten immer Seifenflocken benutzt werden, die so naturrein und biologisch wie nur irgend möglich hergestellt wurden. Beduften kann man mit fertigen biologischen ätherischen Öl-Mischungen oder mit einem Einzelöl.

Als Naturseifen-Liebhaber sollte man auch wissen, dass Naturseife nach einigen Monaten ranzig werden kann.

KRÄUTERSEIFE SELBST HERSTELLEN

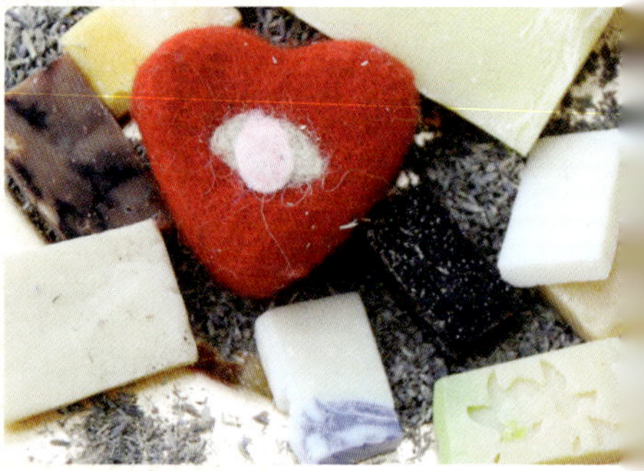

ist eine super Idee für einen Kindergeburtstag, denn Kinder kneten gern

1. Das Seifenstück mit einer Küchenreibe so fein wie möglich zu Seifenflocken reiben.
2. Bei 50 g Seifenflocken können ca. 5–8 Tropfen ätherisches Öl auf die Flocken getropft werden.
3. Man kann noch ½ Teelöffel gemörserte oder gemahlene Kräuter, wie Ringelblume, Rose, Malve, Lavendel u.v.m., dazugeben. Je feiner die Kräuter, desto schöner sieht die Seife aus.
4. Nun wird die Seife tüchtig geknetet, sodass die Seifenflocken nicht mehr sichtbar sind.
5. Als Nächstes kann man diese Masse in kleine Förmchen drücken.

Die Seife sollte einige Tage vor dem ersten Waschen aushärten.

Spiritus und Franzbranntwein

Eine „Arzneymittellehre" von 1816 beschreibt die Herstellung einer Fichtensprossen-Tinktur: „Drey Pfund Franzbranntwein werden über ein Pfund Fichtenknospen bis zur Hälfte abgezogen. Ein kräftiges äusseres Mittel."

Seit über 200 Jahren wird der aus Wein hergestellte Weinbrand in französischer Sprache Franzbranntwein genannt.

Durch den alkoholischen Auszug von Pflanzen werden ihre ätherischen Öle und Wirkstoffe gespeichert. Für den Franzbranntwein werden bevorzugt Pflanzen genommen, die eine durchblutungsfördernde Wirkung haben.

Heute wird Franzbranntwein oft aus dem günstigeren Isopropylalkohol hergestellt. Franzbranntwein ist frei verkäuflich, da er immer vergällt, also ungenießbar gemacht worden ist. Fraglich ist, ob ich mir so einen Alkohol auf meine Haut auftragen möchte oder ihn lieber selbst herstelle, was recht einfach ist.

Spiritus vini gallici, wie er lateinisch bezeichnet wird, ist in apothekenüblicher Form entweder mit einer Alkoholkonzentration von 38–40 % oder 45 % im Handel erhältlich.

Im Arzneibuch findet sich zusätzlich die Vorschrift, dass dem Franzbranntwein Campher oder Fichtennadelöl beigemengt wird.

Franzbranntwein ist ein altes Hausmittel. Seit Generationen gehört er in jede Hausapotheke. Bei Rückenschmerzen, Hexenschuss und Wadenkrämpfen wurde er aus dem Schrank geholt. Ein verspannter Rücken ist immer noch das Haupteinsatzgebiet von Franzbranntwein.

So schwören Sportler und aktive Menschen, wie Krankenschwestern, Landwirte, Hausfrauen, Zimmermädchen, Bauarbeiter und Zimmerleute, nach starken Belastungen auf seine kühlende Wirkung. Auch wird er eingesetzt bei Prellungen, Verstauchungen, Zerrungen und Gelenkschmerzen, sowie kühlend bei Entzündungen. Er tut den Muskeln vor und nach langen Wanderungen gut und hält den Muskelkater in Zaum.

Gibt man den Franzbranntwein in die hohle Hand und klopft mit Schwung, dennoch sanft auf den Rücken, muss automatisch tief Luft geholt werden, dabei wird der Einzureibende aufgefordert, tiefe Atemzüge zu machen, was eine Prophylaxe gegen Lungenentzündung ist.

Der Alkohol, wie auch die gelösten ätherischen Öle sind flüchtige Geister. Sie verdunsten beim Auftragen auf die Haut sehr schnell und hinterlassen eine Verdunstungskälte. So wirken sie kühlend und nach einer kurzen Weile setzt die durchblutungsfördernde Wirkung ein, mit einem warmen wohligen Gefühl und Entspannung.

Zudem desinfiziert der Alkohol auch noch die Haut. In der typischen Altenpflege mit der vorkommenden Dekubitus-Problematik wird eine alkoholische Einreibung nicht mehr durchgeführt, da der Alkohol die schon beanspruchte Haut austrocknet. Wird eine erfrischende Einreibung gewünscht, ist mit einer Fettcreme oder Lotion nachzubehandeln, damit die Haut nicht austrocknet.

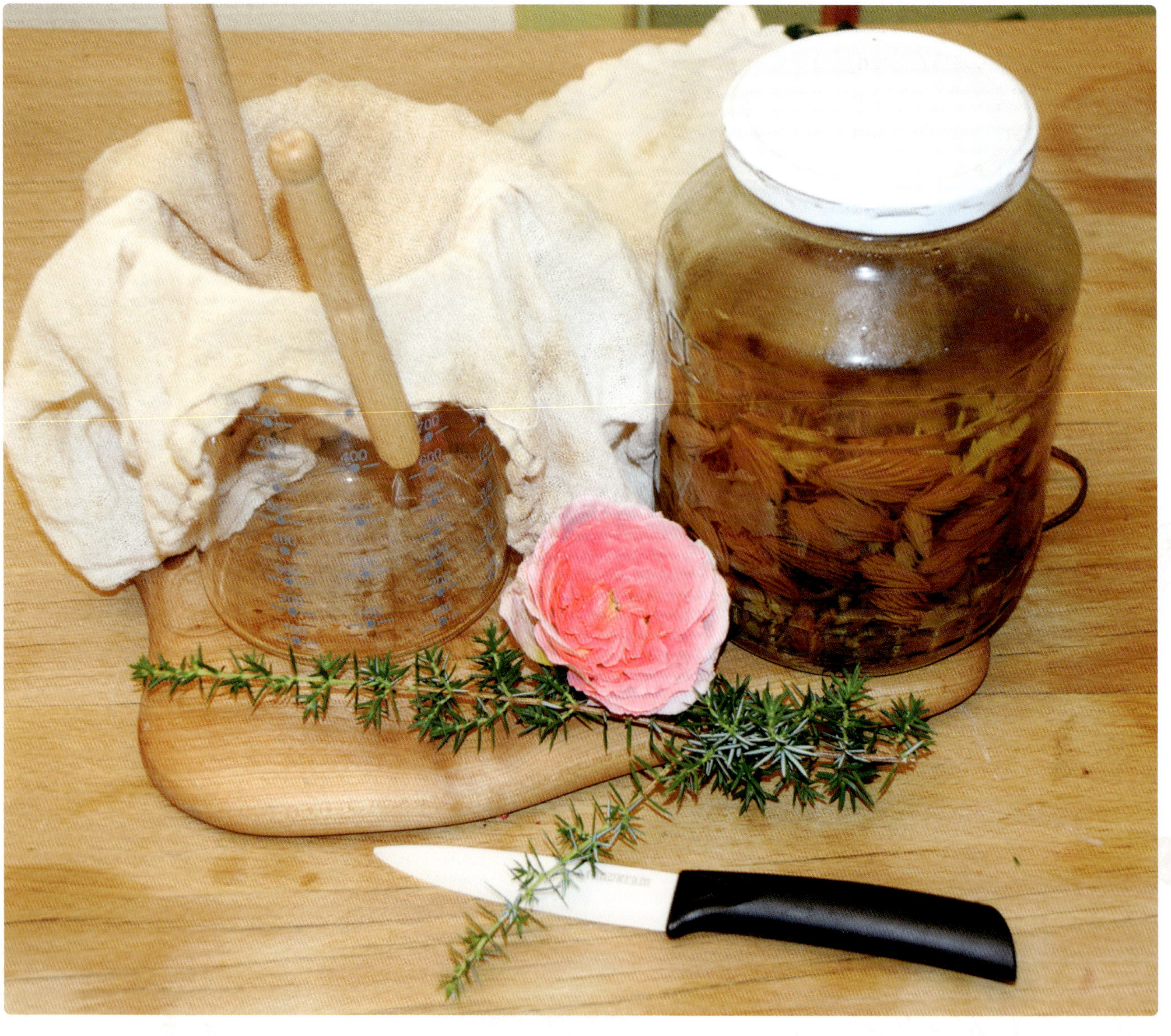

FRANZBRANNTWEIN

Verwendete Pflanzen:

* **Angelikasamen und -blätter** – wirken antibiotisch und schleimlösend, umhüllend bei Schmerzen
* **Birkenblätter** – Phytohormone, schmerzlindernd, Ausscheiden von Schlackenstoffen / Frühjahrskur
* **Brennnesselblätter** – schon die alten Germanen haben sich nach dem Winter mit Brennnesseln abgerieben
* **Gänseblümchen** – ca. 1 Handvoll Blätter und Blüten helfen bei stumpfen Verletzungen von Muskeln und Gelenken
* **Giersch** *St.-Gerhards-Kraut* – für gichtige Beschwerden
* **Günsel Kriechender** – Günsel hat eine festigende Wirkung auf die Knochen und das Unterhautgewebe und stark entzündungshemmende Eigenschaften
* **Königskerzenblüten** – für mehr Beweglichkeit
* **Maiwipfel** – junge Tannenspitzen, Latschenspitzen, Kieferspitzen beinhalten ätherische Öle, Harz und Gerbstoffe und sind durchblutungsfördernd
* **Ringelblume** – gegen Entzündungen
* **Rose** – zum Einhüllen,
* auch etwa 2 Esslöffel **Rosmarinnadeln**, zum Erfrischen des Kreislaufs
* **Vogelmiere** – ca. 1 Handvoll, wirkt aufgrund der Saponine schmerzlindernd und entzündungshemmend bei Beschwerden des Bewegungsapparates
* zerdrückte **Wacholderbeeren** fördern die Durchblutung
* **Weinraute** – bei Schmerzen in den kleinen Muskeln

Bei den ätherischen Ölen die Arndt-Schultz Regel beachten, die besagt:

* Schwache Reize fachen die Lebensenergie an
* mittlere fördern sie
* starke Reize heben sie auf

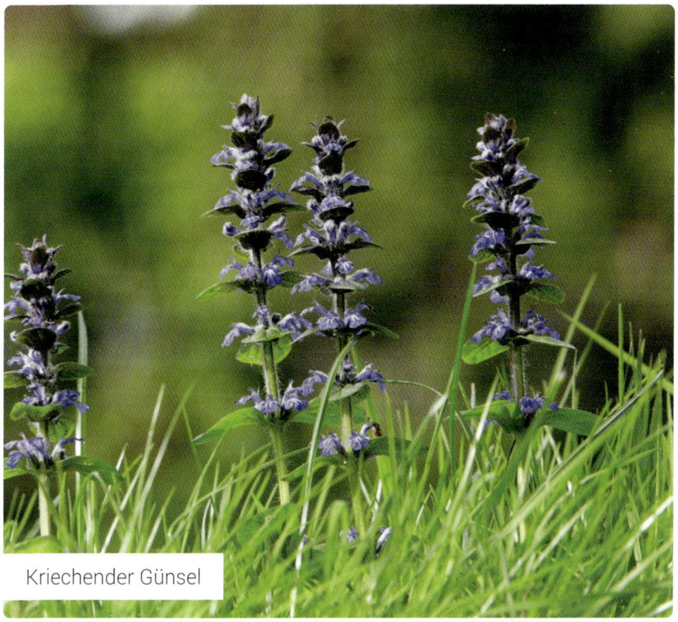

Kriechender Günsel

FRANZBRANNTWEIN

zum Einreiben

lindert Verspannungen bei Arbeit, Sport und Spiel

Zubereitung Variante 1:
In Kirschgeist 40 %ig, optimaler wäre 50–60 %iger, die Pflanzen ansetzen • man benötigt für ein 250-ml-Glas ca. 100 g Pflanzen.

Zubereitung Variante 2:
In 100 ml Alkohol, dafür eignen sich besonders gut Kirsch- oder Apfelgeist, werden 15–20 Tropfen ätherische Öle verschüttelt, z. B.: Eukalyptus, Weißtanne, Latschenkiefer, Zirbelkiefer, Wacholder, Nanaminze, Rosmarin, Pfefferminze, Melisse, Minze, Cajeput, Niaouli u.v.m. (siehe Tabelle, Seite 286) Es gibt fertige ätherische Ölmischungen, die in den Alkohol gemischt werden können.

Chlorophyll – verbessert die Durchblutung und den Sauerstofftransport in die Zellen.

Vor der Anwendung Allergietest (siehe Seite 217) in der Armbeuge durchführen.

Anwendung:
Als **Einreibung**: Oft und kräftig in die schmerzenden Stellen einmassieren. Die Haut mit einer Fettcreme nachbehandeln

Auch zu einer **Inhalation** kann Franzbranntwein eingesetzt werden, denn er macht Nase und Bronchien frei und stillt den Hustenreiz. Von dem alkoholischen Auszug 1 Esslöffel auf 300 ml heißes Wasser in eine kleine Schüssel geben und mit einem Handtuch über dem Kopf inhalieren. Diese Anwendung kann täglich 2–3 Mal ca. 5 Minuten durchgeführt werden.

Als **Badezusatz** bei Erkältung, Rheuma, Gicht und Muskelkater gibt man 4 Esslöffel der Fichtensprossen-Tinktur oder des Franzbranntweins ins heiße Badewasser.

Für die **innerliche Einnahme** kann ich meinen selbst angesetzten Franzbranntwein gut bei einer Erkältung hernehmen. Dazu gebe ich 1 Teelöffel in 250 ml mäßig warmen Tee, z. B. Lindenblüten-, Thymian- oder Kamillentee. Doch nur, wenn kein Isopropylalkohol (giftiger Alkohol) zum Ausziehen der Pflanzen benutzt wurde!

Tees und deren Zubereitungen

Jeder Mensch hat schon einmal im Leben einen Tee getrunken, ob als Heiltee bei Erkältung und Husten oder als Haustee. Schon das Zubereiten eines Kräutertees, aber auch das bewusste genüssliche Trinken, ist ein Ritual, das zur Entspannung beiträgt.

In diesem Kapitel möchten wir ein paar Tricks und Tipps zur Teezubereitung erklären, damit wir die wertvollen Inhaltsstoffe beim Überbrühen nicht verlieren und alles herausholen, was ein Teegetränk für uns bereithält.

Wenn du die Teekräuter selbst suchen und ernten möchtest, kannst du dich im Kapitel *Was, wann, wie, wo sammeln* nochmals informieren. Lass dich nicht abhalten, denn du wirst auf viele Ideen kommen, dass dein Vorhaben, Kräuter und Heilpflanzen zu verarbeiten, auch funktioniert.

Allgemeines zum Tee und zur Teeanwendung:

Oft wird der Tee auch als Tee-Droge bezeichnet. Das kommt daher, dass seit alters her getrocknete Pflanzen und Pflanzenteile, die zur Heilung von Krankheiten Verwendung finden, so benannt werden. Durch das ordnungsgemäße Trocknen werden die Pflanzenteile haltbar gemacht und sind dadurch lagerfähig.

In alter Zeit mussten in einer Apotheke, im *Officium*, ständig bestimmte Teekräuter bereitgehalten werden, sie waren *officinell*, d. h. als Arzneimittel anerkannt. Das spiegelt sich auch in den Namen der gehandelten Pflanzen wieder, z. B.:

- *Taraxacum officinale* = Löwenzahn
- *Lavandula officinalis* =Lavendel
- *Pulmonaria officinalis*=Lungenkraut
- *Valeriana officinalis*=Baldrian

So erhältst du in einer Apotheke immer auf Wirkstoff geprüfte Tee-Drogen, die nicht überlagert sind.

Es gibt auch in der Zwischenzeit viele gut sortierte Kräuterläden, in denen du dich beraten lassen kannst.

Möchtest du einen Tee gut dosieren, so beachte beim Mengenverbrauch immer das Alter, das Geschlecht und die Körperbeschaffenheit eines Menschen.

Kinder sind keine kleinen Erwachsenen, sondern eigenständige Wesen mit einem ganz bestimmten Körperaufbau und Körperfunktionen. Hier wird sanft dosiert.

Für Schwerkranke oder Kinder unter 14 Jahren genügt die Hälfte, für Kinder unter 8 Jahren wird ½ bis ¼ der angegebenen Menge verwendet. Die angegebene Tee-Menge kann nach Empfinden des Kranken weiter hinauf- oder herabgesetzt werden.

Fieberkranke ziehen meist den kühlen Tee vor, überhaupt richtet sich diese Wahl, ob kalt oder warm, nach dem persönlichen Verlangen des Kranken.

Überall, wo es gilt, die Schweißabsonderung zu fördern, z. B. bei allen Erkältungskrankheiten, wird der Tee heiß getrunken.

Am wirksamsten ist der Tee, wenn er tagsüber schluckweise zu sich genommen wird. Mit dem stündlichen, schluckweisen Einnehmen wird dem Magen nur eine kleine Menge zugeführt. Die Wirkung ist gleichmäßiger und anhaltender, während große Mengen, mit längeren Zwischenräumen genommen, nicht genügend verarbeitet werden und ihre Wirkung zum Teil verloren geht.

Ich bevorzuge die **3-Finger-Methode**, um mit Daumen, Zeigefinger und Mittelfinger in eine Tüte mit losem Tee zu greifen. Was sich zwischen den Fingern befindet, langt für eine Tasse Tee, anschließend 5–7 Minuten zugedeckt ziehen lassen und in Ruhe genüsslich schluckweise trinken.

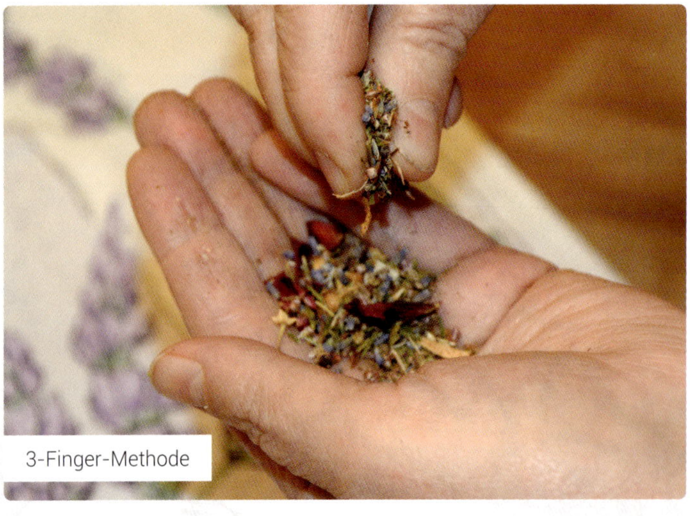

3-Finger-Methode

Übrigens: Ein Löffel aus Buchsbaum war der Löffel der Apotheker, um die Wirkung der Medikamente zu verstärken.

Heilkräutertee-Anwendungen: Kurmäßig 28 Tage oder 4–6 Wochen. Man beachte, dass der Tee ohne Zuckerzusatz eine weit größere Wirkung entfaltet. Bei allen Erkältungskrankheiten kann Bienenhonig zur besseren Schleimlösung eingesetzt werden.

So werden Bitterstoff-Tees ca. ½ Stunde vor dem Essen getrunken, überbrüht nicht gekocht, da Bitterstoffe hitzeempfindlich sind. Die Aktivierung der Bitterrezeptoren beginnt im Mund, deshalb werden Bitterstoff-Tees nicht gesüßt. Bitterstoffmischungen oft wechseln (alle 3–4 Wochen), damit keine Gewöhnung entsteht und die Magenschleimhaut nicht von der Produktion des Magensafts zu viel gereizt wird. Wichtig ist auch die individuelle Dosis, denn Überdosierungen bewirken eine Verlangsamung der Verdauung.

Schleimdrogen, z. B. Leinsamen, Flohsamen, Eibischwurzel usw. werden in kleinen Schlucken häufig eingenommen, um die geschädigten Schleimhäute ständig zu benetzen.

Schleimdrogen dürfen auch nicht mit herzwirksamen Medikamenten verabreicht werden, weil die Aufnahme in den Körper vermindert sein kann. So werden die Schleimdrogen 30–60 Minuten nach der Gabe von Herzmitteln eingenommen.

* Bei 42 °C entfalten die Tee-Drogen besser ihre Enzyme.
* Ca. 1/7 der ätherischen Öle der Heilpflanzen mit vielen ätherischen Ölen, geht in den Tee über.

Beim Zubereiten eines Tees gibt es verschiedene Zubereitungsformen:

* als milde Form, den **Infus**: Hier wird das Wasser gekocht und bis auf ca. 80 °C (damit sich die ätherischen Öle gut entfalten können) abgekühlt, danach wird die Teedroge überbrüht und abgedeckt, 7–10 Minuten ziehen lassen. Immer die Teetasse zudecken, damit die ätherischen Öle nicht in die Raumluft verfliegen.
* **Infusmazerat**: überbrühen und bedeckt bis zum Erkalten stehen lassen
* Stärker ist der **Dekokt**, die Abkochung:
  * Kurzdekokt: 1–3 Minuten zugedeckt köcheln lassen
  * Langdekokt: bis 20 Minuten köcheln, immer mit Deckel
* **Kaltwasseransatz** – Mazerat: Hier wird die Pflanze ca. 2 Stunden im kalten Wasser zum Ausziehen stehen gelassen
* **Mazerationsdekokt** – Pflanzen werden über Nacht ins kalte Wasser eingelegt und danach je nach Rezept 10–30 Minuten aufgekocht

Tees werden wie folgt gemischt:

TEEMISCHUNG – EUROPÄISCH

Haupt- oder Basismittel *Remedium cardinale*	Das ist die Pflanze oder die Pflanzen, welche die Hauptwirkung im Tee einnehmen. Ihre Anzahl ist eher gering, es können 1–3 Hauptpflanzen sein. Diese dürfen keine gegensätzlichen Wirkungsweisen haben. Wie schweißtreibend (z. B. Holunderblüten) und schweißhemmend (z. B. Salbeiblätter)

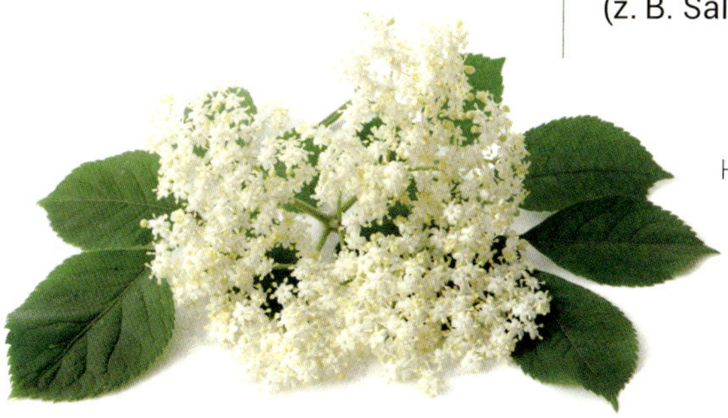

Holunderblüten

Beipflanzen
Adjuvantien

Beipflanzen werden als Wirkungsverstärker dazugemischt. Diese sollen die Aufnahme der Wirkstoffe günstig beeinflussen, also das Aufnehmen der Wirkstoffe in die Zellen.

Beipflanzen können auch schon eine Wirkung auf das Organ haben. Sie bringen die Inhaltsstoffe, die schlecht aufgenommen werden, in Lösung. Dafür sind die Saponin-Drogen wie Efeu, Birkenblätter, Goldrute, Schlüsselblume, Gänseblümchen, Königskerze bedeutend, durch welche die Oberflächenspannung herabgesetzt wird, es erfolgt eine bessere Aufnahme in die Zellen.

- **Bei Erkältungskrankheiten, Bronchien, Entzündungen** – Efeu, Schlüsselblume, Königskerze, Gänseblümchen
- **Zur Durchblutungstherapie bei Blasen- und Nieren-Entzündungen** – Birke, Goldrute, Hauhechel, Quecke, Brennnessel
- **Zur Stoffwechselförderung, bei rheumatischen Erkrankungen** – Birke, Goldrute, Stiefmütterchen
- **Venöse Insuffizienz / Schwäche, Krampfadern, Hämorrhoiden** – Mäusedorn, Rosskastanie
- **Bei Magengeschwüren / Magenschwäche** – Süßholzwurzel, Sanikel, Haferschleimsuppe
- **Bei Hautkrankheiten, Psoriasis / Schuppenflechte, Neurodermitis** – Stiefmütterchen, Vogelknöterich, Vogelmiere, Wundklee, Braunwurz, Meerzwiebel
- **Bei nachlassender Konzentration und Leistungsfähigkeit** – Ginseng, Hafer
- **Zur besseren Resorption der wertvollen Inhaltsstoffe beim Essen und der Nahrungsaufnahme** – Feldsalat, Spinat, Melde, Rüben, Mais, Spargel oft zu sich nehmen.

Vogelmiere

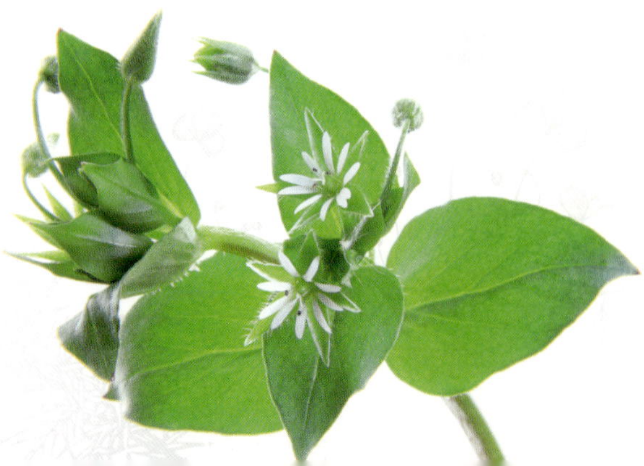

Korrigierende Pflanzen *Corrigentien / Korrigens*	Corrigentien sind Geschmacksverbesserer, die den Tee abrunden, den Geschmack mildern und den Tee geschmacklich gefälliger werden lassen. Sie passen mit ihrer Wirkung auch zum Teerezept. So z. B. Zitronenmelisse, Pfefferminze, Zitronenverbene
Füllmittel *Konstituens*	
Schöndrogen	dienen dem schöneren Aussehen des Tees, wenn die Packung geöffnet wird. Denn das Auge trinkt auch mit. Hier kommen Ringelblume, Kornblumen, Rosen, Malvenblüten, Goldmelissenblüten, Mohnblüten zum Einsatz.

In der **Traditionelle Chinesische Medizin** werden die Teezubereitungen nach einem eigenen System ihrer Gewichtigkeit gemischt.

Das wichtigste ist das **Kaiserkraut**, gefolgt von **Ministerkräuter**, **Offiziers-** oder **Polizeikraut** und **Botschafterkraut**.

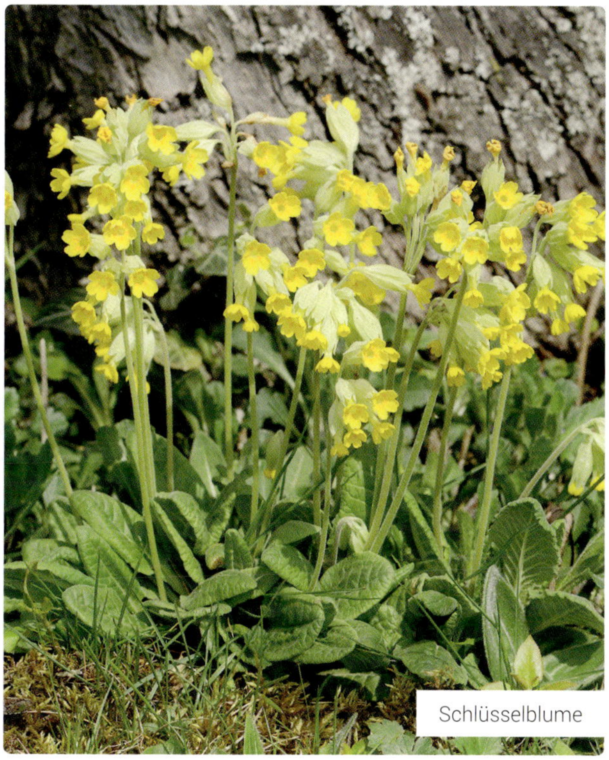

Schlüsselblume

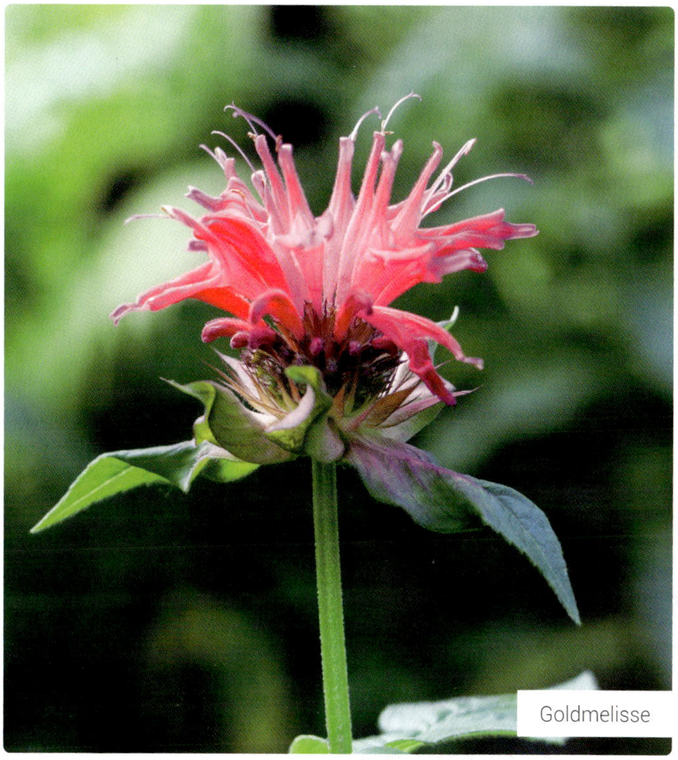

Goldmelisse

Grenzen der Teebehandlung:

* Menschen, denen die benötigten Inhaltsstoffe nicht in therapeutischer Form zugeführt werden können, z. B. Menschen die nicht selbstständig schlucken können.
* Pflanzen, deren Inhaltsstoffe starken Schwankungen unterworfen sind, d. h. sie können nicht genau dosiert werden. Eine standardisierte Phytotherapie ist stattdessen vorzuziehen, z. B. bei der Verabreichung von Herzmedikamenten (wie beispielsweise Digitalis / Fingerhut).
* Die Teedrogen eignen sich nicht zur dauerhaften Anwendung. In gesunden wie in kranken Tagen ist es sinnvoll, öfters das Teerezept zu wechseln, die verschiedenen Teedrogen auszutauschen.
* Um einen Gewöhnungseffekt in der Therapie zu vermeiden, sollte man den Tee in verschiedenen Zubereitungsformen verabreichen. Dies kann als Infus (überbrühen und zudecken 7–10 Minuten ziehen lassen) oder als Dekokt (Kurzdekokt: 1–3 Minuten zugedeckt köcheln lassen) erfolgen, wenn es die zu lösenden Inhaltsstoffe zulassen. Besonders gut eignet sich dafür ein Dreitagesrhythmus, um die Darreichungsform abzuwechseln.
* Im Teesatz bleiben viele Wirkstoffe zurück, die fortgeworfen werden.
* Mit einem Teeansatz kann man nicht so schnell überdosieren.

Was bei einer Teebehandlung noch zu beachten ist:

* Wenn es die Therapie zulässt, werden klassisch 3 Aussetzungstage eingeschoben.
* Optimal ist es, den Tee regelmäßig und in Ruhe zu trinken. Dafür darf man sich gerne eine 20-minütige Auszeit nehmen.
* Ca. 1/7 der ätherischen Öle einer Pflanze gehen in den Tee über.
* Den Tee kocht man am besten frisch und lässt ihn wegen der Keimbesiedlung nicht zu lange stehen.
* Keine zu komplizierten Rezepte, die nicht in den Alltag der Patienten integriert werden können. Wie ein Teil des Tees wird kalt angesetzt oder gekocht, wieder andere Teepflanzen wie Blüten werden überbrüht.
* Alles was zu schwierig erscheint, wird von den Patienten, die krank sind und sich unwohl fühlen, nicht lange durchgeführt.
* Eine Tee-Rezeptur sollte leicht zu verarbeiten, einigermaßen gefällig im Geschmack und einfach herzustellen sein. Noch wichtig: Auch sollte der Preis angemessen sein.

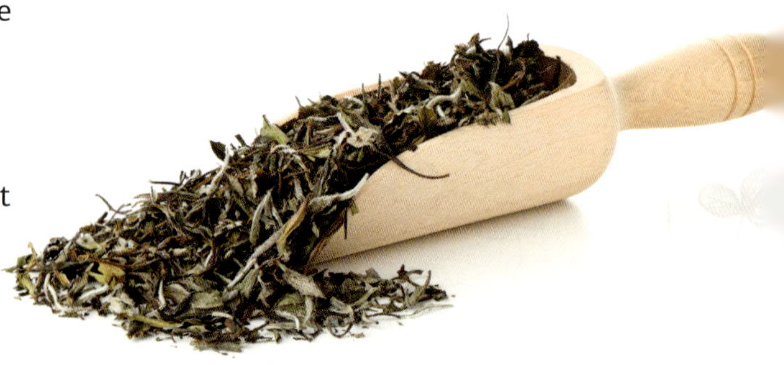

TEE-MISCHUNGEN

HERZSCHWÄCHE

nach Bruno Vonarburg

Zutaten:

* 20 g Weißdorn
* 20 g Arnikablüten
* 20 g Herzgespann
* 20 g Melissenblätter
* 20 g Passionsblumenkraut, blühendes Kraut

MELANCHOLIE-TEE

nach Bruno Vonarburg

Zutaten:

* 30 g Andorn
* 30 g Löwenzahnwurzel und -kraut
* 30 g Odermennig
* 30 g Wegwartenwurzel
* 40 g Gänsefingerkraut
* 30 g Melissenblätter

LYMPH-VENEN-TEE

nach Josef Karl

Zutaten:

* 30 g Hamamelisblätter
* 20 g Honigkleekraut
* 15 g Schafgarbenkraut
* 60 g Ackerschachtelhalm
* 25 g Hagebuttenfrüchte

Zubereitung:

Pro Tag 1 EL auf 2 Tassen Infus

TEE BEI WETTERFÜHLIGKEIT

nach U. Bühring

Zutaten:

* 30 g Melissenblätter
* 20 g Passionsblumenkraut
* 20 g Johanniskraut
* 10 g Weißdornblätter und -blüten
* 10 g Lavendelblüten
* 10 g Baldrianwurzel

Zubereitung:

1 TL auf 1 Tasse Aufguss, 7–10 Minuten ziehen lassen, 1 TL Melissen-Geist in 1 EL Honig emulgieren und zugeben
3 Mal täglich 1 Tasse trinken

TCM MIT WESTLICHEN PFLANZEN

TIEFER SCHLAF

nach Rita Traversier, Kurt Staudinger und Sieglinde Friedrich

Zutaten:

* 30 g Johanniskraut
* 30 g Orangenblüten
* 20 g Heidekraut
* 20 g Dillsamen
* 20 g Lavendel

Zubereitung:

2 TL auf 1 Tasse, 7–10 Minuten ziehen lassen

1 Tasse vor dem Schlafengehen trinken

STIMMUNGSAUFHELLENDE TEEMISCHUNG

nach U. Bühring

Zutaten:

* 40 g Johanniskraut
* 10 g Schlüsselblumenblüten
* 20 g Schafgarbenblüten
* 10 g Lavendelblüten
* 10 g Orangenblüten
* 10 g Rosenblüten

Zubereitung:

1 EL auf 2 Tassen Aufguss, 7–10 Minuten ziehen lassen

Tagsüber schluckweise trinken

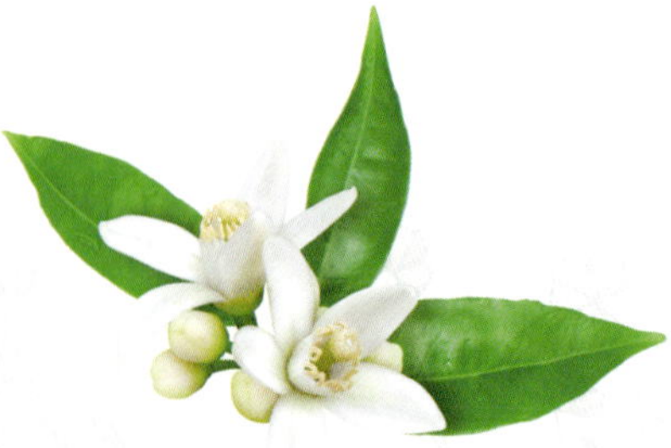

Orangenblüten

WECHSELJAHRES-TEE

Zutaten:

* 60 g Frauenmantel
* 40 g Hopfenzapfen
* 20 g Lavendelblüten
* 20 g Rosenblüten
* 40 g Salbeiblätter
* 20 g Walnussblätter

Es können weiter dazugegeben werden:

* **Ehrenpreis**: *Heil aller Welt* zum Verstehen des Schicksals, können 20 g mit dazu
* interessant ist auch **Gänsefingerkraut** – gegen innere und äußere Verkrampfung
* **Herzgespann** für mehr *Herzbeweglichkeit; gegen den zugelegten Herzpanzer* – 20 g
* **Seelentröster**: Rose, Lavendel, Melisse noch eventuell mit in den Tee

Zubereitung:

1 EL auf 2 Tassen Aufguss, 7–10 Minuten ziehen lassen

Tagsüber schluckweise trinken

FIEBER-TEE

Zutaten:

* 20 g Holunderblüte – fiebersenkend, schweißtreibend, Immunsystem stärkend
* 20 g Lindenblüten – macht alles gelinde, fiebersenkend, schweißtreibend, Immunsystem stärkend
* 15 g Mädesüß – fiebersenkend und schmerzlindernd gegen Kopf- und Gliederschmerzen
* 15 g Fieberklee – macht Fieber erträglich, senkt Fieber nur schwach
* 20 g Weißdorn – um das Herz zu stärken, gehört in jeden Erkältungstee

Trinken, bis das Schwitzen anfängt, dann duschen und mit Apfelessig abwaschen.

Auch an Weidenrinde denken, ist eine meiner sehr bewährten Mischungen.

GEBURTSTEE

nach Barbara Kircher-Storch

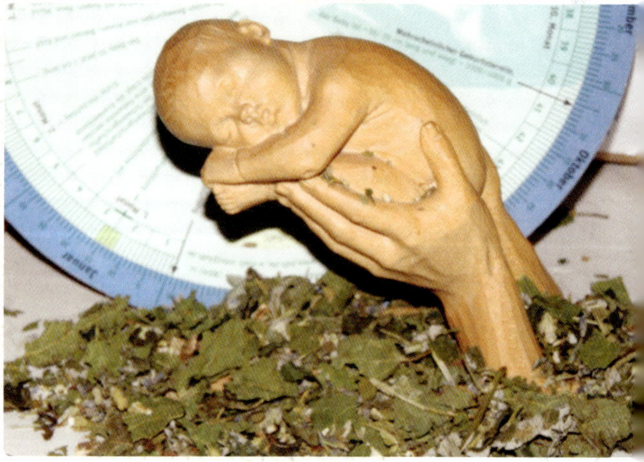

Ab der 36. SSW:

* 50 g Himbeerblätter
* 50 g Gänsefingerkraut
* 10 g Schafgarbe
* 30 g Frauenmantel
* 20 g Fenchel
* 30 g Holunderblüten
* 20 g Kamillenblüten

Zubereitung:

1 EL auf 1 Liter Aufguss, 7–10 Minuten ziehen lassen

Tagsüber schluckweise trinken

Ab der 38. SSW:

Jedes Kraut separat verpacken lassen

* 50 g Eisenkraut
* 50 g Beifuß
* 20 g Rosmarin – regt die Durchblutung an und durchwärmt (nicht bei hohem Blutdruck)

Zubereitung:

1 Teelöffel pro Kraut in den 36. SSW-Tee dazugeben, gemeinsam überbrühen und ausziehen lassen

Lässt die Geburt zu lange auf sich warten, kann man die Dosierung individuell erhöhen. So wie man es am besten verträgt

Ab der 39. SSW:

* 50 g Mistelkraut
* 20 g Zimt (wer dazugeben mag, je nach Geschmack dosieren)

Zubereitung:

1 Teelöffel pro Kraut jetzt noch mit dazugeben und oder mit Zimt abschmecken, miteinander überbrühen und ausziehen lassen

Trinkwasseraromatisierung

Wir Menschen tun gut daran, ganz bewusst auf die Qualität unseres Trinkwassers zu achten. Die einen bevorzugen ein belebtes Wasser, andere energetisieren es.

Mit sehr beeindruckenden Kristallbildern hat der Japaner Masaru Emoto gezeigt, wie Wasser beeinflusst werden kann. Das alles kann als esoterisches Gehabe abgetan werden, doch weiß jeder, dass es schmackhaftes und weniger schmackhaftes Wasser, gesundes und weniger gesundes Wasser gibt.

Unser Körper besteht über die Hälfte aus Wasser. Umgewandelt in Blut transportiert es die Nährstoffe und den Sauerstoff durch unseren Körper.

Ein paar Gründe, um das Wassertrinken schmackhaft zu machen:

* Im Wasser sind jede Menge **Mineralien** gelöst, je nach Art und Qualität des Wassers. Da die Mineralien in gelöster ionisierter Form im Wasser vorliegen, können sie im Darm sofort in die Blutbahn gelangen und stehen dem Körper als Bausteine zur Verfügung. Das Wasser von Heilquellen ist reich an Mineralien und sollte in regelmäßigen Abständen als Kur unserem Körper zur Verfügung gestellt werden.
* Wasser ist das beste **Schönheitsmittel**. Wissenschaftler der Berliner Charité fanden heraus, dass schon 10 Minuten nach dem Trinken die Haut besser durchblutet und mit mehr Sauerstoff versorgt wird.
* Wasser lindert **Kopfschmerzen**. Immer wenn eine junge Mutter unter Kopfschmerzen leidet, frage ich zuerst, ob sie genug getrunken hat.
* Wasser verbessert die **Denkfähigkeit** und lindert Vergesslichkeit. Gerade bei alten Menschen und bei Kindern ist es ganz wichtig, dass sie zum Trinken animiert werden. Deshalb immer Wasser auf den Tisch stellen, damit sie leicht Zugriff dazu haben.
* Wasser hilft den **Nieren** ihre Arbeit zu tun. Wer genügend trinkt, unterstützt sie dabei und beugt so Entzündungen und Infektionen vor.
* Wasser macht **schlank**, denn es hat keinen Zucker, kein Fett und keine Kalorien. Wasser beschleunigt das Sättigungsgefühl.
* Wasser ist **günstig**. Wir haben gutes Wasser und unser Leitungswasser ist ausreichend getestet. Natürlich sind manche Gegenden mit besonders gutem Wasser gesegnet.
* Wem das Wasser zu fad schmeckt, kann mit der folgenden Methode sein Wasser aufpeppen.

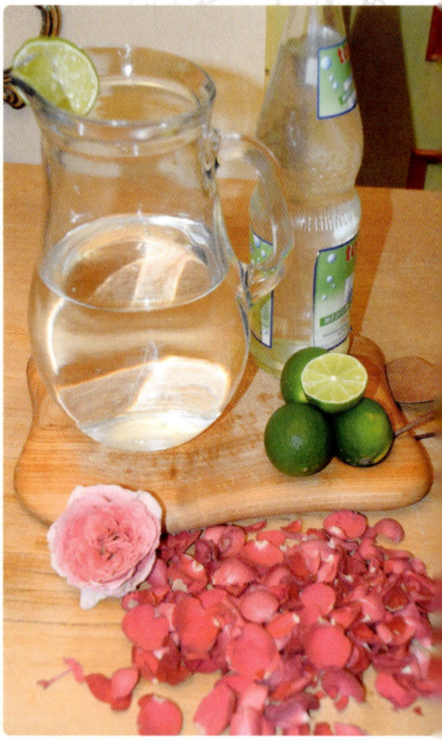

TRINKWASSERAROMATISIERUNG

nach Prof. Wabner / München

Zutaten:

* 1 Tropfen echtes äth. Rosenöl, *kein Rosen Extrakt*
* 1 Liter Quellwasser ohne Kohlensäure

Zubereitung:

1. Rosenöl in eine Flasche mit dem Wasser geben und das Ganze mindestens 1 Minute kräftig schütteln. Es entsteht beim tüchtigen Schütteln ein echter Verwirblungstrichter, was eine gute Vermischung anzeigt.
2. Diese Flasche wird mit *Rosenwasser 1* beschriftet und im Kühlschrank aufbewahrt.
3. Von diesem Gemisch gibt man 1 bis maximal 2 Teelöffel in eine weitere Flasche mit klarem kohlensäurefreiem Wasser und schüttelt kräftig.
4. Das nun trinkfertige Wasser ist gekühlt, ein erfrischendes Sommergetränk und ein witziger Party-Gag.
5. Mit dem Gemisch aus der Flasche *Rosenwasser 1* lassen sich etwa 100 Flaschen Wasser aromatisieren.
6. Es kann sein, dass beim Rosenwasser kleine weiße Ausflockungen in der Flasche entstehen. Hierbei handelt es sich es um winzige Wachsbestandteile, sogenannte Stearoptene, die im echten Rosenöl enthalten sind.

Wir haben für ein Fest diese Methode ausprobiert und wie beschrieben schmeckte jedes Wasser fein dezent nach Rose. Alle Teilnehmer waren total begeistert. Mit äth. Bio-Zitronen, Limetten und Orangenöl haben wir auch schon diese Aromatisierung durchgeführt und das Aroma war perfekt.
Viele Heilpflanzenfreunde aromatisieren ihr Wasser, mit ins Wasser gelegten Heilpflanzen wie Giersch, Zitronenmelisse, Pfefferminze und vielem mehr. Für eine Veranstaltung können so sehr schöne Wassereffekte gezielt eingesetzt werden. Man kann dazu einfach Leitungswasser oder Wasser aus einer guten Quelle benutzen. Die Krüge können noch mit Zitrusscheiben verziert werden. Das Wasser kann auch mit Heilsteinen z.B.: Rosenquarz, Bergkristall und Amethyst belebt werden.

Verreibung

Eine etwas aufwendige, nicht alkoholische Zubereitung ist die Frischpflanzenverreibung. In den alten Kräuterbüchern wird noch eine Verreibung mit Rohrzucker als Basis gepriesen, wobei 1 Teil frische Pflanzen mit 2 oder 3 Teilen Zucker verrieben wird.

Gerhard Madaus empfiehlt die Frischpflanzenverreibung 1:1 mit Milchzucker. Verreibungen sind eine gute Möglichkeit, Pflanzen zu konservieren und über den Winter haltbar zu machen.

Verreibungsmedien können sein:

* Milchzucker
* Heilerde
* Kieselerde
* Zeolith / Vulkanerde
* Granitmehl
* Zucker
* Mehl, ich könnte mir gut vorstellen Dinkelmehl mit Sanikel zu verreiben, bei nervösem Magendrücken

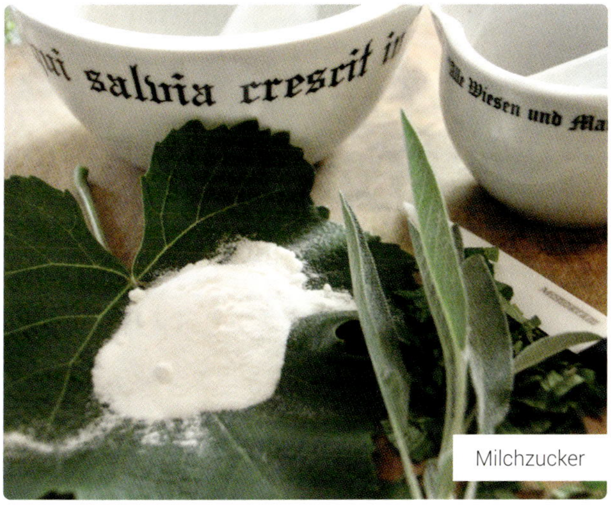

Milchzucker

Diese Pflanzen eignen sich gut für eine Verreibung:

* Ackerschachtelhalm
* Bärlauch (das ganze Haus riecht dann danach)
* Brennnessel
* Frauenmantel
* Salbei
* Kapuzinerkresse

Es wäre einen Versuch wert, Meerrettich zusammen mit Kapuzinerkresse zu verreiben und zur Infektabwehr einzunehmen.

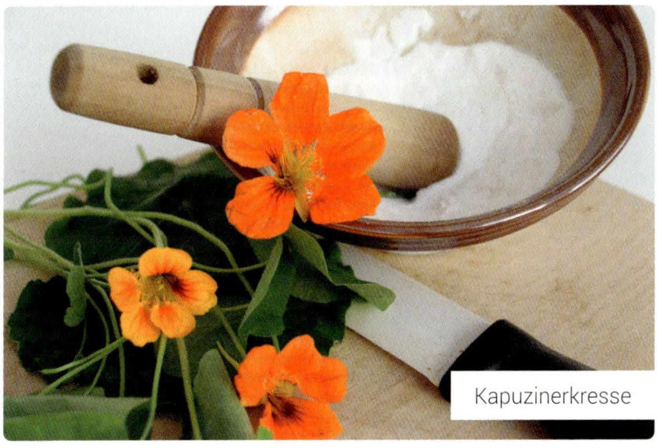
Kapuzinerkresse

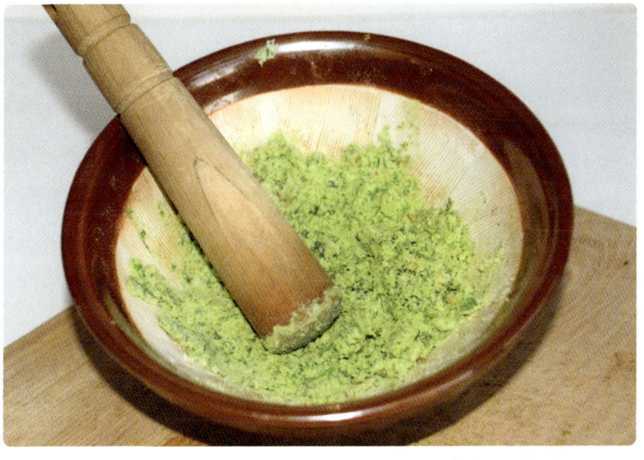

Durchführung:

* Frische Pflanzen gut säubern, unschöne und angefressene Blätter herauslesen, mit einem Keramikmesser fein schneiden, dadurch hat man weniger Arbeit beim Mörsern.
* Es gibt auch Keramik-Wiegemesser, um das Pflanzengut noch feiner und kleiner zu bekommen. Heilpflanzen sollen ohne Eisen (*sine ferrum*) geschnitten werden, in alter Zeit sagte man: *Grab's nicht mit Eisen, grab's mit Gold!*
* ½ Teil Pflanze mit ½ Teil des Verreibungsmediums so lange verreiben, bis ein kompakter Pflanzenbrei ohne größere Pflanzenteile entstanden ist, es ist anstrengend und man braucht Muße dazu.
* Ich habe gelernt, man soll 3 Mal 20 Minuten mörsern, mit je einer kleinen Verschnaufpause dazwischen. In welche Richtung gemörsert wird, kannst du entscheiden. Wer meint, rechts rum ist richtig, macht es so. Wer meint, links rum, dem Herzen zu, macht es so. Hierzu habe ich viele Meinungen gehört. Ich denke, man soll einfach mit einem dankbaren und liebenden Herzen mörsern und sich mit guten Gedanken der heilenden Substanz widmen.
* Auf ein Backblech wird ein Backpapier gelegt und der Pflanzenbrei messerrückendick aufgetragen. Einige Tage an einem luftigen Ort gut durchtrocknen lassen.
* Dann wieder zu Pulver vermörsern.
* In einer Porzellandose oder alte Suppenterrine mit Deckel, dunkel aufbewahren, die Verreibung soll noch atmen können.
* Pur lutschen oder in einen Tee geben.

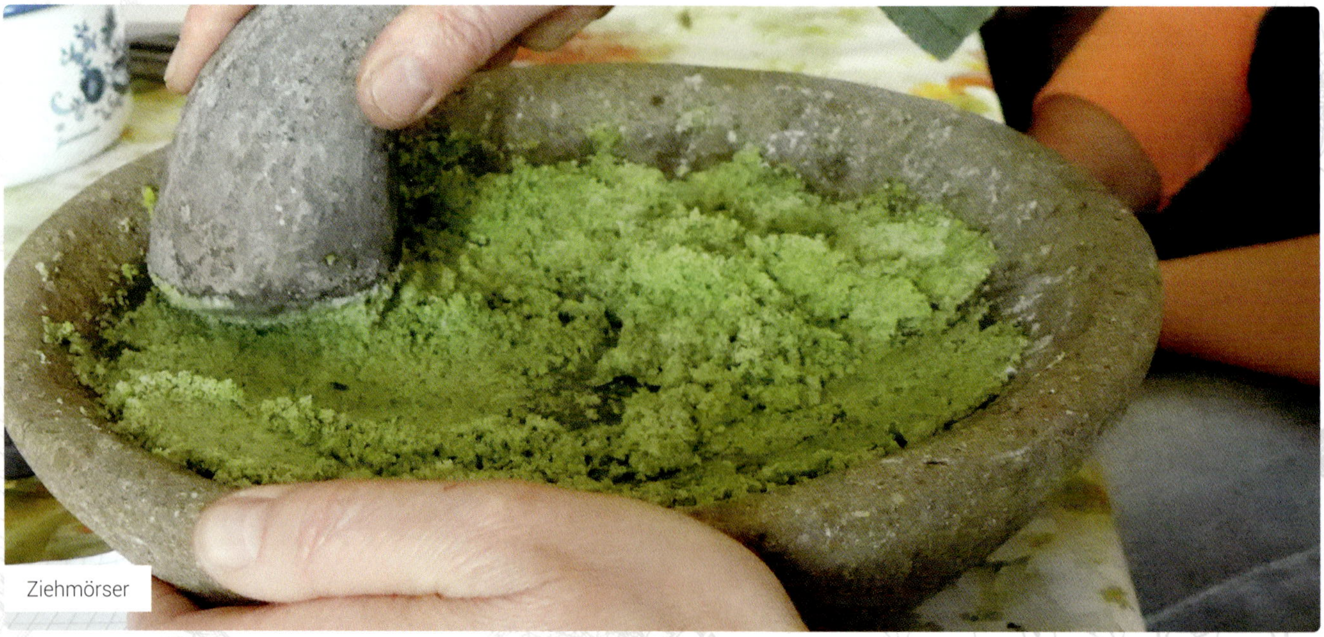

Ziehmörser

Verjus

Es handelt sich um ein altes Heilmittel aus jungen, unreifen Weintrauben, milder als Essig und feiner als Zitrone.

Vor vielen Jahren war ich auf einem schönen Landgut in der Toskana. Dort hingen unter einer Pergola wunderbar nach Erdbeeren schmeckende Trauben. Toskana eben. Zu Hause war ich auf der Suche und fand wirklich diese *Erdbeertraube*. Nun wählte ich eine warme Hauswand zum Pflanzen der Erdbeertrauben und der Ernte stand nichts mehr im Wege, außer, dass ich in der Rhön lebe. Die Rhön, ein kleines Mittelgebirge mitten in Deutschland, hat ein deutlich raues Klima und ist nicht gerade der ideale Anbauort für Wein.

Wider Erwarten gedeiht die Erdbeertraube an der geschützten Hauswand prächtig und wir hatten schon gute Erntejahre. Doch gibt es auch viele Jahre, wo sie nicht richtig reif werden. Hier kam mir der Verjus (gesprochen *wär-schü*) (frz. *Grünsaft*, dt. *Agraz / Agrest*) ein **wiederentdecktes, historisches Würzmittel** aus jungen, unreifen Weintrauben, gerade recht. Meine unreifen Trauben entsafte ich in einem elekt. Efbe-Schott Entsafter.

Es war scheinbar an der Zeit, dieses alte Mittel wieder zu entdecken und aufleben zu lassen. Durch seine feine Säure ist er eine magenschonende und histaminfreie Alternative zu Essig, Wein oder Zitrone. Er wird in Suppen, Saucen, Eintöpfen und Salaten, zu Einlegegemüse, Geflügel, Fisch oder Gegrilltem eingesetzt.

Verjus ist:

* mild – mit feiner Säure und frei von Histamin
* alkoholfrei und kalorienarm
* natürlich und vegan

VERJUS-REZEPT BEI RAUEM HALS

Zubereitung:

Nach dem Öffnen entströmt ein fruchtiger und leicht saurer Geruch. Etwas Verjus mit 50–70 ml mit heißem Wasser in eine Tasse gegeben.

Er schmeckt wunderbar mit einem leicht sauer-fruchtigem Aroma, welches sich wohltuend im Hals auswirkt.

Auch als geschmacksgebende Basis für erfrischende Durstlöscher oder als besondere Note für alkoholische und alkoholfreie Getränke eignet er sich hervorragend. Besonders Menschen mit Histamin-Intoleranz können Verjus als gut verträgliche Alternative zu Essig, Zitronen und Wein, zum Kochen und Trinken einsetzen. Er erhält noch verschiedene Mineralien wie Kalium, Magnesium, Kalzium und sekundäre Pflanzenstoffe, die als Antioxidantien entzündungshemmend wirken.

Bereits in der Antike wurde er von Hippokrates von Kos als Heilmittel eingesetzt und war im Mittelalter in allen Küchen Europas verbreitet. Samuel Hahnemann, der Erfinder der Homöopathie, schreibt 1793 in seinem Apothekerlexikon: „Die Ärzte in alten Zeiten bedienten sich seiner häufig und mit grossem Vortheil."

Glaubt man den alten Quellen, dann gilt Verjus als gut verträglich für Magen und Darm, blutdrucksenkend, appetitanregend und cholesterinsenkend. Darüber hinaus wird ihm auch eine schmerzstillende und desinfizierende Wirkung nachgesagt. Da die Trauben, aus denen Verjus erzeugt wird, noch nicht richtig reif sind, enthalten sie auch nur sehr wenig Zucker. So weisen die verschiedenen Verjus-Produkte **zwischen 15–50 kcal/100 ml** auf. Gespritzt mit Wasser oder als Zugabe in Salaten und Soßen ergibt sich ein kalorienarmer Schlankmacher, der zudem auch noch gut schmeckt.

FAZIT:

* Verjus wird als Säureträger überall dort eingesetzt, wo Essig zu scharf und dominant wirkt und eine frische, fruchtbetonte Säure erwünscht ist.
* Er ist milder als Essig, fruchtiger als Zitronen und überdeckt den Eigengeschmack von Speisen nicht.
* Durch den höheren Anteil an Weinsäure / Metaweinsäure wirkt er ähnlich geschmacksverstärkend wie Fett, Alkohol oder Zucker, ohne die Kalorien dieser. Aufgrund dieser Eigenschaften wird Verjus zunehmend in der Spitzengastronomie geschätzt und eingesetzt.
* Zur Herstellung des französischen Dijon-Senf werden die Senfkörner in Verjus eingeweicht.
* Für Antialkoholiker bietet sich Verjus als Ersatz für Wein in diversen Gerichten an.
* Auch wenn die gesundheitsfördernden Eigenschaften noch nicht bewiesen sind, werden die Menschen mit Sodbrennen, Magenschleimhautproblemen oder Reizmagen die verträgliche Alternative zu Essig und Zitrone zu schätzen wissen.
* Verjus hat ähnliche Eigenschaften wie Rotwein mit einem Vorteil, dass er keinen Alkohol besitzt.

Man könnte sagen:

Verjus ist so gesund wie Rotwein, jedoch ohne Alkohol.

Waschmittel aus Heilpflanzen und Essig

Wenn wir heute pflanzliche Stoffe zum Wäschewaschen hernehmen, lassen wir uns vom Umweltgedanken leiten oder möchten eine Alternative zu den scharfen Waschmitteln finden. Wenn ich mir die Geschichten der alten Frauen, meiner Mama und Großmutter, anhöre, war Wäschewaschen kein Zeitvertreib, es war Schwerstarbeit, ging über den Rücken in die Knochen und die Hände haben von Waschbrettreiben auch gelitten.

Reißen wir uns los von der Bürde der alten Tage, aber testen wir die Waschmittel der vergangenen Generationen. Probieren wir es, vielleicht lässt sich so manches herkömmliche Waschmittel einsparen und wir geben der Umwelt eine Verschnaufpause beim Wäschewaschen ohne Chemikalien.

Ich habe verschiedene Rezepturen zum Ausprobieren bekommen und stelle nun meine gebräuchlichsten vor.

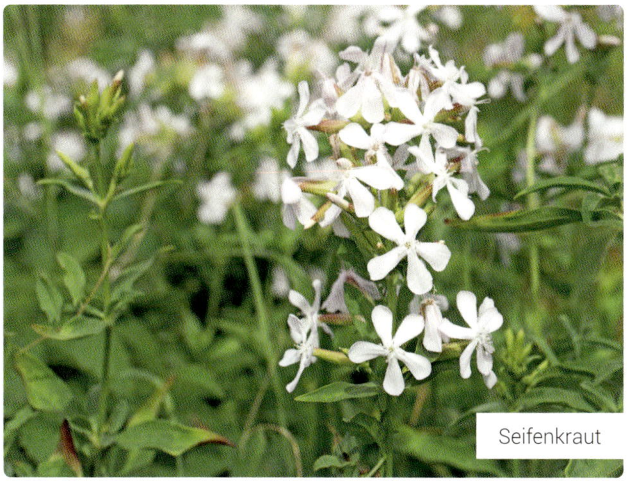

Seifenkraut

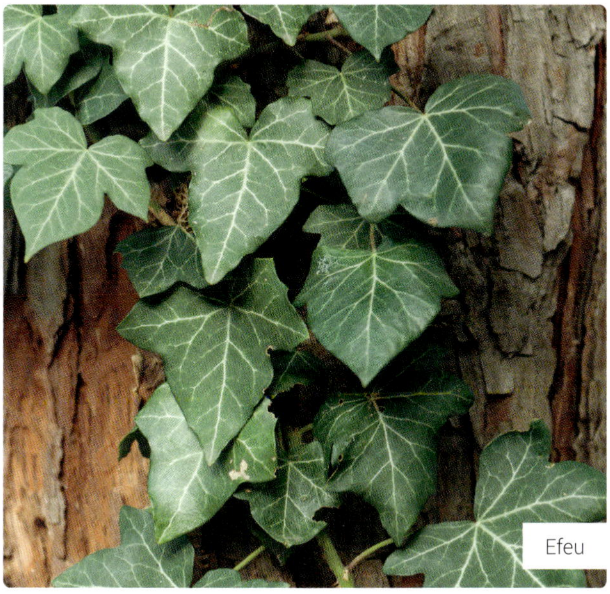

Efeu

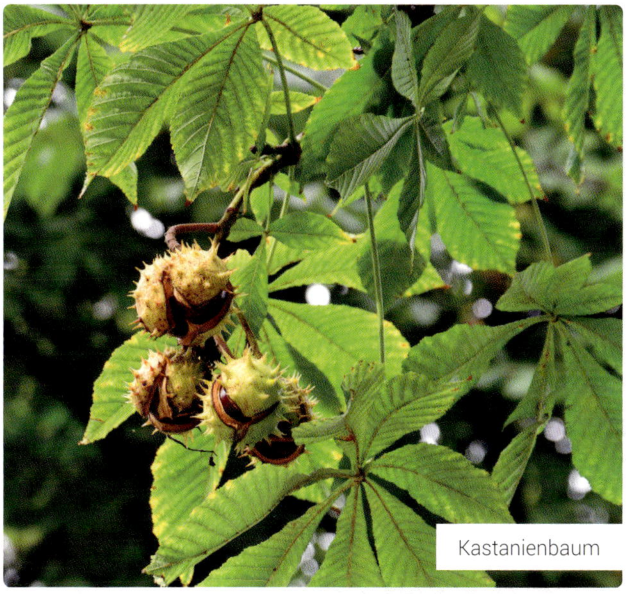

Kastanienbaum

ASCHEN-LAUGE

Natürliche Waschmittel zu verwenden, z. B. aus Buchenasche (habe ich noch bei meiner Tante Apollonia gesehen, macht schneeweiße Wäsche), ist uralt und hat eine doch lange vergessene Dimension.

Beim Mischen von Asche mit Wasser entsteht eine alkalische Lösung (Lauge), deren Wirkung bei der Reinigung von Wäsche genutzt wird. Das Wort *alkalisch* bezieht sich auf *al-quali* (arab. القلية) was Pflanzenasche bedeutet. Es gibt verschiedene Varianten, wie mit Asche gewaschen werden kann. Hier einige Verfahren, wie die Asche beigegeben wurde:

ASCHEN-LAUGE

1. Variante:
Die weiße Asche (*ohne jegliche schwarze Holzkohle-Stückchen*) wird direkt auf das Waschgut gestreut. Heißes Wasser wird dazugegeben.

2. Variante:
Die weiße Asche in Leinensäcken auf das Waschgut legen und heißes Wasser dazugeben.

3. Variante:
Die weiße Asche mit dem Wasser gemischt zum Waschgut geben.

Meist wurde diese Prozedur mehrfach durchgeführt und zuletzt mit reichlich reinem Wasser gespült. Der ganze Prozess dauerte mehrere Tage. Danach wurde die Wäsche zum Bleichen auf den Rasen gelegt. So entsteht sehr weiße Wäsche.

Von meiner Großmutter und Mutter habe ich das Einsetzen von **Wäsche-Blau / Ultramarin** bei der Weißwäsche übernommen. Noch immer gibt es ein Versandhaus, wo man Wäsche-Blau kaufen kann. Auf arabischen Basaren kann man schöne blaue Farbkegel sehen, die aus Wäsche-Blau bestehen, denn es verleiht dem weißen Männer-Kaftan einen schönen bläulich-weißen Schimmer, genauso wie meiner weißen Wäsche.

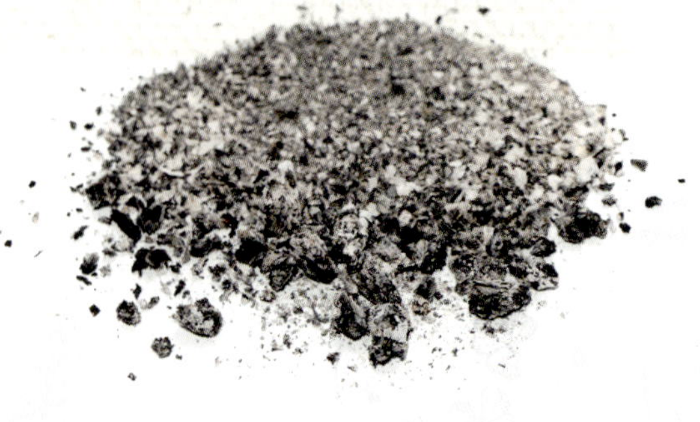

SEIFENKRAUT

Das Seifenkraut wurde schon im Mittelalter zum Waschen genutzt. Volkstümliche Namen wie *Waschlaugenkraut* und *Seifenkraut* weisen auf diese Verwendung hin. Mittlerweile ist es als biologisches Waschmittel wieder im Gebrauch und in der Türkei, China und dem Iran wird es heute sogar schon wieder für diese Zwecke angebaut.

SEIFENKRAUT-WÄSCHE

Im Arnstädter Schloss werden noch heute die wertvollen flämischen Gobelin-Teppiche mit Seifenkraut-Lauge gewaschen und hergerichtet.

Eine brauchbare Rezeptur besteht aus:

* 500 ml Wasser
* 100 g Seifenkraut (Wurzeln und Blätter)
* 200 ml Brennspiritus oder anderer hochprozentiger Alkohol
* Gefäß zur Aufbewahrung des Waschmittels

Seifenkraut

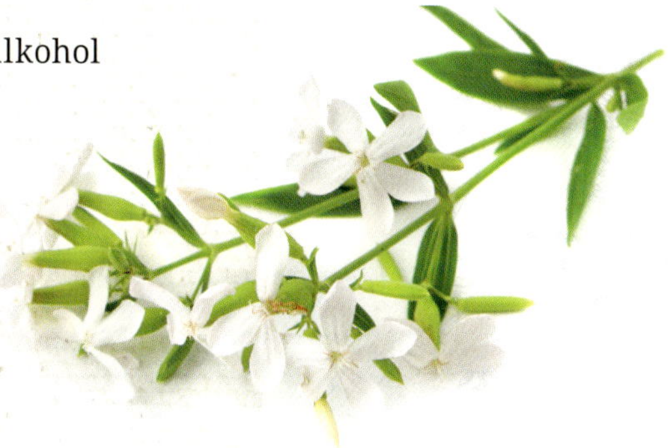

Zubereitung:

1. Seifenkraut samt Wurzeln klein schneiden
2. Seifenkraut und Wasser im Topf erhitzen
3. 30 Minuten köcheln lassen und ab und zu umrühren
4. Vom Herd nehmen und 2 Stunden ziehen lassen
5. Mit einem Pürierstab oder im Mixer zerkleinern
6. Durch ein Abseihtuch die restlichen Pflanzenteile abfiltern
7. Brennspiritus hinzugeben, alles gründlich verrühren und abfüllen
8. Eventuell 5–10 Tropfen reines ätherisches Öl deiner Wahl dazugeben (z. B Zitronen-, Lemongrass- oder Lavendelöl) oder ein Hydrolat

Anwendung:

Wird zur Reinigung kostbarer Teppiche und Polster genutzt

Mit dem Rezept stellst du 700 ml Waschmittel her.
Das reicht für etwa 7–10 Waschladungen.

FLECKENWASSER AUS SEIFENKRAUT

Das Fleckenwasser ist besonders für Wollteppiche und feine Textilien geeignet.

Zutaten:

* 20 g Seifenkrautwurzeln, bei frischen Wurzeln doppelte Menge
* 30 g Seifenkrautblätter, bei frischen Blättern doppelte Menge
* 350 ml Wasser
* 3 TL Zitronensaft
* 50 ml Weingeist
* Gefäß zum Aufbewahren

Zubereitung:

1. Seifenkraut klein schneiden und im Wasser erhitzen
2. 15 Minuten bei offenem Deckel köcheln
3. Klein geschnittene Blätter hinzugeben und weitere 20 Minuten offen kochen lassen
4. Abkühlen lassen und abseihen
5. Mit Weingeist und Zitronensaft mischen und abfüllen

Die entsprechende Stelle wird ins Fleckenwasser getaucht und mit den Fingern fein verrieben, danach wie gewohnt waschen.

ROSSKASTANIEN

Die Vorteile des Wäschewaschens mit Kastanien sind vielseitig:

* 100 % biologisch abbaubar
* Kleidung und Haut bleiben frei von Chemikalien
* Kostenlos, fast überall in Zentraleuropa verfügbar
* Anders als Waschnüsse regional verfügbar, ohne lange Transportwege und ohne Marktverzerrungen in den Ursprungsländern

Noch ein Hinweis:

Essig hat sich als Weichspüler beim Waschen von Babykleidung, Seide und Wolle gut bewährt und nimmt aus der Wäsche das überschüssige Waschmittel, um die Allergiegefahr zu minimieren.

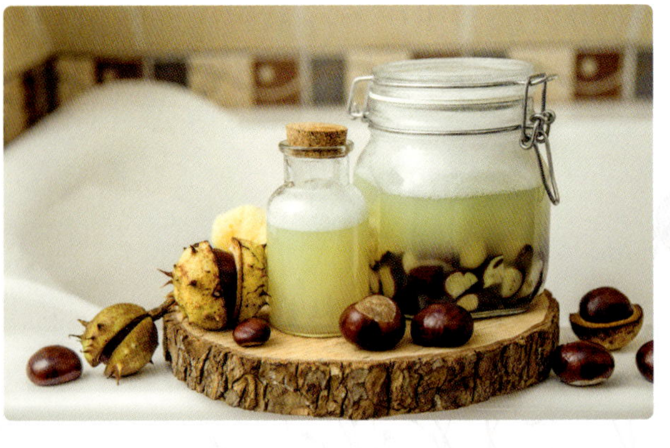

ROSSKASTANIEN-WASCHMITTEL

Das Waschen mit Kastanien ist einfach, alles was du benötigst, sind Kastanien und Wasser. Wir persönlich finden, das Waschergebnis ist gut. Wir sind immer wieder fasziniert, wie billig man Wäsche waschen kann.

Zutaten:

* 5–8 Rosskastanien
* 300 ml Wasser

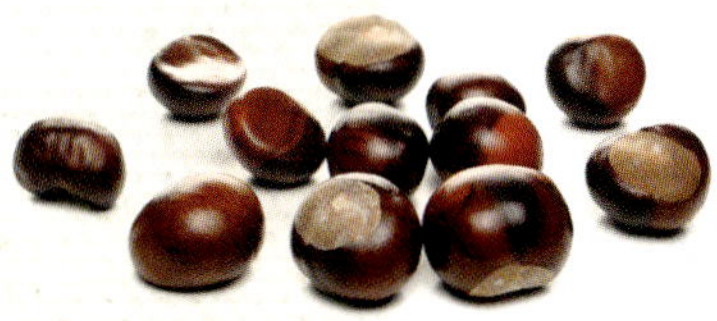

Zubereitung:

1. Schneide die Kastanien in Viertel oder besser in noch kleinere Stücke, geht gut, wenn die Kastanien noch frisch sind.
    - Zum **Aufbewahren** auf einem Backblech trocknen lassen.
    - Für **Weißwäsche** solltest du die braunen Schalen entfernen
2. Gib eine Handvoll Kastanienstücke in ein Glas, übergieße sie mit 300 ml heißem Wasser und lasse sie gut 10 Stunden, besser über Nacht, drinnen. Das Wasser löst die Saponine aus den Kastanien. Wenn du sie viertelst, solltest du das Wasser ungefähr 8 Stunden ziehen lassen. Je kleiner die Kastanienstücke sind, desto kürzer ist die Ziehzeit zum Herauslösen des *schäumenden* Saponins. Natürlich hilft hier auch eine Küchenmaschine gut. Wenn ich es eilig habe, übergieße ich die Kastanien mit kochendem Wasser und lasse die Lauge nur 1–2 Stunden ziehen.
3. Schüttelt man das Glas, bildet sich leicht Schaum.
4. Die Lauge durch ein Sieb in das Waschmittelfach der Waschmaschine schütten oder direkt über die Wäsche geben. Es sollten keine Stückchen in die Maschine gelangen.
5. Wie gewohnt die Wäsche waschen.
6. Je größer die Ladung Wäsche ist und je höher der Verschmutzungsgrad, umso mehr Kastanien solltest du verwenden.
7. Hartnäckige Flecken kannst du mit Kern- oder Gallseife vorbehandeln.
8. Bei stark kalkhaltigem Wasser kannst du etwas Waschsoda hinzugeben. Wenn du aber tierische Fasern wie Wolle oder Seide wäschst, solltest du auf Soda verzichten und stattdessen etwas Essig als Weichspüler nutzen.
9. Die Kastanien kannst du bis zu 3 Mal wiederverwenden, beachte aber, dass die Ziehzeit jedes Mal etwas länger sein sollte.

EFEU WASCHMITTEL

Rezept von Melanie Göppert

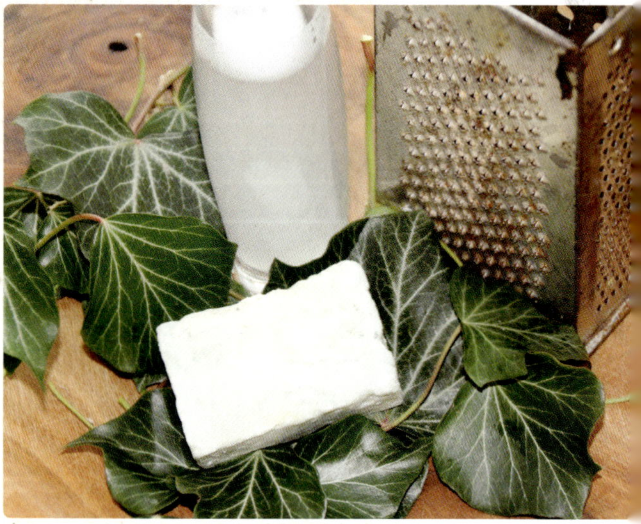

Es ist für weiße, bunte und schwarze Wäsche geeignet

Zutaten:

* 5 Handvoll Efeublätter, ganz lassen
* 5 l Wasser
* 100 g geraspelte Kernseife

Zubereitung:

1. Ganze Efeublätter mit Wasser aufkochen lassen und mind. 2 bis max. 10 Stunden ziehen lassen
2. Efeublätter absieben
3. Die Kernseifenraspeln in den Efeu-Sud geben
4. Kalt in etikettierte Flaschen abfüllen und verschließen
5. Für einen guten Duft zusätzlich 5 Tropfen eines reinen ätherischen Öls wie Zitrone, Orange, Lavendel oder auch eine Mischung ins Waschmittelfach geben

Anwendung:

* Für eine Waschladung 30 ml davon ins Waschmittelfach geben
* Bei starken Verschmutzungen 1 EL Natron und 1 TL–1 EL Zitronensäure dazugeben
* Bei kalkhaltigem Wasser Apfelessig oder Zitronensäure ins Weichspülerfach dazugeben

Es ist bei Raumtemperatur 6–8 Wochen haltbar

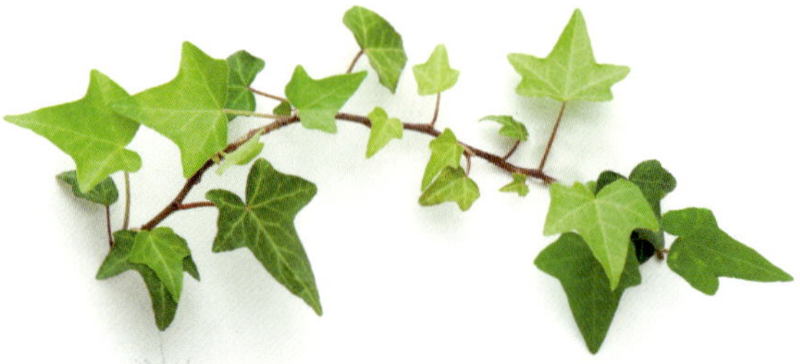

Zäpfchen / Stifte (Suppositorien)

In meiner nunmehr über 40-jährigen Hebammentätigkeit habe ich bestimmt schon Tausenden von werdenden Müttern ein Zäpfchen verabreicht. Ich denke, es ist für den interessierten Kräuterkundigen gut zu wissen, dass auch über ein Zäpfchen Wirkstoffe in den Körper gelangen können.

Das *Rectum* (Mastdarm) ist nicht gänzlich an das Pfortadersystem angeschlossen, sondern von einem als *Plexus venosus rectalis* bezeichneten Venengeflecht umgeben, das Abflüsse sowohl in das Pfortader- als auch in das Hohlvenensystem besitzt. So hat es eine ganz besondere Bedeutung bei der Gabe eines Zäpfchens (*Supposition*).

Bei einer rektalen Wirkstoffgabe, beispielsweise über ein Zäpfchen, kann der First-Pass-Effekt (Umwandlung eines Arzneimittels durch die erste Passage, die Leber) somit teilweise umgangen werden und die Wirkstoffe werden nicht so schnell von der Leber umgewandelt bzw. abgebaut, was die Wirkung verlängert und erhöht.

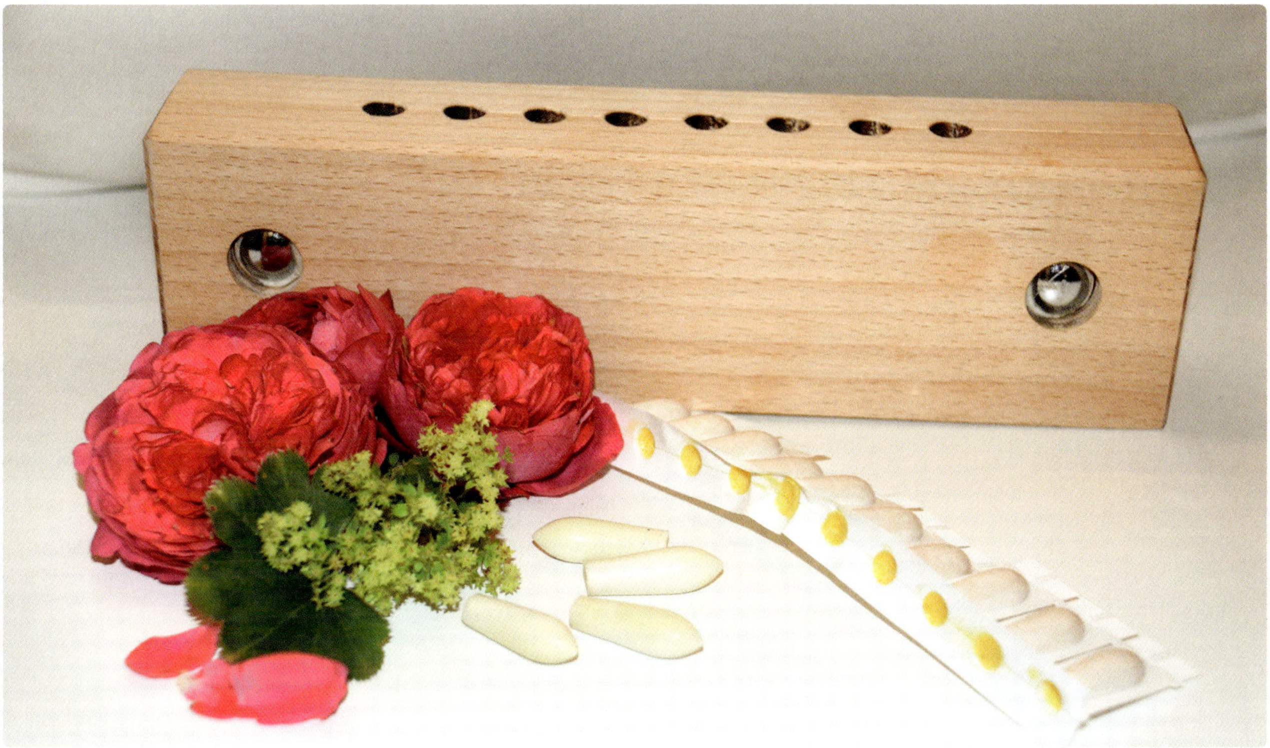

ZÄPFCHENFORMEN selbst herstellen:

In ein Stück Holz 6–12 fingerdicke Löcher ca. 3 cm tief in einer Linie bohren. Nun folgt ein Sägeschnitt mittendurch und trennt so das Holzstück in 2 gleichgroße Stücke. Diese werden mit Schrauben, Gummiring oder mit einem Binderkabel fest zusammengeschnürt. In die Bohrlöcher wird nun die Zäpfchenmasse gegeben, die dort erkaltet.

Ist die Masse kalt, kann das Zäpfchen herausgeschält werden. Das Holzstück dient gleichzeitig als Aufbewahrungsschachtel. Für Vaginalzäpfchen werden größere Löcher als die normale Zäpfchenform bevorzugt.

Eichenholz hat durch seinen Gerbstoffgehalt schon zusammenziehende Wirkung für Hämorrhoidalzäpfchen

Kirschholz oder **Apfelholz** eignet sich als Rosengewächs für Scheidenzäpfchen, Rüster / Ulme bei seelischem Ungleichgewicht

Lärche für mehr Wendigkeit, mit einem wunderbaren Harz, dem Terpentin fürs leichtere Atmen, sprich bei Erkältungen

Die gebräuchlichste Zäpfchengrundmasse ist **Kakaobutter**, da sie bei Körpertemperatur schmilzt. Sie lässt sich gut verarbeiten und hat noch dazu einen angenehmen Geruch.

Merke: Kakaobutter nicht über 40 °C erwärmen, da sie bei überhitzter Schmelze nicht mehr gut fest wird, auch das Aufschmelzen im Wasserbad ist empfehlenswert.

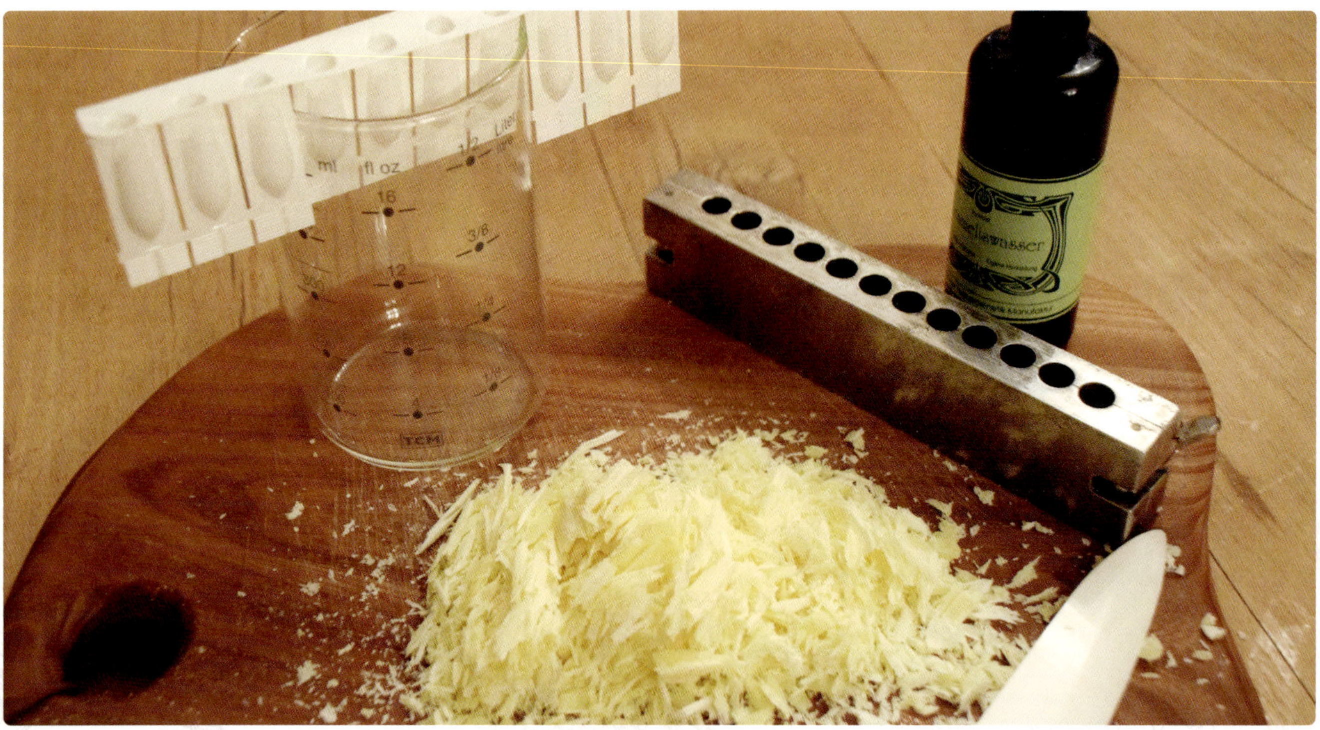

BASISREZEPT FÜR 10 ZÄPFCHEN

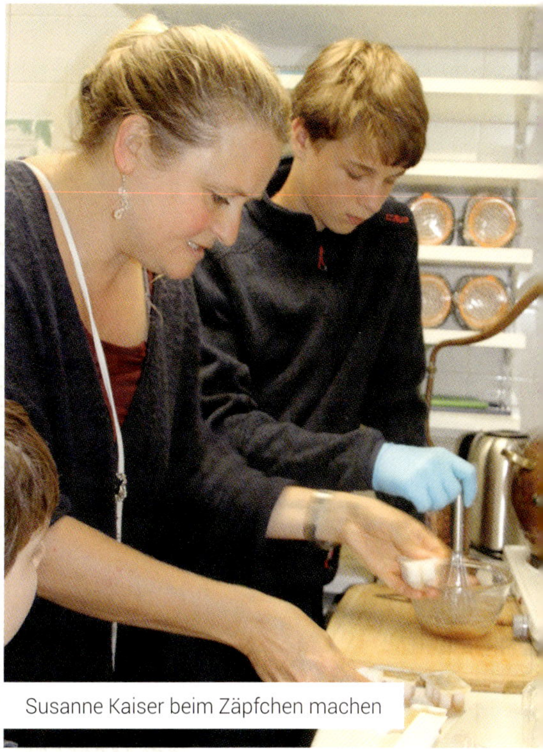
Susanne Kaiser beim Zäpfchen machen

Zutaten:

* 20 g Kakaobutter – entspricht 2 g pro Zäpfchen
* 0,5–1 % Wirkstoff äth. Öle, siehe Dosierungs-Tabelle
* Hat man eine Rezeptur mit verschiedenen ätherischen Ölen, werden diese separat gemischt und dann die angegebene Tropfenzahl in die Zäpfchenmasse gegeben.

Zubereitung:

Die Zäpfchenmasse kann auch nach der 2-Phasen-Methode hergestellt werden:

1. Fette Phase: 20 g Kakaobutter
2. Wässrige Phase: 1 bis max. 2 ml – eher weniger, es kommen noch ätherische Öle dazu. Man kann folgende Flüssigkeiten verwenden:
    - Tees und Hydrolate, wie z. B. weiße Taubnessel, Thymian, Schafgarbe, Frauenmantel, Storchschnabel
    - sowie homöopathische Urtinkturen, Fluidextrakte, z. B. Rosentinktur, Ringelblume, Rosskastanie, Schafgarbe, Frauenmantel, Sonnenhut, Majoran, Rotklee, Kapuzinerkresse, Sanikel, Wegerich, Kollidales Silber D5, Tinkturen, Ampullen-Arzneien, Bachblüten in die Zäpfchen einbringen. Natürlich nur in ganz geringen Dosen, denn das Zäpfchen soll ja auch fest werden.

* Ölige Vitamin-A-Tropfen = Vitadral zur Regeneration der Schleimhaut (rezeptpflichtig)

Merke: Ätherisches Öl Thymian CT Thymol nicht zu hoch dosieren

* auf 10 mg Zäpfchenmasse = 1 Tropfen äth. Öl
* nicht in der Schwangerschaft und für Kinder
* eine niedrige Dosierung ist immer vorzuziehen
* Zimtrinde bitte nie im Vaginalbereich verwenden, es brennt wie Feuer!
* Bitte Vorsicht: Immer einen individuellen **Allergietest** durchführen. Auch sollten Unverträglichkeiten Beachtung finden.

Arndt-Schultz-Regel beachten, die besagt:

* Schwache Reize fachen die Lebensenergie an
* mittlere fördern sie
* starke Reize heben sie auf

Dosierung von ätherischen Ölen:

Anzahl der ätherischen Öle auf ml Trägeröl – fettes Öl oder Kakaobutter, angelehnt an Eliane Zimmermann

ANZAHL DER ÄTHERISCHEN ÖLE AUF ML DES TRÄGERÖLS

0,5 %	1 Tropfen	2 Tropfen	3 Tropfen	5 Tropfen	10 Tropfen
1 %	2 Tropfen	4 Tropfen	6 Tropfen	10 Tropfen	20 Tropfen
2 %	4 Tropfen	8 Tropfen	12 Tropfen	20 Tropfen	40 Tropfen
3 %	6 Tropfen	12 Tropfen	18 Tropfen	30 Tropfen	60 Tropfen
Trägeröl in ml	10 ml	20 ml	30 ml	50 ml	100 ml

unter 0,5 % = sehr empfindliche Haut, Babys

0,5 % = Kinder, Schwangere, Senioren, bettlägerige Menschen

1 % = chronisch Kranke, Kinder, länger andauernde Behandlungen

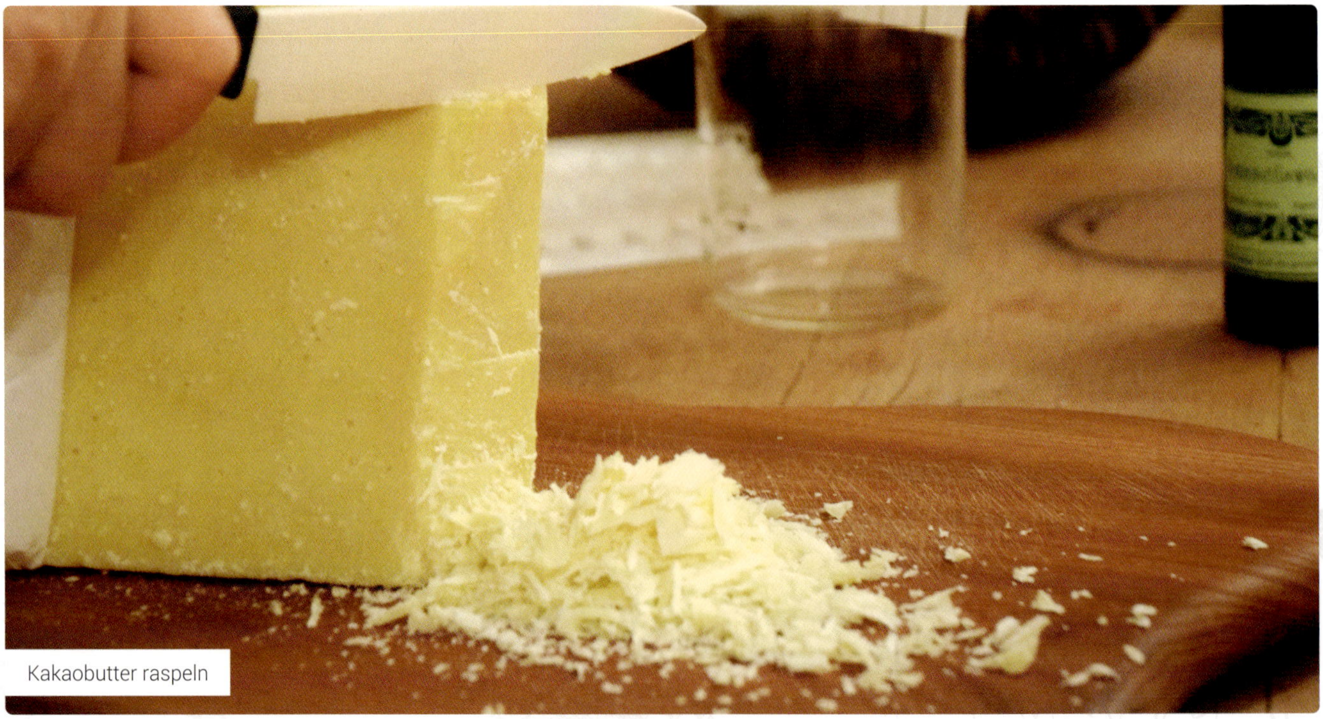

Kakaobutter raspeln

Die folgenden Rezepte können auch in einer Apotheke hergestellt werden:

GLYCERINZÄPFCHEN

zum Abführen

für 6 Zäpfchen

* 12 g Kakaobutter
* 6 g Glycerin

HÄMORRHOIDEN

* 20 g Kakaobutter
* Zypresse (stabilisiert Venen und Hämorrhoiden), Schafgarbe, Mastix, blaue Kamille – Tropfen nach Basisrezept

KINDERZÄPFCHEN

zum Entblähen

* 20 g Kakaobutter
* 2 Tropfen Röm. Kamille – krampflösend
* 1 Tropfen Chamomilla D6-Dil.

THYMIAN-ZÄPFCHEN

bei Erkältung

* 20 g Kakaobutter
* 2 Tropfen Thymian CT Linalool auf 10 Zäpfchen

Nicht in der Schwangerschaft

Thymian

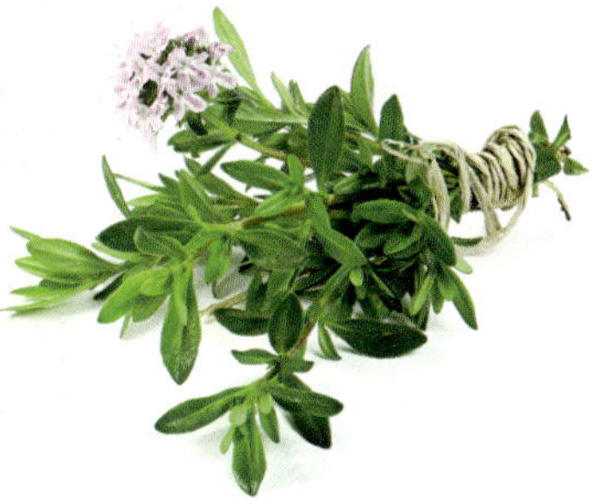

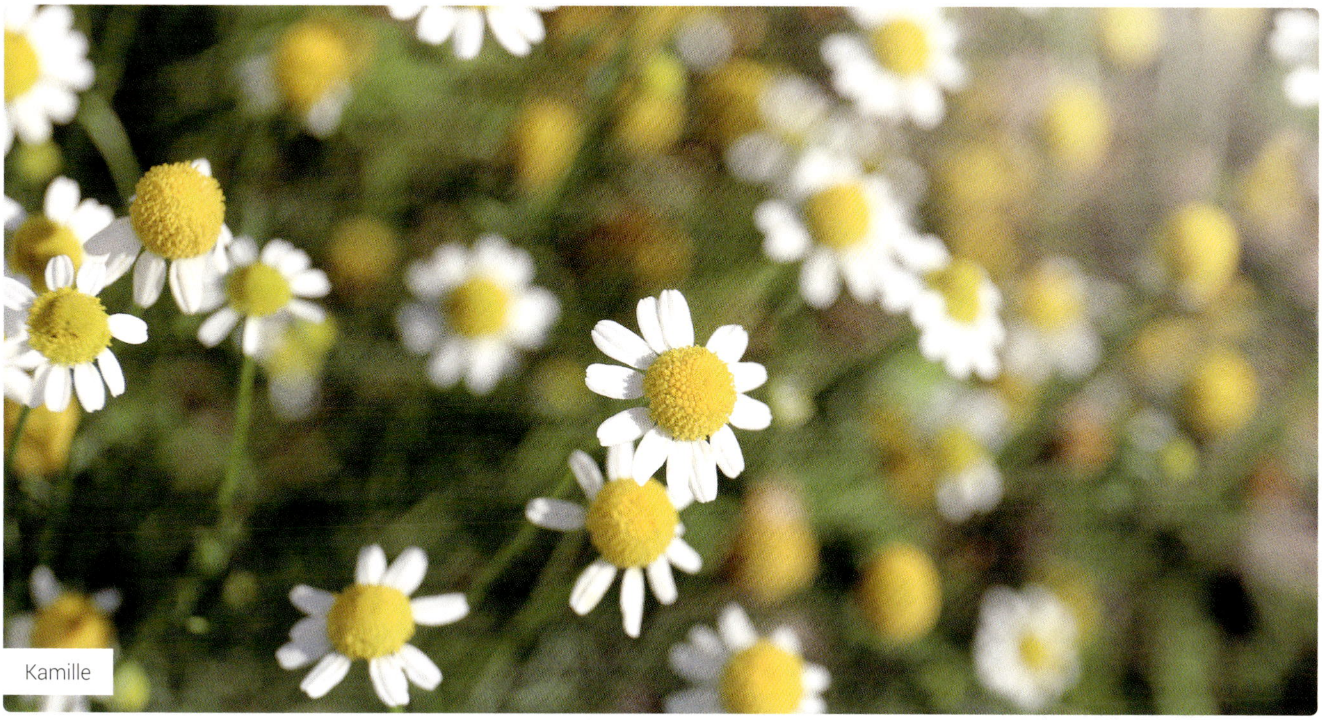

Kamille

Große Verdienste in der Suppositorien-Herstellung hat die Apothekerin Dorothea Hamm.

VAGINALZÄPFCHEN

nach Dorothea Hamm

Hier die Rezeptur, die sich in den letzten Jahren für viele bakterielle und mykotische Infektionen bewährt hat:

Zutaten für 1 Ovulum zu 3 g:

* 2,7 g Kakaobutter
* 25 mg Lemongrass, ca. 7 Tropfen
* 25 mg Teebaum, ca. 7 Tropfen
* 50 mg Palmarosa, ca. 15 Tropfen
* 50 mg Rosengeranie, ca. 15 Tropfen

Zutaten für 20 Ovula, das braucht man für 1 Behandlung:

* 54 g Kakaobutter
* 0,5 g Lemongrass, ca. 15 Tropfen
* 0,5 g Teebaum, ca. 15 Tropfen
* 1 g Palmarosa, ca. 35 Tropfen
* 1 g Rosengeranie, ca. 35 Tropfen

Zubereitung:

1. Die Kakaobutter vorsichtig unter Rühren erwärmen, nicht über 40 °C.
2. Dann die ätherischen Öle reinmischen, gut rühren und in die Kunststoffformen aus der Apotheke eingießen.
3. Langsam erkalten lassen und anschließend für ein paar Stunden in den Kühlschrank geben.

Die fertigen Ovula kann man mit einem Abdeckband zukleben und im Kühlschrank bis zu 3 Jahre aufheben.

Anwendung:

* Jeden Abend 1 Zäpfchen einführen und mindestens 1 Stunde liegen.
* Für den Tag kann man sich die gleichen ätherischen Öle in etwas Mandelöl geben und tagsüber einreiben (30 ml Mandelöl, je 3 Tropfen ätherisches Öl) oder in eine Hydrolat geben und sprühen.
* Die ölige Mischung kann auch mit dem Scheidentrichter in die Scheide eingebracht werden (siehe Seite 248).

NEROLI-ZÄPFCHEN FÜR KINDER

bei Angst und Unruhe

* Kakaobutter
* Neroliöl –Tropfen nach Basisrezept

BLÄHUNGSZÄPFCHEN

* Kakaobutter
* Anis-, Fenchel-, Koriander-, Lavendelöl – Tropfen nach Basisrezept

GRIPPE-ZÄPFCHEN FÜR KINDER UND ERWACHSENE

* Kakaobutter
* Lavendel, Eucalyptus radiata-, Manuka-, Ravintsaraöl, Thymian-Linalool-Öl – Tropfen nach Basisrezept

PFLEGEÖL FÜR DEN ANUS

bei Hämorrhoiden

Zutaten:

* Je 1 Tropfen Kamille blau, Lavendel, Patschuli, Rosengeranie, Mastix, Zypresse
* 5 Tropfen Sanddornfruchtfleisch-Öl (Apotheke, Kräuterladen)
* 30 ml Johanniskrautöl
* 20 g Aloe-vera-Gel (Apotheke)

Verträglichkeit prüfen, siehe ätherische Öle

Anwendung:

Etwas von dieser Ölmischung auf einen Wattepad geben • vorsichtig auf die Analregion drücken und dort einige Zeit aufliegen lassen • evtl. eine Schutzvorlage in den Schlüpfer legen – Sanddorn färbt die Wäsche orange.

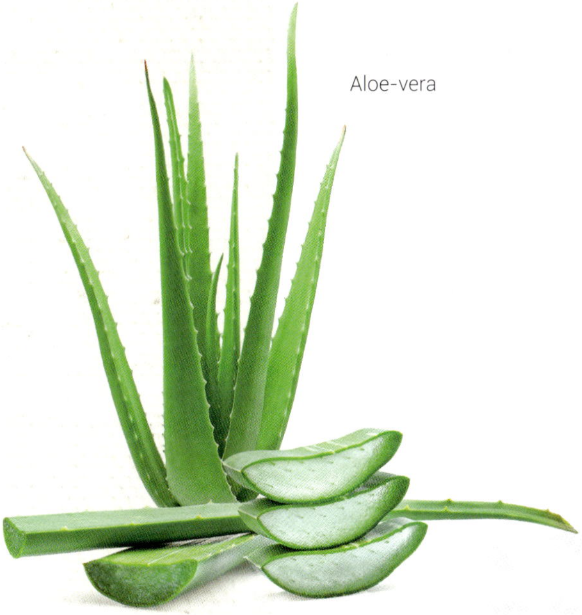

Aloe-vera

OMAS HÄMORRHOIDEN-ZÄPFCHEN

Zutaten:

* 1 EL getrocknete Himbeerblätter – nimmt Hitze, entzündungshemmend
* 1 EL getrocknete Schafgarbenblüten – entzündungswidrig, gegen Juckreiz
* 1 EL getrocknete Lavendelblüten, gemörsert
* Eventuell noch etwas Tonerde, bis die Masse gut formbar ist – für ein gutes Hautgefühl, entzündungshemmend
* 7–8 EL Bio-Butter

* Es können auch in die lauwarme Butter ätherische Öle eingearbeitet werden, wie: Zypresse, Amyris, Kamille blau, Lavendel, Mastix, Patschuli, Rosengeranie – Tropfen nach Basisrezept

Zubereitung:

1. Butter im Wasserbad schmelzen, die Kräuter dazugeben und 15–30 Minuten ausziehen, dann über Nacht durchziehen lassen
2. Am nächsten Tag wieder erwärmen
3. Durch ein Tuch seihen und erkalten lassen
4. Unter Rühren geht das Abkühlen etwas schneller
5. Kleine Zäpfchen formen oder im zähen Zustand in eine Zäpfchenform geben, denn eine zu flüssige Masse läuft aus einer selbsthergestellten Zäpfchenform aus Holz raus

   - *Die geformten Zäpfchen in Butterbrotpapier einwickeln und im Tiefkühlfach erkalten lassen, das sie ihre Form besser behalten*
   - *Die hölzerne Zäpfchenform wird in den Kühlschrank zum Erkalten gestellt und in ihr können die Zäpfchen auch bis zum Gebrauch gelagert werden*

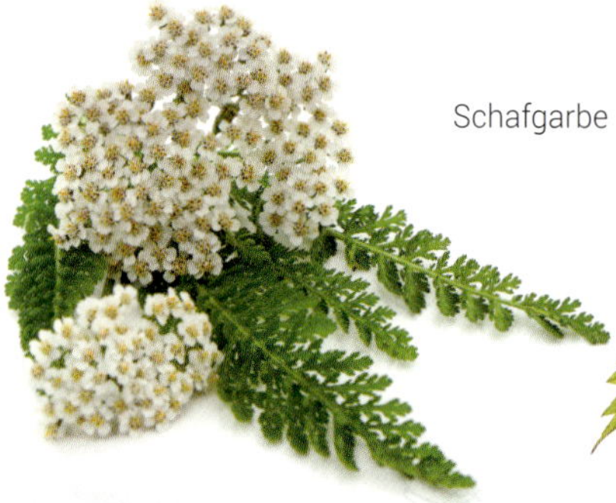

Schafgarbe

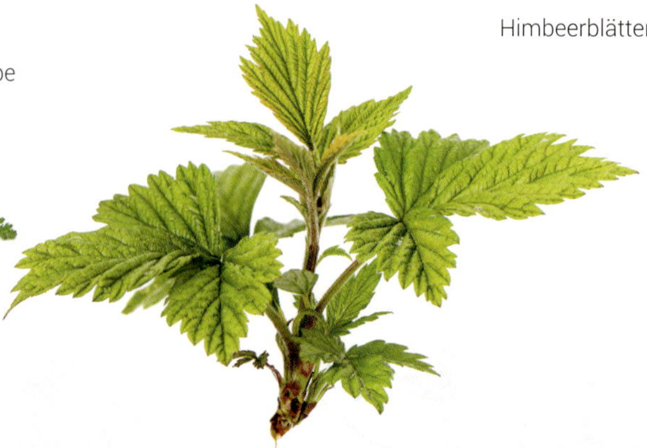

Himbeerblätter

WEITERE HÄMORRHOIDEN-ZÄPFCHEN-REZEPTUREN

2-g-Zäpfchen-Formen gibt es in der Apotheke in einer 10er-Verkaufs-Einheit

Zutaten:

* 20 g Kakaobutter (evtl. günstig beim Bäcker erwerben)
* 2–3 Tropfen der ätherische Ölmischung

Mischung:

* 5 Tropfen Mastix
* 5 Tropfen Zypresse
* 5 Tropfen Amyris
* 5 Tropfen Cistrose
* 4 Tropfen Rosengeranie
* 4 Tropfen Lavendel
* 1–2 Tropfen Kamille blau

Zubereitung:

Wir raten die ätherischen Öle in ein separates Fläschchen zu tropfen und aus der Mischung 2–3 Tropfen in die warme Kakaomasse einzuarbeiten. • Verträglichkeit prüfen. • Die Ölmischung für den späteren Gebrauch NICHT im Kühlschrank aufbewahren

Auch hier gilt, weniger ist mehr

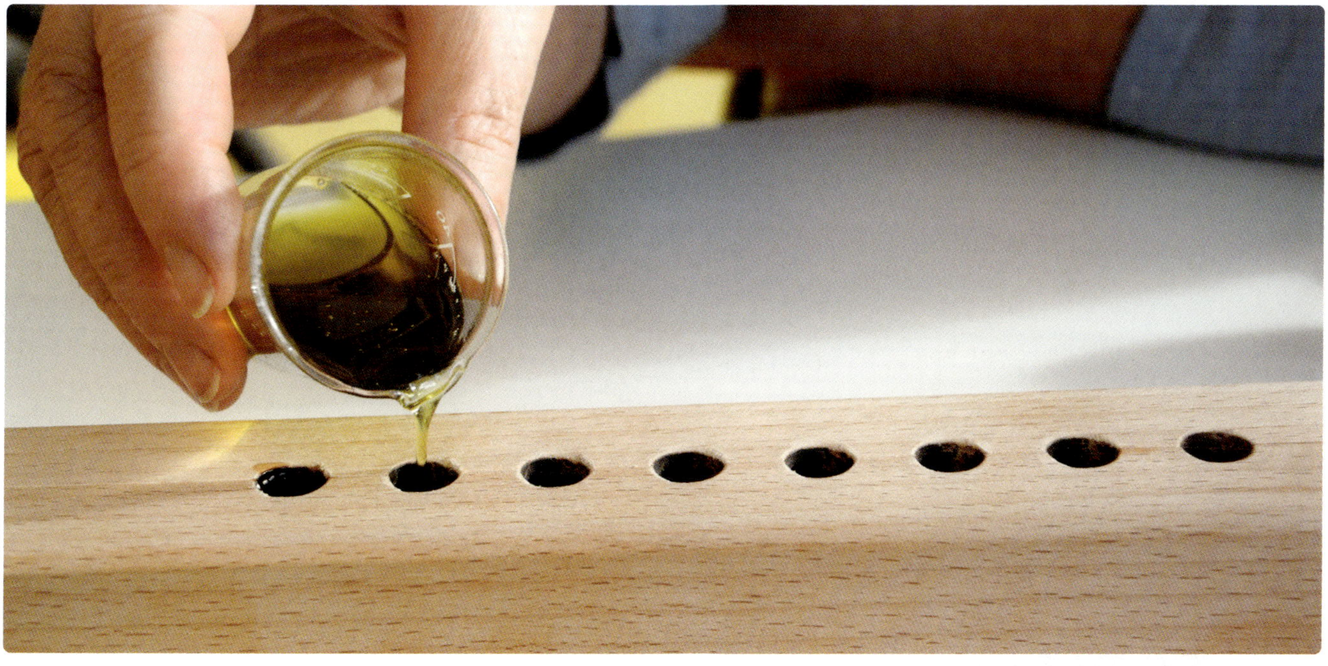

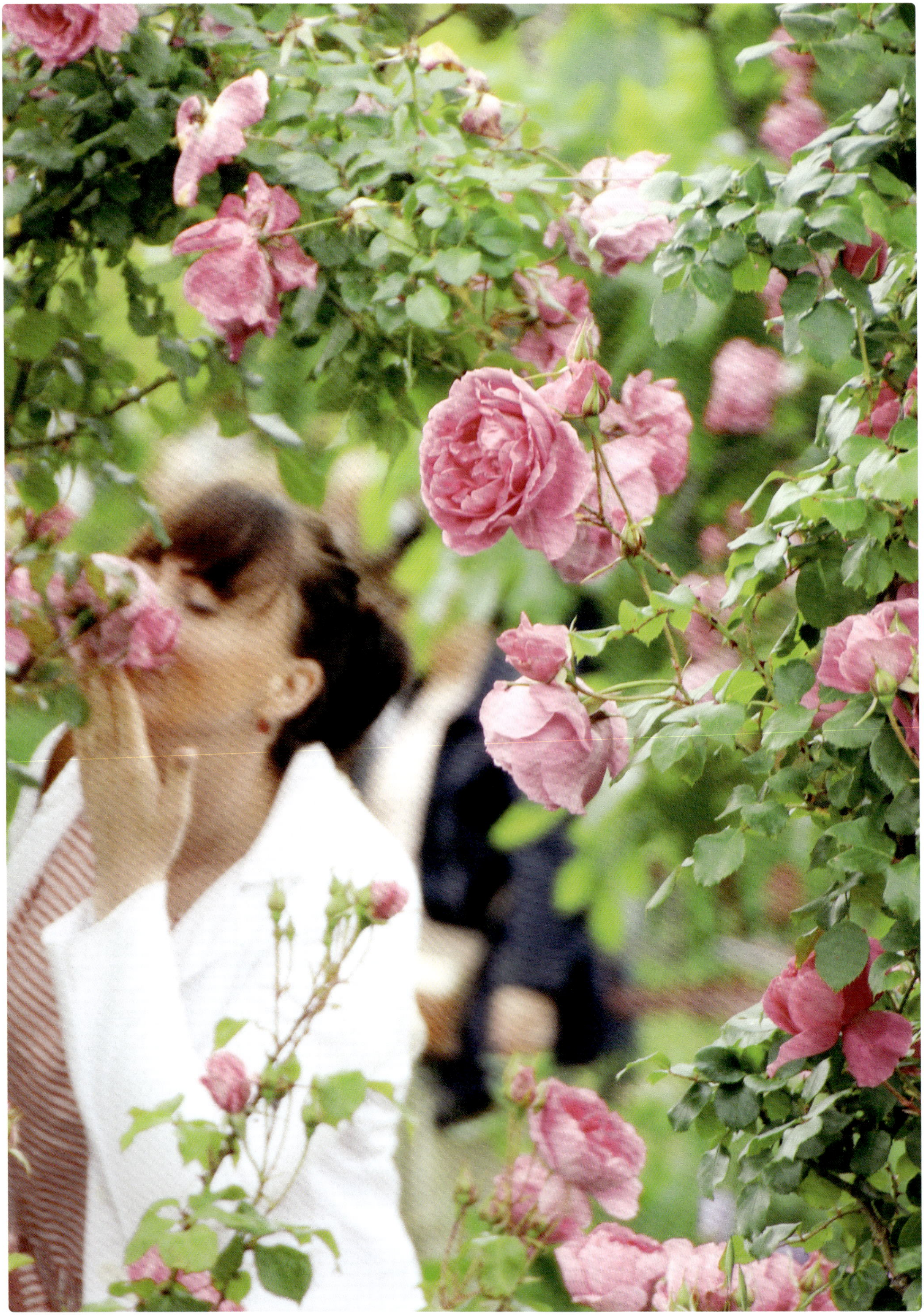

Zucker mit Heilpflanzen

Eine Verarbeitung der essbaren Blüten ist die Einarbeitung von Blüten in Zucker, der als Dekoration über Kuchen, Muffins, Waffeln, Pfannkuchen, Süßspeisen, Puddings, Eis, Pralinen, Sahne und vieles mehr gestreut wird. Es ist eine aromatische Raffinesse an deiner Kaffeetafel.

Die Herstellung ist kinderleicht und man kann ihn gut selber machen.

ROSEN-ZUCKER

Zubereitung:

1. Sammle deine Lieblings-Duftrosen-Blätter, wenn der Morgentau abgezogen ist
2. Sorgfältig und rasch im lichten Schatten oder im Dörrautomat bei 40 Grad trocknen, damit so wenig wie möglich der Duft verströmt wird
3. Vermenge je 50 g getrocknete Blüten mit 100 g Rohr-Zucker und etwas Bourbonvanille in Pulverform und zerkleinere sie in der Küchenmaschine. Noch besser schmecken sie, wenn du sie mörserst.

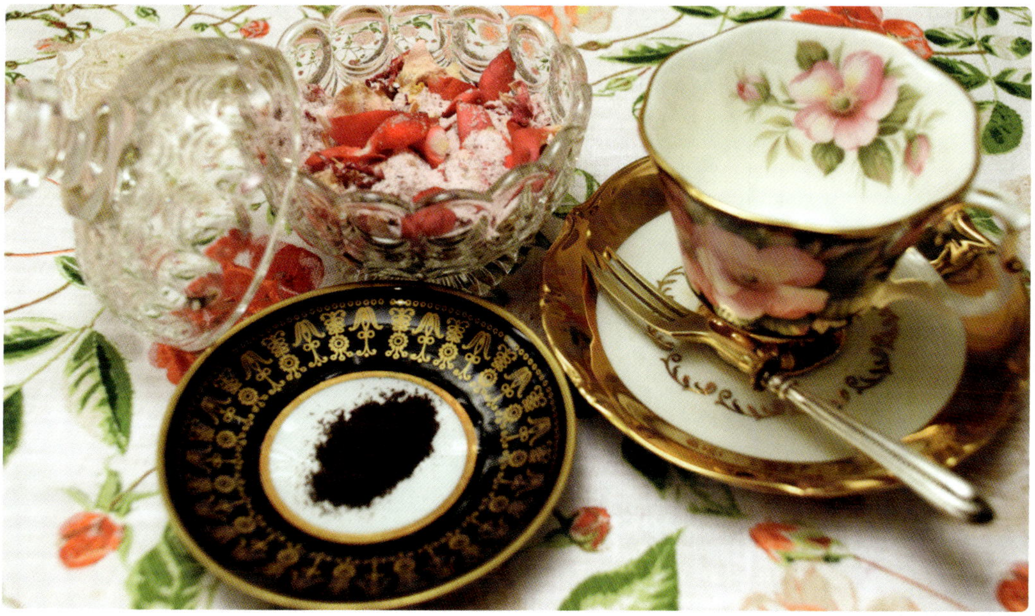

Zuckerfarben:

* **Lavendel-Zucke**r: grau-lila
* **Duftgeranien-Zucker:** grünlich blass
* **Veilchenzucker**: lila-blau
* **Malvenblüten-Zucker**: dunkellila
* **Kornblumen-Zucker**: tiefblau, gemischt mit Pfefferminze
* **Ringelblumenblüten-Zucker**: nur die Blütenblätter sind von strahlend gelber Farbe, wenn du das leere Glas noch mit 5 Tropfen Zitrone beduftest, bekommt der Zucker eine zitronige Note
* **Holunderblüten**: zügig trocknen, sonst werden sie braun
* **Zitronenverbenen-Zucker**: schmeckt sehr fein
* **Erdbeeren** oder **Himbeeren** gefriergetrocknet: machen sich auch gut mit Rosen

Am Rande erwähnt:

Schleimstoffe schwächen unsere Geschmacksempfindungen besonders bei Saurem. Himbeeren haben viel mehr Säure als Johannisbeeren, durch die Schleimstoffe schmecken sie jedoch süßer.

Es gibt auch Ananas, Äpfel, Mango, Himbeeren, Sauerkirschen u.v.m. gefriergetrocknet.

Nun steht deiner Kreativität nichts mehr im Wege.

Wir verstehen diese bunten Zucker als Garnierungsidee, die nicht zum Dauergebrauch führen sollte!

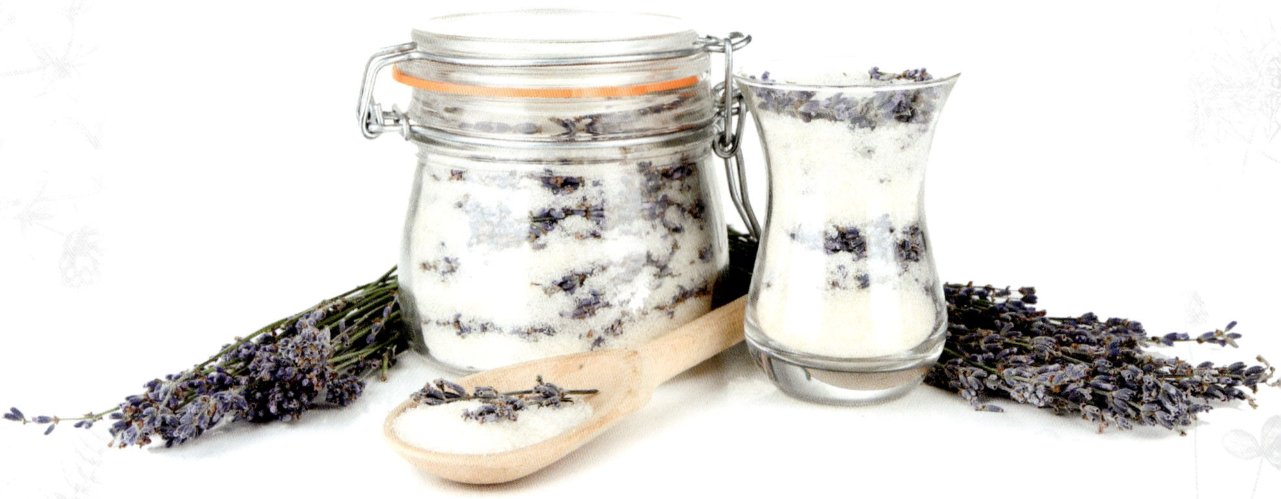

Was wird wann, wie und wo gesammelt?

Uns erfüllt das Kräutersammeln mit tiefer Dankbarkeit und Freude. Schon unsere kelto-germanischen Vorfahren waren rund um unseren Heimatort unterwegs, um Heilpflanzen zu sammeln, worauf der Fund des keltischen Kräutersichelchens schließen lässt.

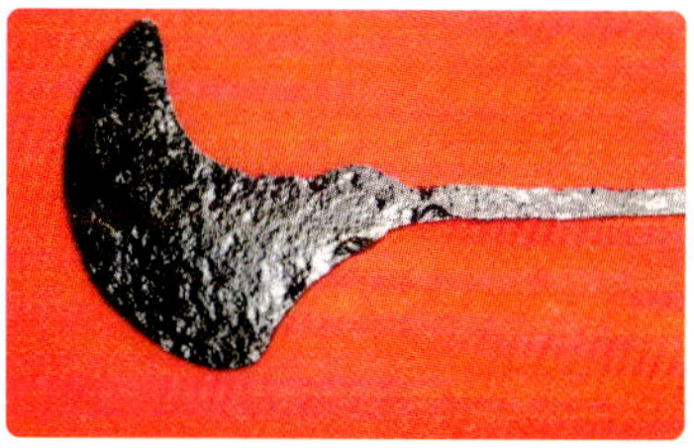

Wenn ich den Teilnehmern unserer Kurse lausche, kommen wir überein, dass wir wirklich von einem gigantischen Angebot an Wildkräutern und Heilpflanzen umgeben sind. Indem wir uns die Zeit nehmen, finden wir in das Reich der Wildkräuter und Heilpflanzen zurück, können sie sammeln und zubereiten, um unsere Gesundheit zu erhalten.

Bedenken wir immer, dass unsere Natur kein kostenloser Selbstbedienungsladen ist, denn auf keinen Fall sollen Pflanzen aus der Natur entnommen werden, die unter Naturschutz stehen. Ebenso solche, die nur vereinzelt zu finden sind, denn man kann alle Pflanzen entweder in Gärtnereien, als Tee-Droge in der Apotheke oder im Kräuterladen kaufen.

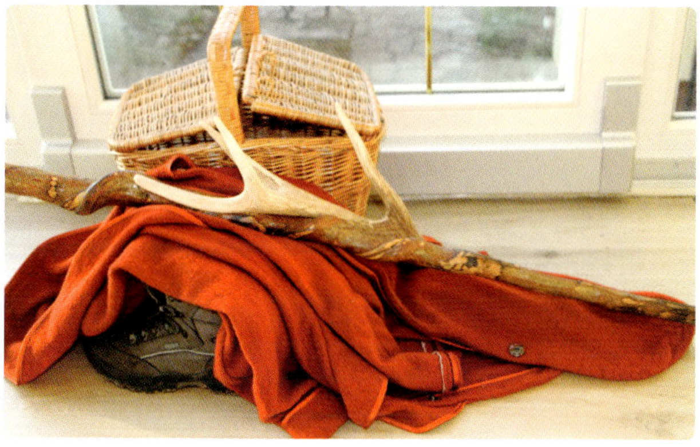

WAS brauche ich zum Sammeln?

* Einen verschließbaren Korb, damit die Sonne die Pflanzen nicht verdorrt.
* Oder eine Papiertüte, Plastiktüten lassen die Kräuter schwitzen.
* Messer, Keramikmesser oder Schere.
* Lupe, um die Pflanze nochmals genauer zu betrachten.
* Ordentliches geländegängiges Schuhwerk.
* Vielleicht einen Wanderstab.
* Ein Notizbuch, um den Standort der Pflanze aufzuschreiben, damit man später noch weiß, wo sie zu finden ist.
* Bestimmungsbuch
* Und Zeit um die Natur auf mich wirken zu lassen.
* Immer wieder werde ich gefragt, wann im Frühjahr die Wurzeln gegraben werden können? Wenn die Bauern mit der Feldarbeit beginnen und der *Sieben Stern* / die *Plejade* am Westhimmel versinkt, dann ist es Frühjahr, früh im Jahr, nicht unbedingt Frühling.

Die sieben goldenen Regeln für eine gelungene Arznei:

1. Das richtige Kraut
2. Das richtige Sammeln
3. Die richtige Zeit
4. Die richtige Verarbeitung / Trocknung (luftiger Schatten, Dachboden)
5. Die richtige Anwendungsart
6. Die richtige Mischung
7. Die richtige Dosis

WANN sammeln?

* **Knospen** zeitig im Frühjahr
* **Triebspitzen**: Frühmorgens, zu Beginn oder während der Blütezeit
* **Blätter**: Frühsommer morgens bis mittags – ganz junge und doch voll entfaltete
* **Blüten**: Sommer – sobald die Bienen kommen bis zum Mittag
  * *Vor der Blüte* bedeutet, wenn sie sich gerade öffnen
  * *Blüte*: kurz vor dem völligen Öffnen, wenn sie sich noch nicht verströmt haben
* **Blätter und Blüten**: möglichst nicht mittags sammeln, auch nicht nachmittags
* **Abends**: Nachtkerzengewächse
* **Stinkende Pflanzen**: wenn sie am stärksten stinken
* **Früchte**: Spätsommer – nach Mittag, wenn sie reif sind
* **Wurzeln**: im Herbst oder im zeitigen Frühjahr, wenn sie in die Erde kriechen oder noch nicht getrieben haben
* **Harze**: wenn am Himmel Sirius, der Hundsstern steht. Jetzt hat das Harz wenig Wasser und lässt sich gut trocknen

* Nur den Vorrat für 1 Jahr sammeln, nächstes Jahr gibt es neue Kräuter. Lass noch etwas vom Vorjahrestee übrig und gib die frisch getrockneten Teekräuter dazu. Über die Jahre hast du so einen *Generationen-Tee* und irgendwann trinken deine Enkelkinder einen Tee, zu dem du auch etwas beigetragen hast.
* **Haltbarkeit**: 1 Jahr
* **Sammelzeit** der Frauen- und Räucherkräuter ist der Frauendreißiger (vom 15. 08.–15.09. Mariä Himmelfahrt bis Mariä Schmerzen). Kräuter sollen in dieser Zeit die dreifache Kraft haben
* Im Gebirge gesammelte Pflanzen haben stärkere Wirkstoffe, sind inhaltsreicher und haben mehr äth. Öle
* Für **Homöopathie** – **Urtinkturen** ∅ – immer Frischpflanzen und oft ganze Pflanze – *Planta tota*
* **Mondzyklus**:
  * *Zunehmender Mond* – oberirdische Pflanzen
  * *Abnehmender Mond* – unterirdische Pflanzen
  * *Neumond* – magische Zwecke
  * *Vollmond* – z. B. *Königskerzentinktur*
  * Liebeskräuter und Frauenkräuter am *Freitag*

WIE sammeln?

* Seid respektvoll – Habt Ehrfurcht vor der Schöpfung. Erntet nie gierig! Ein wahrer Pflanzenfreund ist über seine eigene Gier erhaben!
* *Anfänger sammeln immer zu viel*
* Nur Pflanzen sammeln, die man einwandfrei erkennt, denn viele Pflanzen haben ungenießbare oder giftige Doppelgänger (siehe Doldengewächse)
* Ernte nur Pflanzen, die sich in ihrem Entwicklungsoptimum befinden – wenn du bei der Qualität Kompromisse machst, hast du bald sehr viel sehr schlechte Heilpflanzenpräparate, die bestimmt nicht ihren Zweck erfüllen
* Einen Standort nicht ausplündern
* Immer an verschiedenen Stellen sammeln
* Immer etwas stehen lassen, zur Wiederaussaat, zur Regeneration, für die Vögel, Bienen und Schmetterlinge
* Wurzeln nicht herausreißen, immer ein Messer, eine Schere oder ein Hirschgeweih mitnehmen. Ich habe von einem Jäger, der eine Rotwild-Herde züchtet, mein Geweih bekommen. Oft liegt es nur am Nachfragen.
* Immer nur die Teile einer Pflanze mitnehmen, die auch verwendet werden
* Keine verwelkten Blüten und Blätter sammeln, da sie nicht mehr duften und schmecken, entweder sind sie zum Versamen bereit oder sie sind schon verdorrt
* Gesammelt werden die in den Monografien angegebene Pflanzenteile

WO sammeln?

* An ökologisch unbedenklichen Standorten
* Nicht an stark befahrenen Straßen
* Nicht auf Schuttplätzen
* Nicht an gespritzten Feldern
* Nicht in Naturschutzgebieten
* Nicht bei Gewitter und 3 Tage nachher
* Nicht bei Regen, sondern wenn möglich nach 3 sonnigen Tagen
* Bitte auf das Wegegebot achten
* Nicht auf noch zu mähende Wiesen oder Äcker gehen, ohne den Landwirt zu fragen
* Achtet die Arbeit der Bauern, sie haben es schon schwer genug!

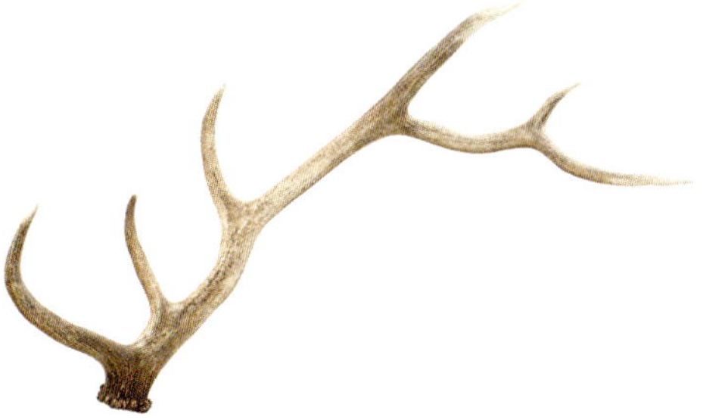

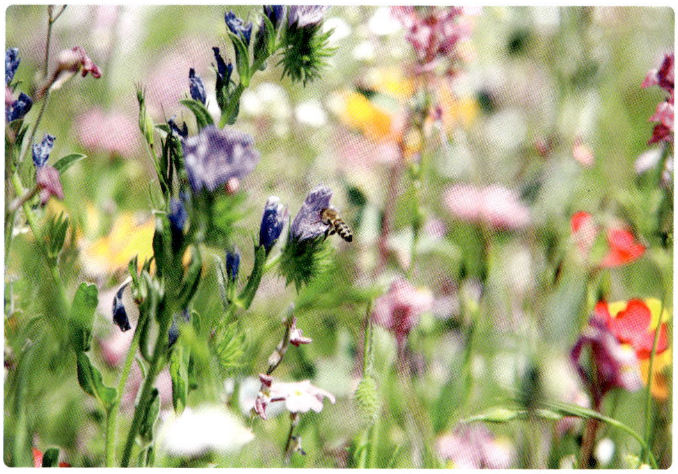

WIE trocknen?

* Geeigneter Ort ist der Dachboden oder jeder andere Ort, der luftig, warm, dunkel und trocken ist
* Kleinere Pflanzenteile, Blüten und Blätter, werden auf Seide, Leinentüchern oder Papier (kein Zeitungspapier verwenden) getrocknet, gut belüftet und oft gewendet
* Nie in der prallen Sonne trocknen
* Kräuter in sehr kleinen Sträußen kopfüber aufhängen → Nicht zu viele Pflanzen zusammenbinden, sonst können sie schimmeln
* Trocken sind die Kräuter, wenn sie beim Zerreiben knistern, meist nach einer Woche – je nach Witterung
* Melisse, Dost, Pfefferminze usw. immer abrebeln, nicht an den Stielen trocknen lassen
* Unmittelbar danach in Papiertüten verwahren, nicht in Plastiktüten
* Großmutter hat dazu Kissenbezüge benutzt
* Es gehen auch dunkle Gläser, hier aber den Deckel nicht ganz fest zuschrauben
* Keine Blechdosen verwenden
* Getrocknete Kräuter sollen genauso gut aussehen wie frische
* Wenn ein Tee in einem Jahr nicht aufgebraucht ist, verkompostieren, nie in den Müll

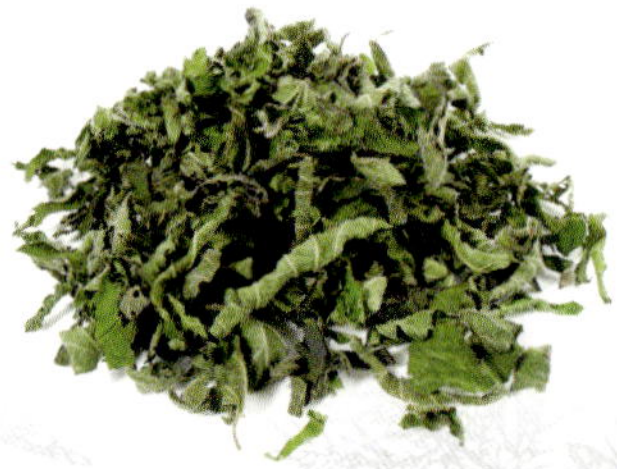

BIO ODER NICHT BIO?

Bewusster und sanfter Umgang mit der Natur sollte für uns alle essenziell sein.

Es ist gut, wenn wir Pflanzen essen, als Nahrungsmittel und Medikamente zu uns nehmen, die ohne Pestizide, Herbizide und Wachstumsregulierer wachsen können und voll mit gespeicherter Sonnenergie sind.

Leider ist es heute nicht mehr leicht Plätze zu finden, die komplett unbelastet sind, und das ist schlimm.

Pflanzen, die biologisch wachsen können, müssen sich mit Schädlingen, Witterungsunbilden und einer nicht intakten Umwelt auseinandersetzen, was die Pflanzen voll und ganz fordert und so auch unserem Körper diese entsprechenden Impulse mitgibt.

Durch das Wachstum lagern sie viele Stoffe ein, die unserer Gesundheit dienen und einen unmittelbaren Einfluss auf sie haben. Wenn möglich, sollten verschiedene Heilpflanzen und Wildkräuter im Hausgarten kultiviert werden.

Immer wieder erlebe ich Menschen, die ihre schönen Pflanzengärten umgestalten und in Steinwüsten verwandeln. Wahrscheinlich wird dort das letzte bisschen Grün, das sich zwischen den Steinen hindurchzwängt, noch weggespritzt. Dabei wissen wir doch, wir brauchen Bewegung und Sonnenlicht, um unseren Vitamin-D-Haushalt aufzubauen, das würden wir alles bei der Gartenarbeit bekommen.

Im Rosengarten
mein wilder Heilpflanzengarten

Mit dieser Vorstellung meines Heilpflanzengartens schließt sich der Kreis, denn schon die Kaiserin Maria Theresia von Österreich ließ, als sie einmal erkrankt war, die thüringischen Olitätenhändler mit der Geheimpflanze der Buckelapotheker kommen, dem Salbeiblättrigen Gamander* Teucrium scorodonia*, um sie zu heilen.

Mit viel Liebe, Schweiß, Herzklopfen, aber auch Freude ist unser 170 Jahre altes denkmalgeschütztes Fachwerkhaus, direkt an der uralten Handelsstraße der *Via Regia* – der Autobahn des Mittelalters – gelegen, restauriert worden und meine *Kräuterzimmer* wurden eingerichtet.

Interessant ist, dass in alter Zeit unser Hof eine Pferdeumspanne an der Frankfurt-Leipziger Straße war. Hier wechselten die durchfahrenden Postkutschen ihre Pferde. Ständig grasten damals 60 Pferde auf den Weiden, um zum Umspannen bereitzustehen.

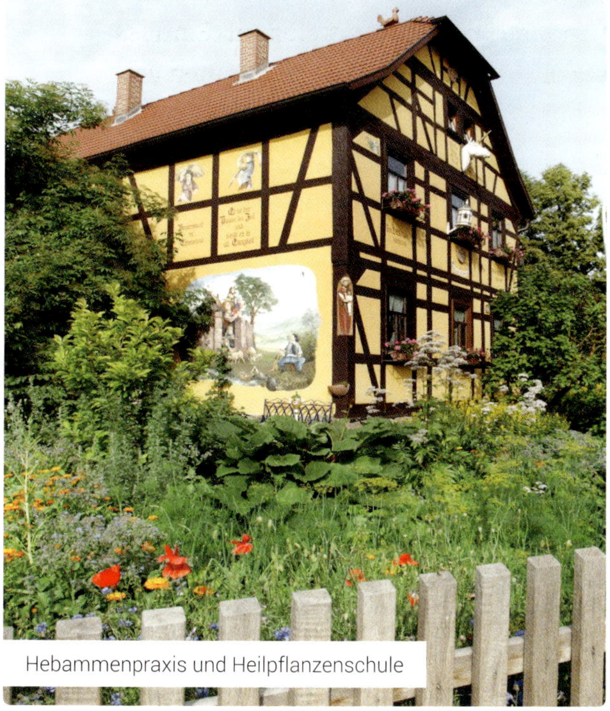

Hebammenpraxis und Heilpflanzenschule

So ist in den Annalen der Geschichte unseres Dorfes verzeichnet, dass das Gespann von Martin Luther auf der Fahrt nach Worms (im Jahre 1521) hier seine Pferde ausgewechselt hat. Auch Geheimrat Goethe, als er zur Visitation in unserem Gebiet war, hat hier die Pferde gewechselt, um wieder flott weiterzufahren. Der fliehende Napoleon hat nach der Völkerschlacht bei Leipzig unser Dorf verwüstet, das damals schon mit internationaler Hilfe vor dem nahenden Winter wieder aufgebaut wurde, so auch unser Fachwerkhaus.

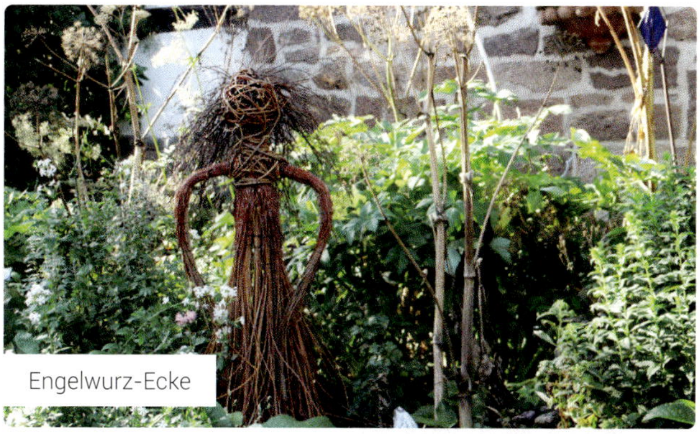

Engelwurz-Ecke

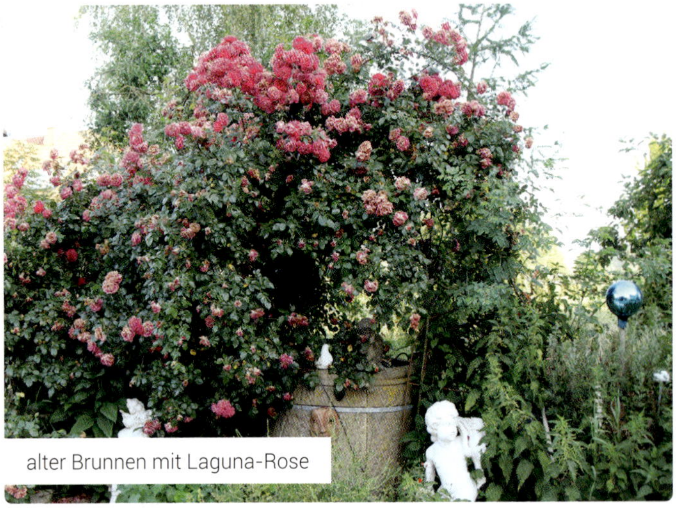

alter Brunnen mit Laguna-Rose

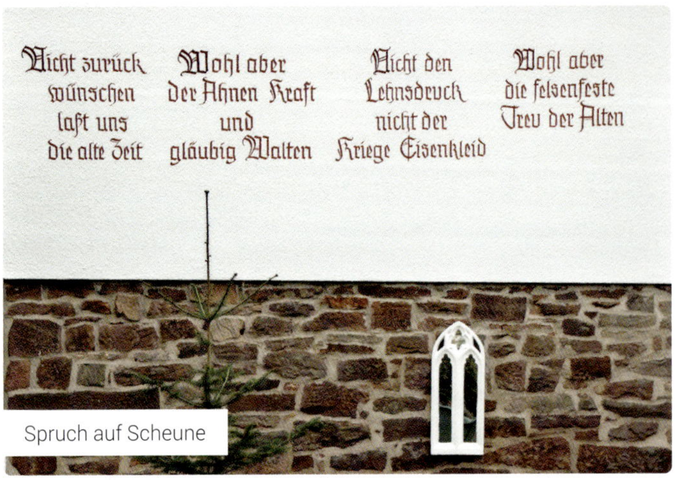
Nicht zurück
wünschen
laßt uns
die alte Zeit
Wohl aber
der Ahnen Kraft
und
gläubig Walten
Nicht den
Lehnsdruck
nicht der
Kriege Eisenkleid
Wohl aber
die felsenfeste
Treu der Alten

Spruch auf Scheune

Durch diese zentrale Lage ist es für Kräuter- und Heilpflanzenliebhaber sehr leicht, unseren Garten zu finden, denn die *Via Regia* ist nun die B84 und eine echte Ost-West-Tangente.

Unser Ort, im kleinen wunderschönen Mittelgebirge der Rhön gelegen, welches das Gebiet in die thüringische, die hessische und die bayrische Rhön unterteilt, ist ein altes katholisches fuldisches Dorf. Bis vor 200 Jahren gehörte es zum Hochstift Fulda, wurde dann dem Fürstentum Eisenach-Weimar eingegliedert und kam so zur ehemaligen DDR.

Für unseren Hof war das DDR-Regime ein Grauen, denn die Pferdeweiden, wie schon beschrieben, wurden enteignet, erst nach der Wende kehrte das wahre Leben auf unseren Hof zurück. Als mein Mann Alfred Anton merkte, dass das DDR-System kippt, ist er wenige Tage danach zu den *Roten LPG-Baronen* gegangen und hat zu ihnen gesagt „Ihr habt gesät, aber ich werde mein Land abernten, damit ihr Bescheid wisst!" Und so wurde es auch gemacht. Er war der vierte Bauer im Kreis, der sein Land zurückgefordert hat, was für uns ein großes Wagnis und eine Herausforderung darstellte.

Hessische Bauern hatten bereitwillig gemähdrescht und geackert, wir hatten ja keine Erntemaschinen, denn alles musste erst erlernt und angeschafft werden, was uns wirklich gut gelungen ist. Heute führt unsere Tochter Claudia (Heilpraktikerin und Osteopathin) mit ihrer Familie und mit uns den landwirtschaftlichen Betrieb weiter.

Nach der Wende begann mein Interesse an Heilpflanzen, das mir meine Großmutter in die Wiege gelegt hat. Inspiriert von einem Besuch 1992 in Tansania im Ndolage-Missions-Krankenhaus, wo ich im Dschungel einer alten Laienhebamme zu schaute, als sie Heilpflanzen zu verschiedenen Tees mischte, entstand mein Interesse auch heilpflanzenkundig zu werden. Diese Tee-Mischungen förderten die Wehen so, dass die ganze Nacht viele Kinder geboren wurden.

Beim Besuch der verschiedenen Schulen für Heilpflanzenkunde machte sich der

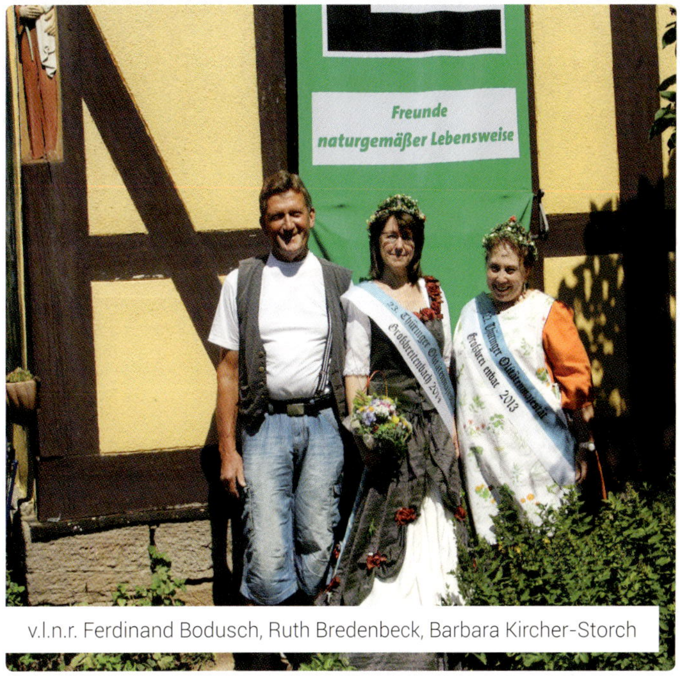

v.l.n.r. Ferdinand Bodusch, Ruth Bredenbeck, Barbara Kircher-Storch

Wunsch breit, die Pflanzen anzusiedeln und zu beobachten. So entstand mein Gartenreich, keine festen Beete, nordländische Pflanzen kamen in den Norden, wo weniger die Sonne schien, Südländer kamen in die Sonne. Es funktionierte, alle Pflanzen samten sich bereitwillig aus und ergeben das Bild eines wilden, lebendigen Heilpflanzengartens.

Mehr als 280 Kräuter- und Heilpflanzen gedeihen so rund um Scheune, Fachwerkhaus und im uralten Bauerngarten, welcher schon seit Urgroßmutterzeiten gehegt und gepflegt wird. So gibt es eine gigantische sich allein versamende Engelwurz-Ecke, Akelei, Betonika, Meisterwurz, Goldrute, Sanikel bis Sterndolde und viele mehr.

Auch die Hebammenpraxis *Im Rosengarten* hat hier ihr Domizil. Der Name *Rosengarten* deshalb, weil in alter Zeit die Geschlechtsteile der Frau und die Kinderschar einer Familie *Rosengarten* genannt wurden. In der Zwischenzeit arbeite ich mehr als 40 Jahre als Hebamme und bei vielen Frauen habe ich das Interesse an der Naturheilkunde geweckt.

Als ich zwei Mal den Ausscheid zur Thüringer Olitäten-Königin gewonnen hatte, kam die Idee 2009 eine eigene Heilpflanzenschule zu errichten. So ging mein Herzenswunsch in Erfüllung.

Durch das stete Beschäftigen mit den Heilpflanzen kamen Ideen über Ideen. Zusammen mit Michaela Hahner, meiner Heilpflanzenfreundin, deren Kinder ich betreut habe, kam die Idee, brauchbare Utensilien zur Heilpflanzenbearbeitung zu entwickeln. Als Heilpraktikerin und Osteopathin unterstützt uns Claudia Kircher, unsere Tochter mit ihrem Fachwissen. Bald entstand ein Fluidextraktor für den Hausgebrauch, ein gläserner Scheidentrichter zum Behandeln der Scheidenschleimhaut, praktische breite Spatel zum Salbenrühren, wunderbar brauchbare Massagekännchen zum Warmhalten der Öle und als Krönung 2015 der Hydrolati, eine Glasdestille für den Hausgebrauch, ohne lästiges Kühlwasser. Der Hydrolati wird nur mit Eis gekühlt und kann so auf jedem Wohnzimmertisch kleckerfrei und mit Muße betrieben werden.

Heinz Liebermann

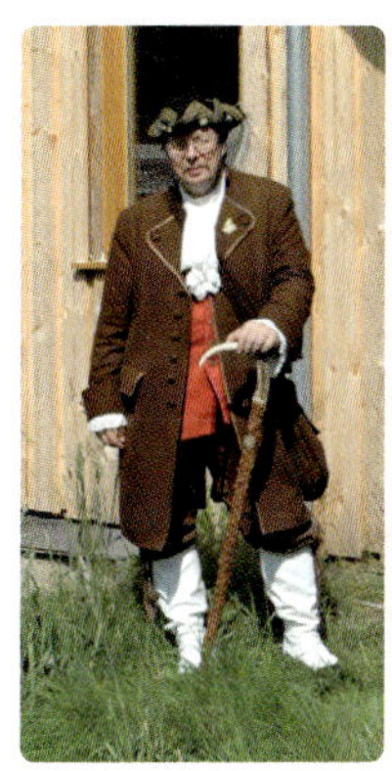

So laden nicht nur sonnige, schattige und luftige Plätzchen um Haus und Hof, Körper, Geist und Seele zum Betrachten, Erspüren und Ausruhen ein, sondern auch zum Verarbeiten der wunderbaren Pflanzenschätze.

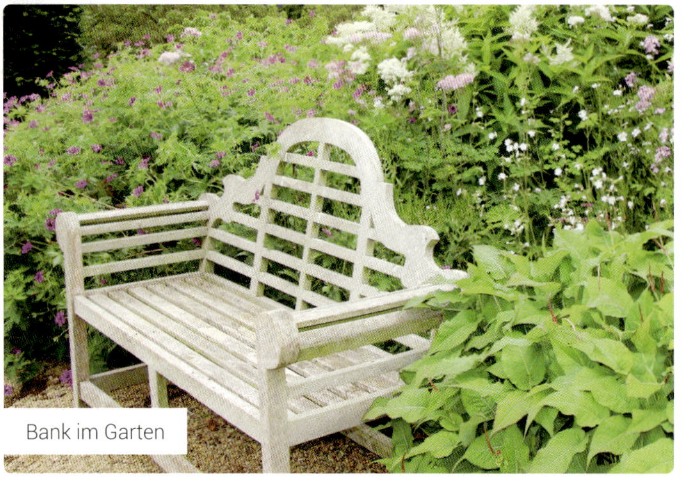

Bank im Garten

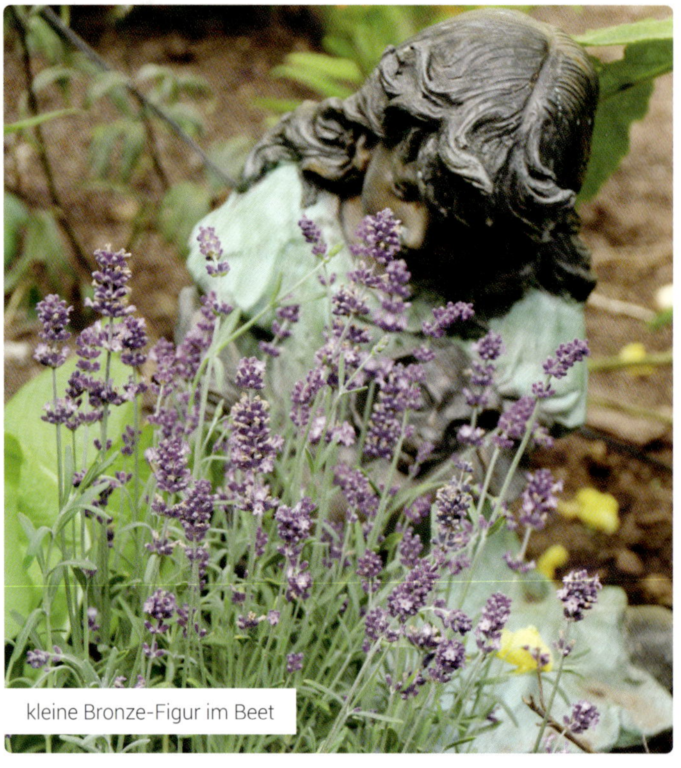

kleine Bronze-Figur im Beet

Gern lade ich Sie ein, mit mir die Pflanzen im Garten und in der Natur zu erkunden und zu studieren.

Sind Sie jetzt neugierig geworden und interessieren Sie sich auch für die Heilkraft der Kräuter, Mythen, für altes und neues Kräuterwissen, für die Pflanzen im Jahreskreis und das sichere Erkennen, Sammeln sowie das traditionelle Verarbeiten der Heilpflanzen?

Ja, dann kommen Sie doch mit und teilen mit mir die Faszination *Kräuter*! Wir werden im Jahreskreis dem Herzschlag der Natur lauschen und altes und neues Wissen rund um die Heilpflanzen auffrischen und lebendig halten, auch um in schlechten Zeiten zum Überleben gerüstet zu sein. Unsere Gesundheit werden wir mit Wildpflanzen stärken und so Krankheiten vorbeugen.

Und glauben Sie mir, es wird uns warm ums Herz werden von der Vielfalt der Pflanzen, die unser Schöpfer zum Erkunden bereitgestellt hat. Die Kursteilnehmer sind von den zahlreichen Pflanzen sehr berührt, die sie hier am Hof vorfinden können. Alle Teilnehmer erlernen durch das Beobachten und Erkunden der Pflanzen, wie schnell sich jährlich die Standorte dieser Pflanzengemeinschaften verändern können.

Da es ganz viele verschiedene Methoden gibt, Pflanzen zu Heilmitteln zu verarbeiten, haben wir uns überlegt, alle uns bekannten Formen in diesem Buch festzuhalten. Das ermöglicht uns, die Verarbeitungsmethoden von Heilpflanzen den Menschen näher zu bringen, um sie auch den nachfolgenden Generationen zu übermitteln und so zu erhalten.

In unseren Kursen geben wir dieses Wissen auch gerne an unsere Teilnehmer weiter. Informationen zu unserem Kursangebot findet man unter

www.rhoener-kraeuterwerk-hydrolati.de

Über die Autorinnen

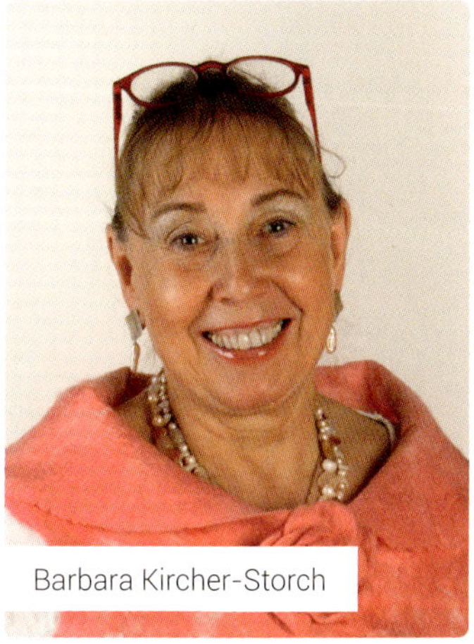
Barbara Kircher-Storch

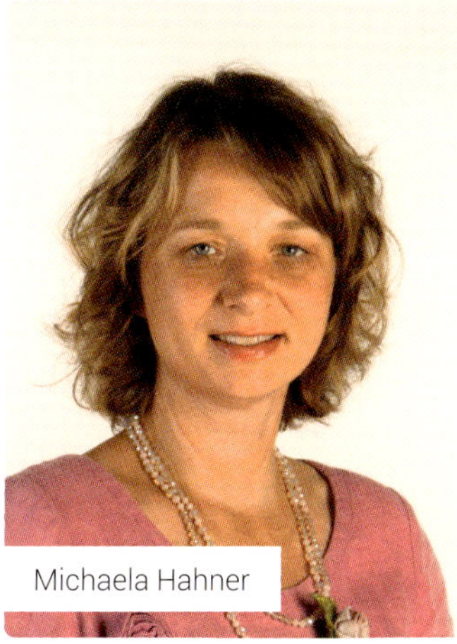
Michaela Hahner

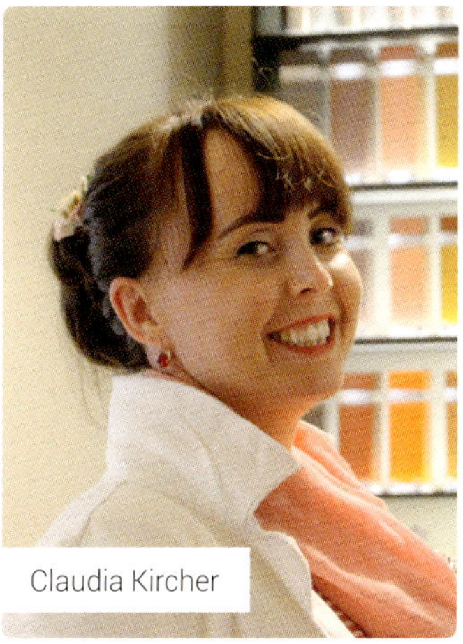
Claudia Kircher

Barbara Kircher-Storch ist ausgebildete Krankenschwester, Fach-Hebamme und Heilpflanzen-Pädagogin aus Buttlar in der Rhön. Hier betreibt sie außer ihrer Hebammenpraxis auch einen riesigen Kräutergarten und hält Kräuterkurse ab. Unter dem Begriff *Rhöner Kräuterwerk* ist sie weithin bekannt. Sie wurde zwei Mal zur Thüringer Olitätenmajestät gewählt. *Olitäten* sind spezielle Naturheilmittel, die früher von den Buckelapothekern durch ganz Europa getragen wurden. Dieser Tradition fühlt sie sich verpflichtet und gibt gern die Geheimnisse an Schülerinnen und Schüler weiter. Die Hebammenpraxis *Im Rosengarten* hat auch in Buttlar ihr Domizil.

Dozentin **Michaela Hahner**, Betriebswirtin, Hildegard-Praktikerin und Heilpflanzenpädagogin, setzt sich seit gut 20 Jahren mit Pflanzen auseinander. Zusammen mit Barbara Kircher-Storch unterrichtet sie in der Heilpflanzenschule *Im Rosengarten*.

Claudia Kircher, ist seit 2006 in eigener Praxis tätig als Physiotherapeutin, Heilpraktikerin / staatlich anerkannte Osteopathin / Dozentin und führt mit ihrem Mann das Hofgut Kircher fort.

Bildnachweise: COVER: shutterstock © Oleg Golovnev (Pergamenthintergrund); AdobeStock © Marén Wischnewski, Simic Vojislav (Rosen), Alexander Raths (grüne Blätter), Basicmoments (Hintergrund); KERN: AdobeStock © Phokin (Leinenhintergrund), Basicmoments (Seitenhintergrund), Xaver Klaussner (S. 10), Marina Lohrbach (S. 11), Franz Gerhard (Quendel S. 17), ClaraNila (Eukalyptus S. 19), Alexander Limbach (Rosmarin S. 19), Birgit Reitz-Hofmann (S. 20), Reinhold Einsiedler (S. 22), Robert Biedermann (s. 23), Dr. N. Lange (Habichtskraut S. 24), Ruckszio (Weinraute S. 26, Anis S. 195), Andris Tkachenko (Baldrian S. 26), Yantra (Fläschen S. 30), kolesnikovserg (Blüten S. 31, Sanddorn S. 179), Monet (S. 34-35), Coprid (Eichenrinde S. 36), Christian Pedant (Hamamelis S. 36), Alexander Raths (Ringelblume S. 36), Scisetti Alfio (S. 37, Steinklee 167, Weg-Rauke 229), Johanna Mühlbauer (S. 39), Muenchbach (Erlenmeyerkolben S. 40), sucharat (Schüssel S. 40), epitavi (Holzbrett S. 40), Igor Kovalchuk (Glastiegel S. 40), Peter (Klettenwurzel S. 42), Dinadesign (Harz S. 48), emilio100 (Pappel S. 48 u. 49), Joachim (Vogelmiere S.49), mayura_ben (S. 51), coco (S. 52), fidaolga (S. 53), Xavier (S. 66), ihorhvozdetskiy (S. 76 u. 80), abet (S. 77), hhelene (S. 78), Aleksandr Volkov (S. 79), Ivonne Wierink (Eimer S. 81), MAK (Fingerhut S. 81), Yay Images (Korb S. 81), Esch (S. 83), wiha3 (S. 87), inna72 (S. 91), elisabetta figus (S. 93), emuck (Koriander S. 94), sommai (Ingwer S. 94), van kmit (S. 96), pesenka77 (Ysop S. 99), M. Schuppich (Weißdorn S. 99, 196, Johanniskraut 214, Seifenkraut 277), IrisArt (S. 101), jula_lily (S. 103), kazakovmaksim (S. 107), janvier (S. 110), Claude Calcagno (r.u. S.123), New Africa (S. 126), posinote (Hagebutten S. 132), photology1971 (Parfumflasche S. 135), fine pics (Zinnkrug S. 139), michelgrangier (S. 142), dule964 (Brennnessel S. 143, 278, 281), Kanjana (Damiana S. 143), karepa (S. 144), Heike Rau (S. 152), spline_x (S. 155, Argan S. 179, Seifenkraut 279), dragoncello (S. 160), cynoclub (S. 169), avoferten (Heilziest S. 170), JRG (Farn S. 170, Schlüsselblume 261), Jürgen Fälchle (S. 171), Oleg Zhukov (S. 173), LianeM (Granatapfel S. 179), oleh11(Leinsmaen S. 179), Soyka (S. 180, Mohn 215), xamtiw (Pfeffer S. 181), Quade (S. 182), supia (S. 183), Marek Gottschalk (Liebstöckel S. 187), Swapan (Hagebuttenpulver S. 187), HLPhoto (S. 191), domnitsky (S. 192), Le Do (S. 194), Floydine (S. 197), Comugnero Silvana (Fenchel S. 199), Dionisvera (Lavendel S. 199), Nenov Brothers (S. 200), unpict (S. 204), Xuejun li (Walnuss S. 216), chekman (Kompass S. 216), dima_pics (Kerne S. 216), Rhönbergfoto (Lorbeer S. 225), alexat25 (S. 226), Anatolii (S. 229 Löwenzahn), amy_lv (S. 230), katpaws (S. 241), Patrick Daxenbichler (S. 242 r.u.), TwilightArtPictures (S. 243 l.u.), Sonja Birkelbach (S. 246), Maria Brzostowska (Taubnessel S. 249), Patrik Stedrak (Frauenmantel S. 249), Liliia (S. 250), etfoto (S. 255), womue (S. 259), Joachim (S. 260), tynza (S. 261 Goldmeliise), Shawn Hempel (S. 262), photohampster (S. 264), chamillew (S. 274), michaklootwijk (Geweih S. 275), alexandersw (Wiese S. 275), ExQuisine (S. 276), whiteaster (Kastanien S. 277), divgradcurl (Efeu S. 277), FotoHelin (S. 280), naomer (Efeu S. 282), Björn Wylezich (Thymian S. 287), Christin Lola (Kamille S. 287), boonchuay1970 (S. 289), Sergey Chayko (S. 290 Himbeer), voren1 (Schafgarbe S. 290), Africa Studio (S. 294)

Rezeptindex

Rezeptindex

Index

Index

Index